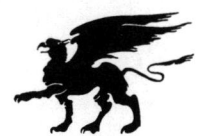

Bettina Hitzer

KREBS FÜHLEN

*Eine Emotionsgeschichte
des 20. Jahrhunderts*

Klett-Cotta

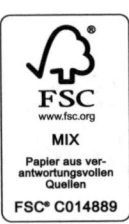

Klett-Cotta
www.klett-cotta.de
© 2020 by J. G. Cotta'sche Buchhandlung
Nachfolger GmbH, gegr. 1659, Stuttgart
Alle Rechte vorbehalten
Printed in Germany
Cover: Rothfos & Gabler, Hamburg
unter Verwendung einer Abbildung von Luis Jiminez Aranda,
»The Visit of the Doctor«, 1897, © akg-images
Gesetzt von Dörlemann Satz, Lemförde
Gedruckt und gebunden von Friedrich Pustet
GmbH & Co. KG, Regensburg
ISBN 978-3-608-96459-2

Zweite Auflage, 2020

Bibliografische Information der Deutschen Nationalbibliothek:
Die Deutsche Nationalbibliothek verzeichnet diese Publikation in der
Deutschen Nationalbibliografie; detaillierte bibliografische Daten
sind im Internet über <http://dnb.d-nb.de> abrufbar.

INHALT

Für Christoph
Felix, Carlotta und Henrietta

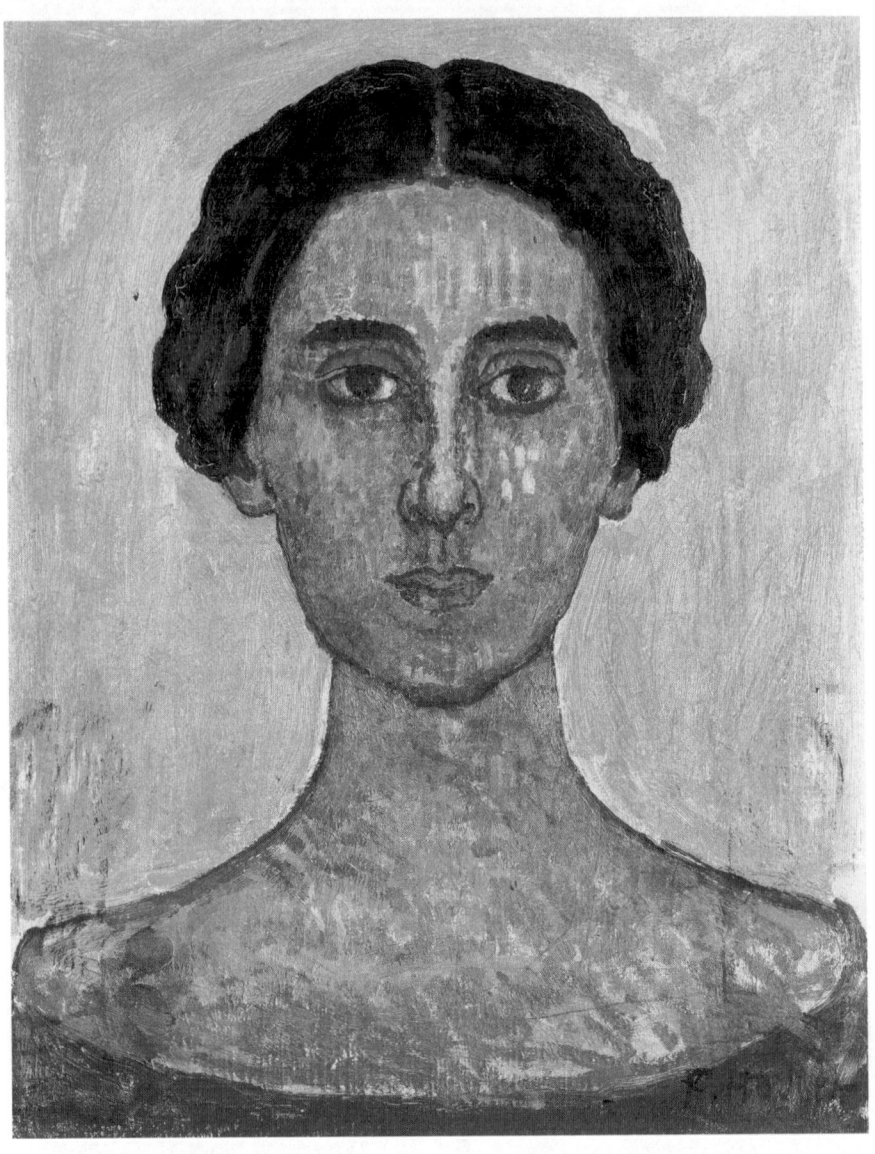

Abb. 1: Ferdinand Hodler, *Porträt der Valentine Godé-Darel*, um 1910

Im Tafelteil befindet sich die farbige Version des Porträts der Valentine Godé-Darel ebenso wie drei weitere Gemälde aus dem Zyklus von Ferdinand Hodler.

KAPITEL 1
GEFÜHLSGESCHICHTE SCHREIBEN

Mit dem Abstand von mehr als 100 Jahren blickt uns aus diesem Porträt die damals 37-jährige Valentine Godé-Darel in die Augen, festgehalten über eine längere Zeit hinweg von Ferdinand Hodler, Schweizer Symbolist und Maler des Jugendstils. 1910, als Hodler dieses Bild seiner Geliebten malte, wusste Valentine Godé-Darel noch nicht, dass sie an Unterleibskrebs erkranken würde, einer zu diesem Zeitpunkt fast immer tödlichen Krankheit. Zwei Jahre später zeigten sich jedoch die ersten Krankheitszeichen und kurz darauf bekam ihre Krankheit auch einen Namen: Krebs. Hodler, der sich bereits zuvor in seinem Werk häufig mit dem Tod auseinandergesetzt hatte, begleitete das Sterben Valentine Godé-Darels malend bis zum letzten Tag ihres Lebens am 25. Januar 1915. Mehr als 50 Ölgemälde und weit über 100 Zeichnungen dokumentieren Hodlers Blick auf seine Geliebte, viele zeigen ihren körperlichen Verfall ebenso wie ihre zunehmende Zurückgezogenheit in sich selbst, ihren Blick, der sich dem Betrachter mehr und mehr entzieht.

Dieser Zyklus als bildliches Protokoll der Jahre, in denen eine Frau mit Krebs lebte und an Krebs starb, ist einzigartig, nicht nur für seine Zeit, das frühe 20. Jahrhundert. Er öffnet ein Fenster, durch das der Betrachter aus dem Abstand eines Jahrhunderts berührt wird, durch das er auf die Unausweichlichkeit des Sterbens, auf die Zerstörung durch Krankheit und die Fähigkeit zu Leiden und Mitleiden, auf die (Un-)Möglichkeit von Nähe im Sterben blicken kann – eine zeitlose Begegnung. Daneben aber erzählen die Bilder von einem Krankheitsverlauf und einem Sterbeprozess, die eine Zeit und einen Ort haben, von den Gefühlen des Malenden und der Sterbenden, die in diese Zeit und an diesen Ort gehören.

Fast 100 Jahre später starb der Schriftsteller Wolfgang Herrndorf. 44-jährig hatte er erfahren, dass in seinem Kopf ein bösartiger Tumor wuchs, ein Glioblastom. Mehr als drei Jahre lang protokollierte er in einem Blog, was er tat, dachte, fühlte, wie er operiert, bestrahlt und mit Medikamenten behandelt wurde, wie sein Körper und sein Geist reagierten und wie Kraft und Fähigkeiten ihn schließlich verließen. Sechs Tage, bevor er sich am 26. August 2013 in Berlin erschoss, veröffentlichte Herrndorf den letzten Eintrag auf seinem Blog, den seine Freunde nach seinem Tod unter dem Titel »Arbeit und Struktur« herausgaben.[1] Doch trotz der von ihm selbst initiierten öffentlichen Sichtbarkeit seiner Krankheit und seines Sterbens erteilte Herrndorf jedem Versuch seines Internetpublikums, mit ihm persönlich in Kontakt zu treten, eine klare Absage, erlaubte er – insofern Valentine Godé-Darel ähnlich – den Blick von außen, aber nicht die persönliche Begegnung.

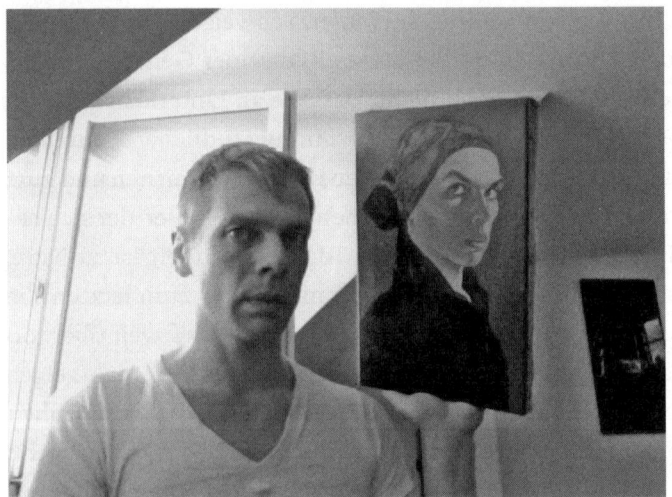

Abb. 2: Selbstporträt Wolfgang Herrndorfs, gepostet unter dem Eintrag vom 12. Juni 2012

In einem seiner letzten Gedichte kreisten seine Gedanken um die Frage von Distanz und Nähe, um die grundsätzliche Unverstehbarkeit und Unteilbarkeit von Gefühl und Erfahrung im Leben und Sterben.

Niemand kommt an mich heran
bis an die Stunde meines Todes.
Und auch dann wird niemand kommen.
Nichts wird kommen, und es ist in meiner Hand.[2]

Fühlen wir alle gleich?

Der hier angedeutete Blick auf zwei Menschen, deren Krebserkrankung und Sterben in unterschiedlicher Weise öffentlich erzählt wurde, verweist auf zwei meiner Grundannahmen. Sie geben Antwort auf zwei radikal entgegengesetzte Fragen. Zunächst: Sind die Gefühle nicht das ganz Eigene, Innere, das keinem anderen Menschen wirklich mitgeteilt werden kann, insbesondere nicht im Moment des Leidens und Sterbens als Moment der existentiellen Einsamkeit? Wie kann ich als Historikerin beanspruchen, eine Geschichte dieser weder mitteilbaren noch zu verallgemeinernden Gefühle schreiben zu wollen? – Dann: Fürchten nicht Menschen zu aller Zeit in gleicher Weise schwere Krankheiten, sei es die Pest, die Tuberkulose oder eben den Krebs? Sind es nicht die immer gleichen Gefühle der Verzweiflung, Trauer und Angst, vielleicht auch der Resignation und des Sich-Fügens, der Hoffnung und der Wut, die Menschen bewegen, wenn sie mit einer tödlichen Krankheit konfrontiert werden, einer für alle Menschen in ihrer Radikalität letztlich gleichen Herausforderung? Ist es also gerade im Hinblick auf eine lebensbedrohliche Krankheit wie Krebs nur das Gewand der Gefühle, das im Lauf der Geschichte ausgetauscht wird, nicht aber ihre tatsächliche Gestalt?

Als Menschen auf der Suche nach Halt und Sinn, erfüllt von dem Wunsch, berührt zu werden, lesen und betrachten wir vergangene Zeugnisse wie die Bilder der Valentine Godé-Darel, als ob wir sie unmittelbar verstehen oder doch zumindest leicht übersetzen könnten, als ob wir mit allen Menschen über die Zeit hinweg eine Art lingua franca, ein Grundvokabular der Gefühle teilten: Liebe, Angst, Verzweiflung, Trauer. Diese Annahme ist keineswegs naiv oder trivial, sondern aus ontologischer Sicht legitim. Aus historiographischer Sicht ist sie jedoch fragwürdig, denn die Vorstellung, Gefühle blieben sich in ihrer Grundsubstanz immer gleich, entpuppt sich als höchst voraussetzungsreich.

Heute sind es vor allem die kognitive Psychologie und die Neurowissenschaften, die ihren Forschungen das Axiom einer Universalität der Gefühle zugrunde legten. Am deutlichsten kam dies in der jüngeren Vergangenheit in der Suche nach den sogenannten *basic emotions*, einem bestimmten Set universal gleicher Grundgefühle, zum Ausdruck.[3] Doch auch aus den Reihen der neurowissenschaftlichen Emotionsforschung wird diese Annahme zunehmend kritisiert und relativiert.[4]

Der ganz andere Blick – Gefühle und Geschichte

Aus Sicht der Emotionsgeschichte sind Gefühle zunächst einmal das, was Menschen als Gefühl beschreiben und erleben.[5] Gefühle haben immer eine körperliche Entsprechung, da Nervenreizungen, Synapsenverbindungen ebenso wie biochemische Vorgänge das Fühlen begleiten. Doch gerade mit Blick auf die damit in vielem verwandte Schmerzforschung wird deutlich, dass die Relevanz, Bedeutsamkeit und Sinnhaftigkeit durch den Blick auf das körperlich Nachweisbare allein nicht zu erfassen sind.[6] Die Schmerzforschung ist konfrontiert mit Phänomenen wie dem Phantomschmerz, dem chronischen Schmerz ohne erkennbare Ursache, dem nicht gefühlten Schmerz des Soldaten in der Kampfsituation sowie der Möglichkeit der mentalen Schmerzregulation. Dementsprechend ringt sie seit langem mit dem Problem, dass Schmerz zwar zweifellos an den Körper gebunden ist, dennoch aber selbst bei ähnlichem körperlichen Befund vollkommen unterschiedlich empfunden werden kann.

Wenn die Emotionsgeschichte Gefühl nicht als feststehende analytische Kategorie versteht, so wie es die Sozialgeschichte etwa mit dem Begriff der Klasse vorgeführt hat, muss sie ihren Gegenstand anders bestimmen. Die Alternative könnte lauten, nach den jeweiligen historischen Begrifflichkeiten Ausschau zu halten und deren Bedeutungen und Verwendungsweisen im Sinne der Historischen Semantik als Gegenstand zu definieren: Gefühl ist immer das, was die Menschen als solches empfunden und benannt haben. Mit einer solchen, aus den Quellen herausgelesenen Definition des Gefühls und der Gefühle kann das Gefühl ebenso wie einzelne Gefühle dann auch dort aufgefunden werden, wo der Begriff selber fehlt. Ebenso können historische Bedeutungsverschiebungen von Gefühlsbegriffen nachvollzogen werden.

Doch stößt dieses Vorgehen immer dann an eine Grenze, wenn die Kontinuität der Begrifflichkeiten abbricht oder der zentrale Begriff des Gefühls fehlt. Handelt es sich etwa noch um eine Gefühlsgeschichte, wenn von Gefühlen gar nicht mehr oder noch gar nicht die Rede ist? Wenn nur Sentimente, Leidenschaften und Passionen zur Sprache kommen, die sich zwar – zugegeben – historisch-begrifflich mit dem späteren Begriff des Gefühls verbinden lassen, aber doch mit vielfachen semantischen Verschiebungen? Sicherlich ist hier die Brücke zeitgenössischer Übersetzungsversuche ein zwar anspruchsvoller, aber methodisch vielversprechender Weg.[7] Aber scheint er nicht kaum gangbar in einem Projekt wie diesem, in dem es nicht zentral um ein bestimmtes Gefühl und dessen Geschichte geht, sondern um eine vielgesichtige Analyse des historischen Verhältnisses von Gefühl und Gefühlen einerseits und der Auseinandersetzung mit der Krebskrankheit andererseits?

Denn das, was diese Gefühlsgeschichte auszeichnet, ist nicht das Bemühen, einen weiteren bisher vernachlässigten Begriff ins Tableau der Geschichte einzufügen. Die Gefühlsgeschichte gewinnt ihre Bedeutung, weil sie beansprucht, mit dem Gefühl einen in mancher Hinsicht besonderen und bedeutsamen Gegenstand zu erforschen. Damit ist der Punkt erreicht, an dem ich so etwas wie eine historisch informierte Basisdefinition des Gefühls geben möchte, die versuchsweise universale Gültigkeit beansprucht.

Ich fasse das Gefühl als eine Empfindung des Menschen, die sich auf der historisch variabel verstandenen Grenze von Körper und Nicht-Körper bewegt. Fühlen ist an Sinnesempfindungen gebunden, ist aber doch mehr als die bloße Registrierung eines Körperzustands oder einer körperlichen Reaktion. Genauso wenig geht das Gefühl im Denken auf. Worin dieses Mehr des Gefühls besteht, wo genau es im Hinblick auf Körper und Nicht-Körper zu verorten ist – all dies ist nicht Teil meiner Basisdefinition, sondern lässt sich nur im Rückgriff auf historisch und kulturell variable Konzepte des Gefühls erschließen. So verstanden ist die Fähigkeit, Gefühle zu empfinden, eine Grundtatsache menschlicher Existenz als einer körperlichen und sozialen Existenz. So wie die Fähigkeit zum Sprechen dem Menschen angeboren ist, das Sprechen und die Sprache jedoch gelernt werden müssen, ist auch das Fühlen Ergebnis von Lernprozessen, in deren Verlauf ein grundsätzliches Verständnis davon erlernt wird, was Gefühle sind und wozu sie gut (oder schlecht) sein können, welche Gefühle es gibt, wie diese sich anfühlen und benannt werden, welche Rhetorik der Gefühle im je verschiedenen sozialen Miteinander angebracht ist, ob und wie Gefühle bearbeitet werden können.

Bei diesen Lernprozessen geht es also nicht allein um das Erlernen von Ausdrucks- und Sagbarkeitsregeln, sondern auch um die Prägung des Fühlens selbst, das nur als Möglichkeit immer schon da ist. Nicht nur das: Diese Annahme beansprucht, die spätestens seit der westlichen Moderne angenommene Unterscheidung von innerem »authentischen« Gefühl und äußerem, durch Gefühlsregeln bestimmten Ausdruck in Frage zu stellen.[8] Denn die bereits im inneren Gespräch mit mir selbst vorgenommene Wahrnehmung, Benennung oder Beschreibung eines Gefühlszustands greift auf erlernte Begriffe zurück und damit auf ein Netz aus Bedeutungszuschreibungen, Normen, Regeln sowie körperlichen und sprachlichen Ausdrucksformen. Dieser Prozess der Navigation des Gefühls, um den Begriff des amerikanischen Historikers William M. Reddy zu gebrauchen, überschreitet die Trennung zwischen einem Innen und einem Außen des Gefühls.[9] Das bedeutet auch, dass das benannte Gefühl nicht alles umgreift, was der Mensch fühlt. Genau dies erscheint sogar als besonderes Charakteristikum des Gefühls, die Tatsache, dass Gefühle an ihren Rändern unscharf bleiben. Aus diesem Grund sind Prozesse der Gefühlsnavigation oft nicht endgültig, erfolgen immer wieder aufs Neue und führen dann zu einem anderen Ergebnis. Diese immer neuen Suchbewegungen tragen ihrerseits zum Wandel von Gefühlskonzepten und -bewertungen bei.[10]

So betrachtet sind Gefühle also aus Sicht der Emotionsgeschichte universal (als grundsätzliche Fähigkeit zum Gefühl), individuell (als bis zu einem gewissen Grad ganz eigene Gefühlsnavigation einer Person) und historisch (als Ergebnis dieser Navigationsprozesse in der sozialen Kommunikation). Damit verliert die Angst vor oder in der Krebskrankheit ihre anfangs konstatierte Fraglosigkeit. Die Angst änderte ihre Gestalt, weil sich Krebskranke im Verlauf des 20. Jahrhunderts in unterschiedlichen Räumen aufgehalten haben, sich mit verschiedenartigen Therapien konfrontiert sahen, wechselnden Heilungschancen begegneten, weil Ärzte, Schwestern und Pfleger ihnen je nach historischem Kontext anders gegenübertraten. Doch auch die Art und Weise, wie sich Angst anfühlte, veränderte sich, weil sich Vorstellungen über die Natur von Angst, über ihren Sinn, ihren Wert, ihre Rationalität wandelten: Denn wenn ich Angst für Feigheit halte, verachte ich mich vielleicht für meine Angst, suche womöglich in Einsamkeit mit meiner Angst fertig zu werden, weil ich sie verstecken möchte. Halte ich Angst für würdelos, kann mir das Bemühen um Würde innere Festigkeit geben – oder mich in die Verzweiflung treiben. Erachte ich Angst für schädlich, macht mir meine Angst eventuell sogar zusätzlich Angst, sorgt dafür, dass ich mich schuldig fühle – und lässt mich unter Umständen Hilfe suchen, damit es mir gelingt, meine Angst zu überwinden und in Hoffnung umzuwandeln.

Angst – genauso wie jedes andere Gefühl – kann sich also sehr unterschiedlich anfühlen. Auch wenn diese Angst immer meine Angst bleibt, ist ein großer Teil der Fühlweisen meiner Angst das Ergebnis von Geschichte: Die Angst ist also weder historisch kontingent noch vollkommen determiniert. Und genau um diese historisch geprägten Fühlweisen geht es in dieser Gefühlsgeschichte der Krebskrankheit.

Wozu Gefühlsgeschichte?

Im 20. Jahrhundert gewann die Auseinandersetzung mit der Relevanz von Gefühlen für die Krebserkrankung eine herausragende Bedeutung. Sie prägte Diskussionen über die Natur des Selbst, des Körpers und des Todes, und Krebs avancierte zur viel gebrauchten Metapher politischer Bewegungen und politischer Kultur. Krebs wurde mit dem Übergang zum 20. Jahrhundert zu einer Leitkrankheit Westeuropas und der USA.[11] Zwar gab es die Krebskrankheit bereits in der Antike, und es finden sich Hinweise darauf, dass Krebs auch im Mittelalter zu den gefürchteten, da nur schwer heilbaren und für ihre Schmerzhaftigkeit berüchtigten Krankheiten zählte.[12] Allerdings war das, was mittelalterliche oder frühneuzeitliche Ärzte als Krebs benannten, ein eher seltenes Leiden. Meist wurde Krebs diagnostiziert, wenn Geschwüre und Tumoren äußerlich sichtbar waren, das heißt überwiegend als Haut-, Gesichts- oder Brustkrebs. Innere Krebserkrankungen waren zwar nicht unbekannt, wurden aber selten als solche diagnostiziert.

Dies änderte sich im Verlauf des 19. Jahrhunderts, in dem sich die Chirurgen nach Einführung der Äthernarkose sowie der Anti- und später Asepsis weiter ins Innere des Körpers vorwagten. Zur gleichen Zeit wandelten sich Vorstellungen über das hohe Alter, das gegen Ende des 19. Jahrhunderts nicht mehr per se als pathologisch galt, so dass der Befund »Altersschwäche« seltener als Todesursache auf den Totenscheinen akzeptiert wurde.[13] Zunehmend wurde nach einer im engeren Sinne »krankhaften« Todesursache Ausschau gehalten, so dass Pathologen öfter Obduktionen vornahmen und auf diese Weise Krebs als Todesursache identifizierten, wo wenige Jahrzehnte zuvor hohes Alter als Erklärung ausgereicht hätte. Parallel wuchs das Interesse an einer detaillierten statistischen Erfassung der Welt, das sich unter anderem in einer weiter ausdifferenzierten Todesursachenstatistik niederschlug. Krebs wurde 1905 erstmals im Deutschen Reich als eigenständige Todesursache statistisch erfasst.[14] Bereits nach wenigen Erhebungen wurde deutlich, dass mehr Menschen an Krebs verstarben als zuvor angenommen. Damit wurde Krebs zum Thema, das sowohl in der Zeitungsöffentlichkeit als auch in internen Behördenschreiben diskutiert wurde.

Die öffentliche Meinung war sich überwiegend darin einig, dass die Zahl der Krebskranken und -toten ständig zunehme. Von Ärzten, Gesundheitspolitikern und Journalisten wurde diese Beobachtung dadurch erklärt, dass Krebs eine Zivilisationskrankheit sei, also in irgendeiner noch nicht genau zu erklärenden Weise auf die veränderten Lebensumstände in den zivilisierten Ländern zurückzuführen sei.[15] Um diese Zusammenhänge besser zu verstehen, gründeten Ärzte und Gesundheitspolitiker in Europa ebenso wie in den USA, in Asien und in Südamerika Gesellschaften zur Erforschung und Bekämpfung der Krebskrankheit, so zum Beispiel im Deutschen Reich (1900), in Großbritannien und Spanien (1902), in Ungarn (1903) und Portugal (1904), in Österreich, Dänemark und Schweden (1905), in Frankreich und den USA (1906), in Japan (1907) und in der Schweiz (1910).[16]

Die Zellularpathologie Rudolf Virchows, eine der medizinischen Denkrevolutionen dieser Jahre, spielte für die Wahrnehmung und Erklärung dieser Krankheit eine große Rolle. Denn durch Virchows Forschungen wurde deutlich, dass Krebs auf zellulärer Ebene identifiziert werden konnte. Außerdem entdeckte man nun, dass Krebszellen den gesunden Körperzellen ähnelten, auch wenn sie sich durch bestimmte Eigenschaften wie ihre übermäßig große Vermehrungsgeschwindigkeit von diesen unterscheiden ließen. Einerseits wurde Krebs auf diese Weise neu definiert, nämlich als »Entartung« vormals gesunder Zellen, die lokal entsteht und dann um sich greift. Andererseits boten die Untersuchungstechniken der Zellularpathologie ein scheinbar eindeutiges Kriterium, um Krebstumoren von anderen, nun als gutartig definierten Tumoren zu unterscheiden: die Wachstums- und Stoffwechseleigenschaften der Zellen.[17] Zwar unterschieden auch zuvor Kliniker durch Tast- und Sichtdiagnose zwischen lebensbedrohlichen und weitgehend harmlosen Tumoren. Doch die im Labor getroffene Entscheidung verhieß größere Eindeutigkeit.

Neben die Chirurgie, als deren Domäne die Krebskrankheit im 19. Jahrhundert galt, trat damit auf diagnostischer Ebene die Pathologie.[18] In therapeutischer Hinsicht etablierte sich um 1900 die Radiologie als Hilfs- oder Alternativanwendung zur Chirurgie, zunächst in Gestalt von Röntgenbestrahlungen, bald auch in Form radioaktiver Behandlungen. Damit gewannen medizinische Disziplinen Einfluss auf die Krebsdiagnose und -therapie, die in der Folgezeit Vorstellungen vom Körper und von der Gesellschaft, von gesund und krank, von Naturbeherrschung und Naturzerstörung ebenso wie von Kampf und Bedrohung prägen sollten.

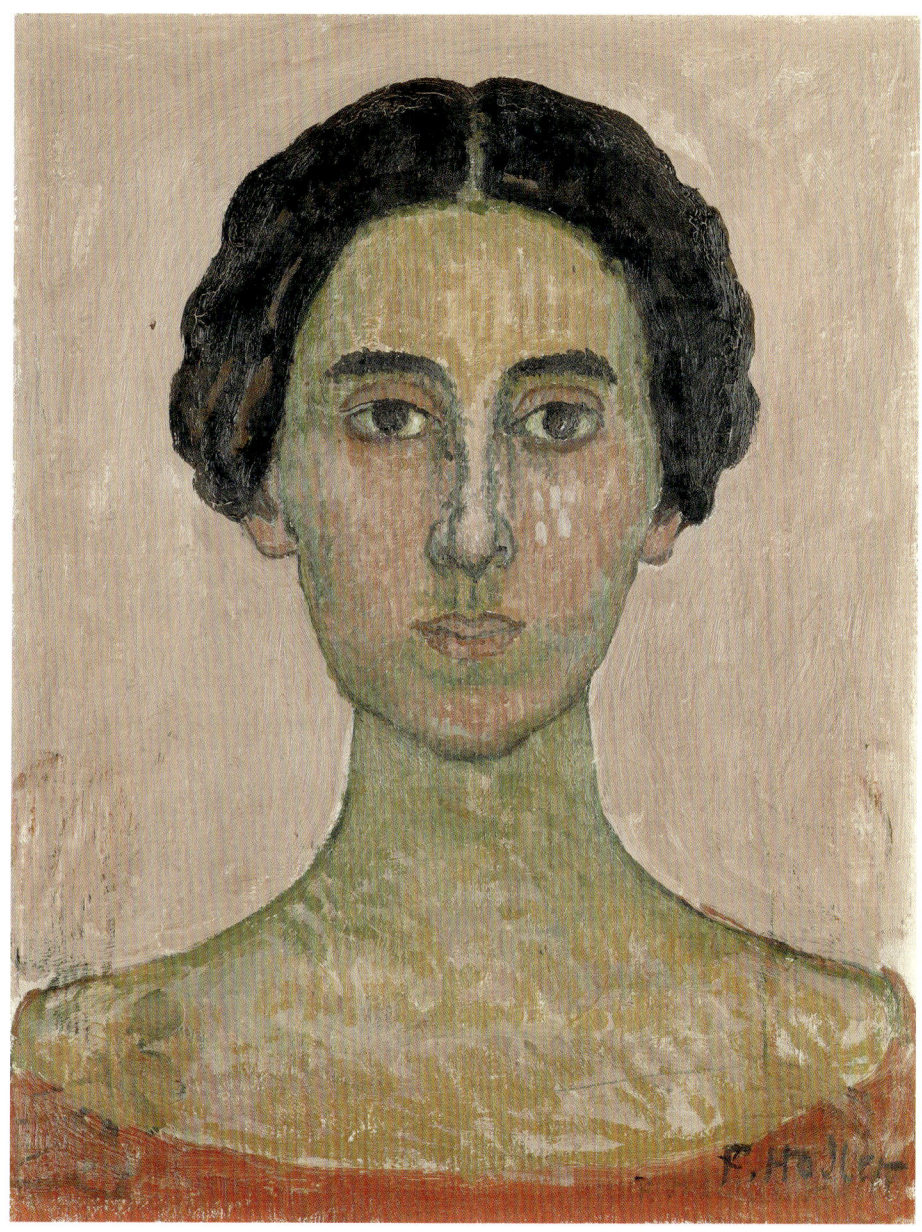

Abb. 45: *Porträt der Valentine Godé-Darel*,
Ferdinand Hodler, um 1910

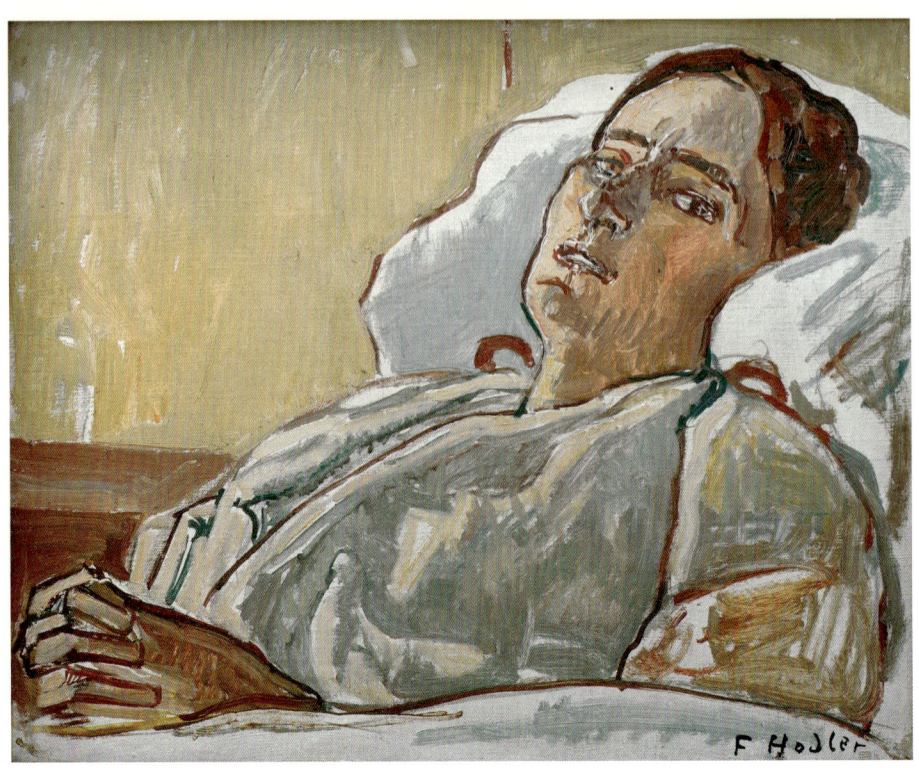

Abb. 46: *Valentine Godé-Darel im Krankenbett,*
Ferdinand Hodler, 1914

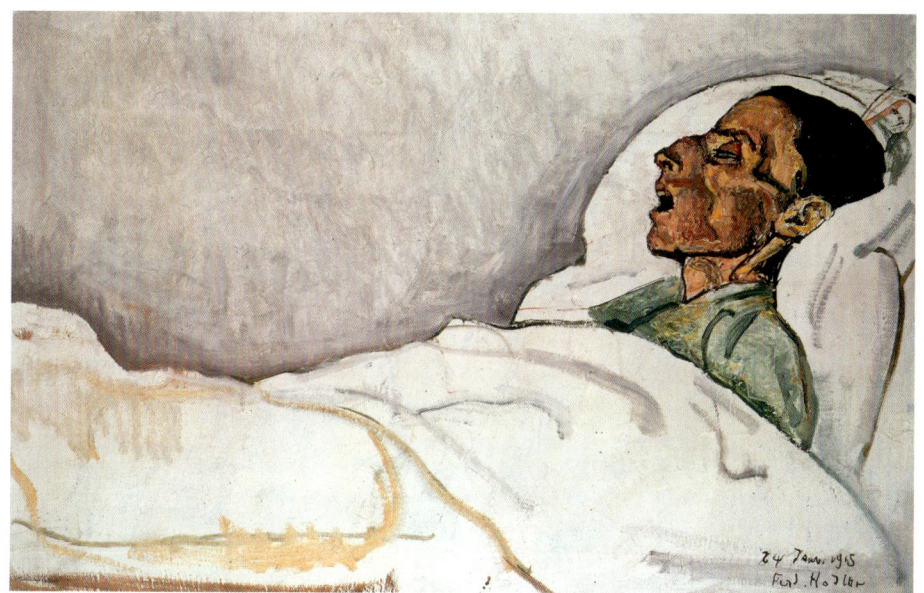

Abb. 47: *Die sterbende Valentine Godé-Darel*, Ferdinand Hodler, 24. Januar 1915

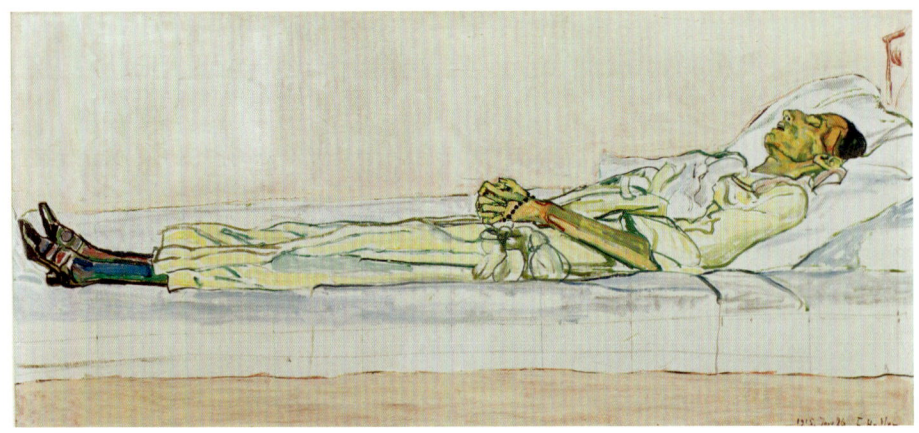

Abb. 48: *Die tote Valentine Godé-Darel*,
Ferdinand Hodler, 26. Januar 1915

Noch heute ist Krebs eine Leitkrankheit der westlichen Welt. Viele Menschen werden als Patienten oder als deren Angehörige und Freunde mit Krebs direkt konfrontiert. Krebs wird in Umfragen und Medien regelmäßig als eine der am meisten gefürchteten Krankheiten identifiziert. Die medizinische Forschung, die nach sogenannten Onkogenen, das heißt krebsdisponierenden Genen, sucht, und zu einer individualisierenden Betrachtung der Krebskrankheit tendiert, stößt Debatten über die Natur des Menschen und die Möglichkeit einer in uns verborgenen, aus unserem Inneren stammenden Bedrohung an. Diese Diskussionen zwingen uns, der beunruhigenden Vorstellung der Krebskrankheit als einer »distorted version of our normal selves« zu begegnen, die wir möglicherweise niemals vollständig »besiegen« können, ohne uns selbst zu vernichten.[19] Das heutige Verständnis von Risikofaktoren und möglichen Präventionsmaßnahmen stellt uns vor die Notwendigkeit, über das dem Leben und unserem Körper eingeschriebene Risiko nachzudenken sowie abzuwägen, welchen Preis wir für ein Mehr an relativer Sicherheit zu zahlen bereit sind. Damit wirft die Krankheit Krebs in ihren mannigfaltigen Facetten die Frage nach den Grenzen der heutigen Medizin auf – im therapeutischen, im menschlichen und im ethischen ebenso wie im ökonomischen Sinn.

Seit Beginn der 1990er Jahre sind die sogenannten »emerging diseases« als ganz anders geartetes Bedrohungsszenario an die Seite der Krebskrankheit getreten.[20] Dahinter steht die Sorge, dass hoch ansteckende, bisher wenig oder gänzlich unbekannte Viruserkrankungen vom Tier auf den Menschen überspringen und eine Pandemie auslösen könnten, der die Mediziner zunächst weitgehend machtlos gegenüberstehen würden. Der letztlich schnell unter Kontrolle gebrachte Ausbruch der Lungenkrankheit SARS in den Jahren 2002/03 oder die Ebola-Epidemie von 2014 stehen für diese Form einer neuartigen Bedrohung. Doch auch in anderer Hinsicht kann man die späten 1980er Jahre als eine Übergangsperiode im Hinblick auf die Krebskrankheit bezeichnen.

Die Chemotherapie etablierte sich im Laufe der 1970er Jahre als fester Bestandteil vieler Krebstherapien und weckte durch ihre Erfolge bei der Behandlung der zuvor als unheilbar geltenden Leukämie ebenso wie des Hodgkin-Lymphoms große Erwartungen. Damit einher ging die Hinwendung zur sogenannten integrativen Therapie, die von vorneherein alle beteiligten Spezialisten bei der Ausarbeitung eines Therapieplans einbeziehen sollte. Zugleich bedeutete dieser Ansatz auch insofern einen Paradigmenwechsel, als Krebs nun auch von Schulmedizinern als eine Krankheit begriffen wurde, die den »ganzen« Menschen betrifft. In der Konsequenz wurden »adjuvante« oder »komplementäre« Therapien, die auf die Stärkung des Körpers und das körperliche Wohlbefinden der Patienten zielten, stärker einbezogen. Mit Blick auf die »Lebensqualität« der Patienten im »Leben mit Krebs« – so zwei neue Schlagworte – wurden psychische Aspekte stärker berücksichtigt und in die Hände von Psychoonkologen gelegt. Institutionell wurde dem mit der Gründung von Tumorzentren Rechnung getragen, die auch die Nachsorge und Rehabilitation organisieren sowie soziale Hilfen vermitteln sollten. Das erste bundesdeutsche Tumorzentrum wurde zwar bereits 1967 an der Universitätsklinik Essen-Duisburg nach dem Vorbild der amerikanischen *Comprehensive Cancer Centers* gegründet, weitere Gründungen erfolgten aber erst ab den späten 1970er Jahren. Mit diesen Tumorzentren erschien die Praxis, die Diagnose dem Patienten zu verheimlichen, endgültig unzeitgemäß – sie markieren den Endpunkt einer Entwicklung, die bereits lange zuvor begonnen hatte.

Zwei andere Bewegungen machten Krebs dezidiert zum öffentlichen Thema: zum einen die Hospizbewegung, die in Deutschland von vielen lokalen Vereinen getragen wurde, zum anderen die Gründung von Selbsthilfegruppen seit den 1980er Jahren. Diese Gruppen dien(t)en dazu, die Interessen, Probleme, Forderungen und Gefühle von an Krebs erkrankten Menschen zu formulieren und diesen mehr öffentliche Sichtbarkeit zu verleihen. Hier konnten Menschen während oder nach einer Krebstherapie Erfahrungen austauschen, sich gegenseitig unterstützen und Hilfe organisieren.

Erst seit Beginn der 1980er Jahre lässt sich ein signifikanter Anstieg der Heilungsraten vieler, wenn auch längst nicht aller Krebskrankheiten feststellen. Deshalb zählen immer mehr Onkologen Krebs inzwischen zu den chronischen Krankheiten. Denn viele Krebserkrankungen lassen sich so behandeln, dass die Erkrankten entweder endgültig geheilt werden oder aber so lange mit kontrollierbaren Tumoren leben können, dass sie schließlich an einem anderen Leiden sterben. Die Bedeutung dieses Wandels legte die britische Historikerin Joanna Baines eindrucksvoll dar, indem sie die Krankheitsgeschichten ihrer Großmutter und ihrer Mutter mit ihrer eigenen, noch nicht zu Ende gelebten Krebsgeschichte konfrontierte.[21]

Die hier erzählte Geschichte der Krebskrankheit setzt in den letzten Jahren des 19. Jahrhunderts an, als die Krankheit Krebs ihren Aufstieg zur Leitkrankheit des Jahrhunderts begann, in einer Zeit der wachsenden Angst vor Krebs, wie es der französische Historiker Pierre Darmon formulierte.[22] Sie endet schließlich mit den 1990er Jahren und nimmt damit noch den Beginn des deutlich veränderten neuen Krebsregimes in den Blick.

Die große Unsicherheit

Ein konstitutives Merkmal der Krebsgeschichte im 20. Jahrhundert ist Unsicherheit – Unsicherheit in einer Epoche, in der Sicherheit zunehmend zu einem gesellschaftlichen Leitbegriff wurde. Diese Unsicherheit lässt sich auf vielen Ebenen identifizieren. Unsicherheit kennzeichnete schon die Diagnose. Zwar hatte die Zellularpathologie Kriterien entwickelt, mit denen sich per definitionem Krebszellen unter dem Mikroskop erkennen ließen. Aber bedeuteten Krebszellen im mikroskopischen Schnitt, dass jemand an Krebs erkrankt war? Bereits im frühen 20. Jahrhundert hatten Kliniker beobachtet, dass sich manche Krebserkrankungen nur sehr langsam und damit nicht mehr innerhalb der Lebensspanne des Patienten zum tödlichen Krebs entwickelten, während andere Tumoren rasant wuchsen, metastasierten und schnell zum Tod führten. Wie sollte man die einen von den anderen unterscheiden? Mit den im Verlauf des 20. Jahrhunderts stetig verfeinerten Diagnosetechniken konnten bald auch Zellen entdeckt werden, die »abnorm« waren, aber nicht alle Eigenschaften einer Krebszelle zeigten. Handelte es sich bei diesen Zellen immer um Vorstufen von Krebszellen, wie es die Begriffe *carcinoma in situ* oder *präkanzerös* nahelegten? Mussten diese also ausnahmslos als Krebs behandelt werden, damit sie sich nicht zu Krebszellen entwickelten? Viele Ärzte waren sich dieser diagnostischen Unsicherheit bewusst, wenn sie den Patienten auch meistens verborgen blieb und erst im späten 20. Jahrhundert breiter diskutiert wurde. Denn die Entscheidung, »abnorme« Zellen im Zweifelsfall als Krebs zu behandeln, um kein für den Patienten möglicherweise tödliches Risiko einzugehen, trafen die Ärzte in der Regel ohne den Patienten.

Nicht weniger unsicher waren Therapie und Prognose. Schlug die gewählte Therapie bei dem einen Patienten an, versagte sie bei einem anderen mit dem scheinbar gleichen Krebs, wieder ein anderer schien auf die gleiche Therapie zunächst gut zu reagieren, bald traten jedoch Rezidive oder Metastasen auf, die schnell zum Tod führten. Die längste Zeit des 20. Jahrhunderts konnten diese Unterschiede weder vorhergesagt noch erklärt werden. Erst im letzten Drittel des 20. Jahrhunderts fand man Unterscheidungsmerkmale der scheinbar gleichen Organkrebse auf molekularer beziehungsweise genetischer Ebene, etwa bestimmte Hormonrezeptoren beim Brustkrebs oder krebsdisponierende Gene, die heute dazu benutzt werden, Frauen auf ihr Brust- und Eierstockkrebsrisiko zu testen oder bestimmte Chemotherapien von vornherein als unwirksam auszuschließen. Dementsprechend unsicher waren Aussagen über die verbleibende Lebenszeit der an Krebs erkrankten Menschen. Zwar griffen Ärzte bei ihren Prognosen auf klinische Erfahrungen oder auf Krebsstatistiken auf der Grundlage von Stadieneinteilungen zurück. Oft erlebten sie jedoch, dass den Menschen deutlich weniger oder überraschend mehr Lebenszeit blieb als erwartet und vorhergesagt.

Auch in Fragen der Ätiologie blieb die Unsicherheit ein ständiger Begleiter.[23] Viele Theorien der Krebsentstehung wurden erforscht: So prüfte man in Labor und Klinik, ob chemische Stoffe, Strahlen, Verletzungen, Traumata, Parasiten, Viruserkrankungen, genetische Faktoren, Genussmittel, Nahrungsmittel, psychische Dispositionen und Gefühle als Krebsursachen in Frage kämen. Aber was waren die entscheidenden Faktoren dafür, dass aus einzelnen Krebszellen die Krankheit Krebs wurde? Ging immer eine systemische Schwächung des Körpers voraus oder begann der Krebs stets lokal begrenzt? Für die Karzinogenität vieler Stoffe ließen sich experimentell oder epidemiologisch Nachweise erbringen. Die Berufskrebse, wie etwa der sogenannte Schneeberger Lungenkrebs, wiesen bereits früh auf die krebserregende Wirkung bestimmter Elemente hin, die alltägliche Praxis der Radiologie zeigte, dass Strahlen Tumoren verursachen konnten, psychologische Tests und daraus erstellte Persönlichkeitsprofile von Krebskranken schienen auf die Beteiligung von psychischen Faktoren zu deuten – und diese Liste ließe sich fortsetzen. Dennoch blieb die Frage nach der einen Krebsursache mehr oder weniger offen. Immer fraglicher schien es im Laufe des 20. Jahrhunderts, ob sich überhaupt *die eine* Krebsursache finden ließe.

Der amerikanische Krebsforscher Bert Vogelstein, der als einer der ersten an der Sequenzierung von Krebsgenomen arbeitete, argumentiert, die Krebskrankheit eines jeden Patienten sei einzigartig, da sich jeder Krebstumor aus den einzigartigen Genen eines Menschen durch jeweils einzigartige Mutationen entwickelt.[24] Wenn diese Erkenntnis auch verhältnismä ßig neu ist, wurde doch bereits zu Beginn des 20. Jahrhunderts zwischen unterschiedlichen Krebskrankheiten je nach Lokalisation des Tumors und Gewebsherkunft der Krebszellen unterschieden. Diese Unterscheidungen waren nicht nur bedeutsam für die Wahl der Therapie, sondern auch dafür, wie Menschen ihre Krebskrankheit wahrgenommen haben, mit welcher Form der Sichtbarkeit, der Tabuisierung, der Versehrtheit sie umgehen mussten.

Dennoch soll in dieser Geschichte der Krebskrankheit zunächst nicht zwischen verschiedenen Krebserkrankungen unterschieden werden. Denn bei aller Unterschiedlichkeit sind auf der hier im Mittelpunkt stehenden Ebene der Gefühlspraktiken und des Gefühlswissens die Gemeinsamkeiten groß, war die Vorstellung von Krebs als *einer* Krankheit dominant, so dass die Verschiedenartigkeit von Krebserkrankungen nur dann thematisiert wird, wenn sie deutliche Unterschiede in den emotionalen Praktiken und Wissensbeständen nach sich zog.

Die fehlenden Gewissheiten angesichts einer von vielen als individuelle und gesellschaftliche Bedrohung wahrgenommenen Krankheit öffneten einen Raum, in dem Gefühle eine besondere Bedeutung erhielten. Handeln und Entscheiden (auch die Entscheidung, nicht zu handeln) waren gefragt. Angesichts der Unsicherheit auf allen Ebenen spielten Gefühle als Entscheidungshilfe und Überzeugungsmittel eine große Rolle. Wenn es um Krebs ging, schien der Tod immer ganz nah, ohne dass die »Betroffenen« wussten, wie nah. Die existentielle Bedrohung stand jedoch – anders etwa als im Fall der Grippeepidemien des 20. Jahrhunderts – nicht unmittelbar bevor. Darum setzte die Begegnung mit Krebs komplexe und langwierige Gefühlsnavigationen, -beziehungen und -praktiken in Gang. Diese stehen hier im Mittelpunkt.

Wo spielt diese Geschichte?

Über Krebs wurde im 20. Jahrhundert überall geredet oder beredt geschwiegen: auf der Straße, beim Bäcker oder Friseur, bei der Zeitungslektüre im Café, in Film- oder Fernsehstudios, auf Bürofluren oder im Wohnzimmer, in Parlamenten, Vortragssälen oder Gotteshäusern. Es gab jedoch auch Räume, in denen die Krebskrankheit dauerhaft im Vordergrund stand, deren Gestalt und tatsächliche Benutzung wesentlich durch die Begegnung mit der Krebskrankheit bestimmt wurde. Neben dieser konkreten Dimension des Räumlichen findet sich eine metaphorische Raumdimension in den Schriften von Medizinern, Journalisten, Politikern und direkt Betroffenen. Die Vorstellung, die Krebskrankheit herrsche über ein Reich, unterwerfe den Kranken unter dessen Regeln und Gesetze, ist eine Metapher, die schon mit Rudolf Virchows Idee des Zellenstaats angelegt war, sich aber in unterschiedlicher Form durch das ganze 20. Jahrhundert hindurch finden lässt. Diese Raummetapher ebenso wie die tatsächliche Existenz von »Krebs-Räumen« im 20. Jahrhundert legen es nahe, die Gefühlsgeschichte der Krebskrankheit an und in diesen Räumen aufzusuchen.[25]

So stehen vier Räume im Vordergrund, in denen Menschen im 20. Jahrhundert vorrangig mit Krebs konfrontiert wurden: die Räume des Forschens, die Räume der Früherkennung, die Räume der Diagnosemitteilung sowie schließlich die Räume der Behandlung, des Weiterlebens oder Sterbens. In diesen Räumen wurde ein bestimmtes Verständnis der Krebskrankheit entworfen. Dort fand dieses Wissen Eingang in Praktiken, wurde durch diese verändert und immer wieder neu geschaffen. Gefühle waren ein wesentlicher Bestandteil dieser Praktiken. Teil des »Krebswissens« war Gefühlswissen, das heißt Vorstellungen darüber, welche Gefühle und Gefühlshaltungen heilsam, schädlich, hilfreich oder störend sein könnten. Dieses Gefühlswissen prägte die Begegnungen zwischen den Patienten und dem medizinischen Personal. Es floss in die Architektur und Gestaltung der Räume und Dinge ein, die für die Krebsbehandlung geschaffen wurden. Annahmen über Gefühle und deren Wirkungsweisen wurden bei der Vermittlung von Krebswissen an das Laienpublikum diskutiert. Ebenso beeinflusste diese Art von Gefühlswissen den Umgang mit Krebspatienten während und nach der eigentlichen medizinischen Behandlung sowie mit denjenigen Menschen, bei denen Ärzte und Ärztinnen keine Chance auf Heilung mehr sahen.

Krebs erklären und erforschen, Krebs erkennen, über Krebs sprechen und Krebs erfahren – so steht es auf den Schildern der Türen, die zu den hier in vier Kapiteln erkundeten Räumen führen. Ob man die Tür eines solchen Raumes in Deutschland, in den USA, in Spanien oder Großbritannien öffnete, war in mancher Hinsicht kaum von Bedeutung, da viele Debatten transnational geführt wurden. Die Unterschiede zwischen Westeuropa, den USA, manchmal auch Osteuropa und Südamerika waren im Hinblick auf die Benennung allgemeiner Probleme und Fragen oft minimal. Dort allerdings, wo es um konkrete Praktiken in diesen Räumen geht, lassen sich zum Teil deutliche Unterschiede ausmachen. Zudem wurde die Gestaltung dieser Räume wesentlich mitbestimmt durch medizinische, berufsständische und institutionelle Traditionen sowie durch die Struktur von Gesundheitssystemen und deren Finanzierung, die überwiegend im Rahmen der Nationalgeschichte zu fassen sind. Diese Geschichte hat darum ihren Ort in Deutschland, allerdings immer mit dem Blick auf mögliche Transfers und Verflechtungen im Transnationalen.

Eine deutsche Geschichte, die mit der Wende zum 20. Jahrhundert beginnt und um 1990 endet, steht vor einem Problem: Wie soll sie nach 1945 weitererzählt werden? Ich habe mich dafür entschieden, keinen systematischen Vergleich zwischen DDR- und BRD-Geschichte zu verfolgen. Stattdessen schreibe ich die Jahrzehnte zwischen 1945/49 und den 1990er Jahren als eine in zwei Strängen nebeneinander verlaufende Geschichte – zwei Stränge, die in manchen Räumen so nah beieinander bleiben, dass sie als *eine* Geschichte mit unterschiedlichen Ausprägungen gelten können. In anderen Räumen dagegen sind die Unterschiede größer, so dass die jeweiligen Entwicklungen voneinander getrennt dargestellt werden.[26]

Im ersten Raum dieser Geschichte wird die Krebskrankheit erforscht, und so nimmt dieses Kapitel die Leserinnen und Leser mit in Labore und Klinikstationen. Um den Ursachen der Krebskrankheit auf die Spur zu kommen, wurden im Verlauf des 20. Jahrhunderts zahlreiche Faktoren erkundet. Zugleich wurde eine Unzahl an Stoffen im Laborexperiment und in klinischen Studien auf ihre therapeutische Wirksamkeit geprüft. Hier steht allerdings eine Forschungsfrage im Mittelpunkt, die zu Beginn des 20. Jahrhunderts nur an den Rändern der akademischen Medizin verfolgt und erst seit den 1940er Jahren von der Forschung in den Blick genommen wurde: die Frage nach der Rolle von Gefühlen bei der Entstehung von Krebs.[27] Auch wenn dieser Zusammenhang also erst in der zweiten Hälfte des 20. Jahrhunderts unter dem Schlagwort »Psychosomatik« intensiver erforscht wurde, ist das weitgehende Fehlen einer psychosomatischen Krebsforschung in der ersten Jahrhunderthälfte für eine Gefühlsgeschichte der Krebskrankheit ebenfalls aufschlussreich. Denn der Blick sowohl auf die Leerstelle als auch auf den »Boom« der Psychosomatik enthüllt, wie Körper, Gefühl und Krebs jeweils verstanden wurden und wie dieses Verständnis Krebsforschung und Krebsbehandlung beeinflusst hat.

Hier wird also gefragt, warum es Krebsforschern und -forscherinnen zunächst plausibel erschien, Krebs jenseits der Gefühle zu erforschen, und auf welchen Wegen die Gefühle dann schließlich doch Eingang in die Krebsforschung fanden. Eine Rolle spielten dabei auch Metaphern vom Staat als Körper. Denn das Ineinanderblenden von individuellem Körper und Staatskörper erweist sich in der Geschichte als zentraler Aspekt der Krebspsychosomatik, die den Anspruch erhob, auf der Grundlage einer »ganzheitlichen«, »holistischen« oder auch »psychosozialen« Betrachtung des kranken Menschen zu arbeiten, um nur einige der zeitgenössischen Begrifflichkeiten zu nennen.

Das zweite Kapitel betritt den Raum, in dem das Wissen über Krebs an medizinische Laien vermittelt werden sollte. Ziel war es, über Krebs aufzuklären, um jeden und jede für Frühsymptome zu sensibilisieren sowie mit Früherkennungsangeboten und möglichen Präventionsstrategien vertraut zu machen. Die Rolle, Wirkungsweise und Bedeutung von Gefühlen wurden hier von Beginn an intensiv und kontrovers diskutiert. Konnte über Krebs überhaupt öffentlich gesprochen werden, ohne fatale Gefühle von Angst und Panik zu erzeugen? Welche Gefühle waren hilfreich, um Menschen zu mehr Wachsamkeit gegenüber ihrem Körper zu erziehen – vor dem Hintergrund wechselnder Vorstellungen von Vorsorge und Prävention, Sozial- und Rassenhygiene, Gesundheit und Krankheit, Wohlbefinden und Glück? Und wie sollte man dabei vorgehen? Mediziner, Gesundheitspolitiker, Kuratoren und Filmemacher debattierten darüber, wie man Ausstellungsräume gestalten, welche Bilder und Objekte man auswählen, welche Geschichten erzählen sollte, um Gefühl und Wissen in angemessener Weise zu bilden. Die dabei entwickelten Techniken der Wissensvermittlung griffen zurück auf medienpsychologische Modelle, aber auch auf Vorstellungen über die Bedeutung von Gefühlen in der Krebskrankheit. Zugleich blieben sie nicht ohne Wirkung auf den Umgang mit Gefühlen im Rahmen der Krebsbehandlung – und sei es nur, dass das Verschweigen der Krebsdiagnose durch das immer lautere Reden über Krebs im Raum der Wissensvermittlung erschwert wurde.

In den beiden ersten Räumen dieser Krebsgeschichte wurde Wissen über Krebs erzeugt und weitergegeben – von und für Menschen, die nicht an Krebs erkrankt waren. Ihnen stand es frei, diese Räume zu betreten oder wieder zu verlassen. Anders die beiden Räume, die im zweiten Teil dieser Krebsgeschichte aufgesucht werden: Wer diese beiden Räume betrat, war zur Auseinandersetzung mit der Krebskrankheit gezwungen, hatte buchstäblich mit Krebs zu tun – als an Krebs erkrankter Mensch, als Angehöriger oder Freund, als Krankenschwester oder -pfleger, als behandelnde Ärztin oder verantwortlicher Arzt. Schwestern und Ärzte konnten nach Dienstschluss diese Räume hinter sich lassen, nicht so die Krebskranken und oft auch nicht deren Angehörige und Freunde.

Viele Selbsterzählungen von an Krebs erkrankten Menschen beschreiben die Diagnose als den Moment, in dem aus dem gesunden Menschen der krebskranke Mensch wurde – wenn es auch bereits zuvor einen Verdacht gegeben hatte, die Diagnose also nicht gänzlich unerwartet kam. Die Diagnose war ein Moment des Übergangs. Durch ihn hindurch betrat der betroffene Mensch Räume, die er zuvor oft gar nicht oder nur oberflächlich kannte, deren Regeln, Benutzungsweisen, Atmosphären, therapeutische »Dinge« ihm fremd waren, die er nun aber am eigenen Leib in einer Situation existentieller Bedrohung erfuhr. Nicht selten erlebten die betroffenen Menschen diesen Moment als Übergang in ein anderes Selbst, das von nun an von der Krebskrankheit bestimmt wurde. Dennoch ist die Diagnose als Moment des Übergangs kein statisches Element. Sie hat selbst eine Geschichte: Ob und wie Ärzte ihren Patienten die Diagnose mitteilten, wie scharf die Grenze zwischen Krebs und Nicht-Krebs gezogen wurde, welches Wissen Patienten und Ärzte in dieses Gespräch mitnahmen, wie eingreifend und langwierig die folgenden Therapien waren – all dies beeinflusste die Art und Weise, in der die Diagnose als Moment des Übertritts von der einen in die andere Existenz erfahren und gefühlt wurde.

Doch hier bleibt das dritte Kapitel nicht stehen. Daneben steht die Frage, mit welchen Argumenten Ärzte, Theologen, Philosophen und Juristen über die Frage der »Wahrheit« am Krankenbett stritten. In diesen Diskussionen nahm das Gefühl der Hoffnung eine zentrale Rolle ein: als Frage danach, was Hoffnung ist und worauf sie sich richten kann, ebenso wie als Nachdenken darüber, was Hoffnung für das Leben und Überleben von Menschen bedeutet, wie zerstörerisch, zulässig oder normal Verzweiflung ist.

Im Anschluss an das Diagnosekapitel tritt diese Geschichte in die Räume der Krebsbehandlung ein: So werden die Krankensäle und -zimmer der Chirurgie, der Inneren Klinik und Gynäkologie, die wenigen schon früh speziell für Krebskranke eingerichteten Krankenhäuser, die eigens für die Strahlentherapie geschaffenen Räumlichkeiten und schließlich die historisch jüngeren onkologischen Stationen besucht, auf denen an Krebs erkrankte Menschen chemotherapeutisch behandelt wurden. Dort trafen Patienten und deren Angehörige, medizinisches Personal und therapeutische »Dinge« aufeinander.[28] Orte, Dinge und Menschen vermaßen und bestimmten den von den Patienten erlebten und mit Gefühlen ausgestatteten Raum ihrer Krankheitserfahrung. Nicht die jeweils individuelle Erfahrung, sondern Bedingungen dieser Erfahrung werden in diesem Kapitel erschlossen.

Die Räume der Krebsbehandlung waren in einem dreifachen Sinn durchlässig. Erstens wurden die Räume von Therapie und Forschung oft für die Patienten unsichtbar und für das medizinische Personal kaum unterscheidbar übereinander geschoben. Die Effekte von Strahlen und Chemotherapeutika wurden nicht nur in Laboren, sondern ebenso in Kliniken erforscht. Dieses Ineinanderblenden beider Räume führte dazu, dass Forschung und Behandlung sich in ihren wechselseitigen Logiken durchdrangen.[29]

Zweitens waren die Räume der Behandlung durchlässig gegenüber der »äußeren« Welt. Patienten, Angehörige und medizinisches Personal brachten bereits Wissen über Krebs, Gefühle, Körper und Schmerz mit und trugen ein nunmehr verändertes Wissen in sich, wenn sie die Klinik wieder verließen – in den Intervallen zwischen den Therapiezyklen, als Geheilte oder Sterbende, als begleitende Verwandte oder am Ende eines Tages auf der Station. Darum fragt dieses Kapitel auch nach den Wechselwirkungen zwischen einer inneren Welt der Krebsbehandlung und einer äußeren Welt, in der Gefühle ganz anderen Einflüssen und Erwartungen unterlagen.

Drittens lässt sich der Raum der Behandlung nicht eindeutig abgrenzen von den Räumen des Sterbens und des Überlebens: Wann war eine Krebsbehandlung abgeschlossen? Wann endete die kurative Krebsbehandlung, weil das Sterben begann? Dies waren Fragen, die Ärzte im Verlauf des 20. Jahrhunderts unterschiedlich beantworteten. Zu Beginn des Jahrhunderts fiel die Antwort oft eindeutiger aus, im späten 20. Jahrhundert erschien die Grenze zwischen Therapie und Nachsorge oder Therapie und Palliativbehandlung dagegen oft verschwommen. Diese Übergänge, so unklar sie sich auch darstellten, forderten Entscheidungen von Ärzten und Patienten, denen dieses Kapitel nachgehen möchte: Sollten (ehemals) Krebskranke über die auf Heilung gerichtete Therapie hinaus betreut werden? Wer war für die Menschen verantwortlich, die als unheilbar galten? Wo fanden sie einen Ort zum Sterben? Was sollten sterbende Menschen fühlen, was fühlten sie wirklich? Die Antworten schufen neue Räume und verschlossen andere. Sie definierten, was Würde war, was Lebenssinn oder Lebensqualität. Sie gaben Strukturen vor, in denen Menschen ihre Beziehungen zu anderen und zu sich selbst gestalteten und mit ihren Gefühlen füllten.

Historischer Blick, Moral und Linearität – Thesen

Barb, in diesem Moment ist es unglaublich wichtig, dass Du all Deine Energie zusammennimmst, um mit Dir selbst in Einklang zu kommen, vielleicht sogar glücklich zu sein. Krebs zu bekommen ist eine schlimme Sache und es gibt keine Antwort auf das Warum. Aber Dein Leben in Wut und Verbitterung zu verbringen, ob Du nun noch ein Jahr oder 51 Jahre vor Dir hast, ist so eine Verschwendung [...]. Ich hoffe, Du findest in Dir Frieden. Du verdienst es. Wir alle verdienen es.[30]

So oder ähnlich lauteten die Reaktionen auf ein Posting, das die amerikanische Kolumnistin Barbara Ehrenreich zu Beginn des 21. Jahrhunderts auf einer Krebsselbsthilfeseite publizierte. Unter dem Titel »Angry« beschrieb sie die Nebenwirkungen ihrer Chemotherapie. Ebenso tat sie ihren Ärger über Krankenkassenbestimmungen, krebserregende Umweltgifte und die in den USA populäre »Rosa-Schleifen-Kultur« der Brustkrebsselbsthilfegruppen kund. In den Reaktionen auf ihr Posting erkannte Ehrenreich den Ausdruck einer normativen Erwartung, wonach jede(r) der eigenen Krebserkrankung positiv begegnen, sie als Chance zu einem Neuanfang glücklich annehmen sollte. Ehrenreich antwortete darauf mit einem Generalangriff auf das, was sie als amerikanische Kultur des positiven Denkens ausmachte und was sie in der englischen Ausgabe ihrer Streitschrift polemisch mit »Smile or Die« betitelte.

Doch sind derart normative Gefühlsregime kein Novum der Gegenwart. Oft ging der Appell, sich neuen Gefühlen gegenüber zu öffnen, mit einer Herabwürdigung anderer Gefühle und Gefühlshaltungen einher. Diese Prozesse waren für die jeweiligen Zeitgenossen nicht leicht zu durchschauen und noch schwerer zu durchbrechen, weil Gefühle oft als »natürlich« und »authentisch« verstanden wurden. Die in unterschiedlicher Weise normativ aufgeladenen Gefühlsregime in ihrer jeweiligen Reichweite und Gestaltungskraft sichtbar zu machen, ist ein Erkenntnisinteresse dieser Arbeit. Denn nur das konkrete

Wissen um die Historizität dieser Gefühlsregime und ihrer Auswirkungen, ihrer »Kosten« und ihres »Gewinns«, kann helfen, einen freieren Blick auf gegenwärtige Gefühlsregime zu gewinnen, und weitet den »Denkraum« der Gefühle auf dem Resonanzboden der historischen Erfahrung.

Daraus folgt, dass dieses Buch keine einfache Fortschrittserzählung bietet, etwa als Geschichte von der Abschaffung eines gefühlsverkrüppelnden Tabus zugunsten eines in Gefühlsdingen freieren Umgangs mit der Krebskrankheit. Umgekehrt liefert das Buch aber auch keine Niedergangserzählung, die die »Übernahme« des Gefühls durch Psychologen und Therapeuten im Dienste eines neoliberalen Menschenbilds beklagen würde.

Stattdessen fragt dieses Buch nach historischen Entwicklungen jenseits einer simplen Linearität. Einzelne Gefühle spielen in dieser Geschichte eine herausgehobene Rolle – Angst, Trauer, Hoffnung, auch Scham, Ekel und Wut. Insbesondere über die Angst ist in den vergangenen Jahren viel geschrieben worden.[31] Einige Historiker, Philosophen und Soziologen erkennen in der Angst die Signatur des 20. Jahrhunderts, bezeichnen dieses etwa in Anlehnung an W. H. Audens Versepos von 1947 als »Zeitalter der Angst« oder verstehen die Bundesrepublik als eine »Republik der Angst«.[32] Doch ist Angst tatsächlich durchweg das dominierende Gefühl? Lassen sich nicht vielmehr Konjunkturen erkennen, in deren Verlauf Angst mal mehr, mal weniger im Vordergrund stand? Veränderte sich Angst, weg von konkreten und externalisierten Ängsten, wie sie das Ende des 19. Jahrhunderts kennzeichneten, hin zu einer diffusen Angst, die althergebrachte Grenzziehungen zwischen Innen und Außen überschreitet und zu einer Individualisierung der Gesellschaft beiträgt?[33] Wie passt die Krebsangst in diese Entwicklung ebenso wie in die von anderen Historikern skizzierten Konturen einer Angstgeschichte des 20. Jahrhunderts, in dem Konzepte wie Risiko und Sicherheit an Bedeutung gewinnen?[34] Lassen sich vergleichbare Konjunkturen für andere zentrale Gefühle dieser Krebsgeschichte dechiffrieren?

Dieses Buch erkundet auch, welcher Zusammenhang zwischen den Konjunkturen einzelner Gefühle und einem Wandel der Haltung zum Gefühl bestand. Folgt man gängigen emotionshistorischen Erzählungen, herrschte klirrende Kälte in Gefühlsdingen, als das 20. Jahrhundert anbrach. Peter Stearns beschrieb den Aufstieg einer viktorianischen Haltung der emotionalen Kühle (»cool emotionology«) im späten 19. Jahrhundert, die sich auch auf den Gefühlshabitus des Wissenschaftlers ausgewirkt habe.[35] Doch setzte sich das auf Rationalität gegründete Wissenschaftsideal der Objektivität gegenüber dem Staunen und dem Wunder nicht bereits 100 Jahre zuvor durch, wie Lorraine Daston und Peter Galison gezeigt haben?[36] Wie also lässt sich das Verhältnis von Wissenschafts- und Emotionsgeschichte und von beiden zur allgemeinen Geschichte im konkreten empirischen Fall bestimmen? Diese Frage begleitet diese Krebsgeschichte bei ihrem Gang durch das 20. Jahrhundert. Denn folgt man Helmut Lethen, lastete die emotionale Eiszeit noch auf den 1920er Jahren.[37] Rationalisierung wurde zu einem Leitbegriff dieser Zeit – verstanden als Orientierung an Idealen der Planbarkeit, der wissenschaftlichen Berechnung sowie der technischen Umsetzung. Explizit richtete sich dies gegen eine bestimmte Form des gefühlsbestimmten Handelns, nahm damit aber zugleich das Gefühl ins Visier, das selbst rationalisiert werden sollte. Die extremen politischen Bewegungen der 1920er und 1930er Jahre, die Gewalt und Gefühle planvoll nutzten, nahmen diesen Trend auf, verstanden aber Gefühle selbst als irrational.[38]

Die Gleichsetzung von Gefühl und Irrationalität erreichte ihren Höhepunkt in der bundesdeutschen Nachkriegszeit, als Gefühle im Blick auf den Nationalsozialismus als dem Verstand unzugänglich galten und unter dem Signum der Gefühlsbeherrschung in den privaten Raum verbannt wurden.[39] In der DDR nutzte die Politik den öffentlichen Appell an das Gefühl in den 1950er Jahren, um die Bindung an den Staat und dessen Verbündete herzustellen.[40] In den späten 1960er Jahren kam es in der Bundesrepublik schließlich zu einer schrittweisen Aufwertung von Gefühlen, die zunächst von den sozialen Bewegungen ausing und im linksalternativen Milieu erprobt wurde.[41] Ob es einen vergleichbaren Trend etwa in der Friedensbewegung der DDR gab, wäre noch zu zeigen.

Zur gleichen Zeit beschleunigte sich eine Verwissenschaftlichung des Emotionalen, die im 19. Jahrhundert mit der neu geschaffenen Disziplin der Psychologie begonnen hatte und mit der Psychoanalyse fortgeschrieben wurde, nun aber in der Kognitionspsychologie ebenso wie in den Kultur- und Sozialwissenschaften Fuß fasste.[42] Dieser Trend traf in den 1970er Jahren auf eine beispiellose Ausweitung des Therapeutischen, die die Grenzen zwischen normal und pathologisch zunehmend verwischte und das Ideal einer schier grenzenlosen Modifizierbarkeit des Gefühls festschrieb.[43] Emotionale Selbstregulierung schien möglich – ein bald unüberschaubares Heer von Experten, Ratgebern und Techniken zur Gefühlsarbeit stand zur Verfügung.

Ob mit dieser Entwicklung ein neuer moralischer Imperativ der emotionalen Selbstregulation etabliert wurde, ist eine bis heute ungelöste Frage.[44]

Dies ist in groben Pinselstrichen das Panorama des 20. Jahrhunderts, wie es die bisherige emotionshistorische Forschung entworfen hat. Vor diesem Hintergrund betritt dieses Buch nun die vier Räume, in denen die Begegnung mit der Krebskrankheit stattfand, in denen forschend, wissend, handelnd und leidend Gefühle definiert, vermittelt und gelebt wurden.

KAPITEL 2
KREBS ERKLÄREN UND ERFORSCHEN

Als die 29-jährige Frau S. im Herbst 1974 die wenigen Stufen zur Heidelberger Klinik in der Bergheimer Straße erklommen hatte, blieb sie einen Augenblick auf dem Absatz vor dem hohen gründerzeitlichen Portal mit dem etwas altertümlichen Schriftzug »Frauen-Klinik« stehen. Vielleicht dachte sie daran, wie viele Frauen vor ihr diese Tür durchschritten hatten, voller Vorfreude oder voll Bangen, mit Schmerzen oder nur mit einer Frage im Herzen so wie sie. Denn sie sollte ja nur zur Abklärung kommen, »ob es harmlos sei«, so hatte ihr der niedergelassene Gynäkologe gesagt, als er ihr das etwas auffällige Ergebnis des Routineabstrichs mitteilte, den sie wenige Tage zuvor zur Vorsorge hatte machen lassen. Auf sie wartete eine weitere gynäkologische Untersuchung, vielleicht eine Röntgenaufnahme. Darum war sie ein wenig überrascht, als die Ambulanzschwester sie in das Arztzimmer führte und der Arzt sie mit den Worten begrüßte: »Wir werden nun bei Ihnen einige Tests zu wissenschaftlichen Zwecken durchführen, zu denen alle Frauen Ihrer Altersgruppe hinzugezogen werden.« Was konnte das mit ihrem verdächtigen Befund zu tun haben? Als sie vorsichtig nachfragte, versprach ihr der Arzt, ihr nach Abschluss der Tests weitere Erläuterungen zu geben.

Zunächst fragte er sie nach ihrem Privatleben, ihrer persönlichen Geschichte. Sie berichtete davon, wie sie ihren späteren Mann kennenlernte und gleich heiratete, um zu Hause ausziehen zu können. Wie es schon bald Konflikte mit ihrem Mann gab, der wenig Verständnis für ihre Gefühle gehabt, bei dem immer nur sein Geschäft im Vordergrund gestanden habe. Wie er sie fortwährend betrogen habe und die Ehe nach zehn Jahren endlich geschieden worden sei. Auch über die Beziehung zu ihren Eltern und ihrem jüngeren Bruder wollte der Arzt Näheres wissen, und nach einigem Zögern berichtete sie von ihrem strengen Vater, für den nur der Bruder zählte, von ihrer besorgten Mutter, die ihr kaum Luft zum Atmen gelassen habe.

Sie blickte den Arzt erwartungsvoll an: Beginnt nun die eigentliche Un-

tersuchung? Aber der Arzt zog eine Tafel aus einer Mappe, legte sie auf den Schreibtisch und sagte: »In diesen Klecksbildern kann man allerlei Dinge sehen; nun sagen Sie mir, was Sie sehen, was es Ihrer Meinung nach sein könnte oder woran es Sie erinnert.« Etwas verwirrt betrachtete Frau S. die Bilder, die sie ein wenig an die gefalteten Tintenklecksbilder ihres Sohnes erinnerten, mit denen er stolz seine ersten Schmetterlinge gemalt hatte. »Darf ich die Tafeln auch drehen?« fragte Frau S. etwas verunsichert. Sachlich erwiderte der Arzt: »Das bleibt ganz Ihnen überlassen.« Sie nahm eine Tafel in die Hand. Einen Moment lang erfasste sie Unruhe und Ärger. Sie dachte daran, dass sie ja gekommen war, um die Sache klären zu lassen. Stattdessen saß sie nun hier und sollte sich irgendwelche Klecksbilder ansehen. Dann aber seufzte sie unmerklich und konzentrierte sich auf das Bild.

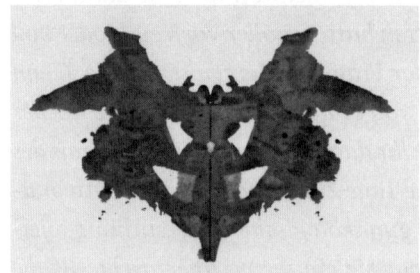

Abb. 3: Erste Tafel aus dem Rorschach-Test

Sollte das eine Fledermaus sein – oder eine Motte? Fragend und mit leiser Stimme probierte sie die Antwort. Noch neun weitere Tafeln bekam sie zu sehen, manche auch in hellen Farben, hübsch, aber ein wenig verwirrend. Immer wieder hakte der Arzt nach, insistierte: »Manche Leute sehen auf diesen Tafeln mehr als ein Ding – wenn das bei Ihnen auch der Fall ist, dann sagen Sie es mir bitte.« Sie fühlte sich etwas einfältig. Offenbar wussten andere besser Bescheid als sie. Als sie endlich alle zehn Tafeln gesehen hatte, legte ihr der Arzt alle noch einmal vor und las ihr ihre Antworten vor, fragte nach, welche Teile dieser oder jener Kleckszeichnung sie veranlasst hatten, darin einen Teppich oder eine Spinne zu erkennen. Endlich war es vorbei.

Aber mit der Untersuchung ging es immer noch nicht los. Nun sollte sie Fragen beantworten, ankreuzen, ob es stimme oder nicht. »Ich bin ungern mit noch unbekannten Menschen zusammen.« – Stimmt das? Ihre Gedanken schweiften ab, sie dachte an den letzten Elternabend: Ja, stimmt. Nachdenklich beobachtete sie der Arzt, während sie die Kästchen ankreuzte. Ob sie wohl Krebs hatte? Nachdem sich Frau S. eine halbe Stunde lang durch die

114 Fragen gearbeitet hatte, sagte der Arzt: »*Das ist nun der letzte Test*« *und legte ihr nochmals einen Stapel Papier vor. Wieder sollte sie die für sie zutreffenden Aussagen ankreuzen. Manche der 49 Fragen erschienen ihr seltsam. Verstohlen schaute Frau S. auf den Arzt, als sie las:* »*Ich empfinde mein Sexualleben als zufriedenstellend.*« *Aber er ist ja Arzt, also ein Kreuz bei nein, dann las sie:* »*Für manche Menschen kann der Tod eine Erlösung bedeuten.*« *Plötzliche Kälte breitete sich in ihr aus, was soll das heißen? Hat das etwas zu tun mit ...? Noch 26 Fragen, dann war sie durch. Erleichtert und ein wenig beklommen sah sie auf die Uhr. Fast zwei Stunden waren vergangen, seit sie die schwere Tür zur Klinik geöffnet hatte. Der Arzt sah sie an und lächelte:* »*Jetzt haben Sie es geschafft. Dann wollen wir mal mit der Untersuchung loslegen.*«

Das, was nun kam, nahm sie völlig in Anspruch. Die Fragen und die merkwürdigen Klecksbilder vergaß sie bald. Der Krebs, die Operation, die Bestrahlung und die vielen weiteren Operationen, um die Folgen dieser Therapien einigermaßen erträglich zu gestalten, verlangten ihre ganze Kraft.

Die hier beschriebene Szene beruht auf Fakten. Frau S. wurde im Rahmen einer Studie des Doktoranden Michael Holm-Hadulla befragt, die dieser zwischen September 1973 und September 1976 an der Heidelberger Universitäts-Frauenklinik durchführte.[1] Anders als die Mehrzahl medizinischer Doktorarbeiten wurde diese 1982 in Buchform als Beiheft zur *Zeitschrift für Psychosomatische Medizin und Psychosomatik* veröffentlicht, versehen mit einem Vorwort von Holm-Hadullas Doktorvater Walter Bräutigam, der als Nachfolger Alexander Mitscherlichs seit 1968 die Heidelberger Psychosomatische Klinik, das »Flaggschiff« der bundesdeutschen Psychosomatik, leitete. Sogar *Der Spiegel* erwähnte 1977 die Studie Holm-Hadullas als ein Puzzlestück im Streit um die zum Titelthema avancierte Frage: »Krebs durch Seelenschmerz und soziale Qual?«[2]

Diese Aufmerksamkeit für die Ergebnisse einer einzelnen medizinischen Doktorarbeit ist ungewöhnlich. An ihr lässt sich ablesen, dass in den 1970er Jahren die Frage nach der Rolle von Gefühlen und anderen psychischen Faktoren bei der Entstehung der Krebskrankheit zum Thema medizinisch-psychologischer Forschung geworden war und in der Öffentlichkeit breit diskutiert wurde. Frau S., die genau zu diesem Zeitpunkt mit der Verdachtsdiagnose Krebs in die Klinik kam, wurde auf diese Weise zum Gegenstand der Krebsforschung, bevor ihre Diagnose gesichert war. Ob sie in diesem Moment verstand, worum es bei dieser Studie ging, bleibt offen.

Aufmerksame Leserinnen und Leser der großen Publikumszeitschriften hatten bereits in den Jahren zuvor Hinweise auf Forschungen zur möglichen psychosomatischen Krebsentstehung finden können.[3]

Doch die Vorstellung, Gefühle könnten die Entstehung von Krebs beeinflussen, ist keineswegs erst ein Produkt jener Jahre. Im Gegenteil: Viele Jahrhunderte lang galt es als ausgemacht, dass traurige Gefühle, besonders wenn sie länger das Leben überschatteten, Krebs auslösen könnten. So heißt es im sogenannten Krünitz, einer der ersten und umfangreichsten deutschsprachigen Enzyklopädien der Frühen Neuzeit: »Am häufigsten aber scheint er [der Krebs] wohl schwarzgallichten (atrabilarischen) Ursprunges zu seyn; wenigstens zeigt die Erfahrung, daß Kummer, Sorge, Gram, ihn sehr oft veranlassen […].«[4]

Deutlich wird hier der Bezug zur Humoralpathologie des spätantiken Arztes Galenos von Pergamon, der ein Übermaß an schwarzer Galle, einen von vier Körpersäften, mit der Melancholie in Verbindung brachte und eine größere Anfälligkeit von Melancholikern für Krebserkrankungen behauptete. Galens Vier-Säfte-Lehre hatte die mittelalterliche Medizin dominiert und bis weit in die Frühe Neuzeit geprägt.[5] Bis ins späte 19. Jahrhundert wurden »deprimirende Gemüthsaffekte« für die Entstehung von Krebs verantwortlich gemacht, allerdings nicht mehr ausschließlich auf der Grundlage der als überholt geltenden Humoralpathologie, sondern im Hinblick auf eine Ermüdung von Körper und Geist durch eine Überbeanspruchung der Nerven, wie es zeitgenössischen Körpervorstellungen entsprach.[6] Diese jahrhundertealte Tradition war jedoch von vielen Ärzten gegen Ende des 19. Jahrhunderts zunächst ad acta gelegt worden.

Warum verlor diese Tradition in der »offiziellen« Schulmedizin im frühen 20. Jahrhundert zunächst an Überzeugungskraft? Trifft es überhaupt zu, dass sich die medizinische Forschung danach für längere Zeit nicht mehr für die Gefühle der Patientinnen und Patienten interessierte, den Blick durch das Mikroskop auf die Zelle der Erkundung der Gefühle vorzog? Was geschah also in der »Interimszeit« zwischen etwa 1890 und 1950 mit der Annahme, Gefühle und Gefühlshaltungen seien der Schlüssel, um die Frage nach dem dunklen Ursprung der Krebserkrankung zu beantworten? Und schließlich: Wieso gewannen psychosomatische Deutungen der Krebskrankheit in der Nachkriegszeit an Ansehen? Welche medizinischen, physiologischen, psychologischen, möglicherweise auch gesellschaftlichen und politischen Faktoren waren dafür verantwortlich?

Der forschende Blick des Psychosomatikers auf die Persönlichkeit »seiner« Krebspatienten veränderte die Beziehung zwischen beiden. Auch die Erfahrungen und Selbstbilder der Betroffenen konnten dadurch beeinflusst werden. Diese Veränderungen blieben nicht auf das Arztzimmer und die Behandlungsräume beschränkt, sondern bezogen die Gesellschaft, das »Soziale«, mit ein, wie es die anfangs geschilderten Erlebnisse der Frau S. bereits erahnen lassen. Wie weit sich die psychosomatische Deutung der Krebskrankheit als Modus der Verarbeitung und Diskussion historischer und gesellschaftlicher Entwicklungen etablierte, wird in diesem Kapitel erschlossen werden. Die Frage nach Verknüpfung oder Entkoppelung von individueller und gesellschaftlicher Pathologie in der psychosomatischen Diskussion über Krebs zählt demnach zu den Grundsatzproblemen, die diesen Gang durch ein Jahrhundert psychosomatischer Krebsforschung kennzeichnen. Ihre je nach Zeitläufen unterschiedliche Beantwortung hatte – wie die anschließenden Kapitel zeigen werden – eminente Rückwirkungen auf das Reden über Krebs ebenso wie auf das Leben mit Krebs.

DIE EXPERIMENTELLE KREBSFORSCHUNG

Die psychosomatische Krebsforschung bewegte sich im 20. Jahrhundert in einem Feld, das von der experimentellen Krebsforschung abgesteckt wurde. Ohne die Konzepte und Labortechniken der als wissenschaftlich anerkannten Forschung zumindest in groben Zügen zu kennen, lässt sich nicht verstehen, wie und warum psychosomatische Krebsforschung lange ein Schattendasein fristete und warum sie schließlich für einen kurzen Moment, just als sich die Heidelbergerin Frau S. in der Klinik auf Gebärmutterhalskrebs untersuchen ließ, zu einer *wissenschaftlichen Tatsache* (Ludwik Fleck) wurde. Darum steht an dieser Stelle zunächst eine Skizze der Modelle, Techniken und institutionellen Bedingungen, die die experimentelle Erforschung der Krebsursachen im 20. Jahrhundert bestimmt haben.[7]

1905, im ersten Jahr ihres Bestehens, startete die Zeitschrift *Medizinische Klinik* eine Umfrage unter ihren Lesern, um deren Ansichten über die Ursachen der Krebserkrankung in Erfahrung zu bringen. Als erster Beitrag wurde die Antwort von Vinzenz Czerny abgedruckt. Czerny war einer der damals bekanntesten deutschen Chirurgen, der sich insbesondere auf dem

Feld der Krebschirurgie einen Namen gemacht hatte und der genau zu jener Zeit damit beschäftigt war, Spendengelder zur Gründung eines Krebsforschungsinstituts in Heidelberg zu sammeln. Czernys Antwort war ausgesprochen vieldeutig. Sie bezeugte, wie viele unterschiedliche, einander widersprechende Theorien der Krebsentstehung zu diesem Zeitpunkt erwogen wurden.

Mit einiger Skepsis referierte Czerny die »zelluläre Theorie«, nach der Krebszellen aus versprengten embryonalen Zellen entstehen würden, die im Laufe des Lebens durch »chemische Reizung, durch verminderte Widerstandsfähigkeit der Mesodermalgebilde, durch seelischen Kummer [...] oder durch ein Trauma plötzlich zu wachsen anfangen und bösartig« würden (Reiz- und Traumatheorie).[8] Mehr Gewicht maß er der Theorie von der parasitären Entstehung der Krebserkrankung zu. Diese befand sich grundsätzlich – anders als die Reiz- und Traumatheorie – im Einklang mit dem Paradigma der Bakteriologie, das Robert Koch in den 1880er Jahren formuliert hatte und das auf der Grundannahme fußte, dass jede Krankheit durch einen Keim verursacht werde und dass dieser zweifelsfrei zu identifizieren sei, wenn drei Bedingungen zutrafen: Erstens musste der Erreger in jedem einzelnen Fall dieser Krankheit zu finden sein. Zweitens sollte es möglich sein, den Erreger zu isolieren und zu züchten. Und drittens musste dieser Keim, wenn er auf ein Tier übertragen wurde – geimpft wurde, wie es damals hieß –, bei diesem Tier die gleiche Krankheit verursachen und wiederum aus diesem Tier zu isolieren sein.[9]

Die Suche nach einem möglichen *Krebsbacillus* hatte bereits in den Jahren zuvor Anlass zu einer Vielzahl von Tierexperimenten gegeben, in deren Verlauf man versucht hatte, Krebszellen von einer Maus auf die andere zu übertragen oder aber Tiere mit dem Serum menschlicher Krebspatienten zu »impfen«. Diese Experimente hatten gezeigt, dass sich Krebs in bestimmten Fällen von einem Tier oder Menschen auf ein anderes Tier übertragen ließ, in anderen jedoch nicht, ohne dass man Erfolg oder Misserfolg der »Impfversuche« hätte erklären können. Ebenso widersprüchlich waren klinische Beobachtungen, die in manchen Familien ein gehäuftes Auftreten von Krebserkrankungen zutage gefördert hatten. Vor allem der sogenannte *cancer à deux*, das mehr oder weniger gleichzeitige Auftreten einer Krebserkrankung bei Ehepaaren, schien auf eine Infektion hinzuweisen. Die große Zahl der singulär auftretenden Krebserkrankungen stellte diese These wiederum in Frage. Nur eines war offensichtlich: Dass die Ursachenforschung bei Krebs komplizierter war als im klassischen und so überaus erfolgreichen Beispiel der Bakteriologie, dem von Robert Koch entdeckten Tuberkuloseerreger.[10] So räumte auch Czerny in seiner Zuschrift an die *Medizinische Klinik* ein, dass es wohl nicht nur einen einzigen Krebserreger gebe, »sondern eine Vielzahl derselben, die aber wohl derselben Gruppe von Zellschmarotzern angehören«.[11]

Czerny wiederholte mit dieser Gegenüberstellung von parasitärer und zellulärer Ätiologie genau die Frontstellung, die bereits die sogenannte Carcinomdiskussion der *Berliner Medizinischen Gesellschaft* im März des gleichen Jahres 1905 gekennzeichnet hatte.[12] Letztlich ausschlaggebend dafür, dass Czerny die parasitäre Theorie in den Mittelpunkt seiner Überlegungen stellte, war ein Gefühl. Denn am Ende seiner Abwägung beider Theorien schrieb er: »Dazu kommt noch, daß die zelluläre Theorie des Krebses hoffnungslos ist für die Zukunft einer inneren Therapie und einer Prophylaxe des Krebses, während die parasitäre Theorie einen enormen heuristischen Wert besitzt. Das ist der wesentliche Grund, daß die meisten Aerzte und viele Pathologen an der parasitären Theorie festhalten.«[13]

In ungewöhnlicher Offenheit benannte Czerny hier die therapeutische Hoffnung als Wegweiser, um in einer Situation großer Ungewissheit eine Richtungsentscheidung für die Forschung zu treffen.

Mit der zellulären Theorie einerseits, der Infektionstheorie andererseits sind so schon zu Beginn des 20. Jahrhunderts die beiden Pole benannt, die im Licht unterschiedlicher Interpretationen und Modelle, mit wechselndem Gewicht und sich verändernden Forschungspraktiken einen großen Teil der Laborforschung zur Genese von Krebs im 20. Jahrhundert bestimmen sollten.[14] Zwar wurde die Annahme, dass es einen Krebserreger in Form eines Bakteriums geben könnte, von den meisten Forschern bereits im ersten Jahrzehnt des 20. Jahrhunderts verneint. Auch eine parasitäre Übertragung der Krebskrankheit hielt eine Mehrheit der als wissenschaftlich anerkannten Krebsforscher für unwahrscheinlich, da im Blut oder in den aus Blut und Ausscheidungen gewonnenen Filtraten krebskranker Tiere oder Menschen keine Parasiten nachgewiesen werden konnten. Stattdessen nahmen einige Forscher jedoch an, dass Viren die Überträger sein mussten – allerdings zu einer Zeit, als man noch nicht über die technischen Möglichkeiten verfügte, Viren zu sehen. Die Existenz von Viren war also im frühen 20. Jahrhundert Postulat und Modell zugleich.[15] Aus der Sicht heutiger medizinischer Forschung, auf deren Agenda die Suche nach Onkoviren wieder ganz oben steht, zählen die Versuche des amerikanischen Pathologen Peyton Rous zu den bedeutsamsten. Rous, der 1907 ein Jahr in Dresden verbracht hatte, experimentierte nach seiner Rückkehr an das *Rockefeller Institute for Medical Research* mit Hühnertumoren. 1911 gelang es ihm, gesunde Hühner mit einem zellfreien Filtrat aus Hühnertumoren so zu infizieren, dass diese Hühner einen Tumor entwickelten, der später nach seinem Erforscher Rous-Sarkom genannt wurde.[16] Die Tumorvirusforschungen, für die Peyton Rous schließlich 1966 den Nobelpreis für Physiologie und Medizin verliehen bekam, wurden allerdings zunächst nur wenig beachtet.[17]

Neben der Zell- und Infektionstheorie, die in unterschiedlicher Weise mit der Reiztheorie verbunden werden konnten, spielte die Frage nach einer möglichen ererbten Disposition auf der Grundlage von Mutationen in der ersten Hälfte des 20. Jahrhunderts bereits eine Rolle.[18] So wurde die Beobachtung, dass einige Organkrebse in bestimmten Ländern oder Bevölkerungsgruppen häufiger auftraten als in anderen, als Beweis für eine ererbte oder auch »rassische« Krebsdisposition interpretiert. Die Feststellung, dass Gebärmutterhalskrebs bei jüdischen Frauen seltener auftrat als bei nichtjüdischen Frauen, galt als besonders eindrückliches Beispiel.[19]

Ein gewichtiger Teil der experimentellen Krebsforschung widmete sich seit den späten 1920er Jahren den Stoffwechselunterschieden zwischen »gesunden« Körper- und »entarteten« Krebszellen.[20] Außerordentlich einflussreich waren die Forschungen des Berliner Biochemikers Otto Warburg, seit 1930 Direktor des neu gegründeten *Kaiser-Wilhelm-Instituts für Zellphysiologie*. Warburg zeigte, dass Krebszellen im Unterschied zu anderen Körperzellen zur Energiegewinnung nicht auf Sauerstoff angewiesen sind, sondern bevorzugt durch anaerobe Vergärung auf Traubenzucker zurückgreifen – er stellte entsprechend hohe Laktatwerte (Milchsäurekonzentration) in Krebszellen fest. Warburg führte auf der Grundlage seiner Experimente die Entstehung von Krebszellen auf eine Störung der Mitochondrien in den Zellen zurück. Für seine Arbeiten zur später sogenannten Warburg-Hypothese erhielt er 1931 den Nobelpreis für Physiologie und Medizin.[21]

Seit der Gründung des *Comités für Krebssammelforschung* im Jahr 1900 (ab 1911: *Deutsches Zentralkomitee zur Erforschung und Bekämpfung der Krebskrankheit e.V.*) wurde versucht, die Krebsforschung besser zu koordinieren und ihr mehr Gehör – und vor allem größere finanzielle Unterstützung – zu verschaffen. Zu diesem Zweck gab das *Comité* seit 1903 eine eigene

Fachzeitschrift heraus: die *Zeitschrift für Krebsforschung*.[22] Ein wesentlicher Teil der deutschen Krebsforschung wurde bis in die späten 1920er Jahre von den vier spezialisierten Forschungsinstituten in Berlin, Frankfurt am Main, Heidelberg und Hamburg geleistet. Diese waren trotz ihres Renommees finanziell schlecht ausgestattet. Sie mussten sich ständig um private Spender bemühen und wurden zum Teil mit Geldern aus dem Privatvermögen ihrer Direktoren unterhalten.[23] Allerdings war experimentelle medizinische Forschung in dieser Zeit fast immer auf Spenden angewiesen. Insofern entspricht die Finanznot der vier Krebsforschungsinstitute der finanziellen Lage der experimentellen medizinischen Forschung insgesamt.[24]

Der Regierungsantritt der Nationalsozialisten bedeutete in verschiedener Hinsicht einen Einschnitt.[25] Zum einen wurde die bisherige Krebsforschung als materialistisch, mechanistisch, menschenverachtend und jüdisch diffamiert.[26] Dies traf vor allem die Grundlagenforschung, die durch die Entlassung, Vertreibung und Verfolgung vieler Krebsforscher einen Großteil ihrer Repräsentanten verlor.[27] Zum anderen aber wurde Krebs als Bedrohung der Volksgesundheit stärker gewichtet als zuvor, zuweilen sogar zum »Staatsfeind Nummer Eins« deklariert.[28] Im Vordergrund standen wirtschaftliche und völkische Erwägungen. Dementsprechend legte die NS-Gesundheitspolitik einen Schwerpunkt auf Früherkennung und Prävention. Auch im Bereich der Forschung wurden überwiegend Vorhaben gefördert, die nach vereinfachten Möglichkeiten der Krebsdiagnose suchten oder Substanzen prüften, die im Verdacht standen, Krebs zu verursachen. Im Visier befanden sich chemische Stoffe, die durch die industrielle Bearbeitung von Nahrungsmitteln Verbreitung gefunden hatten, ebenso wie Genussstoffe, die im täglichen Leben des modernen Menschen eine Rolle spielten – allen voran der Tabak. Während sich diese Forschungsrichtung also in die zivilisationskritische Tendenz der nationalsozialistischen Ideologie einfügte, waren die anderen großen »Verdächtigen« dieser Jahre, die Hormone und Vitamine, nicht so eindeutig in diesen Diskurs eingebunden, sondern weckten zu diesem Zeitpunkt eher Hoffnungen auf Leistungssteigerung und Verjüngung.[29]

Tatsächlich handelte es sich bei der Konzentration der Krebsforschung auf krebserregende chemische Stoffe und Hormone keineswegs um eine völlige Neuausrichtung, sondern eher um eine intensivierte Fortsetzung von Tendenzen der 1920er Jahre. Ebenso wenig kann behauptet werden, dass die nationalsozialistische Krebsforschung in dieser Hinsicht einen völlig anderen

Weg eingeschlagen hätte, als er in anderen europäischen Ländern, den USA oder auch der Sowjetunion beschritten worden wäre.[30]

Nach Ende des Zweiten Weltkriegs tat sich zunächst wenig in der Grundlagenforschung.[31] Die Bekämpfung von Infektionskrankheiten wie etwa Typhus erschien vordringlich.[32] Zwar wurde in Heidelberg bereits 1948 ein *Institut für experimentelle Krebsforschung* neu gegründet. Aber davon abgesehen blieb die Krebsforschung in der frühen Nachkriegszeit ein Stiefkind der Forschungsförderung, die sich darauf beschränkte, den sogenannten *Hinterzartener Kreis* zu finanzieren, der sich seit 1950 einmal jährlich traf, um über Ergebnisse und Ausrichtung der onkologischen Grundlagenforschung fernab der Öffentlichkeit zu diskutieren.

Dennoch lässt sich in der Krebsforschung der unmittelbaren Nachkriegsjahre eine große personelle und thematische Kontinuität konstatieren. Karl Heinrich Bauer, Adolf Butenandt und Hermann Druckrey in der Bundesrepublik, Heinrich Cramer und Arnold Graffi in der DDR gehörten vor wie nach 1945 zu den einflussreichen Figuren auf dem Gebiet der deutschen Krebsforschung. Zwischen 1890 und 1910 geboren, waren sie zu diesem Zeitpunkt »Männer in ihren besten Jahren« und besetzten für viele Jahre Schlüsselpositionen in der deutsch-deutschen Krebsforschung, ohne dass sie ihre mehr oder weniger große Nähe zur nationalsozialistischen Bewegung und Politik langfristig daran gehindert hätte.[33] Auch die Forschung bewegte sich überwiegend auf den bereits vor 1945 betretenen Feldern: Chemische Stoffe, Hormone, Vitamine und etwas weniger deutlich Viren standen weiterhin unter Verdacht, Krebs zu verursachen oder doch zumindest die Krebsentstehung zu fördern.[34]

Krebsforschung wurde nun immer stärker in Laboren betrieben. Die Anbindung an die klinische Praxis, die insbesondere das »alte« *Heidelberger* sowie das *Berliner Krebsforschungsinstitut* großgeschrieben hatten, ging in der Bundesrepublik weitgehend verloren. In der DDR knüpfte man dagegen mit einer experimentellen und einer klinischen Abteilung für Geschwulstforschung unter dem Dach des *Akademie-Instituts für Medizin und Biologie* in Berlin-Buch an diese Tradition an und führte sie mit dem 1972 gegründeten *Zentralinstitut für Krebsforschung* und der diesem zugeordneten *Robert-Rössle-Klinik* fort.[35]

In der Bundesrepublik beschleunigte sich dagegen der Trend zu einer Entkoppelung von Forschung und Klinik mit der Gründung der ersten ausschließlich der Krebskrankheit gewidmeten Großforschungseinrichtung:

dem *Deutschen Krebsforschungszentrum* (*DKFZ*) in Heidelberg, dessen erste Baustufe 1964 eröffnet und das schließlich 1972 fertiggestellt wurde.[36]

Die Gründung des *DKFZ* fiel in eine Zeit der Ernüchterung. Denn auch in den USA, deren Forschungsorganisation als richtungsweisend galt, herrschte der Eindruck vor, dass das eigentliche Rätsel um die Entstehung der Krebskrankheit noch nicht habe gelöst werden können. Darum wurde von staatlicher Seite immer mehr Geld in die Krebsforschung investiert. Dafür steht in internationaler Perspektive insbesondere der von US-Präsident Richard Nixon Ende Dezember 1971 unterzeichnete *National Cancer Act*, mit dem er seinen bereits im Januar desselben Jahres ausgerufenen *War on Cancer* in die Tat umzusetzen hoffte. Nach dem Vorbild des Apollo-Programms zur Entwicklung der bemannten Raumfahrt, das 1969 mit der ersten Mondlandung einen spektakulären Erfolg gefeiert hatte, sollte der Durchbruch in der Krebsforschung gelingen (und nebenbei Nixon den angesichts des fortdauernden Vietnamkriegs dringend gewünschten Sieg in einer anderen Arena verschaffen).[37] Zu diesem Zweck gestand die Nixon-Administration dem 1937 gegründeten *National Cancer Institute*, Vorbild des bundesdeutschen *DKFZ*, eine zuvor beispiellose weitgehende finanzielle Autonomie innerhalb der *National Institutes of Health* zu und stellte der Krebsforschung zunächst zusätzliche 100 Millionen Dollar zur Verfügung.

Für Großforschungszentren sprachen jedoch auch die Ergebnisse der jüngeren Krebsforschung. Denn seit den 1950er Jahren verbreitete sich die Überzeugung, dass Krebs nicht durch ein einzelnes Agens, sondern durch eine Reihe von Faktoren ausgelöst werde und möglicherweise anfangs keine lokale, sondern eine systemische Krankheit sei.[38] In der Annahme, dass Krebs das Ergebnis einer Dysregulation der zellulären Mechanismen sei, erfuhr dieses Modell eine spezifische Zuspitzung. Ein solches Modell ließ eine engere Kooperation verschiedener Forschungsrichtungen sinnvoll erscheinen. So veröffentlichte David Comings 1973 eine viel diskutierte allgemeine Theorie der Krebsentstehung, die die Integration von Tumorvirologie und Onkogenetik plausibel machte.[39] Grundsätzlich schien das Dysregulationsmodell auch vereinbar mit der Forschung an karzinogenen Stoffen oder Studien zur Rolle der Immunabwehr, da angenommen wurde, dass die zelluläre Regulation sowohl durch Umwelteinflüsse als auch durch eine geschwächte Immunabwehr gestört werden könne.[40] Die »Entdeckung« des immunologisch wirksamen Interferons zog die Aufmerksamkeit der Medien auf diesen Zweig der Krebsforschung. Die Pharmafirmen versprachen sich hohe Gewinne und schürten ebenfalls Hoffnungen, die allerdings schon in den frühen 1980er Jahren angesichts der nun zutage tretenden Nebenwirkungen und begrenzten therapeutischen Erfolge schnell in Enttäuschung umschlugen.[41]

Die Erforschung der zellulären Regulationsmechanismen stellte kostspielige Anforderungen an die Ausstattung der Labore. Je teurer Krebsforschung wurde, desto wichtiger wurden die daran geknüpften Gewinnerwartungen. Stiftungen und Pharmafirmen sind deshalb seit den 1970er Jahren an die Seite staatlicher Geldgeber getreten, um Krebsforschung zu finanzieren und anschließend die Therapien profitabel zu vermarkten: Krebsforschung und -behandlung als Teil eines Geschäftsmodells, in dem es um sehr viel Geld geht, in den USA mit dem Begriff *Big C* auf den Punkt gebracht.

Zu diesem Zeitpunkt nun, als die Krebsforschung ein enormes forschungs- und gesundheitspolitisches, finanzielles und soziales Gewicht gewann, wurde die Frage nach einer möglichen psychosozialen, von Gefühlen beeinflussten Krebsentstehung in klinischen Forschungsvorhaben neu erkundet. Ist es Zufall, dass diese Frage genau in diesem Augenblick auf die forschungspolitische Agenda gesetzt wurde? Tauchte sie quasi aus dem Nichts wieder auf, nachdem sie seit Ende des 19. Jahrhunderts in Vergessenheit geraten war? Um diese Fragen zu beantworten, reicht es nicht aus, allein auf den historischen Moment zu schauen, in dem die Forschung sich anschickte, Gefühle als Faktoren der Krebsverursachung ernsthaft in Erwägung zu ziehen. Darum beginnt die Suche nach einer Antwort im frühen 20. Jahrhundert, in der Zeit also, in der nach gängigen Vorstellungen Gefühle für die Krebsforschung kaum eine Rolle spielten.

DIE VERBORGENE WISSENSGESCHICHTE

Im polemischen Rückblick auf die 1920er Jahre schrieb der Danziger Arzt Erwin Liek 1934 aufatmend in den renommierten *Praktischen Karzinomblättern*:

Der erfolgreiche Krebsarzt mobilisiert, bewußt oder unbewußt, wollend oder ablehnend, seelische Kräfte gegen den Krebs. Einen solchen Gedanken

durfte früher kein Arzt aussprechen oder gar niederschreiben, bei Strafe des
großen wissenschaftlichen Banns, nun gar noch beim Krebs.[42]

Liek stieß damit, wie später noch zu zeigen sein wird, in das Horn der sogenannten *Neuen Deutschen Heilkunde*, die die Schulmedizin der 1920er
Jahre als »mechanistisch« und »rationalistisch«, im Zweifelsfall auch »jüdisch« verurteilte. Doch hatte Liek deshalb im Blick auf die Krebsforschung
zwangsläufig Unrecht? Der Arzt und Psychoanalytiker Georg Groddeck
kam 1934 zu einem ganz ähnlichen Ergebnis. In einer seiner letzten Schriften räsonierte Groddeck über die »psychische Bedingtheit der Krebskrankheit« und konstatierte verwundert:

Das Interesse der Ärztewelt für die Psychophysik des gesunden und kran-
ken Lebens breitet sich immer mehr aus. Umso verwunderlicher ist es, daß
bei der in der Neuzeit am meisten genannten Erkrankung, bei dem Krebs, so
gut wie gar keine Versuche gemacht worden sind, die psychischen Wurzeln
zu finden.[43]

Vinzenz Czerny hätte Groddeck vermutlich nur halbherzig zugestimmt,
denn er hatte 1905 in seiner eingangs zitierten Antwort auf die Frage der
Medizinischen Klinik nach möglichen Ursachen der Krebskrankheit noch
ganz selbstverständlich darauf verwiesen, dass seelischer Kummer als
Krebsauslöser diskutiert werde.[44] Er hatte sich dabei auf einen im gleichen
Jahr veröffentlichten Aufsatz des Berliner Gynäkologen Wilhelm Alexander Freund (1833–1917) bezogen. Dort hatte Freund anhand einer ganzen
Reihe von Fallgeschichten plausibel zu machen versucht, dass sich eine
Krebsanlage nur dann zum Karzinom entwickelt, wenn Reize, insbesondere »körperliche und gemüthliche Depressionszustände«, ihr Wachstum
anstoßen.[45] Doch Groddeck hatte wohl etwas Anderes im Sinn, als er die
fehlende Suche nach den psychischen Wurzeln der Krebskrankheit beklagte. Ihm ging es um eine Erforschung psychischer Faktoren im Horizont
der psychoanalytischen Theorie.

Diese Unterscheidung ist in mehrfacher Hinsicht bedeutsam. Zunächst
verweist sie darauf, dass unter psychoanalytisch orientierten Ärzten seit
den 1910er Jahren diskutiert wurde, inwieweit die Psyche den Körper krank
machen kann. Sie deutet aber auch darauf hin, dass Psychoanalytiker ebenso
wie Psychologen ältere Modelle des Zusammenwirkens von Leib und Seele

fallen gelassen hatten. Das neue Konzept der Psyche deckte sich keinesfalls mit dem, was vorher Seele genannt worden war. Damit musste auch die Frage nach dem Ort des Gefühls in Psyche und Körper neu gestellt werden.[46]

Ein wichtiges Diskussionsforum für solche Fragen waren Kongresse. Ein Großereignis dieser Art fand im April 1926 in Groddecks damaliger Heimatstadt Baden-Baden statt: 419 Männer und Frauen (diese allerdings in der Minderzahl) reisten aus allen Teilen Deutschlands, aber auch der Schweiz, Österreichs und den Niederlanden zum *Ersten Allgemeinen ärztlichen Kongreß für Psychotherapie* an, auf dem die Rolle der Psychotherapie auf den verschiedenen Gebieten ärztlicher Praxis diskutiert werden sollte. Dementsprechend waren keineswegs nur die bekannten bereits psychotherapeutisch tätigen Ärzte anwesend. Niedergelassene Allgemeinmediziner trafen hier auf Klinikärzte und solche, die in Heilanstalten praktizierten. Das Spektrum reichte von den erwartungsgemäß in großer Zahl angereisten Neurologen über Psychiater, Internisten, Gynäkologen bis hin zu Kindertherapeuten.[47] Zum Abschluss der drei Tage fasste Ernst Simmel (1882–1947), Mitgründer der *Berliner Psychoanalytischen Vereinigung*, seine Eindrücke geradezu euphorisch zusammen und sah eine »neue Ära« der klinischen Medizin anbrechen.[48] Der ebenfalls anwesende Groddeck wird den Kongress von 1926 dagegen kaum als Beginn einer neuen Ära erlebt haben – und das nicht nur wegen seines angespannten Verhältnisses zu Freud, der dem Kongress ferngeblieben war. Denn die meisten Vorträge hatten an einem Verständnis von Körper, Psyche und Gefühl festgehalten, das Groddeck nicht weit genug gegangen sein wird. August Mayer (1876–1968) etwa, Direktor der Tübinger Universitäts-Frauenklinik, plädierte zwar dafür, nach möglichen seelischen Auslösern, vor allem nach »unlustbetonten Affekten, Schreck, Angst« zu fahnden, beschränkte deren Wirksamkeit aber entschieden auf solche Fälle, bei denen ein »örtliches Organleiden« sicher ausgeschlossen werden könne, und erklärte schließlich kategorisch: »Um ja nicht mißverstanden zu werden, sei eigens betont, die sogenannte große Gynäkologie wird durch diese Dinge nicht berührt. In ihrem Bereich wird auch künftighin das Messer seine Herrschaft behalten und seine segensreiche Wirkung haben.«[49]

Damit ging Mayer hinter ein Verständnis von Psychosomatik zurück, wie es Felix Deutsch (1884–1964), einer der Pioniere der psychoanalytischen Psychosomatik, bereits 1921 in einem Vortrag zum Zusammenhang von »Psychoanalyse und organischen Krankheiten« formuliert hatte.[50] Deutsch hatte dort dargelegt, »daß ein nicht unwesentlicher Teil der Symptome organischer Krankheiten seine Determinierung rein aus dem Psychischen erfahren kann«.[51] Der Ausgangspunkt einer solchen Psychogenese organischer Krankheiten war in seinen Augen ein Konflikt, der – da verdrängt – zur Neurose wurde. Die nervliche Erregung wurde dementsprechend über das vegetative Nervensystem umgeleitet und zu einer Funktionsänderung, schließlich auch zu einer »materiellen Schädigung«. So konnte also auch ein Magengeschwür psychogen verursacht sein, ließ sich allerdings als irreversible Organschädigung nicht mehr allein durch Psychoanalyse, sondern nur durch die Zusammenarbeit von Internist und Analytiker heilen.[52] Magenkrebs jedoch, eine zu dieser Zeit unter Männern verbreitete Form der Krebserkrankung, tauchte in den Überlegungen Deutschs nicht auf. Genau an dieser Leerstelle setzte die Verwunderung Groddecks an, denn sämtliche an der psychoanalytischen Psychosomatik interessierte deutschsprachige Ärzte übergingen die Krebskrankheit schlichtweg, als sei es vollständig abwegig, auch nur darüber nachzudenken, ob psychische Faktoren bei der Entstehung von Krebs eine Rolle spielen könnten.

Groddeck war der einzige deutschsprachige Psychosomatiker, der dieses Schweigen als Forschungslücke benannte – um dann gleich selbst darüber nachzudenken, welche Rolle die Psyche bei der Entstehung von Krebs spielen könnte.[53] Diese Arbeiten Groddecks zur Psychosomatik der Krebserkrankung helfen zu erklären, worüber die anderen nur schwiegen – nämlich, warum Krebs kaum als psychosomatische Erkrankung thematisiert wurde. Zudem fanden Groddecks Deutungen – verstanden als eine Art intuitives, wissenschaftlich nicht abgesichertes Wissen – durchaus Eingang in die medizinische Praxis und wurden im Zuge des Psychobooms der 1960er Jahre wieder aufgegriffen.

Eine wesentliche Voraussetzung dafür, dass Groddeck den Krebs als psychosomatische Erkrankung entdeckte, war vermutlich, dass er – anders als viele seiner Psychosomatikerkollegen – weder in der Klinik noch als niedergelassener Arzt arbeitete. Groddeck hatte bereits im Jahr 1900 ein eigenes kleines Sanatorium mit 15 Betten in Baden-Baden gegründet, in dem er überwiegend chronisch oder unheilbar Kranke behandelte. Diesen Patienten, die nach den medizinischen Maßstäben der Zeit nicht mehr zu heilen waren, bot Groddeck eine Behandlung an, die verschiedene ältere und neue therapeutische Elemente kombinierte. Tägliche Massagen, Fußbäder und eine bestimmte Diät sollten die Zirkulation der Körpersäfte anregen,

Hypnose, Suggestion und Psychoanalyse verdrängte Konflikte zutage fördern. Diese unkonventionelle Therapievielfalt des »wilden Analytikers«, wie Groddeck sich selbst bezeichnete, deutet an, dass er Körper und Psyche nicht als zwei voneinander getrennte Wesenheiten auffasste, deren eine die andere im Sinne einer Psychogenese beeinflussen konnte.[54] So betonte er bereits 1917 in seiner ersten grundlegenden Schrift zur »Psychischen Bedingtheit und psychoanalytischen Behandlung organischer Leiden«:

> *An sich ist die Tatsache, daß der Mensch errötet, wenn er sich schämt, daß er erblaßt, wenn er erschrickt, daß er Tränen vergießt in der Trauer, daß der Atem keucht oder stockt, das Herz rascher schlägt oder still steht in der Leidenschaft, daß die Darmschlingen sich schneller in der Angst bewegen und daß es Angstschweiß gibt, bekannt genug, wie es scheint zu bekannt, um beachtet zu werden. Sollte es so unmöglich sein, daß auch der Wärmehaushalt des Organismus ebenso wie sein Kreislauf, ebenso wie sein Wachstum durch psychische Einwirkungen beeinflußt wird, daß Fieber psychisch bedingt sein kann? Gewiß kann es das sein, denn für das Ubw [so nannte Groddeck das Unbewusste] gibt es die Trennung von Körper und Seele nicht; je nachdem es ihm zweckmäßig dünkt, benutzt es das eine Mal den Körper, das andere Mal die Seele.[55]*

Damit drehte Groddeck das Warum – also *die* Frage der modernen, vom bakteriologischen Paradigma und seiner Suche nach dem *einen* Krankheitserreger beeinflussten Ätiologie – um in ein Wozu. In seinen Augen trat eine Krankheit nicht auf, weil es eine physische oder psychische Ursache gab, sondern weil das Unbewusste mit der Krankheit einen verdrängten Konflikt ausdrückte. So erklärte Groddeck 1917 den Gebärmutterhalskrebs als Ausweg, den das Unbewusste der Frau für den ihr von der öffentlichen Moral abverlangten Verzicht auf sexuelle Lust fand:

> *Dem sinnlos vom Teufel der Heuchelei gemarterten Weibe hilft das Ubw. Es schenkt ihm den Schwindel, die Ohnmacht, das Herzweh, die Entstellungen des Körpers, den üblen Geruch, den weißen Fluß, die Eierstock- und Gebärmutterentzündungen, die unberechenbaren Blutungen und schließlich den Krebs; damit hält es die Versuchungen fern, schreckt es alles Begierden Erregende zurück.[56]*

Diese Überlegungen zum Krankheitsgewinn, den das Unbewusste in der Krebserkrankung »schenkte«, führte Groddeck in seiner anfangs erwähnten, 1934 verfassten Schrift fort und verknüpfte sie nun mit dem Gedanken der selbstgesuchten Bestrafung.[57] Die Krebskrankheit erschien Groddeck hier als die vom Es gesuchte »Bestrafung« dafür, dass sich Frau (oder Mann) ein Kind versagt hatten. Damit verschob er gegenüber 1917 die von ihm behauptete tiefenpsychologisch wirksame symbolische Bedeutung der Krebserkrankung und bezog sich auf ein etwas anderes Verständnis von Körper und Emotion. Denn im Hintergrund seiner Argumentation stand nicht mehr die allgemeine Physiologie, nach der der Mensch errötet, wenn er sich schämt. Stattdessen stützte er sich auf ein endokrinologisches Verständnis der Physiologie, das die Hormone in den Mittelpunkt stellte – so wie es zur gleichen Zeit viele experimentelle Krebsforscher ebenfalls taten, wenn auch innerhalb eines völlig anderen Deutungsrahmens: Aus der Beobachtung, dass Teer im Mäuseexperiment krebserregende Wirkung gezeigt hatte und Stoffe enthielt, die den weiblichen Geschlechtshormonen ähnelten, schloss Groddeck, dass Krebs mit dem »Mutter-Kind-Verhältnis« zu tun haben müsse.[58] Als weiterer »Hinweis« diente Groddeck die von Medizinstatistikern getroffene Feststellung, dass Frauen überwiegend an den Geschlechtsorganen erkrankten. Außerdem verwies er auf die sprachliche Analogie zwischen der Benennung von Krebs als »Neubildung« und der Vorstellung, dass der Embryo die eigentliche »Neubildung« im Körper eines Menschen sei. Krebs also sei der »abscheulich Wechselbalg«, den das Es im Körper der Frau wachsen ließe, um sie für den Schmerz und die Not zu bestrafen, die sie sich selbst zugefügt habe, indem sie sich – wie die zivilisierte Gesellschaft es in vielen Situationen von ihr verlange – ein Kind versage.[59] Dass auch Männer Krebs bekommen könnten, erklärte Groddeck damit, dass auch ein nicht geborenes »Geisteskind« Schmerz und Trauer bedeuten und ein analoges Strafbedürfnis auslösen könne. Mund, Magen und Mastdarm, als zu Groddecks Zeit häufigste Lokalisationen einer Krebserkrankung beim Mann, seien die Körperteile, die das »Geisteskind« »empfangen, aufbewahren oder ausstoßen« würden.[60]

Auch wenn Groddeck hier also einen Mechanismus der Krankheitsentstehung skizzierte, der für Frauen ebenso wie für Männer gelten sollte, stand der weibliche Körper, die weibliche Sexualität, das weibliche Gefühl doch Modell für diesen Mechanismus. Krebs mit nicht ausgelebter weiblicher Sexualität und versagter Mütterlichkeit in Beziehung zu setzen, ist eine Tendenz, die sich in der modernen Geschichte der Psychosomatik immer wieder feststellen lässt. Sie geht vermutlich zurück auf wesentlich ältere Vorstellungen über die besondere Intensität weiblicher Gefühle, die den weiblichen Körper destabilisierten und weibliche Sexualität problematisch erscheinen ließen.[61] Die Annahme, Krebs sei in irgendeiner Weise auf nicht ausgelebte Sexualität und unterdrückte Gefühle zurückzuführen, wurde zwar bis in die 1950er Jahre nicht von der wissenschaftlichen Krebsforschung aufgegriffen. Allerdings lassen sich durchaus Hinweise finden, dass Ärzte diesen Zusammenhang als Erfahrungswissen quasi unter der Hand weitergaben – so wie etwa in einer über lange Jahre kolportierten Empfehlung des hoch angesehenen Chirurgen Ferdinand Sauerbruch (1875–1951), der seinen Oberärzten geraten haben soll, zur Verhinderung von Gebärmutterkrebs sexuelle Beziehungen mit den Oberschwestern aufzunehmen.[62]

Die von Groddeck benutzten Geschlechterstereotypen waren es also nicht, die sein Modell in den Augen der Psychosomatiker und Krebsforscher der Zwischenkriegszeit abwegig erscheinen ließen.[63] Sein Modell war offenbar vor allem epistemologisch anstößig, weil er auf einer teleologischen Erklärung von Krankheit (Wozu dient die Krankheit?) beharrte und nicht nach der Krankheitsursache fragte, wie es die Bakteriologen und Pathologen seiner Zeit taten. Die zeitgenössischen Psychosomatiker stellten zwar auch die von Freud übernommene Frage nach dem Krankheitsgewinn, verzichteten aber keineswegs darauf, im Rahmen der Psychogenese nach psychischen und organischen Krankheits*ursachen* zu fahnden.[64]

Die Zuspitzung auf den Krankheitsgewinn wird jedoch auch jenseits dieser Problematik Skepsis hervorgerufen haben. Dass das Es seinem Körper aus Trauer und Schuldgefühl über ein nicht geborenes Kind die Krankheit Krebs »schenken« sollte, wird den meisten derjenigen, die krebskranke Menschen in diesen Jahren sterben sahen, als undenkbar erschienen sein. Denn die Krebskrankheit nahm zu dieser Zeit fast immer einen tödlichen Ausgang. Zudem verursachte sie oft unerträgliche Schmerzen, die medikamentös in vielen Fällen nicht gestillt werden konnten. Auch widersprach die Vorstellung, ein Organismus wähle sich eine Krankheit, die tödlich ende, dem Epistem der Selbsterhaltung, das für die Evolutionstheorie ebenso zentral war wie für die Physiologie, einer für Psychologie und Psychosomatik grundlegenden Disziplin.[65]

Schließlich sprachen noch zwei weitere Faktoren gegen Groddecks Thesen. Der erste Einwand war die therapeutische Hoffnungslosigkeit von

Groddecks Modell. Denn selbst Groddeck mochte nicht von Heilung, sondern »nur« von Hilfe sprechen.[66] Zweitens blieb Groddeck eine Erklärung dafür schuldig, wie die Trauer und das Schuldgefühl gesunde Körperzellen dazu bringen konnten, zu Krebszellen zu »entarten«. Zwar bezog sich Groddeck auf die Ergebnisse experimenteller medizinischer Forschung, aber er zog diese eher assoziativ heran. Vor allem aber ließ sich sein Modell aufgrund der Komplexität der von ihm ins Spiel gebrachten Gefühle in keiner Weise experimentell überprüfen – weder am Menschen noch in Gewebekulturen oder im Tierexperiment, das in der Krebsforschung eine zentrale Stellung einnahm.

Nicht zufällig stand darum die Angst im Mittelpunkt vieler psychosomatischer Debatten der 1920er Jahre, so dass Felix Deutsch schließlich resümierte: »Jede Krankheit ist Angstkrankheit.«[67] Ob Angst nun Trieb, Affektzustand oder Gefühl war – kaum ein Forscher zweifelte daran, dass Tiere Angst empfinden könnten. Und Angst ließ sich in experimentellen Skripten wie etwa den Versuchsanordnungen des russischen Physiologen Iwan Pawlow (1849–1936) inszenieren, der etwa die Absonderung von Speichel im Fall seiner berühmten Hundeexperimente maß, um die Stärke und Konditionierung eines psychischen Reizes zu bestimmen.[68] Frühe Psychologen, wie etwa Wilhelm Wundt (1832–1920), hatten andere physiologische Indikatoren zum Maß des Gefühls erklärt – die Pulsfrequenz, die Blutzirkulation, die Absonderung von Magensäure. Groddecks Gefühlsbegriff entzog sich dagegen einer solchen Reduktion auf physiologische Indikatoren. Dennoch: Als Groddeck kurz vor seinem Tod 1934 nach der psychischen Bedingtheit von Krebs fragte, griff der zuvor erwähnte Danziger Arzt Erwin Liek diese Frage aus anderer Warte auf.

Neue Deutsche Heilkunde: Medizin auf Abwegen?

Erwin Liek (1878–1935) war einer der profiliertesten Vertreter einer Bewegung gegen die damalige wissenschaftliche Medizin. Bereits 1926 hatte der ausgebildete Chirurg in seiner in 30 000 Exemplaren verbreiteten Schrift »Der Arzt und seine Sendung« scharf zwischen dem Arzt und dem Mediziner unterschieden.[69] Während der Mediziner distanziert im »mikroskopischen Horizont« und mit »zellulärer Kurzsichtigkeit« auf die Mechanik der Krankheiten und ihrer Symptome starre, richte der Arzt den Blick auf den kranken Menschen in seiner Ganzheit von Körper und Seele und mache sich dabei selbst zum wichtigsten Instrument einer beseelten Heilkunst.[70] Keine Frage, welchem Lager Liek sich selbst zuordnete. Dass es hier mitnichten nur um eine Kritik am Selbstverständnis des Arztes in der Weimarer Republik, sondern um eine Weltanschauung ging, stellte Liek mit der Wahl seines Untertitels klar: »Gedanken eines Ketzers«.

Tatsächlich waren die Gedanken Lieks so ketzerisch nicht. Vielmehr war seine Stimme Teil einer polyfonen Debatte darüber, ob die Welt aus ihren Einzelteilen oder nur aus ihren jeweiligen Zusammenhängen heraus zu erkennen sei, ob also das Ganze mehr sei als die Summe seiner Teile. Diese im Deutschland des frühen 20. Jahrhunderts besonders ausgeprägte »Suche nach Ganzheit« wurde von dem Gefühl getragen, dass sinnstiftende Zusammenhänge und vertraute Bindungen verloren gegangen waren – eine Reaktion auf Industrialisierung, Urbanisierung und Entkirchlichung ebenso wie auf die Erfahrungen des Ersten Weltkriegs, das Ende des Kaiserreichs und schließlich die umstrittene Demokratisierung der Weimarer Zeit.[71] In Deutschland gab es eine besonders starke Verbindung dieser Ganzheitsbewegung zum Kulturpessimismus, der sich gegen die von Max Weber konstatierte »Entzauberung« der Welt wandte und sich an den Gegensatzpaaren Gemeinschaft und Gesellschaft, Kultur und Zivilisation, Seele und Geist/ Verstand festmachte.[72]

Die Ganzheitssuche war aber auch Resultat der Enttäuschung darüber, dass die übergroßen Hoffnungen, die die naturwissenschaftlichen Entdeckungen und Erfolge des 19. Jahrhunderts geweckt hatten, nicht vollständig eingelöst werden konnten. So war selbst auf den hellsten Stern am Himmel der Biowissenschaften, auf die Bakteriologie, ein dunkler Schatten gefallen, denn viele Krankheiten konnten nicht umstandslos auf einen einzelnen Erreger zurückgeführt werden. Die Begrenztheit des bakteriologischen Paradigmas zeigte nicht zuletzt die »Spanische Grippe«, die zwischen 1918 und 1920 etwa 50 Millionen Menschen das Leben kostete und für die mit den Mitteln der Zeit kein Erreger identifiziert werden konnte.[73] Die »rationalistische«, »mechanistische«, »reduktionistische« und »materialistische« Sicht auf die Welt schien nachhaltig entwertet.

Insofern war die äußerst vielschichtige und nicht ausschließlich konservative Suche nach Ganzheit keineswegs eine Suche von »Ketzern« am Rande der Gesellschaft. Namhafte Professoren wie der Entwicklungsbiologe Hans Driesch (1867–1941) oder der Gestaltpsychologe Max Wertheimer (1880–

1943) zählten ebenso dazu wie solche, die sich wie der Umweltbiologe Jakob von Uexküll (1864–1944) an den Rändern des akademischen Betriebs aufhielten.[74] Und diese Bewegung war nicht auf Deutschland beschränkt, sondern eine simultane Denkbewegung der westlichen Welt.[75] Die Frage nach dem Wozu im Gegensatz zu den dominanten kausalen Erklärungen erschien vielen Ganzheitstheoretikern als fundamental. Die Begriffe Gleichgewicht, System und (Selbst-)Regulation zählten zu den zentralen heuristischen Begriffen dieses Denkens. Diese Begriffe signalisierten, dass die Welt nur zu verstehen war, wenn man sie *nicht* in ihre Teile zerlegte. Sie fragten aber auch danach, ob die Welt jenseits der Wahrnehmung überhaupt existiere oder zumindest verstanden werden könne. Gibt es also das »Ding an sich« oder nur das, was ich wahrnehme?

Auch wenn sich Erwin Lieks Ideen grundsätzlich in diesen Denkhorizont einfügten, trat er doch für eine sehr spezifische organologische Ganzheit ein. Sein Standpunkt war einerseits durch die politische und ideologische Radikalisierung der späten 1920er Jahre geprägt, andererseits nahm er Bezug auf das, was in Weimar-Deutschland als »Krise der Medizin« beklagt wurde und was mehr war als ein Scheitern bestimmter Denk- und Erklärungsmodelle.[76] Die wirtschaftliche Krise verschärfte die Situation in den Krankenhäusern und trug zu Einkommenseinbußen auf Seiten der Ärzte bei. Das Sozialversicherungssystem wurde ausgeweitet. Dies wurde von vielen Ärzten als unerträgliche Bevormundung und Einmischung in ärztliche Belange und Standesinteressen kritisiert. Noch viel mehr allerdings wurde beklagt, dass durch die Sozialversicherung falsche Anreize gesetzt, Gesundheit und Leistungsfähigkeit »des Volkes« untergraben würden und dadurch eine »hochentwickelte und ganz bewußte negative Auslese« betrieben würde.[77]

Es ist keineswegs Zufall, dass Erwin Liek die Krebskrankheit in den Mittelpunkt seiner Überlegungen stellte.[78] Denn im Fall der Krebskrankheit war die Diskrepanz zwischen beeindruckenden Forschungsleistungen, Diagnosemöglichkeiten und radikalen Therapieerweiterungen einerseits, den tatsächlichen Heilungserfolgen andererseits besonders eklatant. Lieks Eindruck, dass der Krebskrankheit mit den »menschlichen Formel-Gesetzen« ebenso wenig wie mit immer radikaleren Operationen und Bestrahlungen beizukommen war, wurde von einer Reihe von Ärzten geteilt.[79] Viele dieser Kritiker gehörten zum Lager der Neuen Deutschen Heilkunde, die nach 1933 vom neuen NS-Reichsärzteführer Gerhard Wagner gefördert wurde. Wie Julius Streicher in der von ihm gegründeten Zeitung *Deutsche*

Volksgesundheit aus Blut und Boden, die eine besonders radikale Version der Neuen Deutschen Heilkunde vertrat, festhielt, war es das Ziel, das ob seiner Unzulänglichkeit einsturzgefährdete Haus der wissenschaftlichen Medizin zu zerstören, um den Zugang zur Naturheilkunde, zur Homöopathie, zum Mesmerismus (Heilmagnetismus) und zur physiologischen Medizin freizulegen.

Die Neue Deutsche Heilkunde wandte sich nach 1933 explizit und mit unverhohlen antisemitischer Schlagrichtung gegen die bisherige, als »naturwissenschaftlich« diskreditierte Medizin, die als »jüdischer« Versuch der Unterwanderung der deutschen Volksgesundheit denunziert wurde. Dass ein Großteil der Wissenschaftler am Berliner Krebsforschungsinstitut nach nationalsozialistischer Definition jüdisch war, bestätigte in den Augen vieler Vertreter der Neuen Deutschen Heilkunde dieses Bild. Die Abkehr von experimenteller »jüdischer« Forschungspraxis sollte – wie Liek 1934 polemisch formulierte – das »Nagetier als Maß menschlicher Dinge« entthronen.[80]

Denn nun sollte der Mensch im Mittelpunkt von Klinik und Forschung stehen. Insofern waren weder Liek noch die Neue Deutsche Heilkunde grundsätzlich forschungsfeindlich. Sie wandten sich gegen eine bestimmte Praxis der Laborforschung, in deren Rahmen isolierte Effekte experimentell an Tieren nachgeprüft wurden. So beeilte sich Liek hervorzuheben, dass sich eine der renommierten, am Berliner Institut zunächst verbliebenen Krebsforscherinnen, die Zellbiologin und Leiterin der Abteilung für experimentelle Zellforschung Rhoda Erdmann (1870–1935), nun den Fragen der menschlichen Ernährung zuwende und Abstand nehme von Tierexperimenten, die lange Jahre im Mittelpunkt ihrer Forschung gestanden hatten.[81] Dass hinter dieser Abkehr vermutlich finanzielle und räumliche Einschränkungen standen, die Erdmann hinzunehmen hatte, verschwieg Liek ebenso wie die Tatsache, dass Rhoda Erdmann 1933 aufgrund einer Denunziation kurzzeitig in Gestapo-Haft gesessen hatte und ihr 1934 Lehrverbot erteilt worden war. Gesundheitlich schwer angeschlagen versuchte sie ihr Lebenswerk, die experimentelle Zellforschung, zu retten, und starb – vielfachen Schikanen ausgesetzt – 1935, im selben Jahr, in dem auch Erwin Liek starb.[82]

Kurz vor seinem Tod erlebte Liek, wie seine Version von Medizin mit der durch die Nationalsozialisten geförderten Neuen Deutschen Heilkunde Gewicht gewann. Gleichzeitig konnte er feststellen, wie sich im Rahmen dieses Denkhorizonts Annahmen über Krebsentstehung und -behandlung zu wandeln begannen. Zwar änderten die Krebsforscher in den Laboren nicht abrupt ihre experimentelle Praxis, wie Liek mit Verweis auf Rhoda Erdmann nahelegen wollte. Aber die Forschungsförderung unter den Nationalsozialisten sorgte doch dafür, dass das in den 1920er Jahren gewachsene Interesse an Stoffwechselprozessen der Krebszelle und ihrem Umgebungsmilieu ebenso wie an der Rolle von Hormonen und Vitaminen zunahm. Diese Forschungsfelder boten Anknüpfungspunkte für die Neue Deutsche Heilkunde.

Doch auch die experimentell arbeitenden Krebsforscher begegneten psychosomatischen Erklärungsmodellen mit größerer Offenheit. So hielt etwa der Pharmakologe Wolfgang Heubner, der die pathologischen Effekte von Anilin auf das Hämoglobin erforschte, 1934 fest: »Gewisse Beziehungen zu besser gestützten Anschauungen lassen immerhin die mehrfach geäußerten Meinungen erkennen, dass das Genitalsystem bei der Entstehung des Krebses beteiligt sei. Ob Ausdrücke wie ›Nervenschwäche‹, ›gestörtes Seelenleben‹, ›unrichtige geistige Einstellung‹ den gleichen Gedanken zu umschreiben versuchen, bleibe dahingestellt.«[83]

Heubner bezog sich damit sowohl auf Ansätze der psychoanalytischen Psychosomatik à la Groddeck als auch auf die im Rahmen der Neuen Deutschen Heilkunde formulierten Ansichten, die die »alte« Humoralpathologie im Licht moderner Endokrinologie neu interpretieren wollten. So gab der Arzt Werner Tiegel auf die Frage »Was ist Krankheit?« die Antwort, dass Krankheit die Reaktion auf eine falsche Denk- und Lebensweise sei: Abwehr des Organismus und zugleich der Versuch, »das alte Gleichgewicht wiederherzustellen«.[84] Zur »falschen Denk- und Lebensweise« gehörten auch die »falschen« Gefühle, nämlich Kummer und Sorgen, die das Gleichgewicht des Körpers störten sowie den Körper und seine Nerven zermürbten[85] – ein Rückgriff auf die Säftelehre der Humoralpathologie, die Melancholie in den Mittelpunkt der Krebsentstehung gestellt hatte, ebenso wie auf die Neuinterpretation dieser Tradition unter dem Paradigma des 19. Jahrhunderts: der Nerven und ihrer Ermüdung.

Explizit nahm dieses Modell aber auch auf zeitgenössische physiologische Forschungen Bezug und stellte mit dem Begriff des Gleichgewichts einen Leitbegriff der Physiologie in den Mittelpunkt. Dieser hatte bereits im späten 19. Jahrhundert in den Forschungen des französischen Physiologen Claude Bernard zum »milieu intérieur« eine zentrale Rolle gespielt.

Der amerikanische Physiologe Walter B. Cannon hatte ihn im Begriff der Homöostasis weiterentwickelt und damit den Körper als ein zu seiner Umwelt hin offenes System definiert, das durch automatisch ablaufende Steuerungsprozesse ein physiologisches Gleichgewicht aufrechtzuerhalten versuche.[86] Dass Gefühle Effekte auf dieses physiologische Gleichgewicht hatten, postulierte Cannon in seiner Fight-or-Flight-Theorie, in der er Angst als physiologische Form der Mobilisierung zur Flucht, Wut als Mobilisierung zum Kampf präsentiert hatte. Hier bot sich für Erwin Liek und andere Ärzte der Neuen Deutschen Heilkunde ein Anknüpfungspunkt an die Avantgarde der physiologischen Forschung, die gegen zellularpathologische Annahmen ins Feld geführt werden konnte.[87]

Daneben griffen die naturheilkundlich orientierten Ärzte auf die älteren Begriffe der Konstitution und Disposition zurück. So erklärten sie, warum Krebs in bestimmten Familien vermehrt auftrete (Konstitution) und warum Gefühle langfristig die Disposition zur Krebserkrankung erhöhen würden. Auch in dieser Hinsicht waren die naturheilkundlichen Ärzte der 1930er Jahre nicht sehr weit von ihren »schulmedizinisch« orientierten Kollegen entfernt, die zum Teil die gleichen Begriffe benutzten, auch wenn sie darunter nicht immer das Gleiche verstanden. Selbst ein anerkannter Pathologe wie Bernhard Fischer-Wasels, langjähriger Direktor des *Senckenbergischen Pathologischen Instituts*, hielt 1934 fest, dass die Krebserkrankung nur durch das Zusammenspiel von lokalem Faktor/Reiz und erworbener Allgemeindisposition entstehen könne. Monatelang hatte Fischer-Wasels Mäusen oder Kaninchen geringe Mengen Teer oder Arsen injiziert, um zu zeigen, dass dadurch deren Allgemeindisposition für die Krebserkrankung erhöht werden könne. Ein Tumor, der dann als Reaktion auf einen lokalen Reiz, die Bepinselung der Haut mit Teer, wuchs, konnte zwar lokal entfernt werden, führte aufgrund der veränderten Allgemeindisposition jedoch zu weiteren Tumoren an anderer Stelle.[88]

Auch wenn Fischer-Wasels also seine Erkenntnisse durch Experimente an Mäusen und anderen Nagetieren gewann, stimmte er im Blick auf die klinische Bedeutung mit Liek überein. Erstens begegnete er der Operation als möglichem »Dammbruch« der Allgemeindisposition äußerst skeptisch und sah zweitens im Hinblick auf die menschliche Krebserkrankung die Rolle der Ernährung als maßgeblichen Faktor an.[89] Ganz ähnlich argumentierte Ernst Günther Schenck, dem das im Nationalsozialismus zentrale Thema der »naturgemäßen« Ernährung später die NS-Karriereleiter hinauf half: So wurde Schenck 1940 zum Ernährungsinspektor der Waffen-SS ernannt und war ab 1943 als Mitarbeiter des *SS-Wirtschafts- und Verwaltungshauptamts* mit »Ernährungsversuchen« im KZ Mauthausen betraut. 1944 wurde er schließlich zum Oberstarzt und Ernährungsinspektor der Wehrmacht befördert.[90] Dieser Ernst Günther Schenck setzte sich 1936, damals noch Oberarzt in Heidelberg, mit den »Problemen der Krebsbehandlung« auseinander und urteilte: »Grotesk aber und ganz unannehmbar ist es für uns, wenn man glaubt, die Analyse eines Einzelzustandes oder Vorganges biete eine Handhabe zur Regelung gestörter komplexer Funktionen [...].« Dementsprechend forderte Schenck mehr Offenheit für Methoden wie die Homöopathie, für die Bedeutung der »naturbelassenen« Ernährung und für die Einbeziehung psychischer Faktoren, zu denen er das Vertrauen in die Wirksamkeit der Therapie zählte.[91]

Die naturheilkundliche Medizin verwies also ebenso wie die Psychosomatik Groddecks auf die Physiologie, um das Gefühl im Körper des »ganzen Menschen« zu verorten. Es handelte sich jedoch um einen jeweils anderen Begriff von Gefühl. Das Gefühl der Psychosomatik bildete eine auch physiologisch zu verstehende Sinneinheit mit dem Körper, deren Sinn jedoch erst durch den Arzt aus der Lebensgeschichte oder aus dem Unbewussten erschlossen werden musste. Das von den naturheilkundigen Ärzten beschriebene Gefühl war dagegen unmittelbar sichtbar. Es wirkte direkt, nämlich physiologisch, auf das Gleichgewicht des Körpers ein und wurde damit letztlich zu einer Frage der Lebensführung. Denn so wie man bestimmen kann, was man isst (sofern Nahrung in ausreichender Quantität und Qualität verfügbar ist), erschienen Gefühle aus Sicht der Naturheilkundler als beeinflussbar. Wie es der Arzt Dr. Silber 1934 in Julius Streichers *Deutschen Volksgesundheit aus Blut und Boden* sentenzenhaft formulierte: »Nicht vergessen wollen wir auch, daß zur Gesunderhaltung auch das rechte seelische Verhalten gehört! ›Es ist der Geist, der sich den Körper schafft!‹«[92] Damit griff er die zwei ersten der von Erwin Liek formulierten zehn Regeln zum »persönlichen Krebsschutz« auf, die Liek 1932 seinen Lesern mit auf den Weg gegeben hatte:

1. Denke nicht an den Krebs, sondern nimm dir vor, nach einem arbeitsreichen Leben mit 90 Jahren zu sterben. [...] 2. Laß dich von Freud und Leid nicht zu sehr bewegen. Alles geht vorüber. Glaube an die Unsterblichkeit, an die ewige Wiederkehr. Zerstörbar ist nur die Form, nicht das Seiende.[93]

Ob jemand Krebs bekam, wurde damit zu einer Frage des Willens und der Lebenseinstellung. Denn jeder Einzelne hatte es ja in der Hand, ob er (oder sie) hoffnungsfroh in die Zukunft blickte und sich im Blick auf das Unverlierbare zermürbenden Gefühlsexzessen verweigerte. Hier knüpfte Liek ganz unübersehbar an ein Verständnis von Gefühl und Körper an, das auf den Mesmerismus und Vorstellungen von Suggestion und Autosuggestion zurückging, die zur gleichen Zeit im 20. Jahrhundert auch von frühen Vertretern des positiven Denkens aufgegriffen wurden.[94]

Zugleich trat damit der Gedanke der »Krebsverhütung« in den Vordergrund, denn für bereits an Krebs Erkrankte war Lieks Buch – wie ein Rezensent notierte – eine »furchtbare Enttäuschung«.[95] Dieser Schwenk hin zur Vorsorge im Sinne einer dem Volk (und sich selbst) geschuldeten gesunden Lebensführung verschob den Fokus der Medizin von der Heilung des Kranken auf die Bewahrung des Gesunden. Diese Verschiebung war nicht nur kennzeichnend für die Neue Deutsche Heilkunde, sondern für die gesamte Medizin im Nationalsozialismus, die spätestens 1939 mit der Ernennung Leonardo Contis zum neuen Reichsärzteführer zunehmend von der Neuen Deutschen Heilkunde Abstand nahm und immer stärker radikalisiert wurde.[96]

Die »Seelenheilkunde« des Nationalsozialismus

Ähnlich wie für die experimentelle Krebsforschung bedeutete die Regierungsübernahme durch die Nationalsozialisten auch für die deutschsprachigen Psychosomatiker einen deutlichen Einschnitt, denn die Psychoanalyse wurde offiziell als »jüdisch« gebrandmarkt und die Schriften Sigmund Freuds wurden 1933 öffentlich verbrannt. Angesichts dieser Maßnahmen und der flankierenden ersten Welle antisemitischer Gesetzgebung verließ eine Reihe von Psychosomatikern und Psychoanalytikern Deutschland, später auch Österreich: so 1933 Wilhelm Reich und Kurt Goldstein, 1934 Ernst Simmel und Otto Fenichel, 1936 Felix und Helene Deutsch, 1938 Sigmund Freud und seine Tochter Anna. Andere wie die späteren »Chicagoer« Franz Alexander und Karen Horney hatten die deutschsprachige Welt bereits vor 1933 verlassen.[97]

Nicht wenige blieben jedoch. Institutionell und konzeptionell wurde die Psychosomatik nun in das nationalsozialistische Deutschland integriert.

Bereits 1933 wurde die *Deutsche Allgemeine Ärztliche Gesellschaft für Psychotherapie* auf Betreiben der nationalsozialistischen Regierung als Parallelorganisation zu der seit 1910 bestehenden *Deutschen psychoanalytischen Gesellschaft* gegründet, die 1938 aufgelöst wurde. Das 1920 von Karl Abraham und Max Eitingon gegründete *Berliner Psychoanalytische Institut* wurde 1936 in das neu eröffnete *Deutsche Institut für psychologische Forschung und Psychotherapie* integriert, dessen Leitung dem Arzt und Psychotherapeuten Matthias Göring übertragen wurde, der diese Stellung in erster Linie seiner Verwandtschaft zu Reichsmarschall Hermann Göring verdankte.[98]

Die von Matthias Göring und vielen anderen in Deutschland Gebliebenen fortgeführte Psychosomatik nannte sich nun *Deutsche Seelenheilkunde*.[99] Damit gab sie sich erstens als »Geistesverwandte« der Neuen Deutschen Heilkunde zu erkennen und knüpfte zweitens an den Kampfbegriff der »Entseelung« an. Dieser wurde sowohl gegen die sogenannte naturwissenschaftliche Medizin als auch gegen die »seelenzerfasernde Überschätzung des Trieblebens« durch die »jüdische« Psychoanalyse ins Feld geführt.[100] Nicht mehr um die libidinös besetzten verschlungenen Pfade der Triebe sollte es also gehen, sondern um die dem Geist näher als dem Trieb stehende Seele, um ihre Gefühle und deren sichtbare Effekte auf den Körper – insofern ein Gefühlsbegriff, der kaum unterscheidbar war von Lieks ganzheitsmedizinischem organologischen Verständnis des Gefühls.[101] Und noch in anderer Hinsicht grenzte sich die *Deutsche Seelenheilkunde* von der Psychoanalyse ab: Die durch die *Seelenheilkunde* geleitete Innenschau diente einem »größeren« Ziel. Sie sollte die inneren und äußeren Kräfte aus dem Griff der Krankheit und des Egoismus befreien, damit jeder Einzelne sich mit Leib und Seele der Gemeinschaft zur Verfügung stellen, »tüchtig« für das »Volksganze« wirken konnte, wie es der spätere Begründer der Neo-Psychoanalyse Harald Schultz-Hencke formulierte.[102]

In der *Deutschen Seelenheilkunde* spielte die Krebskrankheit allerdings kaum eine Rolle, weil Skepsis vorherrschte, ob der Krebserkrankung in irgendeiner Weise auf psychischem Wege beizukommen wäre. Dies galt auch für die Vertreter der sogenannten Heidelberger Psychosomatikschule, deren prominentester Vertreter der Neurologe Viktor von Weizsäcker (1886–1957) war. Im Gegensatz zum Modell der Psychogenese organischer Erkrankungen, bei dem die Angst eine zentrale Rolle einnahm, stellte Weizsäcker weder einzelne Gefühle noch eine wie auch immer verbundene Dualität von Körper und Psyche in den Mittelpunkt seiner konzeptionellen Überlegungen und klinischen Praxis. Aus seiner Sicht bezogen sich psychische Konflikte auf das hinter dem »Körpergeschehen« liegende, beide Sphären umfassende Subjekt, das Ich mit seiner konfliktreichen Lebensgeschichte.[103] Die Annahme verborgener Konflikte verwies zwar auf einen gewissen Einfluss Freuds, Weizsäcker schlug aber mit seinem Begriff des Subjekts einen anderen Weg ein. Die eigentliche Krankheit war in seiner Sicht weder das körperliche noch das psychische Geschehen, sondern der hinter diesem Geschehen verborgene Konflikt. Dementsprechend musste der Arzt die Krankheit nicht als objektiv feststellbares Phänomen diagnostizieren und behandeln, sondern den in den Symptomen sich enthüllenden subjektiven Sinn erfassen. Die Fallgeschichte als Ensemble aus Zuhören, Verstehen und Deuten der Lebensgeschichte des Patienten durch den Arzt stand für Weizsäcker im Zentrum seiner anthropologischen Medizin. Obwohl Weizsäcker diese als allgemeingültiges Modell verstand, schreckte er davor zurück, Krebs im Sinne der anthropologischen Medizin zu behandeln. Dies hatte nicht nur mit seinen Interessen und alltäglichen ärztlichen Erfahrungen als Leiter der neurologischen Klinik zunächst in Heidelberg, dann in Breslau zu tun.[104] Denn ganz offensichtlich dachte er intensiv darüber nach und machte diese Leerstelle schließlich als grundsätzliche Frage nach den Grenzen der anthropologischen Medizin in einem seiner ersten nach 1945 veröffentlichten Aufsätze zum Thema:

> *Wie aber steht es mit der Psychologie des Carcinoms? Freilich, so sehr selten ist es nicht, daß ein Mensch, der vom Leben gar nichts mehr zu erwarten hat, gerade jetzt einen Krebs bekommt. Man sieht das des öfteren. Aber viel häufiger scheinen doch die Fälle zu sein, in denen die tödliche Krankheit ins blühende Leben greift. [...] Unsere Frage ist aber eben, wie weit wir den organischen Vorgang mit der Psychologie begleiten können. Gibt es eine Grenze, und wo ist sie? [...] Es ist sehr einfach: wir* **verstehen** *von den organischen Krankheiten viel mehr, wenn wir sie naturwissenschaftlich und unpsychologisch betrachten; und außerdem: wir können dem Kranken damit viel mehr nützen. Es gelingt bisher ja gar nicht, die organischen Krankheiten psychologisch zu heilen; so scheint es doch. Und so entsteht die* **Spaltung***; die in Körper und Seele und die in den Methoden. Das ist unangenehm, denn es zerstört die Einheit des Menschen. Gibt es aber nicht noch andere Wege? [...] Muß die seelische, die menschliche Erfassung schon so früh an dem Granit des materiellen Vorganges scheitern?*[105]

Deutlich zeigen diese Überlegungen Weizsäckers Unentschiedenheit, ob die Krebskrankheit tatsächlich die Grenze markiere, jenseits derer das »Subjekt« nicht mehr zu erfassen sei und nur noch die Gesetze des Materiellen regierten. Theoretisch blieb das Problem ungelöst. Als Arzt entschied sich Weizsäcker ähnlich wie Vinzenz Czerny 40 Jahre zuvor für die Operation als den Weg, der in seinen Augen therapeutisch Hoffnung versprach.

Seinem Schüler Wilhelm Kütemeyer (1904–1972) gegenüber hatte Weizsäcker bereits 1943 in einem persönlichen Brief geäußert, dass er trotz größter Mühe nicht habe herausfinden können, »was sich ergibt, wenn wir von der Neurose zur organischen Krankheit oder auch zur Psychose übergehen«.[106]

GEFÜHLSANÄSTHESIE UND SCHULDFRAGE NACH 1945

Ein Blick auf den Weg, den Kütemeyer daraufhin einschlug, lohnt sich, auch wenn die meisten der später einflussreichen Psychosomatiker nicht an seine Überlegungen anknüpften. Doch ist die Arbeit Kütemeyers keineswegs unbeachtet geblieben. An ihr entzündete sich eine wichtige Diskussion darüber, was Wissenschaftlichkeit in der Psychosomatik bedeutet. Außerdem entfachte Kütemeyers Arbeit eine Debatte darüber, wie individuelle und gesellschaftliche Pathologie ineinanderspielen, gerade im Hinblick auf die Krebskrankheit. Diese Frage wurde für die bundesdeutsche Diskussion über Krebs, Gefühle und Gesellschaft außerordentlich einflussreich, während sie in der DDR weniger öffentlich thematisiert wurde.

Wann Kütemeyer begann, sich mit der Krebskrankheit auseinanderzusetzen, ist nur schwer zu erschließen. Bis zum Abschluss seiner Dissertation 1953 stand die Frage, ob die Psychose psychosomatisch verstanden werden kann, eindeutig im Vordergrund seiner Arbeit.[107] Mit großer Wahrscheinlichkeit dachte Kütemeyer allerdings schon um 1945 über die Psychosomatik der Krebskrankheit nach. Denn er rang in seinen Schriften darum zu zeigen, dass die psychische, die somatische und die pneumatische (d.h. die metaphysische und moralische) Dimension des Menschen in jedem denkbaren Fall zusammenspielten. Erste Andeutungen dieser Art finden sich in einem Vortrag Kütemeyers von 1946, auf den Weizsäcker enthusiastisch reagierte.[108] Es ist also nicht unwahrscheinlich, dass Weizsäckers 1947 in der Zeitschrift *Psyche* formulierte Überlegungen zum Karzinom von den Gesprächen mit Kütemeyer angeregt worden waren.

Die Zäsur 1945 erscheint jedoch auch aus anderen Gründen als plausibel. Kütemeyer dürfte erstmals um 1945 als frisch bestellter Stationsarzt in der Heidelberger Krehl-Klinik Krebskranken begegnet sein. Rückblickend berichtete er, dass er in einer Vorlesung im Wintersemester 1955/56 krebskranke Patienten vorgestellt habe. Zu diesem Zeitpunkt erschien auch eine erste längere medizinische Veröffentlichung, in der er sich mit der Fallgeschichte eines Hodgkin-Patienten auseinandersetzte.[109]

Doch wurde Kütemeyers Interesse für die Psychosomatik der Krebskrankheit keineswegs ausschließlich von der konkreten Begegnung mit Krebskranken angeregt. Eine mindestens ebenso wichtige Rolle spielten hierbei seine moralphilosophischen und politischen Interessen. Er, der in den 1920er Jahren Werke von Sören Kierkegaard übersetzt hatte, zeigte sich bis in seine späten Schriften hinein geprägt von dessen Auseinandersetzung mit der Verzweiflung als Krankheit zum Tode, die nur dadurch »geheilt« werden könne, dass sich der Mensch der Verzweiflung und Angst stelle, die seine Existenz begleite. Die sich selbst nicht bewusste Angst führte in Kierkegaards Verständnis dagegen unweigerlich zum Tod des Selbst, das so am Sinn des eigenen Lebens wie der menschlichen Existenz überhaupt vorbeigehe.[110]

Eine neue Dimension bekamen diese Fragen für Kütemeyer vermutlich während des Krieges, als er für eine gewisse Zeit auf dem Gelände der Heil- und Pflegeanstalt Wiesloch tätig war.[111] Denn diese beteiligte sich aktiv am nationalsozialistischen Euthanasieprogramm. Über 2000 Menschen wurden von dort in Einrichtungen verlegt, in denen sie umgebracht wurden oder durch bewusste Vernachlässigung starben. Zudem gab es in Wiesloch 1940/41 eine sogenannte Kinderfachabteilung, ein unverfänglich klingender Name für eine Station, auf der Kinder mit Luminal und anderen Betäubungsmitteln getötet wurden, um an ihren Gehirnen Ursachen und Erscheinungsformen kindlicher psychiatrischer Erkrankungen zu erforschen.[112] Kütemeyer war nicht an den Euthanasieaktionen beteiligt, denn er arbeitete im Wieslocher Reservelazarett, das davon ausgenommen war. Was mit den Kindern der »Kinderfachabteilung« geschah und wohin die Transporte mit den erwachsenen Patienten gingen, war allerdings in Wiesloch ein offenes Geheimnis.[113] Auch wenn Kütemeyer seine Wieslocher Zeit später nicht ausdrücklich erwähnte, trieb ihn in seinen unmittelbar nach dem Krieg verfassten Schriften die Frage nach Krankheit und Schuld des Individuums ebenso wie »überindividueller Organismen« um – eine Frage, die er an den Euthanasie-verbrechen konkretisierte. Bereits im Januar 1947, kurz nach Beginn der Nürnberger Ärzteprozesse, äußerte er sich in einem *Zeit*-Artikel mit dem Titel »Deutschland schuldig oder krank?« dazu.[114] Eine längere Ausarbeitung seiner Überlegungen erschien schließlich 1948 unter dem gleichen Titel in der von Dolf Sternberger herausgegebenen »Wandlung«.[115] Hier paralleli-sierte Kütemeyer individuelle und über-individuelle Pathologie insofern, als er sie auf das gleiche pathologische Muster zurückführte: die Gefühls-anästhesie und den Verrat am eigenen Selbst, angelehnt an Kierkegaards Konzept der Krankheit zum Tode. Für Kütemeyer stand fest: Deutschland war schuldig *und* krank – eine ganz eigene Position in der von den Alliierten aufgeworfenen Debatte um die Kollektivschuld der Deutschen.

Aus Sicht Kütemeyers hatte die Krankheit Deutschlands begonnen, weil dieses sich der Verzweiflung über die eigene Zerrissenheit nicht gestellt hatte, sondern sie um den Preis einer allgemeinen Gefühlsanästhesie, also einer Unfähigkeit zu fühlen, verdrängt hatte. Dass diese Gefühlsanästhesie die Euthanasie und andere Verbrechen des nationalsozialistischen Deutsch-lands nicht nur möglich gemacht, sondern geradezu herausgefordert habe, verdeutlichte Kütemeyer anhand der Fallgeschichte eines männlichen Pati-enten, der mit einer beginnenden Psychose zu ihm kam. Dieser Patient war nach Kütemeyers Diagnose seit seiner Kindheit unfähig, eigener Trauer und fremdem Leid adäquat zu begegnen. Er habe das Leid anderer nur »neugie-rig«, mit quasi wissenschaftlichem Blick, beobachten können und so auch nichts als »Interesse« für die Gefühle einer Reihe von Frauen empfinden können, die er erschoss, um der Panik auf einem Flüchtlingsschiff Herr zu werden. Um seine innere Leere zu füllen, habe der Patient nach Momen-ten der Gefahr und Bewährung gesucht. Und dies war in den Augen Kütemeyers der Punkt, an dem individuelle und über-individuelle Patho-logie nicht nur parallel liefen, sondern die eine der anderen in die Hände ar-beitete, denn:

Kann es zum Beispiel für Menschen solcher Art einen glücklicheren Zu-stand geben als den Krieg? [...] Aber wohlgemerkt: nicht aus Opferbereit-schaft, sondern weil sie sich auf dieser Erde nirgends zwar nicht schlechthin gut aufgehoben, aber für ihre Verhältnisse so gut aufgehoben fühlen wie in

solcher Gefahr, die das äußere Abbild ist ihrer zerrissenen Seele [...]. Mit der
Entbindung all ihrer gegensätzlichen Kräfte finden sie die höchste Form ih-
res Lebens. Denn sie wissen ja nichts von dem, was sie eigentlich antreibt.
Sie sind nur dunkel getrieben von der ihnen selbst verborgenen Zerrissen-
heit.[116]

Existentielle Angst und Verzweiflung konnten also so weit verdrängt werden, dass sie dem Bewusstsein nicht mehr zugänglich waren, indem sich
das Selbst von sich abkehrte und den Zugang zu seinen eigenen Gefühlen
verlor. Dieser Mechanismus erklärte in den Augen Kütemeyers sowohl
die individuelle als auch die über-individuelle Psychose. Diese Überlegungen Kütemeyers wurden insbesondere in den Kreisen gehört, die sich für
eine politische und geistig-moralische Erneuerung Deutschlands einsetzten und zu denen neben dem bereits erwähnten Sternberger auch Werner
Kraus, Alfred Weber sowie Kütemeyers enger Freund Werner von Trott zu
Solz gehörten.[117] Auch Margret Boveri, die wenig später ihre weit gespannte
Auseinandersetzung mit dem Verrat als Signatur des 20. Jahrhunderts
zur Diskussion stellte, beschäftigte sich intensiv mit Kütemeyers medizi-
nisch-politischer Psychosomatik, die sie »als Chronistin und Betroffene
brennend interessiert[e], weil es sich [bei Kütemeyers Fallgeschichten] um
Situationen handelt, in denen der Mensch gezwungen ist, zwischen verschiedenen Arten des Verrats zu wählen«.[118]

Einen solchen Verrat an sich selbst sah Kütemeyer schließlich auch unter-
gründig bei seinen Krebspatienten am Werk. Allerdings geben Kütemeyers
Notizen in der einzigen erhalten gebliebenen Krankenakte einer von ihm
behandelten Krebspatientin nur wenig Anhaltspunkte dafür, wie die klinische Praxis Kütemeyer zu dieser Erkenntnis geführt haben könnte. Denn
dort vermerkte er unter dem Punkt »Persönlich-Soziales« über die zu diesem Zeitpunkt 55-jährige Patientin »Fräulein K.W.«:

Sie wurde zus. mit ihrem Bruder 1919 aus Lothringen ausgewiesen. Sie steht
völlig allein u. arbeitet als Schneiderin. Mit ihren Nachbarn kommt sie
sehr gut aus. Seit ihr Bruder gestorben sei, habe sie immer dessen Familie
in Lothringen sehr unterstützt. Hier lebt ihre Schwägerin u. Nichte, welche
auch immer nach ihr sehen. Mit ihrem Verdienst komme sie aus.[119]

Aus ihrer von Kütemeyer aufgezeichneten Krankengeschichte geht jedoch hervor, dass sie ihre schwerwiegenden Symptome, ihren mangelnden Appetit bei zunehmender Leibesfülle sowie ihre immer größere körperliche Schwäche, erst sehr spät zum Arzt führten – was sie Kütemeyer gegenüber mit den Worten erklärte: »Es ist doch von allein gekommen, da wird es auch wieder von allein weggehen.« Dass hinter dieser »naiven« Einschätzung ihrer eigenen Lage möglicherweise auch nicht eingestandene Angst stand, deutete Kütemeyer unter dem Datum des 19. Mai 1947 an, indem er notierte, dass die unverändert »matte« Patientin immer wieder sage: »Wenn es nur kein Krebs ist, dann ist es ja gut.«[120]

Wie Kütemeyer diese Krankengeschichte psychosomatisch interpretiert hat, können wir nicht mit Sicherheit wissen, da er sie nicht als Fallgeschichte in einer seiner Publikationen erwähnt hat. Dass er allerdings die beiden hier zitierten Äußerungen seiner Patientin als einzige wörtlich in der Akte notiert hat, deutet darauf hin, dass er sie für wichtig und aufschlussreich hielt. Es ist vorstellbar, dass Kütemeyer beide Äußerungen als Folge einer Selbsttäuschung über ihr tatsächliches Befinden ansah, die in der Abspaltung von Angst ihren Ursprung hatte und sich auch in der Unauffälligkeit und scheinbaren Konfliktlosigkeit ihrer Existenz zeigte. Denn dies sind Merkmale, die Kütemeyer in seiner ersten publizierten Fallgeschichte einer Krebserkrankung 1956 aufgriff.[121]

Der hier präsentierte 34-jährige Hodgkin-Patient wusste anders als »Fräulein K.W.« um seine mit damaligen Mitteln unheilbare Krankheit, sprach jedoch über sie ohne sichtbare innere Beteiligung. Das Wissen um seine tödliche Krankheit, das »*an sich* kardinale Bedeutung für seine Existenz« besaß, entbehrte nach Kütemeyers Beobachtung »*für ihn* jeder affektiven Valenz«.[122] Ähnlich wie bei dem 1953 vorgestellten Psychosekranken fand Kütemeyer auch bei diesem Patienten eine allgemeine Gefühlsanästhesie und Leere, die den Krieg »als schönste Zeit seines Lebens« erscheinen ließen.[123] Dementsprechend hielt Kütemeyer die Krebserkrankung für einen »in die Struktur der Materie« verlagerten Wahn, führte sie also auf das gleiche pathologische Muster zurück wie die Psychose – nur mit dem Unterschied, dass die Pathologie sich nicht in der Sphäre des Geistigen, sondern des Somatischen ausdrückte.[124] Beides war nach Kütemeyers medizinischem Verständnis möglich, denn er war überzeugt (und berief sich dabei auf seine medizinische Erfahrung), dass die metaphysische und die physiologische Ebene des Selbst durch die Psyche miteinander verbunden waren.[125]

Der Ursprung dieser verhängnisvollen Gefühlsanästhesie lag aus Kütemeyers Sicht in einer existentiellen kindlichen Spaltung, die auch als Verrat an sich selbst verstanden werden könne. Der Patient habe ein sehr enges Verhältnis zu seiner Mutter gehabt, erläuterte Kütemeyer in seiner Fallgeschichte, während der Vater die Mutter betrogen und geschlagen habe. Irgendwann habe sich der Patient von der Mutter und damit von seiner eigenen Liebe abgewandt und sei ins »Lager der Gewalt« übergegangen. Er habe begonnen, den Vater zu rechtfertigen und damit Autorität und Gehorsam zu den Grundfesten seines Lebens gemacht, während seine Gefühle nun »verödeten«, in den Worten Kütemeyers: »Das ist der Untergrund der reibungslosen Einordnung in das Getriebe des Lebens und der Gesellschaft, wie sie seiner begrabenen Kindheit folgt.«[126]

Unter der Oberfläche von Unauffälligkeit und Autoritätshörigkeit verbarg sich also ein von sich selbst entfremdeter, gefühlsbetäubter Mensch, dessen innere Zerrissenheit ebenso wie der daraus resultierende Hass sich selbst und anderen verborgen blieben und nur in der Krebskrankheit seinen Ausdruck finden konnten. Kütemeyer versuchte, mit dieser Deutung einerseits zu erklären, wie der Nationalsozialismus überhaupt möglich werden konnte. Andererseits wollte er seinen Patienten keine persönliche moralische Schuld dafür zuschreiben, dass dieses pathologische Muster ihr Leben beherrschte. Das macht ein Vergleich deutlich, den er in einem Vortrag vom Juni 1965 benutzte und in dem er auf Schilderungen von Primo Levi und Jean Cayrol über ihre Konzentrationslagererfahrungen zurückgriff. Hier erklärte er, dass die Krebspatienten in ihrem Krankheitsmuster der Autoritätshörigkeit ebenso gefangen seien wie die befreiten KZ-Häftlinge sich nicht aus ihrer früheren Unterwerfung unter die KZ-Aufseher befreien könnten: »Er [der KZ-Häftling ebenso wie der autoritätshörige Krebspatient] bleibt zu Füßen seines Meisters sitzen und singt mit schwacher Stimme dessen Lieblingsmelodien, um ihn zu belustigen und zu besänftigen.«[127]

Dieser Vergleich verstört rückblickend, denn er stellt eine Analogie her zwischen KZ-Häftlingen und solchen Menschen, die – so machten es Kütemeyers Fallgeschichten deutlich – den NS-Krieg als glücklichste Zeit ihres Lebens bezeichneten. Beide Gruppen wurden hier über die Fallgeschichte der Krebserkrankung verbunden. Dennoch nahm in dieser Zeit niemand an dieser Form der historisch-psychologischen Deutung öffentlich Anstoß, da sie an die psychiatrische Diskussion über das Trauma als langfristige Folge der KZ-Haft anschließen konnte.[128] Zudem wollte Kütemeyer, wie er an anderer Stelle einräumte, mit dem Verweis auf die NS-Vergangenheit die Dringlichkeit der von ihm geforderten grundsätzlichen Erneuerung der Medizin unterstreichen.[129]

Widerspruch erregte allerdings Kütemeyers grenzenlose Psychologisierung des Somatischen ebenso wie die für seine Arbeit grundlegende Methode der Fallgeschichte – und dieser Widerspruch wurde besonders nachdrücklich von einem Heidelberger Kollegen Kütemeyers vorgetragen, den man auf den ersten Blick eher an Kütemeyers Seite vermutet hätte.

Als Kütemeyer im Sommer 1965 in Turin seine Beobachtungen zur der Krebserkrankung zugrunde liegenden pathologischen Struktur präsentierte, diskutierte die Heidelberger Medizinfakultät bereits sieben Jahre lang über die wissenschaftliche Leistung Kütemeyers. Im Vordergrund stand die Frage, ob er habilitiert werden oder doch zumindest eine Honorarprofessur erhalten sollte. Im Kern ging es dabei darum festzustellen, wie weit die Psychosomatik ins Somatische gehen konnte und welche Form der Evidenzherstellung als wissenschaftlicher Standard zu gelten habe. Hauptkontrahent Kütemeyers war Alexander Mitscherlich (1908–1982), ebenfalls Schüler des mittlerweile verstorbenen Viktor von Weizsäcker, und damit ein Mann, der die bundesdeutsche Psychoanalyse und Psychosomatik ebenso wie die gesellschaftlichen Auseinandersetzungen über den Umgang mit der NS-Vergangenheit nachhaltig prägen sollte.[130]

Bei diesem Streit spielte eine Rolle, dass die Psychosomatik auf dem Weg war, sich als ernstzunehmende, gesellschaftlich relevante Wissenschaft zu etablieren. Bereits 1949 hatte die *Deutsche Gesellschaft für Innere Medizin* auf ihrer ersten Nachkriegstagung die Psychosomatik zu einem Schwerpunktthema gemacht. 1950 wurde die erste bundesdeutsche psychosomatische Klinik in Heidelberg gegründet, deren Leitung Mitscherlich übernahm. Mitscherlichs Verdienst war es auch, mit seinen Presseberichten über die Nürnberger Ärzteprozesse 1946/47 die Psychosomatik als humane Alternative zur nationalsozialistischen Medizin zu profilieren. Zunächst stießen Mitscherlichs Presseberichte zwar nur in der Fachöffentlichkeit auf Resonanz – und Empörung. Eine Neuauflage, die Mitscherlich zusammen mit Fred Mielke 1960 unter dem Titel »Medizin ohne Menschlichkeit« veröffentlichte, entfachte schließlich eine lebhafte öffentliche Diskussion.[131] Mitscherlich und Mielke schrieben hier die nationalsozialistischen Medizinverbrechen ausschließlich der sogenannten naturwissenschaftlichen Medizin zu. Da die psychosomatische Medizin nicht erwähnt wurde, vermittelte die Lektüre den (unzutreffenden) Eindruck, kein psychosomatisch arbeitender Arzt habe das nationalsozialistische Menschenbild begrüßt, an Zwangssterilisationen mitgewirkt und Euthanasieverbrechen zugelassen.[132]

Der Heidelberger Streit um Kütemeyer fiel also in eine Zeit, in der viele Psychosomatiker die Hoffnung hegten, ihr »Fach« innerhalb und außerhalb der Medizin als Wissenschaft und als moralische Autorität zu etablieren. Mitscherlich bezog in dieser Situation eindeutig Position und fällte in einem 1964 von der Heidelberger Fakultät angeforderten Gutachten ein vernichtendes Urteil über Kütemeyers Arbeit. Er kritisierte dessen an Weizsäcker geschultes Vorgehen, eine einzelne Fallgeschichte in den Mittelpunkt zu stellen, als »arbiträr« und behauptete, dass Kütemeyer aufgrund seiner methodischen Rückständigkeit international keine Beachtung fände.[133] Zumindest Letzteres traf nicht zu. Der Psychologe Claus Bahne Bahnson, Professor am *Jefferson Medical College* in Philadelphia und damals ein international einflussreicher Krebspsychosomatiker, referierte Kütemeyers Ergebnisse noch 1979 – und zwar an prominenter Stelle in Thure von Uexkülls »Lehrbuch der Psychosomatischen Medizin«, einem Standardwerk der Zeit.[134]

Für Mitscherlich ging es an dieser Stelle vermutlich mehr um seine eigene Profilierung als international vernetzter und angesehener Forscher. Mit der Positionierung gegen Kütemeyer wandte sich Mitscherlich jedoch auch gegen seine eigene intellektuelle Vergangenheit, denn er grenzte sich damit gegen die biographische Medizin seines Lehrers Weizsäcker ab und wandte sich der Psychoanalyse zu. Diese Abkehr hatte Mitscherlich bereits in den 1950er Jahren begonnen, als er in einem Aufsatz konstatierte, dass die psychosomatische Einheit des Menschen durch schwere organische Krankheiten zerrissen werden könne. Solche Krankheiten würden sich, so Mitscherlich, der seelischen Beeinflussung entziehen und eine sekundäre Autonomie gewinnen, selbst wenn sie ursprünglich nach dem von Mitscherlich entworfenen Modell der zweiphasigen Verdrängung entstanden sein sollten.[135] Mitscherlichs Standardbeispiel für einen solchen sekundär autonomen Krankheitszustand war seit den 1960er Jahren das Karzinom.[136] Damit setzte sich Mitscherlich gegen Vorwürfe zur Wehr, Ärzte und Psychotherapeuten seiner Klinik hätten die Wirksamkeit der psychotherapeutischen Behandlung organischer Krankheiten wie Krebs überschätzt und seien für den Tod eines medizinisch nicht adäquat behandelten Patienten verantwortlich.[137]

Zudem gestand er gegenüber anderen medizinischen Disziplinen die Begrenztheit der von ihm vertretenen Psychosomatik zu und verabschiedete sich so von Weizsäckers ganzheitlichem Anspruch an die gesamte Medizin. Genau dies kritisierte Kütemeyer in einer Rezension, in der er sich mit der von Mitscherlich und dessen Frau Margarete geschriebenen Diagnose der Nachkriegsgesellschaft als einer zur Trauer über den Verlust des »Führers« unfähigen Gesellschaft auseinandersetzte. Er bemängelte hier die »Resignation gegenüber dem Schwergewicht der materiellen Prozesse in der Geschichte«, die als allein durch die »unmenschliche Mechanik jener materiellen Prozesse« geprägt erschienen.[138]

Gerade diese von Gefühlen und Konflikten geprägte Materialität des Körpers rückte – Mitscherlichs Verdikt zum Trotz – in den 1960er Jahren zunehmend ins Zentrum der deutschen Psychosomatik. Voraussetzung für die wissenschaftliche und öffentliche Geltung war jedoch, dass die Psychosomatiker ihre Annahmen nach den gültigen Standards der wissenschaftlichen Forschung überprüfen lassen konnten. Die von Mitscherlich an die Arbeit Kütemeyers gestellte Frage nach der Evidenz war damit weit mehr als eine Formalie. Denn der tiefenpsychologische *und* biographische Ansatz Kütemeyers (ebenso wie der seines Lehrers Weizsäcker) entzog sich jeder Überprüfung im Labor. Er erschloss sich erst retrospektiv und konnte nicht mithilfe standardisierter Testverfahren, wie sie in der psychologischen Forschung üblich wurden, überprüft werden. Nicht nur das: In seinem Beharren auf der biographischen Einmaligkeit widersprach Kütemeyer grundsätzlich dem Wunsch nach Standardisierung. Die Fallgeschichte war eben keineswegs nur ein Erzählgenre, mit dem die allgemeingültigen Muster einer Erkrankung anschaulich wiedergegeben werden sollten. Sie war zentraler Bestandteil des Diagnoseverfahrens. Das Aufschreiben der Fallgeschichte war Analyse und Methode zugleich.[139]

International setzte sich jedoch ein anderer wissenschaftlicher Standard durch. So mahnte Pieter Cornelius Kuiper (1919–2002), Psychiatrieprofessor an der Universität Amsterdam, in seinem Kütemeyer-Gutachten, »daß wir mit verständlichen Begriffen arbeiten und Methoden entwickeln müssen, die zu verifizierbaren Resultaten [...] führen«.[140] Verifizierbar bedeutete hier vor allem, dass die Ergebnisse statistisch relevant und experimentell nachprüfbar waren und somit Verallgemeinerungen erlaubten.

Hier bot das verhältnismäßig neue, aber immer einflussreichere Stress-konzept einen Ausweg. Es stieß die Tür zum Tierexperiment auf, die zuvor angesichts der komplexeren Gefühle und Konfliktmodelle der deutschen Psychosomatik verschlossen geblieben war.

KREBS-PERSÖNLICHKEITEN: DOMINANTE MÜTTER UND GEFÜHLSTAUBE TÖCHTER

Eine jüngere, in den 1930er Jahren geborene Generation von psychoso-matisch interessierten Ärzten und Psychologen sah in der Psychosomatik die Chance auf eine Erneuerung der Medizin. Zugleich wollten sich diese Psychosomatiker nicht mehr in Grundsatzgefechte mit der »naturwissen-schaftlichen« Medizin verstricken, wie sie die frühe Nachkriegspsychoso-matik in Heidelberg gekennzeichnet hatten. Sie wollten die Psychosomatik in den klinischen Alltag hineintragen.[141] Der Blick über die Grenzen zeigte dieser Generation von Psychosomatikern dafür geeignete Wege auf.

In den USA, in denen die Psychosomatik bereits in den 1930er Jahren größeres Gewicht gewonnen hatte, setzte die psychosomatische Krebsfor-schung in den späten 1940er Jahren ein.[142] Eine der einflussreichsten frü-hen Studien führten der Psychiater und Neurologe Milton Tarlau und der Psychologe Irwin Smalheiser am *New York City Cancer Institute* durch, einem Krankenhaus für Krebskranke im letzten Krankheitsstadium. Die Ergebnisse ihrer Studie veröffentlichten Tarlau und Smalheiser 1951 in der Zeitschrift *Psychosomatic Medicine*, dem offiziellen Organ der *American Psychosomatic Society*.[143]

Ihre Studie zielte darauf zu erkennen, ob Patientinnen, die an Tumoren unterschiedlicher Lokalisation erkrankt waren, unterschiedliche Persön-lichkeitsmuster aufwiesen oder ob die Persönlichkeitsstruktur aller Krebs-patientinnen und -patienten ähnlich war, aber zugleich signifikant von der gesunder Probanden abwich. Dafür befragten sie elf Brustkrebspatientinnen und elf Patientinnen mit Gebärmutterhalskrebs. Dieses Versuchssetting ba-sierte auf einer Reihe von Vorannahmen. Die Frage nach möglichen Persön-lichkeitsunterschieden zwischen Patientinnen mit Brustkrebs einerseits, Patientinnen mit Gebärmutterhalskrebs andererseits ging auf eines der damals wichtigsten Paradigmen der amerikanischen Psychosomatik zurück: das sogenannte Prinzip der Spezifität. Dieses hatte der österreichische Emigrant Franz Alexander 1939 in der ersten Ausgabe der Zeitschrift *Psychosomatic Medicine* formuliert.[144] Ganz im Sinne der Psychophysiologie, wie sie Friedrich Kraus bereits zu Beginn des 20. Jahrhunderts vertreten hatte, ging Alexander davon aus, dass jedem Gefühl eine spezifische physiologische Reaktion entspreche (etwa der Angst das Herzrasen). Ein länger andauerndes Gefühl sowie spezifische emotionale Konfliktsituationen könnten demnach zu einer dauerhaften, auf ein bestimmtes Organ oder Körpersystem wirkenden Veränderung führen. Entsprechend dieser Vorstellung geht jede Krankheit auf ein spezifisches, nicht ausgelebtes oder verdrängtes und damit »chronisches« Gefühl und die diesem zugehörige physiologische Aktivierung zurück. Alexander erkannte darin ein allgemein wirksames Krankheitsprinzip, das er jedoch besonders deutlich bei sieben Krankheiten am Werk sah: den später sogenannten *Holy Seven* der Psychosomatik.[145] Diese Frage nach der Organspezifität veranlasste Tarlau und Smalheiser, als Versuchsgruppen Patientinnen mit unterschiedlichen Krebslokalisationen auszuwählen.

Keineswegs zufällig war auch, welche Krebslokalisationen sie auswählten. In ihrer Einleitung erklärten sie, dass ein Großteil der Krebserkrankungen amerikanischer Frauen auf diese beiden Formen von Krebs zurückgehe. Ihre Fragen und die von ihnen durchgeführten Tests enthüllen jedoch, dass hinter dieser Wahl weitere, nicht explizit formulierte Annahmen über weibliche Gefühle und weibliche Sexualität standen. Dieser Umstand wird dadurch unterstrichen, dass weder Tarlau und Smalheiser noch irgendein anderer der frühen amerikanischen Psychosomatiker vergleichbare Studien mit männlichen Magen- oder Lungenkrebspatienten durchführte, obwohl diese Krebserkrankungen unter Männern am weitesten verbreitet waren.

Tarlaus und Smalheisers Interviewfragen zielten ausschließlich auf die »psychosexuelle« Persönlichkeitsentwicklung der getesteten Frauen. Die frühkindliche Beziehung zu Vater und Mutter, das Alter der krebskranken Frau bei Tod oder Verlust eines Elternteils, sexuelle Aufklärung, die Reaktion auf das erste Auftreten der Menstruation sowie die Anpassung innerhalb der Ehe (»marital adjustment«) standen im Zentrum. Die weiteren Testverfahren, die die Frauen absolvierten, sollten erkunden, inwiefern die Frauen in Konflikt mit ihrem weiblichen Selbst standen, wie stark sie als negativ verstandene Gefühle verdrängten, zuließen oder auslebten und inwiefern sie auf emotionale Stimuli zu reagieren imstande waren. Die Hypothese lautete, dass das in der Kindheit geprägte Verhältnis zur eigenen Weiblichkeit, Sexualität und Emotionalität für die Krebserkrankung verantwortlich war. Sie wurde aus Sicht der Studienautoren durch die Testergebnisse bestätigt.

Tarlau und Smalheiser identifizierten davon ausgehend einige grundlegende Gemeinsamkeiten: Alle Frauen lehnten ihre weibliche Rolle ab, da sie eine dominante Mutter gehabt hätten, die sich ihnen emotional nicht zugewandt habe. Aus diesem Grund hätten sie eine negative Einstellung zu ihrer eigenen Sexualität entwickelt, die sie deshalb nicht »normal« hätten ausleben können. Während sich allerdings die Brustkrebspatientinnen oberflächlich angepasst hätten, eine stabile und nach außen glücklich erscheinende Ehe führten, sei die sexuelle Störung bei den Gebärmutterhalskrebspatientinnen deutlicher sichtbar.[146] Als Beweis verwiesen Tarlau und Smalheiser darauf, dass diese Frauen voreheliche Beziehungen eingegangen seien, sehr früh geheiratet hätten und mit ihren Ehepartnern in Unfrieden lebten.

Damit belegten Tarlau und Smalheiser ihrer Überzeugung nach eine Verbindung zwischen einer fehlentwickelten weiblichen Sexualität und der Entstehung von Krebs – Annahmen, die bereits von den tiefenpsychologischen Fallgeschichten Georg Groddecks oder der Amerikanerin Elida Evans »vorgeschrieben« worden waren. Groddeck hatte diese Fehlentwicklung aus dem Leiden an gesellschaftlichen Rollenerwartungen abgeleitet. Tarlau und Smalheiser legten dagegen selbst ein bestimmtes Verständnis von Weiblichkeit und weiblicher Rolle als psychosomatisch »gesundes« Ideal zugrunde und formulierten damit ihrerseits eine normative Erwartung. Indem sie jedoch zwei von außen gesehen geradezu diametral entgegengesetzte weibliche Krebs-Persönlichkeiten entwarfen, enthüllten sie, wie sehr das Verständnis der weiblichen Rolle durch die Erfahrungen der Kriegszeit in Bewegung geraten war. Denn in ihrer Analyse der Testergebnisse erschien weder die sexuell vor- oder außerehelich aktive Frau noch die oberflächlich betrachtet den Rollenerwartungen entsprechende, in stabiler Ehe lebende Frau als gesund. Als entscheidend entpuppte sich ganz im Sinne des hydraulischen Gefühlsverständnisses der Psychoanalyse, was sich hinter der Fassade der Rollenerwartungen an nicht ausgelebten, unterdrückten, verdrängten oder unzureichend entwickelten Gefühlen verbarg.[147]

Was sich aber insbesondere im Hinblick auf ältere gesellschaftliche Diskurse über Weiblichkeit vollkommen gewandelt hatte, war die Frage, welche weibliche Gefühlshaltung problematisiert wurde. Denn nicht mehr die in Gefühlsdingen unbeherrschte Frau, ihre schwer zu kontrollierende Emotionalität galten als Problem. Keine der von Tarlau und Smalheiser gezeichneten Krebs-Persönlichkeiten war durch Leidenschaftlichkeit oder übermäßige Emotionalität gekennzeichnet. Im Gegenteil: Beiden Persönlichkeitstypen war der Weg zu ihren Gefühlen mehr oder weniger blockiert, ihr Problem bestand in ihrer Unfähigkeit, »echt« zu fühlen.

Schuld daran war in beiden Fällen die Mutter. Mit dieser eindeutigen Schuldzuweisung griffen Tarlau und Smalheiser eine Tendenz innerhalb der psychoanalytisch beeinflussten angloamerikanischen Psychiatrie auf, die sich bereits in den 1940er Jahren angedeutet hatte und zum dominanten Paradigma von Nachkriegspsychologie und -psychiatrie in den USA und Westeuropa werden sollte. Viele der in der Nachkriegszeit geführten gesellschaftlichen Diskussionen darüber, wie Kinder zu mündigen, gesunden, psychisch wie physisch stabilen und produktiven Bürgern erzogen werden konnten, gingen direkt auf diesen Paradigmenwandel zurück.

Während die frühe Psychoanalyse Freuds die Triebe in den Mittelpunkt gestellt hatte, verstand eine in den 1930er Jahren neu auftretende Generation von Psychoanalytikern den Menschen mit seinen Gefühlen zunehmend als ein von seinen Beziehungen und seiner Umwelt geformtes Wesen. Als zentrale Phase dieser Entwicklung galt die frühe Kindheit und hier insbesondere die Beziehung des Kindes zu seiner Mutter, so dass der britische Kinderarzt und -psychoanalytiker Donald Winnicott 1940 schließlich schrieb: »So etwas wie ein voraussetzungsloses Baby gibt es nicht [...]. Wo auch immer man ein Baby sieht, findet man mütterliche Sorge. Ohne mütterliche Sorge gäbe es kein Baby.«[148] Viele britische Kinderärzte und -analytiker waren in den 1930er Jahren und vor allem im Zweiten Weltkrieg mit (zeitweilig) elternlosen Kindern konfrontiert: Kindern, die zum Schutz vor der Bombardierung durch die deutsche Luftwaffe aufs Land gebracht worden waren, nach Großbritannien verschickten jüdischen Kindern oder Kriegswaisen. Diese Erfahrungen rückten die Frage nach den Folgen des Mutterentzugs in den Mittelpunkt des Interesses.[149] Die Beobachtung, dass sich diese Kinder oft emotional und psychisch zurückentwickelten und körperlich labil wurden, griffen in den USA Psychoanalytiker wie der österreichische Emigrant René Spitz auf, der ähnliche Erfahrungen bei seiner Arbeit in Kinderheimen gesammelt hatte.[150]

Damit vollzog die Kinderpsychologie eine scharfe Kehrtwendung – weg von dem bis dato vorherrschenden Paradigma des Behaviorismus, der das Verhalten von Menschen als Summe zuvor gelernter Reiz-Reaktions-Schemata (Konditionierung) definierte und insbesondere die übermäßig behütende Mutter für Fehlkonditionierungen verantwortlich machte, hin zu einer Psychoanalyse der frühen Kindheit, die die gefühlsmäßige Bindung an die Mutter sowie deren emotionale Zugewandtheit zur Grundlage einer gesunden psychischen Entwicklung erklärte. Politisch und gesellschaftlich weit über die Grenzen der USA und Großbritanniens einflussreich wurde dieses neue Theorem der Mutterliebe mit John Bowlbys 1951 veröffentlichter Studie »Maternal Care and Mental Health«.[151]

Dieses neue Modell der Bindungstheorie stellte nicht nur die Mütter im Hinblick auf ihre emotionale Hingabe und Verfügbarkeit unter einen hohen Erwartungsdruck. Das Idealbild der Mutter als Ursprung der Bindungsfähigkeit und emotionalen Stabilität des Kindes hatte auch sein dunkles, sehr konkretes Schattenbild: das Bild einer Mutter, die ihr Kind buchstäblich in den Wahnsinn trieb.[152] Denn in den Nachkriegsjahren vertraten immer mehr Psychologen und Psychiater die Ansicht, dass die Mütter verantwortlich waren, wenn ihr Kind an Schizophrenie erkrankte. Diese Erklärung griff in einem Maße um sich, dass dafür sogar ein eigener Begriff geprägt wurde: die *schizophrenogenic mother*. Dieser wurden widersprüchliche Charakteristika zugeschrieben, unter denen sich übermäßiges Dominanzstreben, emotionale Zurückweisung des Kindes und ein Mangel an »echter« Liebe befanden.[153]

In auffälliger Parallele zur Psychosomatik der Krebskrankheit wurde hier also eine psychische Erkrankung, die zuvor durch eine materielle Schädigung des Gehirns erklärt worden war, neu interpretiert als Erkrankung, die auf eine fehlerhafte, da emotional nicht erfüllte lieblose Mutterbeziehung zurückgehe. Diese Verschiebung vom Materiellen zum Emotionalen bei der Benennung krankheitsverursachender Faktoren schreibt sich in einen größeren emotionshistorischen Kontext ein. Denn auch in anderen Wissenschaftsdisziplinen gerieten Emotionen nun zunehmend in Verdacht, gesellschaftliche Fehlentwicklungen und Pathologien zu verursachen. Insbesondere in den Sozial-, Politik- und Wirtschaftswissenschaften machte sich Misstrauen gegenüber Gefühlen breit. Denn waren es nicht Gefühle gewesen, die die Massen für den Faschismus gewonnen hatten, die Moral und Gesetz außer Kraft gesetzt hatten?[154] Viele sozial- und politikwissenschaftliche Theorien der Nachkriegszeit zeichneten sich deshalb dementsprechend durch das Bestreben aus, Gefühle aus Gesellschaft und Politik herauszuhalten und Entscheidungsprozesse »rational« und frei vom Einfluss der Gefühle zu gestalten.[155] Mediziner, Psychologen und Psychiater wandten sich dagegen verstärkt der Erforschung von Gefühlen zu.[156] Das Gefühlskonzept, das diesen Forschungen zugrunde lag, war allerdings facettenreicher als die in den anderen Feldern dominierende Kennzeichnung des Gefühls als irrational. Es ging weder um eine generelle Ausschaltung des Gefühls noch um die Vermeidung allzu intensiver Emotionen. Viel eher stand die Frage nach dem Zusammenhang von Autorität, Gehorsam und dem »authentischen« Gefühl im Mittelpunkt dieser Forschungen. Insofern deutete sich hier bereits ein Diskurs an, der in den 1960er Jahren als Kritik am fassadenhaften »spießbürgerlichen« Leben der Nachkriegszeit fortgeführt werden sollte.[157] Zugleich kann diese Diskussion als eine Form der alternativen Auseinandersetzung mit der historischen Erfahrung von Faschismus und Weltkrieg gelesen werden.

Zurück zur Studie von Tarlau und Smalheiser: Das Verfahren, mit dem sie am *New York City Cancer Institute* die von ihnen ausgewählten 22 Krebspatientinnen konfrontierten, etablierte für zwei Jahrzehnte den Prototyp einer Vielzahl psychosomatischer Studien – bis hin zu der Heidelberger Studie Michael Holm-Hadullas, die dieses Kapitel eröffnet hat. Sie kombinierten drei verschiedene psychologische Testverfahren und orientierten sich damit an der damals wie heute in der Psychologie üblichen Praxis, die Ergebnisse psychologischer Tests gegeneinander zu lesen, um eine höhere Validität zu erzielen. So sollten die Krebspatientinnen im Rahmen eines ein- bis zweistündigen Gesprächs die bereits erwähnten Fragen zu ihrer persönlichen Biographie beantworten und wurden dann mit den anfangs vorgestellten Tintenklecksbildern des Rorschach-Tests konfrontiert. Zum Abschluss wurden sie aufgefordert, drei verschiedene menschliche Figuren zu zeichnen: einen Mann, eine Frau und schließlich sich selbst.[158]

Im Vordergrund stand der Rorschach-Test, der damals zu den etablierten psychologischen Testverfahren gehörte und für ein breites Spektrum von Diagnosefragen eingesetzt wurde.[159]

Hermann Rorschach, Schüler von Eugen Bleuler und Psychiater an der Heil- und Pflegeanstalt im schweizerischen Herisau, publizierte die bis heute gebräuchlichen zehn Tintenkleckstafeln 1921 unter dem Titel »Psychodiagnostik«.[160] Anders als zuvor entwickelte Tintenkleckstests wollte Rorschach mit seinem Test nicht isolierte Fähigkeiten einer Person, etwa die

Phantasie oder das Vorstellungsvermögen, testen. Ihm ging es darum, den »Erlebnistypus« einer Person zu erschließen.[161] Hinter diesem Begriff stand ein spezifisches Verständnis des Selbst. Galt das Selbst zuvor als Summe seiner Fähigkeiten, wollte Rorschach dieses dadurch erfassen, wie es Erlebnisse wahrnahm und verarbeitete. In diesem Prozess wirkten unterschiedliche kognitive und affektive Fähigkeiten zusammen.[162] Indem der Test für sich genommen bedeutungslose Tintenklecksbilder präsentierte und danach fragte, was diese Bilder bedeuten könnten, »zwang« er die Probanden dazu, den Bildern in ihrer Wahrnehmung eine Bedeutung zu verleihen. Er gab damit die Strukturen des jeweiligen Erlebnistypus im Prozess der Verarbeitung dem Blick des Testers preis. Der Test beruhte also weder auf der Introspektion des Probanden noch auf einer psychoanalytischen Theorie des Unbewussten.

Verschiedene Aspekte der Antwort (oder Nicht-Antwort) lagen der Auswertung des Tests zugrunde. Während der ersten Testphase interpretierte der Proband jedes Bild, um dann in einem zweiten Durchlauf zu erklären, welche Aspekte des Bildes seine Deutung veranlasst hatten. Was die meisten getesteten Personen erstaunt haben dürfte (und was weder vor noch nach dem Test mitgeteilt werden sollte), ist die Tatsache, dass der Inhalt ihrer Antwort für sich genommen keine große Rolle spielte. Es war von absolut untergeordneter Bedeutung, ob die Probanden im Tintenklecksbild eine Spinne, eine Krabbe oder einen Hummer erkannten. Entscheidend waren andere Faktoren. Diese sollte sich der hinter der Testperson (oder ihr gegenüber) sitzende Psychologe unauffällig notieren. Zu diesen Faktoren zählte, ob sich die Antwort auf das ganze Bild, nur auf einige Teile oder aber auf Details bezog. Eine Rolle spielte auch, ob die Deutung der Bilder auf deren Form beruhte oder stärker die Farbe oder eine mögliche Bewegung des Dargestellten in Erwägung zog. Außerdem wurde ausgezählt, wie oft die befragte Person einen Menschen, ein Tier oder ein Ding erkannte, ob die Antworten den im Testdurchschnitt üblichen Antworten entsprachen oder seltene beziehungsweise einzigartige Assoziationen präsentierten. Auch die Zahl der Antworten, ob also aus den Bildern jeweils nur eine, mehrere oder gar keine Bedeutung herausgelesen wurde, floss in die Auswertung ein. Ebenso wurde die Reaktionszeit gemessen, um zu erschließen, ob bestimmte Bilder zunächst einen Schock auslösten und dementsprechend verzögert interpretiert würden.[163]

Der Psychologe oder die Psychiaterin, die den Rorschach-Test durchführten, notierten diese Parameter und trugen sie in eine Tabelle ein. Welcher Parameter für welche Persönlichkeitseigenschaft stand, war Ergebnis der Rorschach-Geschichte: Erste Interpretationen hatte bereits Hermann Rorschach vorgegeben. Diese waren im Zuge der millionenfachen Anwendung und der Erstellung immer neuer Persönlichkeitsprofile, die den Ergebnissen anderer Test- oder Diagnoseverfahren gegenübergestellt worden waren, verfeinert worden. So versprach der Rorschach-Test Aufklärung darüber, ob Testgruppen wie die Brust- oder Gebärmutterhalskrebspatientinnen über gemeinsame Persönlichkeitseigenschaften verfügten und ob diese signifikant von den Persönlichkeitseigenschaften einer »Normalgruppe« abwichen. Der Rorschach-Test bot damit aus der Perspektive seiner Anwender ein objektives Maß, dem Röntgenbild vergleichbar, um die Persönlichkeiten verschiedenster Gruppen zu quantifizieren.[164]

Für Tarlau und Smalheiser ergaben die Testverfahren folgendes Bild: Beide Patientinnengruppen gaben im Vergleich zur Normalgruppe ausgesprochen wenige Antworten und bezogen sich überwiegend auf die ganzen Bilder. Daraus schlossen sie auf eine allgemeine innere Verarmung ihrer Patientinnen sowie auf deren mangelnde Kritikfähigkeit. Da die Patientinnen nur selten Menschen und fast nie Menschen in Bewegung auf den Bildern erkannten, charakterisierten Tarlau und Smalheiser ihre Patientinnen als Menschen, die sich selbst, ihre inneren Wünsche und Träume nicht akzeptieren könnten, insgesamt also unreife und labile Persönlichkeiten seien. Wenn die Patientinnen allerdings doch einmal die Tintenkleckse als Menschen identifizierten, dann vorwiegend als Männer. Daraus schlossen die Tester, dass sie ihre weibliche Rolle ablehnten und maskuline Gefühle hegten. Unter den Tierantworten (die für die Akzeptanz des eigenen Trieblebens standen) dominierten bei den Brustkrebspatientinnen »schwache« Tiere wie Schmetterlinge oder Fledermäuse – ein Zeichen, dass ihr Triebleben kaum entwickelt sei. Auf die farbigen Rorschach-Karten reagierten sie kaum anders als auf die Schwarz-Weiß-Kleckse. Daraus folgerten Tarlau und Smalheiser, dass die Brustkrebspatientinnen kaum in der Lage seien, auf äußere Stimuli emotional zu reagieren.[165] Die Gebärmutterhalskrebspatientinnen fielen demgegenüber dadurch auf, dass sie oft unbelebte Dinge und Schatten auf den Bildern erkannten – ein Indikator für Angst und innere Spannung. Die Brustkrebspatientinnen orientierten sich dagegen überproportional häufig an der Form der Kleckse und verrieten auf diese Weise ihr hohes Maß an innerer Kontrolle und Starrheit.

Es mag überraschen, dass die freie Assoziation über die Bedeutung von zehn Tintenklecksbildern zu derart weitreichenden Schlussfolgerungen über die Persönlichkeit von Menschen, ja sogar über den möglichen Zusammenhang zwischen ihrer Persönlichkeit und ihrer Krankheit geführt hat. Seit einigen Jahren mehren sich skeptische Stimmen auch unter Psychologen, die bezweifeln, ob es legitim sei, auf der Grundlage des Rorschach-Tests Einschätzungen von großer Tragweite für das Leben Einzelner zu fällen.[166]

Doch als Tarlau und Smalheiser 1951 ihre Studie veröffentlichten, erschien das Testverfahren als plausibel. Dennoch wurde die Tarlau/Smalheiser-Studie auch kritisiert. Im Fokus der Kritik standen allerdings methodische Schwächen, die die Testsituation und das Testsetting betrafen. Bereits 1955 listete eine in der *Psychosomatic Medicine* publizierte Nachfolgestudie einige der augenfälligsten methodischen Mängel auf. Die beiden Autoren John Wheeler und Bettye McDonald Caldwell zeigten, dass die Daten der von Tarlau und Smalheiser präsentierten »Normal«-Gruppe aus einer militärpsychiatrischen Studie von 1942 stammten. Mithin wurden hier die Rorschach-Daten von 50 Soldaten im Alter von 18 bis 33 Jahren, die wegen diverser psychiatrischer Probleme auf die neuropsychiatrische Station des *Fort Dix Station Hospital* aufgenommen worden waren, als Parameter des Normalen benutzt.[167] Zudem bezweifelten Wheeler und Caldwell, dass die Rorschach-Antworten einer Gruppe von schwerkranken Frauen unter dem Einfluss von Beruhigungs- und Schmerzmitteln Rückschluss auf den ursprünglichen Erlebnistypus dieser Frauen zuließen. Auch die Interpretation des *Draw-a-Person-Tests*, der die Tarlau/Smalheiser-Studie komplettierte, stellten sie in Frage. Denn die Tatsache, dass die Brustkrebspatientinnen nur »primitive« Figuren ohne Kleidung und andere Details gezeichnet hatten, ließe überhaupt keine Rückschlüsse auf deren Persönlichkeit zu, da die Patientinnen durch die vorangegangene Brustamputation und den oft im Anschluss auftretenden Lymphstau in den Armen vermutlich nur mühsam und unter Schmerzen hätten zeichnen können.[168]

Angesichts dieser methodischen Unzulänglichkeiten entschlossen sich Wheeler und Caldwell, die Studie zu wiederholen – dieses Mal aber auf methodisch stabilerem Grund. So testeten sie neben den Brustkrebs- und Gebärmutterhalskrebspatientinnen auch eine Kontrollgruppe, die aus Frauen mit gleichem Durchschnittsalter, einem ähnlichen sozioökonomischen Hintergrund und Familienstatus bestand. Diese Frauen waren wegen anderer Beschwerden in die Klinik gekommen und niemals zuvor an

Krebs erkrankt. Die getesteten Krebspatientinnen befanden sich dagegen alle in ambulanter Behandlung. Sie litten nicht unter schweren Schmerzen und erhielten dementsprechend kaum Schmerzmittel. Sowohl der Rorschach-Test als auch der *Draw-a-Person-Test* ließ in den Augen von Wheeler und Caldwell nur wenige Unterschiede zwischen den drei Gruppen erkennen. Dennoch ließen sie die Frage nach spezifischen Persönlichkeitsmerkmalen von Krebspatientinnen offen und schlussfolgerten vorsichtig: »Inwiefern ein Zusammenhang zwischen den Persönlichkeitstendenzen der jeweiligen Gruppen und der bösartigen Neubildung besteht, bleibt eine ungelöste Frage.«[169] Ihre Empfehlung lautete: weiter forschen.

Dieser Empfehlung folgten im darauffolgenden Jahrzehnt viele Studien in den USA, Kanada und Europa. Im Laufe der 1960er Jahre machte sich jedoch in den USA eine immer größere Skepsis gegenüber dieser Form der psychosomatischen Erklärung der Krebsentstehung breit.[170] Dazu trug unter anderem eine weitere Veröffentlichung in der Zeitschrift *Psychosomatic Medicine* bei, die viel deutlicher als die Wheeler/Caldwell-Studie die methodischen Probleme und Vorannahmen der publizierten Studien benannte.[171] Zumindest ein Teil der psychosomatischen Krebsforschung versuchte, dieser Kritik zu begegnen, und initiierte methodisch weniger angreifbare prospektive Studien. Dafür wurden Frauen und Männer getestet, die wegen eines Krebsverdachts in die Klinik kamen, aber noch nicht wussten, ob sie an Krebs erkrankt waren. So sollte ausgeschlossen werden, dass das Persönlichkeitsprofil durch die Erfahrung, an einer schweren Krankheit zu leiden, verändert worden war. Für andere verlagerte sich das Interesse nun stärker auf die früher schon gestellte Frage, durch welche im Körper wirksamen und experimentell nachweisbaren Mechanismen Gefühle die Krebsentstehung beeinflussen könnten. Eine zentrale Rolle spielte in dieser Frage der relativ junge Begriff Stress.[172]

Stress um die Persönlichkeit

Die von der Persönlichkeitspsychologie beeinflusste, angloamerikanisch geprägte Psychosomatik der Krebskrankheit fasste in Deutschland – West und Ost – erst zu Beginn der 1960er Jahre wirklich Fuß. Sie schien das zu bieten, was Alexander Mitscherlich an den Schriften Wilhelm Kütemeyers genau zu jener Zeit so vehement kritisierte: Evidenz, Repräsentativität, eine unter Naturwissenschaftlern anerkannte Methode und Anschluss an internationale Forschung. Die zunehmende Skepsis gegenüber den Erfolgen der etablierten schulmedizinischen Krebstherapien trug dazu bei, dass alternative Erklärungen von Krebsmedizinern nun mit offenerem Blick wahrgenommen wurden.

So trafen in diesem Augenblick zwei in gewisser Weise gegenläufige Entwicklungen zusammen. Während in den USA und in Großbritannien Krebspsychosomatiker zum Teil scharfer Kritik ausgesetzt waren und sich nach internationalen Allianzen umzusehen begannen, wuchs das Interesse einiger deutscher Ärzte und Psychologen, einem bisher in Deutschland wenig beachteten Ansatz mehr Geltung zu verschaffen. Unmittelbare Folge war die Gründung der sogenannten *International Psychosomatic Cancer Study Group* im Jahr 1960, die sich als Diskussionsforum für psychosomatisch interessierte Ärzte, Psychologen, Soziologen, Biologen und Kulturanthropologen verstand. Gründungsväter waren zwei in der Krebspsychosomatik international renommierte Forscher und ein bis dato völlig unbekannter deutscher Psychologe.

Für die internationale Sichtbarkeit dieser Gruppe standen David M. Kissen (*Department of Psychological Medicine*, Glasgow) und Lawrence LeShan (*Institute of Applied Biology*, New York). Auf bundesdeutscher Seite zeichnete Hans-Joachim F. Baltrusch für die *Psychosomatic Cancer Study Group* verantwortlich, ein zu diesem Zeitpunkt 33-jähriger klinischer Psychologe aus Oldenburg. Auf den ersten Blick mag es erstaunen, dass ein beruflich noch keineswegs etablierter Psychologe zusammen mit zwei international bekannten Krebspsychosomatikern eine Arbeitsgruppe gründete.[173] Doch ein Blick auf einen 1957 von Baltrusch selbst verfassten Lebenslauf lässt erkennen, dass in seiner Biographie geradezu exemplarisch einige Fäden zusammenliefen, die für die weitere Geschichte der deutschen Krebspsychosomatik kennzeichnend sein sollten.[174]

Baltrusch begann 1947 ein Medizinstudium in Bremen, in dessen Verlauf vor allem die psychologischen und philosophischen Kurse sein Interesse weckten. Darum unterbrach er es 1949 und ging für ein Jahr an das *Institut für Psychotherapie und Tiefenpsychologie* in Stuttgart. Dieses schulenübergreifende Institut, dessen Gründung unter anderem von Viktor von Weizsäcker angeregt worden war, bildete ärztliche Psychotherapeuten und Heilpädagogen aus. Die zum Institut gehörige Erziehungsberatungsstelle und Elternschule zeigte die Nähe zu den von Melanie Klein, Anna Freud und John Bowlby repräsentierten kinderpsychotherapeutischen Ansätzen. Von Stuttgart aus führte Baltruschs Weg an die schwedische Universität Lund, wo er von 1951 bis zu seinem Examen 1954 Psychologie studierte. Damit setzte Baltrusch nicht nur seinen Weg zur klinischen Psychologie fort, sondern wählte auch eine besonders stark von der angloamerikanischen Persönlichkeitspsychologie geprägte europäische Psychologiefakultät.[175]

Gudmund Smith, einer der akademischen Lehrer Baltruschs in Lund, hatte während des Zweiten Weltkriegs für das schwedische Militär gearbeitet und sich dort intensiv mit Psychometrie und Persönlichkeitstests beschäftigt. Nach seinem Studienabschluss in Lund kehrte Baltrusch nach Oldenburg zurück und fand sofort eine Anstellung als klinischer Psychologe an der Inneren Abteilung des dortigen Evangelischen Krankenhauses. Sein Chef war der Krehl-Schüler Helmut Bohnenkamp, der in den 1930er Jahren den Lehrstuhl für Innere Medizin in Freiburg innegehabt hatte und eine der zentralen akademischen Figuren in Wilhelm Kütemeyers Freiburger Studienzeit gewesen war.

Hier trafen sich also in der intellektuellen Biographie eines jungen, ambitionierten und reformwilligen klinischen Psychologen die Einflüsse einer älteren Psychosomatik mit den Anregungen einer auf die Psychodynamik der Persönlichkeit ausgerichteten Psychosomatik vorwiegend angloamerikanischer Prägung. Baltrusch verknüpfte diese Konzepte sowohl in seiner klinischen Arbeit als auch in seinen frühen Forschungsprojekten, die sich mit dem Zusammenhang von Persönlichkeitsstruktur, emotionalen Faktoren und Erkrankung insbesondere im Blick auf die Leukämie bei Kindern beschäftigten.[176]

Auch in der amerikanischen Psychosomatik gehörte die Leukämieerkrankung zu den bevorzugten Studienobjekten. Die Leukämie geriet aus anderen Gründen als Brust- und Gebärmutterhalskrebs in den Fokus der Psychosomatik. So war sie damals eine der am meisten gefürchteten Krebserkrankungen, da es keine Therapie gab, die auch nur eine minimale Aussicht auf echte Heilung versprochen hätte. Zudem war die Leukämie – anders als ein solides Karzinom – leichter als Störung der physiologischen Regulationsmechanismen des Körpers denkbar und eignete sich somit besser für eine Betrachtung als systemische Krankheit. Im Hinblick auf die Psychosomatik, wie sie in den 1960er Jahren im Gefolge von Objektbeziehungstheorie und Ich-Psychologie entworfen worden war, verfügte die Leukämie über eine weitere »Besonderheit«: Sowohl Erwachsene als auch Kinder erkrankten an Leukämie.

Diese Tatsache hatte in psychosomatischer Lesart zwei Konsequenzen. Die Frage nach der psychosexuellen Entwicklung rückte in den Hintergrund. Dagegen gewann die Erforschung der emotionalen Entwicklung des Kindes sowie der dafür entscheidenden Rolle der Mutter an Gewicht. Das Bild, das Baltrusch und andere von leukämiekranken Kindern entwarfen, war das eines unsicher gebundenen Kindes, dessen Mutterbeziehung deshalb labil war, weil die Mutter ihr Kind nicht »richtig« liebte. Sie hatte es verwöhnt oder übermäßig behütet, weil sie von ihrer eigenen Mutter nicht ausreichend Zuwendung und Liebe erfahren hatte.[177] In der Auseinandersetzung um diese historische »Erblinie« unzureichender Mutterliebe kamen vermutlich nicht nur die historischen Erfahrungen realer Mutterlosigkeit zur Sprache, sondern möglicherweise auch eine durch Krieg, Flucht und Vertreibung emotional belastete Mutterschaft, wie sie in anderen gesellschaftlichen Foren zu dieser Zeit kaum offen diskutiert wurde. Die Marburger Radiologin Else Pulvermacher etwa bezeichnete 1947 die Flucht und Ausweisung aus dem Osten als »Massenexperiment«, das erkennen ließe, wie sich die »Zermürbung der körperlichen und seelischen Widerstandskraft« auf die Krebsentstehung auswirke. Ihr Fazit aufgrund eigener klinischer Beobachtungen: Die Krankheitsverläufe seien bei Ostflüchtlingen ungünstiger als im Durchschnitt, Spätmetastasen und -rezidive würden deutlich häufiger auftreten.[178]

Doch die unsichere Mutterbindung allein verursachte nach den Beobachtungen der Psychosomatiker keine Krebserkrankung. Sie prägte die Persönlichkeit und deren Fähigkeit, mit belastenden Gefühlen umzugehen, kurz: emotionalen Stress adäquat zu verarbeiten.[179] Mit dieser Annahme betrat ein Konzept die Bühne der psychosomatischen Theoriebildung, das als eine Art *boundary concept* vielfältige Anschlussmöglichkeiten bot.[180] Denn Stress konnte den Körper auf unterschiedlichen Kanälen aus dem Gleichgewicht bringen: zum einen endokrinologisch, das heißt über die Hormone der inneren Sekretion, wie etwa das Adrenalin, zum anderen über das Nervensystem und schließlich auch durch seinen Einfluss auf das Immunsystem.

Damit ließen sich im Stresskonzept historisch unterschiedlich alte Wissensbestände der Krebspsychosomatik zusammenführen. Erstens ergab sich eine Anschlussmöglichkeit an die aus dem 19. Jahrhundert stammende Idee der nervlichen Überlastung, die in der vor-psychoanalytischen, nun als Tradition wiederentdeckten Psychosomatik eine Rolle gespielt hatte. Diese Tradition stellte aber auch eine Beziehung her zu neueren tierpsychologischen Experimenten, die in der Nachfolge Pawlows die höhere Nerventätigkeit erforschten. Zweitens konnte mit dem Stresskonzept die endokrinologische Lesart der Psychophysiologie integriert werden, in deren Rahmen seit den 1930er Jahren die Wirkung von Vitaminen und Hormonen auf die Krebsentstehung erforscht worden war. Und drittens konnte Stress als immunologisch wirksam konzipiert werden. Damit konnte die psychosomatische Stressforschung an Studien anknüpfen, die zur Avantgarde der Krebsforschung zählten. Dass diese drei Körpersysteme nicht nur in sich als Systeme eines flexiblen Gleichgewichts gedacht wurden, sondern als drei miteinander in Verbindung stehende Regelkreise, machte aus der Krebspsychosomatik quasi ein kybernetisches System dritter Ordnung und integrierte damit einen weiteren populären Wissenstrend jener Zeit.

Mit dem Einzug des Stressbegriffs in die Krebspsychosomatik gingen zwei weitere bedeutsame Veränderungen einher: Nun konnte man abrücken von der Alles-oder-Nichts-Frage. Stress konnte ebensogut intra-psychisch entstehen wie aus der sozialen oder natürlichen Umwelt stammen. Und Stress musste nicht einmal die Ursache der Krankheit sein, sondern konnte lediglich einen Faktor unter vielen darstellen.[181]

Damit lenkte der Stressbegriff die Aufmerksamkeit der Psychosomatik weg von der Frage nach der einen Ursache hin zur Frage nach Korrelationen.[182] Diese Verschiebung erleichterte die Eingliederung in die klinische Praxis, wie sie dann auch tatsächlich schrittweise erfolgen sollte.[183] Zugleich erlaubte es der Stressbegriff, das Gefühl so zu konzeptualisieren, dass es durch Veränderungen der inneren Sekretion nachweisbar und (tier-)experimentell überprüfbar wurde. Wenn auch das Nagetier damit nicht wieder zum Maß aller Dinge wurde, verlor das Gefühlswesen Mensch doch in gewisser Weise seine Sonderstellung. Mäuse und Menschen konnten nun wieder problemlos auf einer psychologischen Evolutionsstufe nebeneinander Platz finden.[184]

Denn ein Haupteinwand der experimentellen Krebsforschung gegenüber der Psychosomatik war der Befund gewesen, dass keineswegs nur Menschen an Krebs erkrankten: Wenn Krebs das Ergebnis einer komplexen Lebensgeschichte der Abwendung von der mütterlichen Liebe und der Selbstauslieferung an die väterliche Autorität war – wie und warum erkrankten dann auch Mäuse oder sogar Pflanzen an Krebs? Wenn aber diese tiefenpsychologisch erschlossenen Gefühlsgeschichten in all ihrer Komplexität nur *einer* von mehreren Stressoren waren, denen ein Lebewesen gleich ob Mensch,

Tier oder Pflanze im Verlauf seiner Lebensgeschichte ausgesetzt war, verlor diese Grundsatzfrage ihre Berechtigung.

Die Möglichkeit, Stress als Reiz in Tierexperimenten einzusetzen, erlaubte es auch Krebsforschern in der DDR, in die psychosomatische Forschung einzusteigen. Denn eine solche Forschung geriet nicht in Widerspruch mit den ideologischen Vorgaben der DDR-Regierung. Diese hatte in den 1950er Jahren dezidiert gegen die »bürgerliche« Psychoanalyse Stellung genommen und versucht, stattdessen Pawlows Physiologie als Grundlage durchzusetzen.[185] Seit Stalins Tod 1953 und einem medizinischen Skandal um einen infolge der an Pawlow orientierten Schlaftherapie verstorbenen Leipziger Patienten wurde der von der SED ausgeübte Druck allerdings geringer.[186] Die Pawlowismus-Vorgabe wurde schließlich mit der Gründung der *Gesellschaft für Ärztliche Psychotherapie der DDR* 1960 zurückgenommen, so dass auch andere psychotherapeutische Modelle akzeptabel erschienen. Die Anknüpfung an psychoanalytische Konzepte blieb aber weiterhin problematisch, der Begriff Psychosomatik lange noch unerwünscht.[187] Obwohl sich nun also langsam in der DDR eine psychotherapeutische Methodenvielfalt etablierte, blieben die Psychotherapeuten unter staatlicher Beobachtung und einem nicht unerheblichen politisch-ideologischen Druck. 1971 unternahm die Parteiführung der SED den Versuch, auf einer großen Konferenz wieder stärker ideologische und politische Vorgaben innerhalb der Psychotherapie und Psychiatrie durchzusetzen. Die Mehrzahl der Teilnehmer, von denen viele selbst der SED angehörten, beharrte allerdings gegenüber dem Ansinnen der Partei darauf, dass die Psychotherapeuten aus medizinischen Gründen darauf bestehen müssten, an der internationalen und damit vor allem westlich geprägten Forschungsdiskussion zu partizipieren.[188] Tatsächlich unterließ die SED daraufhin weitere Versuche, politisch oder ideologisch direkt auf die DDR-Psychotherapie Einfluss zu nehmen.[189]

Obwohl sich infolgedessen die Psychotherapie in der DDR der bundesdeutschen Psychotherapie annäherte, blieben einige auffällige Unterschiede bestehen. Zu diesen Unterschieden zählt die Tatsache, dass in der DDR keine persönlichkeitspsychologisch fundierten Studien zur Krebserkrankung durchgeführt wurden. Dies ist umso auffälliger, als seit den späten 1960er Jahren in der DDR sehr wohl andere Studien auf der Grundlage von Persönlichkeitstests durchgeführt wurden. Doch blieben diese Studien auf Krankheiten beschränkt, die in der internationalen Forschung seit langem als psychosomatische Krankheiten galten, vor allem also auf Herz-Kreislauf-Erkrankungen, Hautekzeme und Asthma.[190] Anders als in der Bundesrepublik wurde die Grenze zur Krebskrankheit von den Psychotherapeuten in der DDR nicht überschritten.

Dies hatte vermutlich mehrere Ursachen:[191] Erstens waren die den Psychotherapeuten in der DDR zur Verfügung stehenden Ressourcen deutlich knapper. Dementsprechend konzentrierte man sich auf die Erforschung von Krankheiten, bei denen eine psychosomatische Komponente plausibler erschien. Dabei spielte, zweitens, auch eine Rolle, dass die DDR-Gesundheitspolitik den Akzent auf die Erforschung konkret umsetzbarer Mittel zur Prophylaxe und Heilung legte. Auch aus dieser Perspektive erschien die psychosomatische Erforschung der Krebskrankheit auf kurze Sicht nicht vielversprechend. Drittens gab es für Psychotherapeuten in der DDR nur wenige wissenschaftlich anerkannte Publikationsmöglichkeiten. Dazu zählten die *Zeitschrift für Neurologie, Psychiatrie und klinische Psychologie* sowie die *Zeitschrift für Klinische Medizin*. Beide legten eher eng verstandene Maßstäbe von Wissenschaftlichkeit und Methodenkompetenz zugrunde, so dass Studien zur Psychosomatik der Krebskrankheit vermutlich nur wenig Chancen auf Veröffentlichung gehabt hätten. Ein letzter Grund ist aller Wahrscheinlichkeit nach die Politisierung der Krebspsychosomatik, wie sie sich in der Bundesrepublik fachintern bereits im Verlauf der 1960er Jahre abzuzeichnen begann. Krebs als Ergebnis der fehlenden oder übermäßigen Mutterliebe, der Unterdrückung als negativ wahrgenommener Gefühle und schließlich als Kritik einer allzu bürgerlichen Gesellschaft – das passte nicht gut zu den von der SED propagierten gesellschaftlichen Leitbildern.

Das Stresskonzept kollidierte dagegen weder mit dem in der DDR verbreiteten Wissenschafts- und Methodenverständnis noch mit den vorherrschenden gesellschaftlichen Leitbildern und Gefühlskonzepten. Denn die subjektive Dimension, das heißt das innerpsychische Erleben und Erzählen der eigenen Lebensgeschichte, fiel in der (tier-)experimentellen Erforschung von emotionalem Stress weg. Das Gefühl wurde in dieser Perspektive zu einer erwartbaren, evolutionshistorisch festgelegten Reaktion auf einen bestimmten Stimulus. Theodor Matthes, Chefarzt und Chirurg an der Robert-Rössle-Klinik in Berlin-Buch, konstruierte im Labor eine quasi darwinistische Situation der Angst: Er platzierte Ratten, Kaninchen oder Hähne sechsmal täglich für jeweils 15 Minuten in einen Frettchenkäfig – allerdings so, dass die Frettchen die Versuchstiere nicht verletzen konnten. Dass die Versuchstiere zusammenkrochen, las Matthes als Zeichen ihrer Angst. Diese Tiere wurden ebenso wie eine Kontrollgruppe mit karzinogenen Substanzen behandelt. Im Ergebnis zeigte sich, dass die periodisch geängstigten Tiere bessere Überlebenschancen hatten: sie bekamen seltener Tumoren, ihre Tumoren waren kleiner und wuchsen langsamer.[192] Matthes interpretierte das Ergebnis so, dass emotionaler Stress ein Tumorwachstum verhindern oder zumindest hemmen könne. Damit wurde deutlich, dass die Wirkung von Stress nicht per se negativ sein musste, sondern von der Verarbeitungsmöglichkeit des Individuums ebenso wie von der Natur des Stresserlebnisses abhing.

Vor diesem Hintergrund führte Howard B. Andervont, Direktor des Forschungslabors des amerikanischen *National Cancer Institute*, Versuche mit genetisch gleichen Mäusen durch, die eine besondere Disposition für Brustkrebs hatten. Zunächst hielt Andervont die Mäuse in Gruppenkäfigen. Nachdem er sie allerdings in Einzelkäfige ohne Kontakt zu anderen Mäusen gesetzt hatte, stieg die Tumorrate statistisch signifikant an.[193] Die Erklärung dafür, warum emotionaler Stress bei diesem Experiment eine genau gegenteilige Wirkung hatte, lautete nicht, dass Gefühle der Einsamkeit und Isolation anders wirkten als Angst. Der entscheidende Unterschied lag nach Meinung der Krebsforscher darin, dass die Versuche von Matthes in Intervallen erfolgt waren, so dass die Versuchstiere zwischendurch zu ihrem emotionalen Gleichgewicht hatten zurückfinden können. Der Stress hatte ihnen zwar eine Anpassungsleistung abverlangt, diese konnte aber nach Abschluss der Angstepisode zurückgefahren werden und wirkte präventiv gegenüber einer Krebserkrankung, weil sie die hormonalen Reserven im Abwehrkampf gegen die Frettchen mobilisiert hatte. Den Mäusen Andervonts war dagegen keine Stresspause gegönnt worden – sie waren ohne Unterlass mit emotionaler Isolation konfrontiert worden, so dass die Anpassung schließlich pathologisch wurde und als Neurotisierung der Mäuse verstanden werden konnte.

Unterstützung fand dieses Modell durch sowjetische Tierexperimente, in denen die Versuchstiere neurotisch konditioniert wurden, indem ihnen mehrfach ein Stimulus präsentiert, die Erfüllung aber versagt wurde – etwa indem die Mäuse Nahrung konstant sehen und riechen konnten, ohne an diese herankommen zu können. Auch diese Mäuse entwickelten die chemisch induzierten Tumoren früher und häufiger als eine Kontrollgruppe von Mäusen, die genauso viel Nahrung bekam, aber nicht ständig unerreichbare Nahrung vor Augen hatte.[194]

Damit zeigte sich aus Sicht der psychosomatischen Krebsforscher im Tierexperiment genau das gleiche Muster, das die klinischen Psychologen bereits in den 1950er Jahren aufgrund der Ergebnisse von Persönlichkeitstests an menschlichen Patienten erschlossen hatten: Erst das Zusammenspiel von neurotisierter Persönlichkeit und emotionalem Stress förderte das Tumorwachstum. Ein Karzinogen oder eine genetische Disposition trat unter Umständen erschwerend hinzu. So fand der Stressbegriff bereits in den frühen 1960er Jahren Eingang in die deutsche onkologische Psychosomatikforschung sowohl west- als auch ostdeutscher Provenienz.

ZEITDIAGNOSEN –
DIE (UN-)FÄHIGKEIT ZU TRAUER, WUT
UND ZORN

In dieser Form konnte die Krebspsychosomatik eine Sprache anbieten, um über zeitgenössische Verlusterfahrungen und den Umgang mit Trauer zu sprechen. Dies zeigte sich in der medialen Rezeption, die in der Bundesrepublik im Anschluss an die zweite Tagung der *New York Academy of Science* zum Thema »Psychophysiological Aspects of Cancer« im Mai 1968 einsetzte. *Der Spiegel* suchte nun das »Band des Schicksals« zu entwirren, das in der »Unfähigkeit, Gefühlen Ausdruck zu geben«, frühkindliche Erfahrungen mangelnder emotionaler Resonanz mit späteren Krebserkrankungen verknüpfte. Auch Dr. med. Fabian gab in seiner wöchentlichen *Bunte*-Kolumne seinen Leserinnen und Lesern einen ungewohnten Rat. Er zeigte ihnen das Foto einer Frau, die grübelnd am Küchentisch saß. Auf dem Boden lagen Scherben – eine Bildikone des Ehestreits. Aber Dr. med. Fabian wollte mit diesem Bild nicht vor den desaströsen Folgen ehelichen Unfriedens warnen. Stattdessen lautete der Bildkommentar: »Porzellan zerschlagen, Ärger abreagiert.« Und Krebs besiegt? Fast zumindest, denn das Fazit lautete: »Frißt also ein Mensch seinen Alltagsärger in sich hinein, dann unterbricht er die Abwehrreaktion des Körpers gegen den Krebs, so daß bei einem solchen ›introvertierten‹ Menschen die Krebsgeschwulst leichter Fuß fassen und sich ausbreiten kann.«[195]

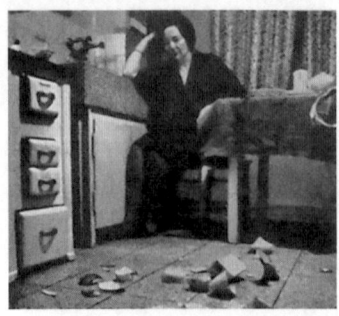

Abb. 4: »Porzellan zerschlagen, Ärger abreagiert«,
Die Bunte (1968)

Mehr noch als der unterdrückte Ärger standen in den Jahren zwischen 1965
und 1980 die verdrängte Trauer und Angst im Mittelpunkt der Diskussion
um Krebs und Gefühle, die sich nun einreihte in einen allgemeinen psychosomatischen Diskurs, der die Unfähigkeit, eigene Gefühle zu erkennen
und auszudrücken, als Grundprinzip psychosomatischer Erkrankung erkannte.[196] In dieser Zuspitzung wurde die Diskussion um die Entstehung
von Krebs zum wichtigen Medium gesellschaftlicher Auseinandersetzung.
Das führte ein *Spiegel*-Artikel von 1977 vor Augen. Unter dem Titel »Krebs
durch Seelenschmerz und soziale Qual?« wählte der ungenannte Autor drei
Fotos aus, um mögliche »Psychostreß-Faktoren« zu illustrieren. Zwei Fotos
waren Bilder der Trauer, von denen eines auf Kriegs-, Flucht- und Besat-
zungserfahrungen verwies.

Das erste Foto zeigt einen Soldaten. Er wendet sich einer weinenden
Frau zu – offensichtlich eine Abschiedsszene, wie auch die Bildunterschrift
»Trennung« unterstrich: eine Szene, die für alle Soldatenabschiede im Zweiten Weltkrieg stehen konnte und aus heutiger Sicht wohl auch so gelesen
werden würde. Ob die Leserinnen und Leser von 1977 diese Szene auch so
verstanden haben, ist fraglich. Denn viele dürften das gut erkennbare Rang-
abzeichen des Mannes identifiziert haben: Dieser Soldat war eindeutig kein
Soldat der Wehrmacht, sondern ein GI.[197]

Damit verweist dieses Foto also nicht primär auf die Trauer einer Frau
angesichts der Trennung von ihrem Mann, Verlobten oder Freund während
des Weltkriegs. Abgebildet wird hier die problembehaftete Beziehung einer
deutschen Frau zu einem amerikanischen Besatzungssoldaten. Auf diese
Weise evoziert das Bild eine Situation, in der es geraten schien, die Trauer
über den Abschied zu verstecken. Denn die »Fräuleins« der amerikanischen
GIs galten in der westdeutschen Nachkriegsgesellschaft als moralisch zwei-
felhafte Personen, die sich für ihre Liebesbeziehung zu schämen hatten.[198]

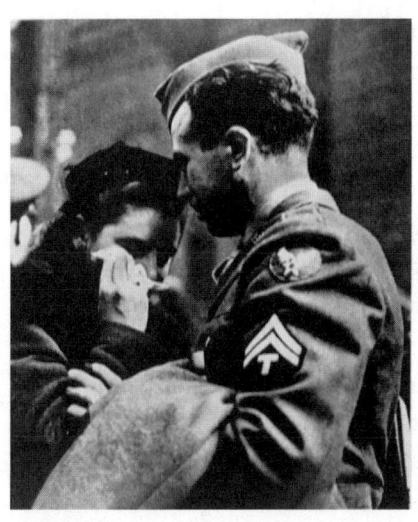

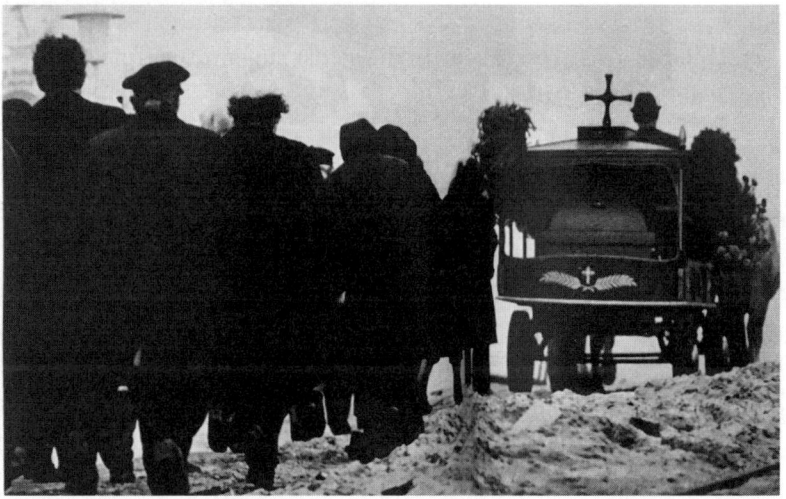

Abb. 5 und 6: Illustrationen zum Artikel »Krebs durch Seelenschmerz und soziale Qual?«, *Der Spiegel* (1977)

Das zweite Foto zeigt einen Leichenzug. Tod und Trauer werden hier in sehr spezifischer Weise thematisiert: Der Trauerzug zieht durch eine seltsam kahle, leere, winterliche Landschaft. Das Bild vermittelt eine Atmosphäre der Kälte, die dadurch verstärkt wird, dass die Menschen zwar gemeinsam dem Sarg folgen, aber keine Geste der Zuwendung oder des Trostes zu erkennen ist. Nicht ein »lauter« Ausbruch der Verzweiflung wird hier dargestellt, sondern die stille Seite der Trauer in emotionaler Vereinzelung.

Beide Fotos schlossen an bundesdeutsche Diskurse über Vergangenheit und Gegenwart an, die im Moment der psychoanalytisch und sozialpsychologisch interpretierten Verdrängung zusammenfielen. Auch hier spielte der Name Mitscherlich eine zentrale Rolle. 1967 hatte Alexander Mitscherlich gemeinsam mit seiner Frau Margarete die deutsche »Unfähigkeit zu trauern« beanstandet und damit die kollektiv verdrängte Trauer um den Verlust des »Führers« gemeint. 1979 ging Margarete Mitscherlich weiter und beschwor die individuelle »Notwendigkeit zu trauern«. Sie schrieb sich damit in Diskussionen über die Verdrängung von Tod und Trauer in der rationalisierten modernen Gesellschaft ein, wie sie Norbert Elias nur wenig später mit seiner Schrift »Über die Einsamkeit der Sterbenden in unseren Tagen« aufgriff.[199] Beiden Diskursen gemeinsam war der sozialkritische Impetus gegenüber einer Gesellschaft, die als fassadenhaft freundlich und wohlanständig beschrieben wurde, da sie verstörende Gefühle und Erfahrungen verdrängte.

Krebs erschien so als bitterer Preis für die selbst zugemutete spießbürgerliche Fassade der Freundlichkeit:

Scheinbar frei von Angst und ohne Furcht vor Streß; unfähig, feindselige Gefühle oder Aggressivität zu empfinden; bereit, die Autorität des Staats und der Konventionen klaglos hinzunehmen. Dazu religiös im weiteren Sinne, mit Hang zu sozialem Engagement – ein guter Mensch, wer wär's nicht gern?
Doch wer so ist, der hat den Text seines Totenscheins vielleicht schon entworfen: gestorben an Krebs, weit vor der Zeit und als Opfer seiner eigenen Seele.[200]

Trauer, Angst und Zorn zu empfinden, sich mit diesen Gefühlen intensiv und öffentlich auseinanderzusetzen, erschien dagegen als vielversprechender Weg, gesund zu bleiben, so legte es die stetig wachsende Flut von Psychoratgebern nahe.[201] Zugleich wurden diese Gefühle aber auch zum Signum der persönlichen Authentizität, politischen Integrität und Kritikfähigkeit. Diese Denkfigur des Emotionalen begegnet einem allenthalben in den Auseinandersetzungen der neuen Bürgerbewegungen der späten 1960er und 1970er Jahre: vom Loblied des alternativen Milieus auf ein Klima der emotionalen »Wärme« über die Politisierung und Selbstauthentifizierung des Gefühls im Rahmen der Friedensbewegung bis hin zu Hans Jonas'

Heuristik einer Furcht, die nicht mehr als gefährlich irrationales Gefühl verstanden wurde, sondern als eines, das angesichts neuer, schwer beherrschbarer technischer Risiken Leitstern einer ethisch verantworteten Zukunftsplanung sein sollte.[202]

Dass in diesem politisierten Verständnis von Psychosomatik die Trauer zunehmend vom Zorn als starker und handlungsaktivierender Emotion überlagert wurde, zeigt vor allem ein Buch, das den Gott des Krieges zum Titelhelden erwählte: Mars. Dieser kraftvolle Titel für ein eher schmales Buch ging mit einem ebenso sprechenden Autorennamen einher: Fritz Zorn, der eigentlich Fritz Angst hieß und mit der Wahl seines Pseudonyms bekräftigte, dass er seine Angst in Zorn verwandeln wollte. Die Angst war die Angst vor dem Krebs, die den jungen Schweizer überfiel, als er erfuhr, dass er im Halsbereich an einem malignen Lymphom mit schlechter Prognose litt. Diese Angst verschwand zwar nicht völlig. Stärker aber war das Gefühl des Zornes, das ihn ergriff, als er seine Krebserkrankung als Folge seiner gefühlskalten bürgerlichen Erziehung begriff, in der Gefühle keinen Raum gehabt hatten, da es immer nur um den Schein von Erfolg und Wohlanständigkeit gegangen sei:

Das bedeutete etwa soviel, wie wenn alle Tränen, die ich in meinem Leben nicht geweint hatte und nicht hatte weinen wollen, sich in meinem Hals angesammelt und diesen Tumor gebildet hätten, weil ihre wahre Bestimmung, nämlich geweint zu werden, sich nicht hatte erfüllen können. Rein medizinisch gesehen trifft diese poetisch klingende Diagnose natürlich nicht zu; aber auf den ganzen Menschen bezogen, sagt sie die Wahrheit aus: Das ganze angestaute Leid, das ich jahrelang in mich hineingefressen hatte, ließ sich auf einmal nicht mehr in meinem Inneren komprimieren; es explodierte aufgrund seines Überdruckes und zerstörte bei dieser Explosion den Körper.[203]

Der Schriftsteller und Literaturwissenschaftler Adolf Muschg, der das Manuskript des sterbenden Fritz Angst durch Vermittlung eines befreundeten Buchhändlers kennenlernte, lieferte in seinem Vorwort eine Deutung dieses in seiner Selbstbefragung und intimen Anklage der eigenen Eltern für viele Leser zunächst verstörenden Buches, indem er schrieb:

Aber der Widerstand, der Zorn des unerbittlich Sterbenden [...] richtet sich nicht nur gegen das transzendente Absurde. Er spekuliert nicht minder kühn gegen das Konkret-Absurde unserer gesellschaftlichen Einrichtungen an, gegen das Heillose der eigenen familiären und sozialen Herkunft. [...] Er [Fritz Zorn] sieht seinen Tod – oder seinen wütenden Lebensrest – als revolutionären Angriff auf das Bestehende [...]. Es ist sein Tod als solcher, der das Tödliche dieser Gesellschaft herausarbeiten soll, indem er es einsehbar und unabweislich macht.[204]

Damit wurde nicht nur das Private politisch, wie es ein Schlagwort der 1970er Jahre wollte, sondern auch potentiell tödlich. Auch die auf Descartes zurückgehende Dichotomie von Körper und Geist/Gefühl wurde aufgehoben. Der neue psychosomatische Mensch sah sich in eine Welt versetzt, die unmittelbar in ihn hineingriff – als soziale ebenso wie als »natürliche«, vom Menschen verschmutzte Umwelt. Die Krebskrankheit erschien damit als mächtiger konkret-existentieller wie metaphorischer Ausdruck einer künstlich zerteilten ursprünglichen Ganzheit. Sich dagegen aufzulehnen, wurde zur individuellen wie gesellschaftlichen Überlebensfrage.

Dies erklärt den Erfolg von »Mars«, das zu einem Kultbuch der neuen Bürgerbewegungen der 1980er Jahre wurde.[205] Es begründet auch, warum ein Oswalt Kolle in der *Bunten* Berichte über Krebs schrieb, bevor er sich wenig später der Sexualaufklärung zuwandte.[206] Es macht verständlich, warum die Schauspielerin Hildegard Knef 1975 mit ihrer autobiographischen, zunächst im *Stern*, später als Buch publizierten Anklage des medizinischen Establishments und der »verschämten« Gesellschaft Furore machte.[207] Es erhellt schließlich, warum die Krebskrankheit sogar Eingang in die Popkultur fand, wovon Joe Jacksons 1982 veröffentlichter Song »Everything gives you cancer« eingängig Zeugnis ablegt.

Zur gleichen Zeit meldete sich jedoch auch Kritik an dieser umfassenden Deutung von Krebs zu Wort. Ihre wortmächtigste Stimme fand diese Kritik in der amerikanischen Publizistin Susan Sontag. Sie stritt 1978 mit ihrem Buch »Krankheit als Metapher« dafür, »daß Krankheit *keine* Metapher ist und daß die ehrlichste Weise, sich mit ihr auseinanderzusetzen – und die gesündeste Weise, krank zu sein – darin besteht, sich so weit wie möglich von metaphorischem Denken zu lösen«.[208]

Ob ein Denken über Krankheit und Körper abseits von metaphorischen Begriffen, mit denen wir die Vorgänge in unserem Körper zu erfassen suchen, überhaupt möglich ist, wird bis heute diskutiert und gerade im Hinblick auf die wissenschaftliche Modellbildung von der Wissenschaftsgeschichte und -theorie hinterfragt.[209] Sontags Kritik richtete sich jedoch nicht allein gegen die Metaphorisierung der Krebskrankheit, sondern vor allem gegen die damit verbundenen Wertungen und Schuldzuweisungen, die sie besonders durch die psychosomatische Forschung und deren Theorien vertreten sah, denn:

Psychologische Krankheitstheorien sind machtvolle Instrumente, um die Schande auf die Kranken abzuwälzen. Patienten, die darüber belehrt werden, daß sie ihre Krankheit unwissentlich selbst verursacht haben, läßt man zugleich fühlen, daß sie sie verdient haben. [...] Die Anschauung vom Krebs als einer Krankheit aus Mangel an Ausdrucksfähigkeit verurteilt den Krebspatienten: Sie drückt Mitleid aus, läßt jedoch auch Verachtung spüren.[210]

Die Kritik Sontags wurde in der Bundesrepublik lebhaft rezipiert. Das zeigen nicht zuletzt die hohen Auflagen ihres vielfach neu gedruckten Essays.[211] Im Rahmen der neuen Bürgerbewegungen, insbesondere der Frauenbewegung, wurde der mögliche stigmatisierende und kulpabilisierende Effekt psychosomatischer Theorien als ein Ausdruck des männlich dominierten paternalistischen Medizinbetriebs diskutiert. Dabei wurden vor allem die im Konzept der Krebs-Persönlichkeit dominierenden misogynen Bilder kritisiert, die allerdings in der amerikanischen Forschung der 1950er und frühen 1960er Jahre verbreiteter waren als in der west- wie ostdeutschen Psychosomatik. Denn hier stand eine andere, nämlich medizinisch-anthropologische, Tradition der Psychosomatik im Hintergrund, die weniger stark auf die Vorstellung sexueller Triebkräfte zurückgriff und die die soziale Komponente der psychosomatischen Krebsentstehung stärker im Kontext von Schuld und Bürgertumskritik verstand. Die Psychosomatik selbst nahm Sontags Kritik auf und gestand ihr Berechtigung zu, allerdings oft, indem sie die misogynen Elemente als Resultat eines durch Publikumsmedien verbreiteten »simplifizierenden« Verständnisses psychosomatischer Studien darstellte.[212]

Grundsätzlich hinterfragt wurde der Zusammenhang zwischen einem bestimmten Persönlichkeitsprofil, dem eine mangelnde Wahrnehmung eigener Gefühle zugeschrieben wurde, und der Konfrontation mit »Psycho-Stress-Faktoren« nur von wenigen. Im Gegenteil: Die Leser der Zeitschrift *Psychologie heute*, die seit 1974 das nunmehr hoch geschätzte Psychowissen an einen stetig wachsenden Kreis interessierter Laien vermittelte, wurden 1983 sogar zu einem Selbsttest aufgefordert. Dieser sollte Aufschluss darüber geben, wie wahrscheinlich es war, dass sie in naher Zukunft schwer erkranken würden. Bereits der erste Fragekomplex des zweiseitigen Testbogens umkreiste die Fähigkeit, Gefühle auszudrücken und wahrzunehmen.[213]

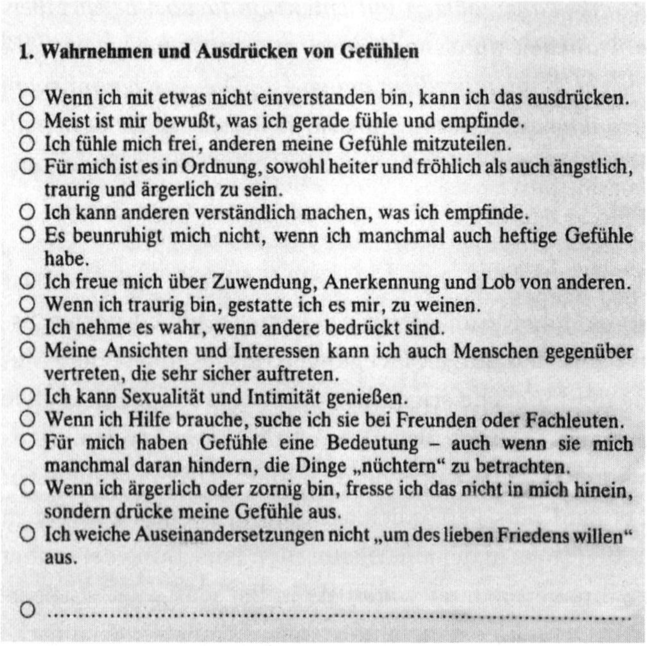

---

1. Wahrnehmen und Ausdrücken von Gefühlen

○ Wenn ich mit etwas nicht einverstanden bin, kann ich das ausdrücken.
○ Meist ist mir bewußt, was ich gerade fühle und empfinde.
○ Ich fühle mich frei, anderen meine Gefühle mitzuteilen.
○ Für mich ist es in Ordnung, sowohl heiter und fröhlich als auch ängstlich, traurig und ärgerlich zu sein.
○ Ich kann anderen verständlich machen, was ich empfinde.
○ Es beunruhigt mich nicht, wenn ich manchmal auch heftige Gefühle habe.
○ Ich freue mich über Zuwendung, Anerkennung und Lob von anderen.
○ Wenn ich traurig bin, gestatte ich es mir, zu weinen.
○ Ich nehme es wahr, wenn andere bedrückt sind.
○ Meine Ansichten und Interessen kann ich auch Menschen gegenüber vertreten, die sehr sicher auftreten.
○ Ich kann Sexualität und Intimität genießen.
○ Wenn ich Hilfe brauche, suche ich sie bei Freunden oder Fachleuten.
○ Für mich haben Gefühle eine Bedeutung – auch wenn sie mich manchmal daran hindern, die Dinge „nüchtern" zu betrachten.
○ Wenn ich ärgerlich oder zornig bin, fresse ich das nicht in mich hinein, sondern drücke meine Gefühle aus.
○ Ich weiche Auseinandersetzungen nicht „um des lieben Friedens willen" aus.

○ ....

Abb. 7: Fragebogen der *Psychologie heute* (1983)

Mangelnde Gefühlswahrnehmung und -ausdrucksfähigkeit wurden auch hier als entscheidende Krankheitsfaktoren beschrieben. Doch zugleich zeigen sich zwei bedeutsame Verschiebungen. Erstens: Gefühle und Gefühlshaltungen wurden zunehmend als Faktoren verstanden, die Menschen für ein bestimmtes Risiko*verhalten* prädisponierten. Darum erfragte der Gesundheitstest eine Reihe anderer Verhaltensformen wie Schlaf-, Arbeits-, Entspannungs- und Freizeitverhalten sowie Ernährungsgewohnheiten. Zweitens wurden hier nicht retrospektiv bereits erkrankte Menschen befragt. Dieser Test richtete sich an Gesunde, deren individuelles Krankheitsrisiko mit dem Ziel der Selbstaufklärung über individuell beeinflussbare Faktoren der *Gesunderhaltung* ermittelt werden sollte. Diese zweifache Akzentverschiebung – zum Risikoverhalten ebenso wie zur Gesunderhaltung – ist Teil einer für die Medizin insgesamt gültigen, seit den 1980er Jahren zu konstatierenden Entwicklung.[214]

Streit um Risikofaktoren und die Risiken eines Skandals

Diese Entwicklung soll nun abschließend skizziert werden. Dafür geht es zurück nach Heidelberg, an den Ort, an dem dieses Kapitel auf den Spuren der jungen Frau S. in den 1970er Jahren begann. Dort hatte sich mittlerweile ein Institut etabliert, in dem viele der zuvor dargestellten Fäden zusammenliefen: das Institut für Sozial- und Arbeitsmedizin der Ruprecht-Karls-Universität. Dieses Institut war 1962 als eine Art bundesdeutsche Antwort auf die erste groß angelegte epidemiologische Studie chronischer (Herz-) Krankheiten gegründet worden, die sogenannte Framingham-Studie.

Der Startschuss dafür war 1948 gefallen, als über 5000 Bewohner und Bewohnerinnen der Stadt Framingham in Massachusetts/USA unter der Bedingung als Studienteilnehmer ausgewählt worden waren, dass sie zu diesem Zeitpunkt nicht an einer Herzkrankheit litten. In den folgenden Jahren wurden Daten über ihr Verhalten, insbesondere ihre Exposition gegenüber einer Reihe von vermuteten Risikofaktoren wie dem Rauchen, erhoben. Ziel war es, statistische Zusammenhänge zwischen diesen Faktoren und im Laufe der Studie auftretenden Herzerkrankungen zu ermitteln. Erste Ergebnisse wurden in den 1950er Jahren veröffentlicht. Die Studie wird bis heute fortgeführt und umfasst inzwischen auch die Enkel der ursprünglichen Studienteilnehmer.[215] Die Framingham-Studie brachte den Durchbruch für die Annahme, dass verhaltensabhängige Risikofaktoren bei der Entstehung chronischer Krankheiten eine entscheidende Rolle spielen.[216]

Erster Direktor des bundesdeutschen Instituts für Sozial- und Arbeitsmedizin wurde Hans Schaefer, der zuvor den Physiologielehrstuhl der Heidelberger medizinischen Fakultät innegehabt hatte und zu den Wegbereitern des Stresskonzeptes in der Bundesrepublik zählte.[217] Schaefer und seine Stellvertreterin und spätere Nachfolgerin Maria Blohmke bekamen 1967 von der Volkswagen-Stiftung eine halbe Million DM bewilligt, um eine Art bundesdeutsches Pendant zur Framingham-Studie in kleinerem

Maßstab durchzuführen. In dem von Schaefer und Blohmke entwickelten Modell der Risikofaktoren spielten Umwelteinflüsse, genetische Dispositionen und Persönlichkeitsmerkmale zusammen und wirkten über Gefühle, Stress und risikobehaftetes Verhalten auf den Körper.[218] Dieses Modell wurde wegweisend für das bundesdeutsche Verständnis von psychosozialem Stress und knüpfte konzeptionell an Modelle an, wie sie in der amerikanischen psychosomatischen Krebsforschung verwandt worden waren.

Während sich Schaefers Forschungen überwiegend auf Herzerkrankungen konzentrierten, entwickelte Blohmke bald Interesse an den bei der Genese von Krebs beteiligten Risikofaktoren. Genau in dem Moment, in dem der Doktorand Michael Holm-Hadulla die an Gebärmutterhalskrebs erkrankte Frau S. in der Heidelberger Frauenklinik befragte, führte Maria Blohmke im Rahmen eines am Institut für Sozial- und Arbeitsmedizin angesiedelten Sonderforschungsbereichs eine Studie durch, für die sie 80 an Brustkrebs erkrankte Frauen bat, einen psychosozialen Fragebogen zu beantworten. Auch hier stand die Frage nach einem Persönlichkeitsprofil im Vordergrund, das durch die mangelnde Fähigkeit, Emotionen auszuleben, sowie durch eine Tendenz zu Autoritätshörigkeit, Religiosität und sozialer Konformität gekennzeichnet war.[219]

Dieses Interesse Blohmkes war vermutlich der Grund, warum sich ein Mann an sie wandte, der in den folgenden Jahren die Aufmerksamkeit von Medien und Selbsthilfegruppen auf dieses Thema lenken, zugleich aber dazu beitragen sollte, psychosomatische Modelle der Krebsentstehung ins Zwielicht zu bringen: Ronald Grossarth-Maticek hatte in Belgrad studiert und kam Anfang der 1970er Jahre in die Bundesrepublik, wo er 1973 von der Heidelberger soziologischen Fakultät promoviert wurde. Im Frühjahr 1977 reichte er an der psychologischen Fakultät eine Habilitationsschrift ein, die auf den Daten einer von ihm in Jugoslawien durchgeführten prädiktiven Studie beruhte.

Für seine Studie hatte Grossarth-Maticek die Daten von 1353 Menschen erhoben, die in dem kleinen serbischen Ort Crvenka lebten.[220] Alle Studienteilnehmer hatten einen von ihm selbst entwickelten 88-Punkte-Fragebogen ausfüllen müssen, in dessen Zentrum Fragen nach der Reaktion auf Stress sowie nach der Fähigkeit, psychische Bedürfnisse auszudrücken, standen. Nach Auswertung der Fragebögen hatte Grossarth-Maticek eine

Voraussage darüber getroffen, welche der Studienteilnehmer im Laufe der nächsten zehn Jahre welche Art von Krankheit entwickeln würden. Bei 38 Personen hatte Grossarth-Maticek angenommen, sie würden an Krebs erkranken – tatsächlich waren bei der zehn Jahre später erfolgten Kontrollerhebung 37 der 38 Personen an Krebs verstorben. Grossarth-Maticek hatte also in 97,3 Prozent seiner Voraussagen Recht behalten. Die Habilitationskommission mochte an eine so treffsichere Prognose nicht glauben, zumal nicht alle Daten vorlagen. Sie bat darum Grossarth-Maticek, sämtliche Daten und Vorhersagen einer weiteren, 1973 in Heidelberg begonnenen Studie an der psychologischen Fakultät registrieren zu lassen. Dieser Aufforderung kam Grossarth-Maticek zwar nach, aber erst nachdem er eine erste Kontrollerhebung durchgeführt hatte. Zudem fehlte eine Reihe von Erhebungsdaten. Die Fakultät lehnte es daraufhin ab, die Habilitationsschrift anzuerkennen, und Grossarth-Maticek zog das Manuskript zurück.[221] Nach seinen eigenen Angaben führte er jedoch seine bereits begonnene Heidelberger Studie mit 33 854 Teilnehmern bis 1978 fort, eine Anschlussstudie folgte zwischen 1988 und 1996.[222]

Grossarth-Maticek hatte zwei intellektuelle Mentoren, die ihm Anerkennung innerhalb der Wissenschaft verschafften. Einer dieser beiden Mentoren, Helm Stierlin, war erst 1974 auf den neu eingerichteten Lehrstuhl für Psychoanalytische Grundlagenforschung und Familientherapie an der Heidelberger Psychosomatischen Universitätsklinik berufen worden und damit ein Kollege von Holm-Hadullas Doktorvater Walter Bräutigam. Der andere, der erst um 1980 mit Grossarth-Maticek in persönlichen Kontakt trat, war der einflussreiche, nach Großbritannien emigrierte Psychologe Hans J. Eysenck, der auf dem Gebiet der Persönlichkeits- und Intelligenzforschung hohes Ansehen genoss und der mit dem *Maudsley Personality Inventory* (MPI) einen wichtigen Persönlichkeitstest entwickelt hatte.[223]

Mit Stierlin, der in Heidelberg studiert, dann aber knapp neun Jahre als Leiter der familientherapeutischen Abteilung des *National Institute of Mental Health* in den USA verbracht und überwiegend zur Schizophrenie geforscht hatte, publizierte Grossarth-Maticek 1998 ein breit rezipiertes Buch über Krebsrisiken.[224] Dieses basierte auf sogenannten prädiktiven Interventionsstudien, in deren Rahmen die Studienteilnehmer je nach ihrem durch Tests erschlossenen Persönlichkeitstyp und Krankheitsrisiko präventiv therapeutisch behandelt worden waren. Durch spätere Kontrolluntersuchungen wurde überprüft, inwieweit die therapeutischen Interventionen zu Verhaltensänderungen geführt hatten sowie ob und wie diese mit Ausbruch oder Nicht-Ausbruch beziehungsweise Heilung/Nicht-Heilung einer Krankheit in Korrelation standen.

Zum Zeitpunkt dieser Publikation war Hans J. Eysenck (1916–1997) bereits gestorben. Beide hatten wenige Jahre zuvor eine grundlegende Infragestellung ihrer Arbeit erlebt – ein Skandal, der zwar in der Welt der Krebspsychosomatiker hohe Wellen schlug, von dem jedoch nur wenig in die breitere Öffentlichkeit drang.[225] Eysenck hatte sich bereits seit den frühen 1960er Jahren mit dem vermuteten Zusammenhang zwischen Rauchen und Lungenkrebs beschäftigt. Dabei war er zu dem Schluss gekommen, dass nicht das Rauchen der Risikofaktor sei, sondern die sich exponierende, extrovertierte, Stress schlecht verarbeitende Persönlichkeit.[226]

1962 akzeptierte Eysenck ein Angebot des amerikanischen *Council of Tobacco Research*, seine psychosomatische Lungenkrebsforschung finanziell zu unterstützen. Die ursprünglich *Tobacco Industry Research Council* genannte Stiftung war 1954 von fünf der sechs amerikanischen Tabakfirmen gegründet worden – ein Versuch, den epidemiologischen Studien zur Kanzerogenität von Tabak mit dem Mittel wissenschaftlicher Forschung zu begegnen.[227] In den folgenden Jahren stellte Eysenck wiederholt Anträge an den *Council of Tobacco Research*, um Gelder für seine Forschungen einzuwerben. Obwohl Eysenck sich selbst überzeugt gab, dass die Herkunft der Gelder seine Forschungsergebnisse nicht beeinflusse, legte er diese Finanzierungsquelle zunächst nicht offen.[228] Seine erste größere, vom *Council of Tobacco Research* mitfinanzierte Studie veröffentlichte er 1980 unter dem Titel »The Causes and Effects of Smoking«.[229] Eysenck betonte hier einerseits die Rolle der Genetik, andererseits die Bedeutung der Persönlichkeit bei der Entstehung von Lungenkrebs. Die wissenschaftliche Kritik reagierte skeptisch. In dieser Situation lernte Eysenck Grossarth-Maticek kennen, der mit seinen Studien konkrete Daten zur Verfügung stellen konnte, die die von Eysenck angenommene Verbindung von Persönlichkeit, Stressmanagement und Lungenkrebsentstehung zu stützen schienen.

In der Folgezeit arbeiteten Eysenck und Grossarth-Maticek zusammen. Grossarth-Maticek leitete weiterhin die Studien und stellte die Daten zur Verfügung, während Eysenck seine Londoner Statistiker sowie den Heidelberger Hermann Vetter mit der statistischen Auswertung der Daten beauftragte. Außerdem beeinflusste er die konzeptionelle Deutung insofern, als er das Konzept der Persönlichkeitstypen stärker in den Vordergrund stellte.[230] Die Daten Grossarth-Maticeks stießen jedoch auf Vorbehalte. Hermann Vetter formulierte schließlich wissenschaftsöffentlich seine Zweifel an der Validität der Daten.[231]

Auch die von der amerikanischen Tabakindustrie beauftragten Wissenschaftler zeigten sich von Anfang an gegenüber den Daten Grossarth-Maticeks skeptisch. Der *Council of Tobacco Research* hatte einer Förderung auf die Bitte Eysencks hin nur unter der Bedingung zugestimmt, dass Grossarth-Maticek seine Daten an ein Expertenteam übergeben müsse und diese Daten dort erneut analysiert würden. Diesem Expertenteam gehörten der Psychologe Charles D. Spielberger (University of South Florida/Tampa), der Psychologe und frühere Mitarbeiter des *National Cancer Institute* Bernard Fox (Boston University) sowie Henk van der Ploeg (Universiteit Amsterdam) an. Obwohl alle drei zu Fragen der psychosozialen Verursachung von Krebs beziehungsweise zu den körperlichen Folgen von Stress und Angst forschten, kamen sie zu einem äußerst kritischen Urteil. Bernard Fox veröffentlichte als Erster 1988 eine Stellungnahme.[232] Unmittelbar danach stellte der *Council of Tobacco Research* seine finanzielle Förderung von Grossarth-Maticek ein.[233]

1991 schließlich fand sich eine Gruppe namhafter Psychologen und Ärzte zusammen, um ihre Zweifel in einem Themenheft der Zeitschrift *Psychological Inquiry* zu formulieren. Nicht nur Fox, Vetter und van der Ploeg formulierten hier offen Skepsis gegenüber der Seriosität der Studien Grossarth-Maticeks, auch der Heidelberger Psychologe Manfred Amelang stellte die empirische Basis der »Tales from Crvenka and Heidelberg« – so sein Titel – in Frage.[234] Sekundiert wurde diese Kritik von der amerikanischen Psychologin Lydia Temoshok, die mit ihrem Konzept einer *Type C*-Persönlichkeit zu diesem Zeitpunkt zu den einflussreichen Protagonisten einer Krebspsychosomatik zählte.[235] Einzig der Epidemiologe Rainer Frentzel-Beyme, der zu diesem Zeitpunkt für das Deutsche Krebsforschungszentrum in Heidelberg arbeitete, verteidigte Grossarth-Maticek, indem er hervorhob, wie schwierig und darum fehleranfällig größere epidemiologische Studien seien.[236]

Doch die Kritik brach nicht ab. Die beiden britischen Psychiater Tony Pelosi und Louis Appleby veröffentlichten ein Jahr später im *British Medical Journal* einen Aufsatz, der auf der Grundlage ihrer eigenen Auswertung der Daten zeigte, dass die von Eysenck und Grossarth-Maticek benannten Risikofaktoren die bei weitem höchste Vorhersagekraft hatten, die jemals auf dem Feld der Epidemiologie chronischer Krankheiten identifiziert worden war. Danach habe der von Grossarth-Maticek und Eysenck als Typ I bezeichnete Persönlichkeitstyp eine 121-mal höhere Wahrscheinlichkeit, an Krebs zu erkranken, als andere Persönlichkeitstypen. Außerdem stellten sie in Frage, dass Grossarth-Maticek die von ihm angegebene therapeutische Intervention bei der Vielzahl der Studienteilnehmer zeitlich hätte bewältigen können.[237]

Erstaunlicherweise wurde dieser medizinische Skandal in den Publikumsmedien mehr oder weniger ignoriert. Möglicherweise war der »Fall« einfach zu kompliziert, als dass er in das Format eines Publikumsmediums gepasste hätte.[238] Nicht auszuschließen ist aber auch, dass Grossarth-Maticeks Kritiker fürchteten, der Skandal könne die Psychosomatik der Krebskrankheit grundsätzlich vor den Augen der Öffentlichkeit diskreditieren. Denn schließlich war Grossarth-Maticek in der Konzeption seiner Studien keineswegs der »pseudowissenschaftliche« Außenseiter, als der er im Blick zurück 1991 manchen Psychologen und Ärzten erschienen sein mag.

PSYCHOONKOLOGIE UND PSYCHONEUROIMMUNOLOGIE

Grossarth-Maticek begriff psychische Faktoren und vor allem den Umgang mit »negativen« Gefühlen als einen unter mehreren möglichen Risikofaktoren. Dazu gehörte die genetische Disposition ebenso wie krebserregende Stoffe – er räumte allerdings den psychischen Faktoren den ersten Rang ein. Er bettete diese psychischen Faktoren in den Stressbegriff ein und vollzog damit eine Verschiebung, nach der es dann nicht mehr um die Entschlüsselung von Verdrängung und frühkindlichen Beziehungsmustern ging, sondern in erster Linie um Formen der Selbstregulation in Stresssituationen. Auf seiner Agenda stand also nicht mehr die Suche nach den verborgenen, »wahren« inneren Gefühlen, sondern nach den im Verhalten ausgelebten und modulierten Gefühlen. In dieser Sicht konnte Verleugnung durchaus positive Effekte haben, denn die bewusste Entscheidung, »negative« Gefühle wie Hoffnungslosigkeit aus seinem Leben auszusperren und stattdessen sich selbst, seinen Gefühlen und Beziehungen positiv gegenüberzutreten, erschien Grossarth-Maticek als Faktor der Heilung.[239]

Diese Kehrtwendung im Gefühlskonzept ist aber keineswegs nur eine Eigenart Grossarth-Maticeks. Sie steht im Kontext des Aufstiegs der positiven Psychologie, wie sie unter anderem von dem Psychologen Martin Seligman vertreten wird, der 1998 mit großer Mehrheit für ein Jahr zum Präsidenten der *American Psychological Association* gewählt wurde.[240] An dieser Wende beteiligt war auch der amerikanische Psychologe Daniel Goleman, der hierzulande mit seinem Buch »EQ. Emotionale Intelligenz« bekannt wurde.[241] Nicht zufällig titelte die populäre *Psychologie heute* 1989 frohgemut »Machen Sie sich ruhig Illusionen!« und erklärte: »Verdrängung und Verleugnung, die häufigsten negativen Taktiken im Umgang mit einer unangenehmen Wirklichkeit, verändern und verdrehen diese Wirklichkeit – Illusionen dagegen sind lediglich Neubewertungen und Interpretationen dieser Fakten in einem möglichst günstigen Licht.«[242] Der Verlust dieser Illusionen – und damit der »notwendigen« Selbstüberschätzung, sein Leben unter Kontrolle zu haben – sei dagegen ein Anzeichen für den Verlust psychischer und körperlicher Gesundheit.

Schließlich ging es Grossarth-Maticek zwar auch um mögliche Erklärungen der Krebsentstehung, in erster Linie zeigte er sich aber an der Identifizierung gesundheitsfördernder und heilsamer Faktoren interessiert, wie sie auch das neue Konzept der Salutogenese in den Mittelpunkt stellte.[243] Ein Schwergewicht setzte er denn auch auf eine therapeutische Intervention, die auf eine Verhaltens- und Beziehungsänderung abzielte und sich am subjektiven Wohlbefinden der Patientinnen und Patienten orientierte. Auch diese Wendung weg von der Suche nach Erklärung hin zur begleitenden, an Begriffen wie »Coping« und »Lebensqualität« orientierten Therapie war Teil einer breiteren Bewegung, die die neue Disziplin der Psychoonkologie zu etablieren half – eine medizinische Fachrichtung, die die therapeutische Begleitung und Unterstützung von Krebspatienten in den Mittelpunkt stellt.[244]

So hatte Lawrence LeShan bereits 1960 darauf hingewiesen, dass die psychosomatische Erforschung der Krebskrankheit ungeplante »Nebenwirkungen« haben konnte. Denn wenn ein Arzt einer Krebspatientin gegenübertrat – so wie anfänglich der Doktorand Michael Holm-Hadulla der Patientin Frau S. –, um Interviews und Tests durchzuführen, die deren Lebensgeschichte, Beziehungen und Gefühle erkundeten, hatte dies Effekte auf beiden Seiten. LeShan schrieb dazu:

Wenn Techniken benutzt werden, die dem Patienten suggerieren, dass psychische Faktoren im Krankheitsprozess eine Rolle spielen, sollte er nicht hilflos mit dem Gedanken alleingelassen werden, dass er etwas im Hinblick auf seine Gefühle unternehmen sollte, um das Fortschreiten der Krebskrankheit aufzuhalten. [...] Entsteht also eine persönliche Beziehung durch Interviews oder im Rahmen einer psychotherapeutischen Exploration, sollte diese nicht fallengelassen werden, wenn es dem Patienten schlechter geht. Hat der Psychotherapeut einmal eine Beziehung initiiert, sollte er diese bis zum Ende aufrechterhalten.[245]

Die psychosomatische Forschung lenkte also den Blick von Arzt und Patient auf die Gefühle, wertete sie therapeutisch auf und etablierte eine neue Form, über diese Gefühle zu sprechen. Damit übernahm der Arzt – ob gewollt oder nicht – Verantwortung für die Psyche des Patienten. In Deutschland West wie Ost setzte diese Entwicklung hin zur Psychoonkologie später als in den USA ein, war aber in den 1980er Jahren, als Eysenck und Grossarth-Maticek ihre Studienergebnisse veröffentlichten, bereits in vollem Gange.[246]

Doch die psychosomatische Forschung geht auch im Rahmen der Psychoonkologie weiter. Allerdings sind die meisten Forscher heutzutage überzeugt, dass psychische Faktoren nicht Auslöser einer Krebserkrankung sein können. Stattdessen steht die Frage im Vordergrund, ob und wie die Psyche den Verlauf der Krebskrankheit beeinflussen kann, angefangen mit den ersten noch vereinzelten Krebszellen bis hin zur manifesten Erkrankung sowie später im therapeutischen Prozess. Ein Großteil dieser Forschung konzentriert sich auf das Feld der sogenannten Psychoneuroimmunologie. Diese wird oft auf Experimente zurückgeführt, die der Psychologe Robert Ader und der Immunologe Nicholas Cohen 1975 mit Ratten durchführten. Sie konditionierten die Ratten, indem sie sie gleichzeitig mit gesüßtem Wasser und einem Medikament fütterten, das die Immunabwehr herabsetzte. Als sie später den Ratten allein das gesüßte Wasser gaben, stellten sie fest, dass die zuvor konditionierten Ratten auch ohne Gabe des immunologisch wirksamen Medikaments anfälliger wurden und häufiger starben. Ihre Immunabwehr wurde offenbar herabgesetzt. Nach einer Reihe weiterer Versuche kamen Ader und Cohen zu dem Ergebnis, dass die Immunabwehr über das Nervensystem (in diesem Fall den Geschmackssinn) beeinflusst werden konnte.[247]

Psychoneuroimmunologische Forschungen beruhen also auf der Annahme, dass Stress, Gefühle und psychische Dispositionen die hormonalen Steuerungen des Nervensystems verändern können. Dadurch können wiederum Funktionen des Immunsystems, das zumindest teilweise vom Nervensystem gesteuert wird, geschwächt oder außer Kraft gesetzt werden. Diese Funktionsstörungen wirken sich möglicherweise auf das Wachstum von Tumoren ebenso aus wie auf die Wahrscheinlichkeit, dass ein Tumor metastasiert.

Bereits in den 1970er Jahren wurde in vielen Laboren an Gewebekulturen und im Tierexperiment daran gearbeitet herauszufinden, wie das Gegenspiel von Immunabwehr und Tumorwachstum auf zellulärer Ebene funktionierte. In diesen Jahren stand mit der »Wunderdroge« Interferon allerdings nur ein immunologisch vergleichsweise unspezifisch wirkendes Medikament zur Verfügung. In den seither vergangenen Jahren wurden immer mehr immunologische Mechanismen entdeckt, die Tumorzellen identifizieren und ausschalten können.[248] Als breiteres Forschungsfeld etablierte sich die Psychoneuroimmunologie der Krebskrankheit allerdings erst gegen Ende der 1980er Jahre.[249] Das oder vielmehr die Immunsysteme werden heute nicht mehr als ausschließlich autonome und selbstregulatorische Systeme verstanden. Bis heute ist die Forschung allerdings weit von einem auch nur annähernd vollständigen Wissen über die komplexen, an der Immunabwehr beteiligten Prozesse entfernt.

In Deutschland führte eine erste Tagung 1990 auf Einladung der Deutschen Krebshilfe einige der wichtigsten Protagonisten der »älteren« Psychosomatik wie Claus Bahne Bahnson und Thure von Uexküll mit Pionieren der Psychoneuroimmunologie wie dem amerikanischen Psychologen George F. Solomon zusammen.[250] Seitdem wird auch in der deutschen Krebsforschung verstärkt an psychoneuroimmunologischen Fragen gearbeitet. Auf diese Weise ist die Psychosomatik im Zentrum dessen angekommen, was aus heutiger Sicht als wissenschaftliche Avantgarde der Krebsforschung erscheint.[251] Dass es also eine wie auch immer geartete Verbindung zwischen Gefühlen und dem Wachstum eines Tumors durch die Vermittlung des Immunsystems gibt, halten heute die wenigsten Ärzte und Forscher grundsätzlich für fraglich.[252] Dass diese Verbindung weder besonders simpel noch besonders eindeutig ist, gehört allerdings ebenso zum heutigen *Common Sense*. George F. Solomon schrieb gegen Ende seines Lebens eine Liste der Weisheiten auf, die er im Laufe seines Lebens als Mensch und Forscher gelernt habe. Eine dieser Weisheiten lautete: »Sei misstrauisch gegenüber einfachen Antworten auf komplizierte Fragen.«[253]

KAPITEL 3
KREBS ERKENNEN

Sie hatte an diesem Tag so schön und strahlend ausgesehen wie immer, wenn sie auf Sendung war. Einzig der schrill pinkfarbene Blazer gehörte sonst nicht zu ihren bevorzugten Kleidungsstücken. Das war ein Tribut an den Anlass gewesen: die Pink Initiative. Schließlich sollte sie ein Vorbild sein, lächelnde Frontfrau der Brustkrebsfrüherkennung im jährlichen Kampagnenmonat. Es war der 1. Oktober 2013 und dieser Tag sollte mit einem Paukenschlag – die erste live im Fernsehen übertragene Mammographie! – die Früherkennungskampagne ins Bewusstsein aller Amerikanerinnen bringen.

Eigentlich hatte sie das nicht gewollt. Sie hatte gerade ein anderes Thema auf ihrer Agenda: Sie wollte in Erfahrung bringen, wie es der Witwe des Mannes ging, der sieben Jahre zuvor fünf Mädchen in einer Schule der Amish People erschossen hatte, um sich an Gott für den Tod seiner eigenen Tochter zu rächen, die zu früh geboren war und nur wenige Minuten gelebt hatte: Wie hatte eine solche Tragödie das Leben eines Menschen verändert?

Als die Produzenten des Fernsehsenders ABC sie anriefen, während sie mit Marie Monville, der Witwe, sprach, hatte sie unwillkürlich gedacht: Warum ich? Ich bin doch noch jung, Anfang 40, niemand in meiner Familie ist an Krebs gestorben, ich ernähre mich gesund, bewege mich regelmäßig, habe zwei Kinder geboren. Keiner der Krebsrisikofaktoren trifft auf mich zu. Aber vermutlich ging es genau darum, dass auch jemand, der nicht gefährdet war, eine Mammographie machen ließ und dass es gut ausging.

Ihre Freundin und Kollegin Robin Roberts, die eine Krebstherapie hinter sich hatte, hatte sie schließlich überzeugt. Sie hatte gesagt: Wenn Du mit dieser Aktion das Leben einer einzigen Frau retten kannst, weil sie deshalb eine Mammographie machen lässt, bei der ein Krebsknoten entdeckt wird, dann hat es sich gelohnt.

Also hatte sie an diesem 1. Oktober den pinkfarbenen Blazer angezogen und war zum Times Square gefahren, wo der während der Kampagnen eingesetzte

Mammographiewagen, das Mobile Breast Imaging Center, stand. Dort am Times Square hatte sich bereits eine große Menge von Frauen mit selbst geschriebenen Kampagnenplakaten und rosa Schleifen eingefunden. Auch Robin Roberts war dort, in einem kurzen und eng geschnittenen ebenso pinkfarbenen Kleid, das ihre schlanke und sportliche Erscheinung betonte. Sie hatten vor dem Mikrofon kurz darüber gesprochen, warum eine Mammographie für Frauen ab 40 so wichtig war, dass sie die Untersuchung seit einem Jahr vor sich her geschoben hatte, weil nie die Zeit dafür gewesen war und sie es – ehrlich gesagt – auch nicht für besonders akut hielt. In der vorher aufgezeichneten Talkrunde von »Good Morning America« hatte Robin gesagt: »Das ist wahrer Einsatz. Und wir zeigen Ihnen, was Sie tun können, um zu erfahren, dass Sie gesund und in Form sind.« Robin hatte nicht gesagt »ob«, sondern »dass«.

Als sie den Mammographiewagen betrat, jubelten ihr die Frauen wie einem Popstar zu. Die eigentliche Mammographie wurde selbstverständlich nicht live übertragen. Man zeigte sie nur einen Moment lang vor dem Gerät. Die Kamera nahm sie dann erst wieder in den Blick, als es vorbei war und ihre Kollegin sie in den Arm nahm, als habe sie eine kleine Mutprobe bestanden. Robin sagte lächelnd: »Ich kann Euch sagen, sie war heute Morgen so nervös und jetzt ist sie so glücklich.« Ja, so hatte es sich angefühlt. Erleichtert, dass es vorbei war, kicherten Robin und sie ins Mikrofon. So leicht war das also und nun fühlte sie sich gut, denn obwohl sie ja die Ergebnisse noch nicht kannte, war die Sache damit in ihren Augen vorbei. Überstanden also!

Am 11. November 2013 saß sie, die eigentlich eine der Moderatorinnen von »Good Morning America« war, als Gast dort in einer Talkrunde. Dieses Mal saß ihr Mann an ihrer Seite, der während der Live-Übertragung der Mammographie auf Reisen gewesen war – so sicher waren sie sich damals gewesen. Ein Irrtum, wie sie jetzt den Fernsehzuschauern erklärte. Bei der Mammographie war ein Krebsknoten entdeckt worden. Sie würde operiert werden und beide Brüste verlieren. Ob eine Chemotherapie notwendig sein würde, wusste sie noch nicht.

Diese Geschichte könnte aus dem Skript einer amerikanischen Fernsehserie stammen, in deren Mittelpunkt eine schöne und erfolgreiche Fernsehjournalistin steht. Auch die erst kurz vor diesen Ereignissen im Sommer 2013 beendete, zwischen Tragik und Komik schwankende amerikanische Serie »The Big C« hatte sich um eine hübsche Frau gedreht: Cathy Jamison, deren Leben mit der Diagnose »Malignes Melanom« eine tiefgreifende Wendung erfahren hatte. Die hier erzählte Geschichte ist jedoch *nicht* die Story einer kunstvoll ersonnenen TV-Figur, sondern das Schicksal einer realen Frau. Ihr Name ist Amy Robach. Millionen Zuschauer der populären Nachrichtensendung »Good Morning America« sahen zu, als sie lächelnd aus dem Mammographiewagen kam – so wie wiederum Millionen zusahen, als sie einen Monat später ihre Diagnose preisgab.[1] Amy Robach arbeitete während ihrer Therapie mit Unterbrechungen als Frontfrau des Senders ABC weiter – trotz doppelter Brustamputation, einer nachfolgenden Chemotherapie in acht Sitzungen, Bestrahlung und schließlich Brustrekonstruktion. Sie sprach im Fernsehen darüber, wie es ihr dabei ging, enthüllte gemeinsam mit ihrem Mann, einem aus der Serie »Melrose Place« bekannten Schauspieler, wie sehr die Krebsdiagnose und vor allem die nachfolgende Therapie ihre Ehe belastet habe, und veröffentlichte schließlich im September 2015 ein Buch mit dem Titel »Better«, in dem sie über ihre Erfahrungen und die Lehren, die sie aus ihrer Krebserkrankung gezogen hatte, berichtete.[2]

Manches an dieser Geschichte ist dezidiert amerikanisch. Vermutlich gibt es kein Land auf dieser Welt, in dem so viel über Krebs, insbesondere über Brustkrebs, gesprochen wird – und mit Sicherheit gibt es kein Land, in dem das Mammographiescreening derart offensiv beworben wird, unterstützt von Selbsthilfegruppen und *Breast Cancer Survivors*, die Pink zu ihrer Erkennungsfarbe gemacht haben. Obwohl es seit 2002 auf Beschluss des Deutschen Bundestages auch in Deutschland ein Mammographie-Screening-Programm gibt, das sich an alle Frauen zwischen 50 und 69 Jahren richtet, wird dieses nicht annähernd so oft genutzt wie in den USA. Im Gegenteil: Die Stimmen der Skeptiker, die den Nutzen des Mammographiescreenings grundsätzlich bezweifeln, sind zahlreich und unüberhörbar.[3]

Dennoch führt Amy Robachs Geschichte einen Trend vor Augen, der sich auch in Deutschland beobachten lässt und dessen Genealogie in diesem Kapitel freigelegt werden soll: Hier geht es also zum einen um die Geschichte des immer weiteren Ausgreifens des Früherkennungsgedankens. Erste Krebsfrüherkennungsmaßnahmen wurden zu Beginn des 20. Jahrhunderts erdacht. Sie zielten darauf ab, Menschen dazu zu erziehen, für die Krebserkrankung typische, aber zugleich höchst unspezifische Symptome zu registrieren und vom Arzt abklären zu lassen. Der französische Historiker Patrice Pinell hat dies als den Versuch der Erschaffung eines

Wächter-Patienten gekennzeichnet.[4] Mit den neuen, in der zweiten Hälfte des 20. Jahrhunderts erfundenen Früherkennungstechniken, allen voran dem Pap-Test zur Diagnose von Gebärmutterhalskrebs, ist der »Wächter-Patient« zunehmend durch ein anderes Ideal ersetzt worden: Das neuartige Präventionssubjekt sollte sich bereits *vor* dem Auftreten von Symptomen regelmäßigen »Check-Ups« unterziehen und verschiedene Techniken der präventiven Gesundheitspflege erlernen.[5]

Zum anderen ist dies die Geschichte der Gefühle, mit denen dieses Erziehungsziel erreicht werden sollte, ebenso wie der Gefühle, die Menschen gegenüber ihrem immer mehr als Risikoobjekt behandelten Körper empfunden haben. In der für diese Geschichte typischen Begriffsverwirrung zwischen Früherkennung und Vorsorge erscheint die Früherkennungsuntersuchung oft als Akt der Vorsorge. So wie Amy Robachs Freundin Robin Roberts den Zuschauern die Mammographie als Mittel anpries, gesund und in Form zu bleiben, gerät fast in Vergessenheit, dass nicht die Untersuchung die Herausforderung ist, sondern das mögliche Ergebnis: die Diagnose der Erkrankung. Und genau dies ist die Gefühlshaltung, die viele Früherkennungskampagnen auch in Deutschland heute zu vermitteln versuchen.

Ein besonders einprägsames Beispiel sind die Kampagnen der *Felix-Burda-Stiftung*, die seit 2001 die Darmspiegelung als probates Mittel der Früherkennung propagieren. Die in den Jahren 2008 und 2009 geschaltete Kampagne »I Feel Good« setzte in TV-Spots Prominente in Szene, die zu James Browns Soulklassiker »I Feel Good« tanzten. Der auf den Plakaten abgedruckte Text erklärte: »Fühlen Sie sich auch gut? Sie könnten trotzdem Darmkrebs haben. Weil man ihn erst spürt, wenn es zu spät ist. Wird er aber früh entdeckt, ist er zu 100 Prozent heilbar. Gehen Sie zur Darmkrebsvorsorge – wie ich. Danach fühlt man sich besser.«

Das Sich-gut-Fühlen hat also zwei Seiten: Als »intuitives« Körpergefühl ist es trügerisch. Gesundheit als »Leben im Schweigen der Organe« zu fühlen, so wie es der französische Philosoph und Arzt Georges Canguilhem einst definiert hat, erscheint als risikoreich.[6] Als berechtigt gilt es dagegen, wenn es eine Folge eigenen Vorsorgehandelns ist. Aber: Ob es einem danach wirklich besser geht, ist letztlich vom Ergebnis abhängig. Denn auch wenn die Heilungschancen – wie es das Kampagnenplakat verspricht – gut sind, wird sich wohl kaum jemand »gut fühlen«, wenn er oder sie die Diagnose Krebs bekommt. Dass dies von den Kampagnen oft ausgeblendet wurde, zeigt die Geschichte Amy Robachs.

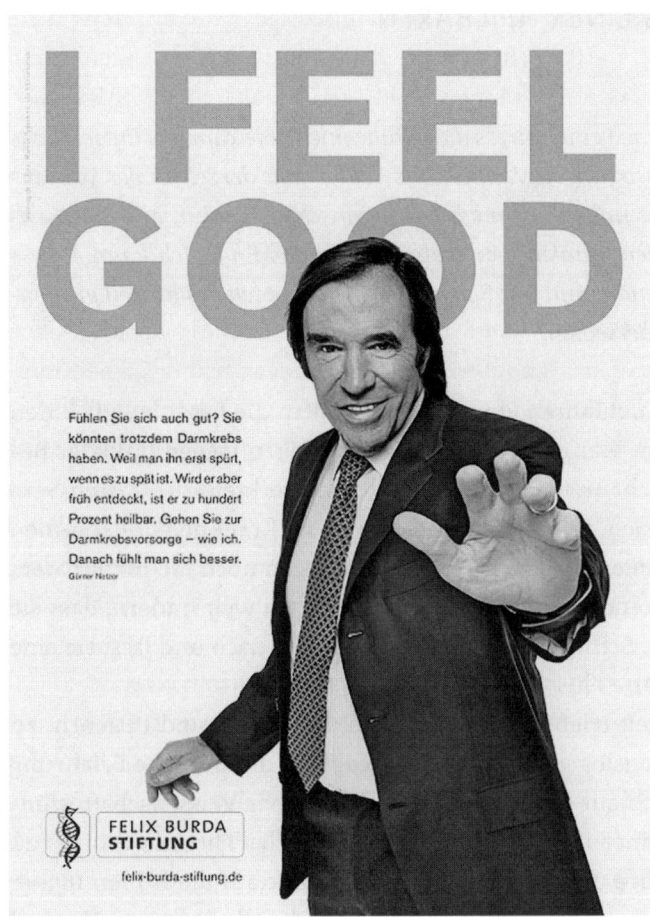

Fühlen Sie sich auch gut? Sie
könnten trotzdem Darmkrebs
haben. Weil man ihn erst spürt,
wenn es zu spät ist. Wird er aber
früh entdeckt, ist er zu hundert
Prozent heilbar. Gehen Sie zur
Darmkrebsvorsorge – wie ich.
Danach fühlt man sich besser.
Günter Netzer

FELIX BURDA
STIFTUNG

felix-burda-stiftung.de

Abb. 8: Werbekampagne der *Felix-Burda-Stiftung* (2009)

Mit welchen Gefühlen Menschen ihren Körper betrachten, dass sie ihn
überhaupt beachten sollten, und welche Gefühle es brauchte, um Menschen unterschiedlichen Geschlechts und verschiedener sozialer Herkunft
eine »angemessene« Haltung gegenüber ihrem Körper nahezubringen – dies
sind Fragen, die die Krebskampagnen seit mehr als 100 Jahren begleiten.
Jedoch: Die fundamentale Voraussetzung all jener Kampagnen war zunächst eine ganz simpel erscheinende Entwicklung: die Annahme, dass
Krebs heilbar sei, dass es also überhaupt Grund zur Hoffnung geben könne.

DIE ERFINDUNG EINER HEILBAREN
KRANKHEIT

»Carcinoma!« sprach es in mir; es durchfuhr mich; wie kam das Entsetzliche zu meinem noch so jungen Weibe? Das Leiden galt derzeit in der Wissenschaft für absolut unheilbar; nach leis heranschleichenden, alles Menschliche überbietenden Qualen war stets der Tod das Ende. Ich kannte diese Krankheit sehr genau; und mit Schaudern gedachte ich des letzten grauenhaften Stadiums derselben.[7]

Diese Gedanken durchfahren einen Arzt, von dem die Leser lediglich den Vornamen erfahren: Franz. Er hat seine geliebte Frau wegen unklarer Beschwerden untersucht und meint, einen Gebärmutterkrebs zu ertasten. Sein Verdacht bestätigt sich, aber er ist angesichts dieser Krankheit vollkommen hilflos – weder kann er etwas zur Heilung beitragen noch die furchtbaren, anfallsweise auftretenden Schmerzen seiner Frau so weit lindern, dass sie erträglich scheinen. Schließlich gibt er ihrem Bitten nach und lässt sie eine nicht näher präzisierte Flüssigkeit trinken, die sie tötet.

Hoffnungslosigkeit trieb diesen Arzt dazu, seine Frau und Patientin zu töten, eine Hoffnungslosigkeit, die sich sowohl auf die ärztliche Erfahrung des Mannes als auch auf die Autorität medizinischer Wissenschaft gründete. So ist es in einer 1887 veröffentlichten Novelle Theodor Storms zu lesen.[8] Storm datierte diese Geschichte sehr präzise auf die frühen 1850er Jahre. Aber »Das Bekenntnis« des Arztes Franz, das dieser seinem Freund Hans ablegt, endet nicht mit dem Eingeständnis, gegen seinen ärztlichen Eid Tod gebracht zu haben. Denn er erzählt weiter, dass er nur wenig später an das Krankenbett einer anderen Frau gerufen worden sei, die ebenfalls an Gebärmutterkrebs leidet. Diese ärztliche Aufgabe holt ihn aus der Erstarrung seiner Trauer heraus. Er liest erneut medizinische Fachzeitschriften. Dort entdeckt er einen Artikel über die »Abdominalkrankheiten« der Frau, und Storm führt aus:

Dann kam ein Satz, und wie mit glühenden Lettern hat er sich mir eingebrannt: »Man hat bisher«– so las ich zwei- und dreimal wieder –, »dies Leiden für absolut tödlich gehalten; ich aber bin imstande, in Nachstehendem ein Verfahren mitzuteilen, wodurch es mir möglich wurde, von fünf Frauen drei dem Leben und ihrer Familie wiederzugeben.«[9]

Mit dem Einverständnis der erkrankten Patientin führt der Arzt Franz die lebensgefährliche Operation durch und kann die Frau heilen. Das Bekenntnis endet mit der bitteren Einsicht des Arztes, sich der Hoffnungslosigkeit zu früh hingegeben zu haben. So hat er es aufgegeben, als Mediziner zu handeln, und hat die Nachricht über die mögliche rettende Operation nicht gelesen – eine Nachricht, die noch zu Lebzeiten seiner Frau publiziert worden ist. Seine Schuld, die er nun mit einem Leben in selbstauferlegter Einsamkeit und absoluter Hingabe an den Beruf des Mediziners zu sühnen versucht, ist die Schuld desjenigen, der die Hoffnung auf die Wissenschaft hat fahren lassen.

Storm formulierte diese außerordentlich berührende Anklage der Hoffnungslosigkeit zu einem Zeitpunkt, als diese Frage für ihn selbst eine existentielle Bedeutung hatte. Denn Anfang 1887 hatte er die Diagnose Magenkrebs gestellt bekommen. Er war über diese Diagnose derart verzweifelt, dass sein Bruder, ein Arzt, gemeinsam mit einem Kollegen schließlich eine zweite Meinung einholte, die dann – absprachegemäß – zu dem Ergebnis kam, es handele sich um eine Fehldiagnose, Storm leide in Wirklichkeit an einer zwar ebenfalls lebensgefährlichen, aber eben nicht »hoffnungslosen« Erweiterung der Bauchaorta. Genau in diesem halben Jahr zwischen Erst- und Zweitdiagnose arbeitete Storm am »Bekenntnis«.[10]

Storm legte offenbar großen Wert darauf, die therapeutische Hoffnung, die den inneren Wendepunkt der Novelle darstellte, auch außerliterarisch so glaubwürdig wie möglich zu gestalten. Die Passagen, die sein Protagonist Franz in der medizinischen Fachzeitschrift las, waren fast wörtliche Zitate aus einem Artikel, den der Straßburger Gynäkologieprofessor Wilhelm Alexander Freund veröffentlicht hatte.[11]

Das letzte Drittel des 19. Jahrhunderts war – darauf deutet Storms Novelle – für viele Krebschirurgen eine Zeit des Aufbruchs und der Hoffnung. Zwar hatten Ärzte auch schon in der Frühen Neuzeit Krebsoperationen durchgeführt. Aber diese waren Ausnahmetherapien, die sich keinesfalls als Standardbehandlung für Krebspatienten jeden Alters und jeder sozialen Herkunft anboten.[12] Möglich waren sie überhaupt nur, wenn die Patienten über einen gewissen Wohlstand verfügten, da die Operationen in Privathäusern durchgeführt wurden und Pflegerinnen eingestellt werden mussten, um die frisch Operierten zu Hause während des langwierigen Heilungsprozesses zu betreuen.

Zu einer Zeit, da weder starke Narkosemittel zur Verfügung standen noch die Grundzüge der aseptischen Operation bekannt waren, bedeutete eine Krebsoperation eine unvorstellbare Tortur und ging mit einem hohen Risiko einher. Größere Bauchoperationen waren schlichtweg nicht möglich. Und wer all dies überlebte, starb doch meist bald an Rezidiven oder Metastasen. Äußerst wenige Menschen konnten so bis Mitte des 19. Jahrhunderts vom Krebs geheilt werden. Dies ist auch der Grund, warum solche Fälle große Aufmerksamkeit auf sich zogen. So etwa die Geschichte der englischen Schriftstellerin und ehemaligen Hofdame Frances (»Fanny«) Burney, die sich 1811 im Alter von 58 Jahren nach langem Zögern und immer unerträglicher werdenden Schmerzen entschied, ihre von einem Krebstumor befallene Brust amputieren zu lassen. Sie erlebte diese von sieben Ärzten durchgeführte Operation bei vollem Bewusstsein. Drei Monate später schilderte sie ihrer Schwester dieses traumatische Erlebnis in einem langen Brief.[13] Sie überlebte ihre Operation um 29 Jahre. Postum wurden ihre Briefe zwischen 1842 und 1846 veröffentlicht, so dass die Einzelheiten ihrer Krankengeschichte einem größeren, des Englischen mächtigen Publikum auch im deutschsprachigen Raum bekannt gewesen sein dürften.

Beim Verdacht auf Krebs frühzeitig einen Arzt aufzusuchen, erschien vor diesem Hintergrund nur bedingt ratsam. Wer dies tat, wurde eher mit ätzenden Umschlägen und Stärkungsmitteln behandelt. Dies begann sich zu ändern, als Storm seine Novelle schrieb, die diesen Umschwung von der ärztlichen Hoffnungslosigkeit zur medizinischen Hoffnung in den Blick nahm.

Voraussetzung dafür waren Fortschritte in der Schmerzausschaltung und Operationstechnik. 1847 wurde in Deutschland die erste Äthernarkose durchgeführt. Diese Methode verbreitete sich rasch. Erst diese bald immer weiter modifizierte Narkosetechnik erlaubte eingreifendere längere Operationen – Frances Burneys Brustamputation hatte »nur« zwanzig Minuten gedauert.[14] Das gefürchtete Risiko der Wundinfektion konnte erst einigermaßen kontrolliert werden, nachdem Louis Pasteur und Joseph Lister entdeckt hatten, dass Bakterien allgegenwärtig waren. Sie hatten daraufhin Methoden entwickelt, mit denen Operationsbesteck und -feld desinfiziert werden konnten, die sogenannte Anti- beziehungsweise Asepsis (1864/67). Auch diese Entdeckung fand schnell Eingang in die international gut vernetzte deutschsprachige Medizin.

Dementsprechend konnten im späten 19. Jahrhundert Krebserkrankungen erstmals operiert werden, die vorher als inoperabel galten (wie etwa Magenkrebs). Außerdem wurden Operationsverfahren für einige der häufigsten Krebserkrankungen entwickelt, die als »Standardprotokoll« in Lehrbücher Eingang fanden und zum Teil bis heute in modifizierter Form vermittelt werden.[15] Erst in diesem Augenblick, als die Vision der Heilbarkeit in den Augen einer Elite von Chirurgen Gestalt gewann, konnte Früherkennung überhaupt zum erstrebenswerten Ziel erklärt werden.[16] Die »Aufbruchstimmung« der Chirurgen wurde befeuert durch den Optimismus, der die gesamte Medizin des späten 19. Jahrhunderts beflügelte. Gerade erst waren die Bakterien als Krankheitserreger entdeckt und unter dem Mikroskop sichtbar gemacht worden, so dass Übertragungswege erforscht und Impfstoffe entwickelt werden konnten. Einige der zuvor tödlichsten Krankheiten wie Diphtherie, Milzbrand, Tollwut und Wundstarrkrampf wurden so zu vermeidbaren Krankheiten. Die Ausbreitung anderer Krankheiten, etwa der Cholera, konnte nun durch Hygienemaßnahmen verhindert werden.

Diese Entdeckungen gaben der Idee der Krankheitsprävention enormen Auftrieb. Zwar hatte auch zuvor die Sozialhygiene präventiv wirken wollen, indem sie gesunde Lebensverhältnisse durch ausreichende Ernährung, saubere, gut belichtete und angemessen belüftete Wohnungen in Städten mit Grünflächen und Kanalisation hatte schaffen wollen. Nun aber zielte die Prävention auf die Verhinderung ganz bestimmter Krankheiten ab, indem die Menschen über die je spezifischen Übertragungswege aufgeklärt und über dementsprechende Verhaltensänderungen in Kenntnis gesetzt wurden. Die ersten Präventionskampagnen dieser neuen Art richteten sich gegen weit verbreitete Krankheiten, gegen die zu diesem Zeitpunkt weder Impfstoffe noch sicher wirksame Medikamente hatten gefunden werden können: gegen Geschlechtskrankheiten wie Gonorrhoë und Syphilis sowie gegen Tuberkulose.[17]

Insbesondere die Kampagnen gegen Tuberkulose galten denjenigen als vorbildhaft, die sich am 18. Februar 1900 in Berlin zusammenfanden, um das *Comité für Sammelforschung auf dem Gebiete der Krebsforschung* zu gründen.[18] Zu den wesentlichen Zielen des *Comités* gehörte es, die bisher nur von einer kleinen Schar von Ärzten genährte Hoffnung, die Krebskrankheit heilen zu können, einem Laienpublikum zu vermitteln und Möglichkeiten der frühzeitigen Erkennung von Krebs zu entwickeln.

Dementsprechend formulierte bereits eine Publikation der *Internationa-*

len Hygiene-Ausstellung in Dresden 1911 als Ziel, »darauf hinzuweisen, daß der Krebs, wenn er rechtzeitig erkannt und operiert wird, heilbar ist«. Dieses »Rechtzeitig erkannt – heilbar« wurde zum Mantra eines Jahrhunderts der Krebsfrüherkennung. Es findet sich auf unzähligen Plakaten und Merkblättern wieder. Dennoch stecken hinter diesen drei schlichten Wörtern historisch wandelbare Vorstellungen darüber, was »rechtzeitig« bedeutet, wie und was man als Krebs erkennen kann und schließlich auch, was als Heilung gelten kann. Vor allem aber veränderten sich Annahmen darüber, was der rechtzeitigen Diagnose im Weg stand und wie man diese Hindernisse ausräumen und die von Krebs bedrohten Menschen dazu bringen könne, den einzigen Weg der Hoffnung zu beschreiten: den Weg zum qualifizierten Arzt.

Als die *Internationale Hygiene-Ausstellung* am 6. Mai 1911 in Dresden ihre Pforten öffnete, strömten unzählige Besucher auf das weitläufige Ausstellungsgelände, um einen Blick auf das »Welt-Wissen« über Körper und Hygiene zu werfen. Auch das Wissen über die Krebskrankheit gehörte zu dieser Bestandsaufnahme.

Die Ausstellung gab den Startschuss für die erste größere Kampagne des *Deutschen Zentralkomitees für Krebsforschung*, wie es nun hieß. Zugleich zeigte die Ausstellung, dass es dem *Zentralkomitee* in den ersten zehn Jahren seines Bestehens bereits gelungen war, das Thema »Krebs« auf die Agenda der Gesundheitspolitik zu setzen: Eine eigene Abteilung der Hygieneausstellung widmete sich der Krebskrankheit. Damit war aber nur ein begrenzter Erfolg erreicht: Denn weder erhielt die Krebsforschung aus Sicht der Komiteemitglieder eine angemessene staatliche Unterstützung, noch war es gelungen, das »Wissen« über das kurze Zeitfenster der Heilbarkeit weiten Kreisen der Bevölkerung zu vermitteln.

Ein Ziel war es deshalb, Druck auf die politisch Verantwortlichen aufzubauen. Sie sollten weniger »menschenmordende ›Dreadnoughts‹« [Kriegsschiffe] bauen – wie der Krebschirurg Vinzenz Czerny es formulierte – und mehr Geld in die Krebsforschung stecken.[19] Statistische Tafeln belegten die zunehmende Verbreitung der Krebskrankheit und verwiesen auf die hohen Kosten, die Behandlung und Pflege von Krebskranken verursachten. Ebenso wurde auf die Produktivitätsausfälle durch vorzeitig aus dem Beruf scheidende Arbeitskräfte hingewiesen. Die Krebskrankheit erschien so als wesentliches Problem der »Menschen-Ökonomie«. Dies war ein zentraler Begriff für Karl August Lingner, den Initiator des Hygiene-Museums, der damit ein Konzept des Soziologen Rudolf Goldscheid übernahm.[20] Mit der Ausstellung sollte die Krankheit Krebs zudem aus dem privaten Raum geholt und ein öffentliches, versachlichtes Sprechen über Krebs etabliert werden, das dazu dienen sollte, den möglichen Krebsverdacht gegenüber dem Arzt frühzeitig zu formulieren.

In der Ausstellung stand demgemäß der Aspekt der Enthüllung und Versachlichung im Vordergrund. Damit wurde der medizinisch-wissenschaftliche Blick sowie die entsprechende Sprache als angemessener Zugang vorgeführt. Doch das zur Schau gestellte Körperwissen wurde in einer spezifischen Art und Weise visuell inszeniert: als Aufdeckung der Geheimnisse des Körpers, als Sichtbarmachung des eigentlich Verborgenen durch die neuen Techniken der Wissenschaft. So sollten die Neugierde der Besucher geweckt, ihre Faszination für die Funktionsweise des Körpers angeregt und sie in die Ausstellung gelockt werden.[21]

Dementsprechend stand für die Kuratoren der Sonderabteilung »Krebs« das in den medizinischen Laboren hergestellte Wissensobjekt im Vordergrund.[22] Geradezu enzyklopädisch wurde das Wissen über Krebs ausgestellt, ohne es auf die Handlungsmaxime »Früherkennung« zuzuspitzen. So befand sich unter den 488 ausgestellten Objekten eine Vielzahl anatomischer Präparate. Auch Wachsmodelle (Moulagen), die direkt am lebenden Modell hergestellt worden waren und deshalb besonders lebensecht wirkten, wurden den Blicken der Besucher dargeboten. Daneben gab es Abbildungen mikroskopischer Präparate zu sehen, die eine Fülle unterschiedlich lokalisierter bösartiger Geschwülste bei Mensch, Tier und Pflanze zeigten und Aufschluss über die experimentelle Praxis im Labor gaben.

Die Objekte präsentierten weit fortgeschrittene Geschwülste – Präparate, die aus heutiger Sicht beängstigend, abstoßend oder ekelerregend wirken. In späteren Ausstellungen wurde auf solche Präparate nur noch zurückgegriffen, wenn ihnen eine Abbildung gegenübergestellt werden konnte, die Heilung zeigte. Von solchen Bildfolgen wurde zwar auch 1911 Gebrauch gemacht, aber nicht in nennenswertem Ausmaß. Offensichtlich hielt man die mögliche Krebsangst an dieser Stelle für unproblematisch. Die Präsentation dieser Objekte zielte einzig darauf, Bewunderung für und Vertrauen in die Kompetenz der Medizin zu wecken sowie den Blick auf die Krebsgeschwulst öffentlich zu machen.

Flankiert wurde dies von einem kleineren Ausstellungsteil, der die erste lokal begrenzte Kampagne zur Früherkennung des Gebärmutterhalskrebses dokumentierte. Diese war zwischen 1903 und 1907/08 durch den Königsberger Gynäkologieprofessor Georg Winter für die Provinz Ostpreußen konzipiert worden. Der Erfolg dieser Kampagne wurde mit Tabellen, Kurven und Graphen belegt, die darüber Auskunft gaben, wie nach Beginn der Informationskampagne die Zahl derjenigen Frauen gestiegen sei, die kurz nach Auftreten der ersten Symptome den Arzt aufgesucht hatten. Komplizierte Berechnungen sollten nachweisen, wie viele Frauen durch die Früherkennungskampagne und eine dadurch veranlasste Frühoperation gerettet worden seien.[23] Diese Tafeln suggerierten einen eindeutigen Zusammenhang zwischen Früherkennung, Frühoperation und Heilung, so als ob jede Frau, deren Gebärmutterhalskrebs früh erkannt wurde, auch gerettet würde. Georg Winter wusste sehr genau, dass dies nicht zutraf. Ebenso räumte er an anderer Stelle ein, dass viele andere Krebserkrankungen erst so spät Symptome verursachten, dass nur die Hälfte der Fälle trotz Früherkennung operiert werden konnte.[24] Der Gebärmutterhalskrebs taugte also nur bedingt als allgemeingültiges Modell für Krebsfrüherkennungskampagnen, so wie es die Platzierung innerhalb der Ausstellung nahelegte.

Dennoch berichtete Winter am 10. März 1911 auf Einladung des *Zentralkomitees* detailliert über seine Kampagne. Drei Hindernisse benannte Winter hier auf dem Weg zu einer effektiven Früherkennung. Dazu zählte erstens die mangelnde Kompetenz niedergelassener Ärzte, einen Gebärmutterhalskrebs zu diagnostizieren. Denn viele verzichteten auf eine »innere« gynäkologische Untersuchung mithilfe eines Spekulums (»Scheidenspiegel«), obwohl die Abklärung möglicher Frühsymptome nur auf diese Weise zuverlässig erfolgen könne. Zweitens ging Winter davon aus, dass viele Frauen nicht wüssten, dass die häufig auftretenden und meist harmlosen Symptome auch einen beginnenden Gebärmutterhalstumor anzeigen könnten. Dementsprechend würden die Frauen den Symptomen lange Zeit keine Beachtung schenken. Und drittens nahm Winter an, dass diejenigen Frauen, die einen Krebsverdacht hegten, oft erst spät zum Arzt gingen, weil sie dem Arzt in puncto Krebsbehandlung weniger zutrauten als den »Kurpfuschern« oder annahmen, dass Krebs nicht heilbar sei.[25]

Darum zielte Winters Kampagne auf zwei Gruppen: auf die niedergelassenen Ärzte, die besser in den Methoden der Krebsfrühdiagnose ausgebildet werden sollten, sowie auf das Laienpublikum, das er über die Krebsfrühsymptome ebenso wie über die Aussicht auf Heilung durch Frühoperation aufklären wollte. Eine dritte Gruppe waren aus Sicht Winters Hebammen und Krankenschwestern, die er miteinbeziehen wollte, weil er festgestellt hatte, dass diese von Frauen aus dem Kleinbürgertum und der Unterschicht eher zu Rate gezogen wurden als Ärzte. Deren Aufgabe sollte in einer Art Wegweiserfunktion bestehen.

Doch Winters Kampagne war auch heftig kritisiert worden. Ihm wurde vorgeworfen, er schüre mit seiner groß angelegten, auf die Tagespresse gestützten Kampagne die Krebsangst der Bevölkerung.[26] Im Kern ging es bei diesem Vorwurf um die Frage, mit welchen Gefühlen und welcher Haltung Menschen ihrem Körper begegnen sollten. Sollten sie ihn als komplexes, schützenswertes Wunderwerk ansehen und darum die Notwendigkeit erkennen, ihren Körper zu pflegen und durch Vermeidung bestimmter Gefahren vor Ansteckung mit Tuberkulose oder Geschlechtskrankheiten zu schützen? Oder sollten sie ihrem subjektiven Gefühl von Gesundheit vertrauen, »stark« sein und nicht über jedes »Zipperlein« klagen?

Die Kampagnen der Krebsaufklärung wollten dagegen dazu erziehen, *bestimmte* »Zipperlein« ernst zu nehmen, auch wenn sich die Betroffenen subjektiv gesund fühlten. Sie sollten also ein Bewusstsein für die in ihrem scheinbar gesunden Körper verborgene existentielle Bedrohung entwickeln und lernen, dementsprechend »achtsam« gegenüber ihrem Körper zu sein.[27] Unerwünscht war jedoch auch aus Winters Sicht eine unablässige Selbstbeobachtung, die den Körper niemals im Zustand der Gesundheit schweigen ließe, um Canguilhems Formulierung aufzugreifen. Dementsprechend schrieb er:

Der Grundgedanke dieser Aufklärung ist der, dass der Kranke die Möglichkeit einer Krebsentwicklung stets im Auge haben soll, wenn Symptome oder Befunde der genannten Art sich bei ihm einstellen. Er soll keineswegs durch Furcht vor einem Krebs zu einem beständigen Untersuchen auf Knoten und zu einem argwöhnischen Beobachten aller körperlichen Funktionen veranlasst werden, er soll nur diese ihm sich darbietenden Störungen beachten und dem Arzt zur Beurteilung vorlegen.[28]

Winter hegte keinen Zweifel daran, dass es möglich war, eine solche quasi auf den Punkt gebrachte Angst vor Krebs zu erzeugen. Denn er hielt die Menschen für viel zu robust in ihrer Haltung zu ihrem Körper, als dass sie zu einer quälend angstvollen ständigen Selbstbeobachtung neigen würden. Eher müsse man feststellen, dass sie ihrem Körper in »indolentem Stumpfsinn« überhaupt keine Beachtung schenkten oder vor lauter alltäglicher Not und Verpflichtung keine Zeit fänden, um sich um ihren Körper zu kümmern.[29] Aufgrund dieser Einschätzung erkannte Winter in der Angst einen wichtigen Bundesgenossen, der diese Widerstände überwinden helfen und die Menschen schnell zum Arzt treiben könnte. Angst, für die es eine Handlungsoption gab, erschien ihm unproblematisch. Denn der gesunde und über die Heilungschancen informierte Mensch würde auf die Angst mit einem vollständig »rationalen« Muster reagieren: sprich zum Arzt gehen und dessen Diagnose erfragen. Und ebenso wenig zweifelhaft erschien, dass die Angst sofort wieder verschwand, wenn der Arzt feststellte, dass kein Krebs vorlag.[30]

Damit folgte Winter einem Verständnis von Angst, das im späten 19. Jahrhundert dominant war. Dieses konzipierte Angst als ein in Maßen angemessenes oder sogar sinnvolles, da handlungsmotivierendes Gefühl, das aber bei entsprechender Erziehung von jedem Menschen überwunden werden konnte. Angst wirkte also nicht langfristig verstörend oder, wie es später heißen sollte: traumatisierend. Sowohl Erziehungsratgeber als auch Kinder- und Jugendliteratur dieser Zeit erwähnten Angst, ohne ihr Auftreten per se als moralisch negativ zu kennzeichnen. Der Innensicht auf die Angst wurde wenig Raum gegeben. Entscheidend war, dass die Angst überwunden wurde – und dafür boten die Geschichten Vorbilder und gaben die Ratgeber Hinweise.[31] Auch in der Emotionspsychologie dieser Zeit, wie sie etwa Wilhelm Wundt oder William James vertraten, hatte Angst einen evolutionshistorisch erklärbaren Sinn: Sie sollte auf Gefahren aufmerksam machen und den Körper zu Flucht oder Angriff mobilisieren.[32]

Mit der Wende zum 20. Jahrhundert mehrten sich allerdings Stimmen, die Angst für problematischer hielten. Insbesondere in Erziehungsratgebern sowie der Kinder- und Jugendliteratur wurde nun ausführlicher beschrieben, wie nachhaltig verstörend Angst wirken könne. Einige Ratgeber räumten ein, dass die von Eltern erwartete und durch »Testsituationen« wie das Alleinlassen im Keller forcierte Überwindung der Angst scheitern und die kindliche Seele in ihrer Entwicklung zu emotionaler Stärke hemmen könne. Die Einsicht in dieses psychische Innenwirken der Angst verdankte sich dabei auch der Psychoanalyse, deren Aufstieg zu dieser Zeit begann.[33]

Genau diese Frontstellung der beiden Angstbegriffe kennzeichnete die Debatte um das erste Krebsinformationsblatt des *Zentralkomitees*, das der Berliner Arzt Dr. Alfred Pinkuß entworfen hatte und das 1911 in erster Auflage in ganz Preußen verteilt wurde.[34] Wohlgemerkt: Die Diskussion entzündete sich weder an der Aufmachung des Faltblattes, das auf das geschriebene Wort setzte, noch an der Auswahl der Informationen. Stattdessen richtete sich die Kritik auf die Zumutung, Frauen und Männer mit dem Wissen um eine potentielle, noch verborgene Krebskrankheit zu belasten und ihnen Skepsis gegenüber ihrem intuitiven Gefühl des Wohlseins beizubringen, so dass sie bei kleinsten Symptomen das Schlimmste befürchten würden. So warnte etwa Dr. Kroenig, Oberhebarzt für die Kreise Freiburg, Lörrach und Waldshut, in einem Schreiben an das Badische Innenministerium davor, das Merkblatt zu übernehmen:

> *[...] nach meiner persönlichen Überzeugung wird ein derartiges Merkblatt nur den einen Erfolg haben, ein Heer von Hypochondern zu erzeugen und an und für sich ängstliche Individuen nur noch zu weiterer Beobachtung aufpeitschen. Wer künstlich in solche Krebsfurcht hineingetrieben wird, verliert die Lust am Leben und an der Arbeit, es wird dadurch mehr Unheil am Volksleben erzeugt, als durch die etwas frühere ärztliche Beratung genützt werden kann.*[35]

Der Gynäkologe Kroenig wollte also nicht glauben, dass die Krebsangst auf den einen Moment begrenzt werden könne, in dem tatsächlich Symptome auftraten. Angst war in seiner Sicht ein eher paralysierendes Gefühl: Es trieb zwar möglicherweise den Hypochonder zum Arzt, dafür aber dringe es quasi unaufhaltsam in alle Lebensbereiche ein und bringe die innere Lebensenergie zum Erlöschen. Nach seiner Überzeugung waren die »Normalsterblichen« dem Wissen um die permanent vorhandene Bedrohung ihres Lebens nicht gewachsen. Auch teilte er den Optimismus des *Zentralkomitees* im Hinblick auf die durch Früherkennung deutlich steigenden Heilungschancen nicht und warf dem Verfasser des Merkblatts Pinkuß vor, unberechtigte Hoffnungen zu wecken, deren vorauszusehende Enttäuschung das Vertrauen in die Ärzteschaft untergraben werde.[36]

Sowohl die Mitglieder des *Zentralkomitees* als auch die zuständigen Mitarbeiter des Kaiserlichen Gesundheitsamts nahmen diese Bedenken ernst.

Sie bestritten nicht, dass das Merkblatt Angst erzeugen könne. Allerdings bewerteten sie den erwünschten Effekt, die frühere Diagnose und Behandlung von Krebs, höher als die Belastung der Bevölkerung durch Krebsangst, deren Auswirkungen man für weniger dramatisch hielt, als Kroenig es voraussagte.[37] Mit dieser Einschätzung schlug die deutsche Gesundheitspolitik einen anderen Weg ein, als ihn etwa Großbritannien und die Niederlande verfolgen sollten. Beide Länder führten aus den von Kroenig angeführten Gründen bis in die 1950er Jahre keine an das Laienpublikum gerichteten Früherkennungskampagnen durch. Sie beschränkten sich auf Informationskampagnen für Ärzte, Hebammen und Gemeindeschwestern, die ihre Patientinnen im Blick behalten und aufmerksam auf Klagen über mögliche Frühsymptome achten sollten, um erst in diesem Fall auf eine Untersuchung zu drängen.[38] In Frankreich und den USA teilte man dagegen das Vertrauen in die emotionale Robustheit der Bevölkerung gegenüber der Krebsangst und konzipierte ähnliche Früherkennungskampagnen, für die die Aktion Georg Winters sogar als Vorbild herangezogen wurde.

GEFÜHLSRESONANZEN IN DER ZWISCHENKRIEGSZEIT

In den 1920er Jahren änderten sich die ökonomischen Bedingungen der Gesundheitspolitik. Dies hatte durchaus Effekte auf die Früherkennungskampagnen. Daneben hatte nun der Film seinen großen Auftritt, und es wandelten sich psychologische Vorstellungen darüber, wie die Bevölkerung belehrt werden konnte. Fragen der Verantwortlichkeit und moralischen Verpflichtung, die an gesundheitspolitische Imperative gebunden wurden, traten stärker in den Vordergrund.

Die Jahre der Inflation und der Währungsreform von 1923 waren eine Zeit der Not für viele. Auch die Krankenversorgung war davon betroffen. Die Bettenausstattung mancher Krankenhäuser lag zeitweise dramatisch unter dem tatsächlichen Bedarf, so dass die Verwaltungen nach Möglichkeiten suchten, Patienten schnell wieder aus dem Krankenhaus zu entlassen. Dies waren schwierige Bedingungen, um eine angemessene Behandlung von Krebskranken durchzusetzen, die in der Regel langwierig, pflegeaufwendig und oft nicht erfolgreich im Sinne einer definitiven Heilung war.

Auch für die Früherkennungskampagnen war dies eine schwere Zeit. In den Jahrzehnten zuvor war Krebs oft als Alterskrankheit dargestellt worden – die Zunahme der Krebserkrankungen wurde mit einem Anstieg der Lebenserwartung begründet. Darum fiel es nun in Zeiten knapper Kassen nicht leicht, öffentliche und private Gelder zu mobilisieren, während andere »Volkskrankheiten« wie Syphilis und Tuberkulose, die überwiegend jüngere Menschen betrafen, weit oben auf der gesundheitspolitischen Agenda standen. Außerdem war eine Krebsbehandlung kostspielig, insbesondere wenn Radium zum Einsatz kam, das mangels eigener Vorkommen teuer auf dem Weltmarkt erworben werden musste.

Dieser Hintergrund erklärt, warum in den Kampagnen der 1920er Jahre betont wurde, dass auch Menschen zwischen 30 und 60 Jahren an Krebs erkrankten und dass insbesondere der Gebärmutterhalskrebs, der schon zuvor im Vordergrund gestanden hatte, nun noch mehr in den Mittelpunkt gestellt wurde. Denn tatsächlich erkrankten überwiegend Frauen dieser Altersspanne an Gebärmutterhalskrebs – in einem Alter also, in dem sie als Mütter gebraucht wurden.[39] Ähnliches traf für den Magenkrebs zu, an dem überwiegend Männer im fünften und sechsten Lebensjahrzehnt erkrankten, die also noch einer Erwerbsarbeit nachgingen. Andere, nur schwer frühzeitig zu entdeckende und überwiegend ältere Menschen betreffende Krebserkrankungen blieben dagegen in den Kampagnen meist unerwähnt.

In den vom Dresdner Hygiene-Museum verantworteten Ausstellungen und Kampagnen der 1920er und frühen 1930er Jahre wurde weiterhin der Vermittlung von Wissen über Frühsymptome und Frühbehandlung großes Gewicht beigemessen. Aber das Vertrauen in die handlungsstimulierende Wirkung von Wissen allein schwand deutlich. Denn die beteiligten Ärzte stellten fest, dass es oft nicht Unkenntnis war, die die Menschen davon abhielt, einen Arzt aufzusuchen. Vielmehr berichteten Patienten, dass sie sich trotz ihres Krebsverdachts gegen eine frühe Behandlung entschieden hätten. Manchmal hatten sie diese Entscheidung sogar nach Konsultation ihres Hausarztes oder Gynäkologen getroffen, da auch dieser die Möglichkeit einer Krebsheilung bezweifelt und damit ihre bereits vorhandene Skepsis gegenüber einer schulmedizinischen Behandlung bestärkt habe.[40]

Die Kampagnenmacher führten diese »Hoffnungslosigkeit« der niedergelassenen Ärzte auf eine durch deren Alltagserfahrungen verursachte statistische Verzerrung der Heilungsraten zurück. Denn die niedergelassenen Ärzte würden meist nur die erfolglos behandelten, sterbenden Krebspatienten zurücküberwiesen bekommen, während geheilte Patienten unter Umständen erst Jahre später in den Praxen wieder auftauchen würden.[41] Dennoch mussten auch die auf Krebsstationen beziehungsweise in der Chirurgie oder Radiologie beschäftigten Ärzte eingestehen, dass bis zu 80 Prozent der Patienten von vorneherein als nicht operabel anzusehen waren und die längerfristigen Heilungsraten operierter oder bestrahlter Patienten gering blieben.[42] Sie hegten jedoch weiterhin die Hoffnung, diese Raten durch frühzeitigere Diagnosen steigern zu können.

Solange aber keine konkreten Nachweise dafür vorlagen, dass Früherkennung Heilungschancen verbesserte, war kaum auf eine Unterstützung der skeptischen Haus- und Frauenärzte zu zählen, die die durch die Therapien verursachten »Verstümmelungen« als Gegengewicht in die Waagschale warfen. Darum wählte man an einigen Orten einen »Umweg«: So entschied etwa 1929 der badische *Landesverband zur Bekämpfung des Krebses*, zentrale »Untersuchungs- und Fürsorgestellen zur Verhütung und Bekämpfung von Geschwulstkrankheiten« einzurichten.[43] In Berlin waren solche Fürsorgestellen bereits vor dem Ersten Weltkrieg eingerichtet worden.[44]

Diese Beratungsstellen sollten die Hoffnungslosigkeit vieler Ärzte überspielen, die dadurch gar nicht mehr gefragt werden mussten. Viele Beratungsstellen trugen nicht das Wort »Krebs« in ihrem Namen, sondern den weitaus unverfänglicheren Begriff »Geschwulst«, denn eine Geschwulst konnte ja auch gutartig sein. So sollte die Hoffnung bestärkt werden, dass der verdächtige Knoten, die andauernde Blutung nicht auf einen Krebstumor zurückzuführen war, sondern nur auf eine harmlose Geschwulst.[45] Zu erwarten war eine entlastende Diagnose – so suggerierten es eine Reihe von Merkblättern und andere Aufklärungsmaterialien. Der Besuch einer Beratungsstelle verhieß also Beruhigung und Wohlgefühl, so wie es auch viele Jahre später die lächelnden Menschen der »Feel Good«-Kampagne versprechen sollten.[46]

Gleichzeitig sollten die Beratungs- und Fürsorgestellen leichter zugänglich sein als die Kliniken, so dass Menschen mit einem Krebsverdacht sicher sein konnten, dass die Behandlung ohne großen Zeitverlust sowie ohne hohe Reise- und Unterbringungskosten wohnortnah durchgeführt werden könne. Der Gedanke, Beratungsstellen als niedrigschwelliges und kostenloses, diagnostisches ebenso wie präventiv wirkendes Angebot einzurichten, gehörte zu den sozial- und gesundheitspolitischen Instrumentarien, die in der Weimarer Zeit zunehmend erprobt wurden. Insbesondere

Erziehungsberatungsstellen, die sowohl von privaten Trägern als auch von staatlicher Seite gegründet wurden, erlebten in dieser Zeit einen ersten Boom.

Solche Angebote sollten bei der Überwindung emotionaler Barrieren helfen, die schon im Rahmen der ersten Kampagnen diskutiert worden waren, denen aber in den 1920er Jahren größeres Gewicht beigemessen wurde. Eines dieser Gefühle war die von Alfred Pinkuß 1911 beklagte »falsche Scham«.[47] Dieses Gefühl nahm in den Kampagnen gegen die Geschlechtskrankheiten eine so zentrale Rolle ein, dass einer der ersten Gesundheitsaufklärungsfilme zu diesem Thema danach benannt wurde. »Falsche Scham« erschien aber auch im Blick auf Krebsfrüherkennungskampagnen als ernstzunehmendes Problem.

Am deutlichsten verknüpften die Kampagnen das falsche Schamgefühl mit dem Gebärmutterhalskrebs. Nach den Erfahrungen Winters, die der Berliner Gynäkologe Pinkuß aufgriff, scheuten viele Frauen eine gynäkologische Untersuchung mit dem Spekulum, insbesondere dann, wenn sie unter Blutungen und Ausfluss litten – den typischen Symptomen eines Gebärmutterhalskrebses. Sie mussten also lernen, einen Zustand nicht mehr als »unsauber« zu verstecken, der jahrhundertelang so konnotiert gewesen war. Darüber hinaus sollten sie eine Untersuchung nicht mehr als peinlich erleben, die zu dieser Zeit noch nicht als Routineuntersuchung durchgeführt wurde.[48] Die »Peinlichkeit« bestand nicht nur in der Enthüllung des weiblichen Geschlechtsteiles und dem untersuchenden Eindringen in dieses. Die Untersuchung war auch deshalb schlecht beleumundet, weil sie zuvor meist bei Verdacht auf eine Geschlechtskrankheit vorgenommen wurde. Denn die gynäkologische Untersuchung der inneren Geschlechtsteile hatte im Kaiserreich (und danach) routinemäßig und zwangsverordnet bei Prostituierten stattgefunden. Sie war auch damals schon von Frauen innerhalb der bürgerlichen Sittlichkeitsbewegung als entehrende und beschämende Zwangsmaßnahme kritisiert worden.[49] Dieser Erfahrungshintergrund des Schamgefühls wurde allerdings an keiner Stelle ausdrücklich benannt. Stattdessen wurde in den Diskussionen über die gynäkologische Untersuchung auf Krebs lediglich darauf hingewiesen, dass ein »vertrauenswürdiger Arzt« die Frau über »das Peinliche der Untersuchung hinwegbringen« würde, indem er der Untersuchung den Charakter der sexuellen Enthüllung und Verfehlung durch eine Versachlichung und Entsexualisierung nahm.[50] Die in den Ausstellungen gezeigten Schemazeichnungen der Gebärmutter dienten deshalb auch dem Zweck, einen versachlichten Blick auf das weibliche Geschlecht einzuüben.

Doch die »falsche Scham« ob der Vermutung, Krebs zu haben, kam nicht nur im Hinblick auf den Gebärmutterhalskrebs ins Spiel. Krebserkrankungen wurden auch deshalb versteckt, weil viele sie für ansteckend hielten. Zeitungsmeldungen stützten diesen Glauben.[51] In den Aufklärungskampagnen ging es nun darum, deutlich zu machen, dass eine Krebserkrankung keine Gefahr für andere darstellte. Diese Information sollte auch Menschen mit Krebsverdacht das Signal geben, dass man die eigene Krebserkrankung nicht aus Angst vor Stigmatisierung verstecken oder sich ihrer schämen musste.

An anderer Stelle jedoch sollte Angst durchaus mobilisiert werden. Dabei war man sich darüber im Klaren, dass die Angst ein komplizierter Bundesgenosse war, der nicht zu stark werden durfte, wenn er nicht alles an sich reißen sollte, sprich jede Handlung aus übergroßer, paralysierender Angst unterblieb.[52]

Dass Wissen, Anschaulichkeit und Faszination allein nicht reichen würden, um Menschen in ihren alltäglichen Einstellungen zum Körper zu ändern, war eine Erkenntnis, die sich in der Gesundheitsaufklärung insgesamt breitmachte. So beklagte 1926 Martin Vogel, Direktor des Dresdner Hygiene-Museums, die althergebrachte Form der Gesundheitsausstellung mit den Worten:

Was die Form angeht, so hat die Belehrung bei uns überwiegend abstrakten, theoretischen Charakter, und darin beruht auch oft ihre Schwäche und viel beklagte Unwirksamkeit. Sie läßt die Lebensführung des Belehrten an sich unangetastet, bedient sich nicht der praktischen Ausübung und unmittelbaren Nutzanwendung des Gelernten, und wir wissen ja aus der Erziehungswissenschaft, daß uns nur das in Fleisch und Blut übergeht und unsere Lebensführung beeinflußt, was wir an uns selbst erlebt haben.[53]

Wie also das Wissen über Krebs so vermitteln, dass es in »Fleisch und Blut übergeht« und Effekte zeitigt? Die »unmittelbare Nutzanwendung«, wie sie Vogel unter Bezug auf die Reformpädagogik und Psychologie hier propagierte, ließ sich zwar in einer allgemeinen Gesundheitsausstellung mit solchen Objekten realisieren, die von den Besuchern selbst bedient und animiert werden konnten – aber in einer Ausstellung über Krebs?

So mussten also andere Strategien erprobt werden, um die Krebserkrankung dem gesunden Besucher zumindest in einer vermittelten Form an sich selbst erfahrbar zu machen. Diese Funktion übernahmen zwei Ausstellungstechniken, die beide in unterschiedlicher Weise Emotionen mobilisieren sollten. Zum einen waren dies visuelle Repräsentationen von Krebstumoren, die konkret und geradezu überdeutlich gezeigt wurden. Diese Form der Präsentation zielte auf eine unmittelbare körperliche Reaktion des Besuchers, ausgelöst durch Schock und Ekel. Zum anderen wurde die Darstellung der Krebserkrankung personalisiert und in Geschichten eingebettet. So sollte der Zuschauer qua Identifikation die gleichen Gefühle durchleben, wie sie die jeweiligen Protagonisten erlitten, zugleich aber durch die Einbettung in eine übergeordnete, moralisch konnotierte Wissensstruktur zur Reflexion über diese Gefühle gezwungen werden.

Im Rahmen der ersten Strategie, die Schock- und Ekelgefühle hervorrufen sollte, spielten sogenannte Moulagen eine hervorragende Rolle. Moulagen sind dreidimensionale Wachsmodelle, deren Herstellungstradition bis in die Renaissance zurückreicht. Die Moulagetechnik wurde seit dem 19. Jahrhundert dazu genutzt, Krankheitssymptome nachzubilden. Die Wachsmodelle wurden direkt vom lebenden Menschen abgeformt, indem zunächst ein Gipsabdruck von dem Körperteil genommen wurde, auf dem sich die Symptome befanden. Sobald diese Gipsform gehärtet war, wurde sie mit Wachs ausgegossen und das so entstandene Wachsmodell in Gegenwart des Patienten bemalt. Auf diese Weise wurde sichergestellt, dass Farbe und Struktur genau den Gegebenheiten beim Patienten entsprachen. Außerdem wurden die Wachsmodelle in einigen Fällen mit Haaren ausgestattet, so dass sie einen ausgesprochen realistischen und lebendigen Eindruck machten. Dieser Eindruck wurde bei den in Dresden hergestellten Moulagen dadurch verstärkt, dass die Modelle in ein aus Wachs gearbeitetes weißes Tuch eingebettet wurden, so dass sie nicht willkürlich begrenzt erschienen.[54]

Diese Moulagen dienten dem medizinischen Unterricht, wurden aber gegen Ende des 19. Jahrhunderts auch auf Jahrmärkten und in Panoptiken ausgestellt. Gerade Letzteres machte die frühen Gesundheitsaufklärer auf den hohen Schauwert dieser Moulagen aufmerksam, da sie regelmäßig hohe Besucherzahlen anzogen.[55] Aus diesem Grund setzten der Odol-Fabrikant und Initiator des Hygiene-Museums, Karl August Lingner, sowie seine

beiden Mit-Organisatoren, die Ärzte Eugen Galewsky und Arthur Schloß-
mann, in der 1903 in Dresden gezeigten Ausstellung »Die Volkskrankheiten
und ihre Bekämpfung« erstmals Moulagen ein. Auch in der *Hygiene-Ausstellung* von 1911 kamen Moulagen in den Abteilungen zur Tuberkulose und
zu den Geschlechtskrankheiten zum Einsatz – ebenso wie in der der Krebskrankheit gewidmeten Abteilung.[56] Im Wechsel mit anatomischen Präpa-
raten führten die Moulagen den Besuchern eine große Zahl an möglichen
Tumoren vor. Dass dieser Anblick oft abschreckend und anziehend zugleich
wirkte, verdeutlicht die populäre Bezeichnung für den Geschlechtskrank-
heitenpavillon, der im Volksmund »Galewskys Schreckenskammer« genannt wurde – nach dem Kurator und Dermatologen Eugen Galewsky, aus
dessen Sammlung viele der Moulagen stammten.[57] Die starke ambivalente
Wirkung dieser Exponate war den Ausstellungsmachern also schon früh
bekannt, wurde aber vor allem seit den 1920er Jahren kontrovers diskutiert.
Ein Kritikpunkt war die Heftigkeit der emotional-körperlichen Reaktion
der Besucher. Martin Vogel wies etwa darauf hin, dass es genug Menschen
gebe, »die den Anblick solcher Dinge (selbst manchmal normaler Präparate!) nicht vertragen können und ohnmächtig werden« – eine Wirkung,
die selbst zeitgenössische Karikaturen aufnahmen und die in eklatantem
Widerspruch zum Ausstellungsziel, der Gesunderhaltung der Besucher,
stand.[58]

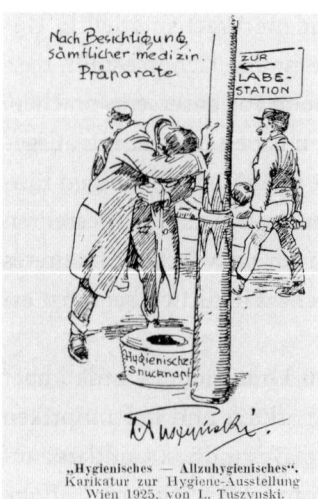

„Hygienisches — Allzuhygienisches".
Karikatur zur Hygiene-Ausstellung
Wien 1925, von L. Tuszynski.

Abb. 9: Karikatur zur Wirkung der *Internationalen
Hygiene-Ausstellung* (1911)

Die Moulagen erregten also eine Art von Angst- oder Ekellust, sie zogen Besucher an und schreckten diese im Moment der Belehrung wieder ab. Diese Wirkung erschien problematisch, weil sie die Abgrenzung zwischen wissenschaftlichem Gesundheitsmuseum und Jahrmarkt erschwerte. Außerdem konnten diese starken emotionalen Reaktionen der langfristig wirksamen Belehrung im Wege stehen, sofern der Anfangsaffekt nicht in eine andere Richtung gelenkt wurde.

Deshalb betteten die Ausstellungsmacher die Moulagen eindeutig in einen wissenschaftlichen Kontext ein, präsentierten sie also quasi versachlicht als das, was sich dem Blick des Mediziners darbot. Dass dies zumindest teilweise gelang, zeigen die zustimmenden Zeitungsreaktionen auf die erste größere Nachkriegswanderausstellung des Hygiene-Museums, die sich 1922 unter dem Titel »Der Mensch« auch dessen Krankheiten zuwandte.[59]

Doch während der Einsatz von Moulagen in den Ausstellungen zu den Geschlechtskrankheiten und zur Tuberkulose uneingeschränkt auf Ekel zielte und durch Abschreckung vor den Gefahren der Ansteckung warnen sollte, war die Lage im Hinblick auf die Krebserkrankung komplizierter. Denn die Besucher konnten sich nicht durch Verhaltensänderungen vor Krebs schützen. Bruno Gebhard, der sowohl die Abteilung *Krebs* in der 1930 eröffneten Schausammlung der *Hygiene-Ausstellung* als auch die 1931 gestartete, anfangs ausgesprochen gut besuchte Wanderausstellung »Kampf dem Krebs« kuratierte, entwickelte verschiedene Strategien, mit denen er die Angst- und Ekelwirkung von Krebsmoulagen einzuhegen gedachte. Zunächst einmal setzte er deutlich weniger Moulagen von Tumoren als in der Sonderabteilung von 1911 ein. Unter den gezeigten überwogen Moulagen beginnender Tumoren. Diese hielt Gebhard für weniger abschreckend. Die meisten der vorher verwandten Moulagen hatten Spätformen gezeigt, weil Ärzte von solchen »bemerkenswerten« Tumoren eher Moulagen anfertigen ließen als von den »unspektakulären« Frühformen.

Doch Gebhard entwickelte noch eine weitere Strategie, um den Angst- und Ekeleffekt der Moulagen auszubalancieren: Er zeigte neben der Moulage ein Bild der Heilung. Hierzu benutzte er oft Moulagen von Hautkrebserkrankungen, da diese in vielen Fällen durch Bestrahlung fast ohne sichtbare Narben geheilt werden konnten. Ein typisches Beispiel für diese Strategie bietet die Wanderausstellung »Kampf dem Krebs«:

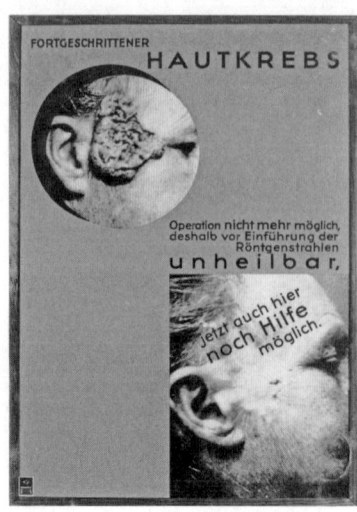

Abb. 10: Ausstellungstafel aus der Wanderausstellung »Kampf dem Krebs« (1931)

Ein solch eindrucksvoller Heilungserfolg, der einen derart weit fortgeschrittenen Krebstumor zum Verschwinden brachte, war allerdings die
große Ausnahme in der Krebsbehandlung – und auch in diesem Fall war es
fraglich, ob die Krebserkrankung vollkommen geheilt worden war oder ob
sich bereits Metastasen gebildet hatten, an denen der Patient sterben würde.
Insofern wurden mit dem Modell Hautkrebs Hoffnungen genährt, die im
Hinblick auf andere Krebserkrankungen vollkommen überzogen waren.[60]
Und nicht nur das: Durch den Hinweis, dass nun schwerwiegende Krebserkrankungen geheilt werden konnten, die zuvor unheilbar waren, wurde
bewusst die Hoffnung geweckt, dass solche »Durchbrüche« auch im Hinblick auf andere Krebserkrankungen möglich sein könnten. Darum – so das
erwünschte Fazit – konnte es also immer von Vorteil sein, frühzeitig zum
Arzt zu gehen.

Dass zugleich sämtliche Nebenwirkungen und möglichen Komplikatio-
nen von Operation und Bestrahlung nicht nur übergangen, sondern beide
Therapien wider besseres Wissen als ungefährlich und schmerzlos dargestellt wurden, unterstützte diese Strategie. Dieser Aspekt führt besonders
deutlich vor Augen, dass die Kampagnen keineswegs in erster Linie auf die
Vermittlung des damaligen Wissens über Krebs abzielten, sondern auf die
Produktion einer bestimmten Form der Hoffnung. Hoffnung vertrug aus
Sicht der Ausstellungsmacher keine Relativierung: Heilungschancen wurden darum ebenso überzeichnet, wie die Therapie verharmlost wurde. Die
tatsächlichen Möglichkeiten ebenso wie die Grenzen des Möglichen eini-

germaßen realistisch darzustellen, erschien als indiskutabel, da Ärzte und Kuratoren fürchteten, so das Vertrauen in die Fähigkeiten der Ärzte zu untergraben. Diese Präsentationsstrategie stand in deutlichem Kontrast zur »realistischen« Darstellung der Krankheitssymptome, die abzubilden man sich im Sinne eines kalkulierten Spieles mit Angst und Hoffnung nicht scheute.

Ferdinand Blumenthal, Direktor des Berliner Krebsforschungsinstituts an der Charité, forderte aus genau demselben Grund alle Ärzte zu Optimismus auf und betonte, dass man auf Flugblättern prägnant die Heilungsmöglichkeit herausstellen sollte.[61] Dass die Ausstellungsbesucher aus ihrem Freundes- und Bekanntenkreis möglicherweise ein anderes Wissen über die Krebsbehandlung mitbrachten, war vielen Ärzten zwar bewusst. Sie hofften aber darauf, dieses Wissen durch Kampagnen entkräften zu können, die die Expertise des Arztes und Forschers in den Vordergrund stellten und am Wissensobjekt konkret demonstrierten.

(K)ein Happy End: Entscheidungsmomente

Um die Botschaft der Früherkennung »ins Hirn zu hämmern«, erfanden die Ausstellungskuratoren Ende der 1920er Jahre eine Dimension der Angst, die der Entscheidung für oder gegen den frühzeitigen Gang zum Arzt eine andere Tragweite gab: die moralische Angst, die auf eine spezifische emotionale Konnotierung des Krebswissens in Gestalt einer bestimmten Erzählstruktur aufbaute.[62]

Eine rudimentäre narrative Struktur war bereits in den Vorher-Nachher-Plakaten angelegt, die Heilung als realistische Chance vorführten. Indem die (verpasste) Heilung nun aber in Geschichten übersetzt wurde, die den Krebstod als Konsequenz der falschen individuellen Entscheidung gegen den frühzeitigen Gang zum Arzt erzählten, übertrug man die Verantwortung für die Heilung ganz allein dem Patienten. Zugleich wurde die Last dieser Verantwortung vergrößert und moralisch aufgeladen, indem sie als Verantwortung gegenüber dem eigenen Leben ebenso wie gegenüber der Familie und dem »Volk« dargestellt wurde. Zu diesem Zweck bedienten sich die Ausstellungskuratoren und Kampagnengestalter aller dramatischen Mittel, die ihnen zur Verfügung standen: der Bilderzählung, des Theaters und des Filmes.

Die Anfänge des Theaters als Mittel der gesundheitlichen Aufklärung gehen auf das Jahr 1927 zurück, als in Kassel die »Deutsche Bühne für Volkshygiene« gegründet wurde. Den Impuls dazu gab die neu gewonnene Überzeugung, dass die dramatische Erzählung, in die das Gesundheitswissen eingewoben werden sollte, die Zuschauer im Gegensatz zu »abstrakten« Vorträgen und »wissenschaftlich-anschaulich« gestalteten Plakaten »seelisch zu erfassen« und sogar Männer zum Weinen zu bringen vermochte.[63] Um also Wissen lebendig und handlungsrelevant zu vermitteln, sollte es qua emotionaler Identifikation in die Köpfe und Seelen der Besucher und Zuschauer als ein sie unmittelbar betreffendes Wissen eingeschrieben werden. Diese lernpsychologische Annahme, die ganz besonders im Hinblick auf die »Psyche der breiten Masse« und auf den »gewöhnlichen Mann aus dem Volke« betont wurde, unterschied sich deutlich von den Konzepten, die die Kampagnen vor dem Ersten Weltkrieg bestimmt und im Wesentlichen auf Faszination und Staunen qua Erkenntnis und Wissen, in einem geringeren Maße auch auf Abschreckung und Angst gesetzt hatten.[64]

Besucherzahlen für das 1930 uraufgeführte, von Ferdinand Blumenthal wissenschaftlich begleitete Krebsaufklärungsstück »Die Tragödie des Arztes« liegen nicht vor. Allerdings gibt es eine Reihe von Zeitungskritiken, die diesem Stück Erfolg bescheinigten.[65] Es gewann seine Dramatik durch die tragische Hilflosigkeit der Titelfigur, eines kompetenten Arztes und liebevollen Ehemanns. Dieser konnte den Krebstod seiner eigenen Frau nicht verhindern, weil sie sich ihm zu spät offenbarte. So nahm die Tragödie unaufhaltsam ihren Lauf und das in der Krebsaufklärung dieser Zeit oft bemühte »Zu spät!« erhielt einen aus Sicht der Sterbenden besonders verzweifelten Ton.[66] Diese selbst verschuldete Unausweichlichkeit wurde auf der *II. Hygiene-Ausstellung* von 1930 noch unerbittlicher in Szene gesetzt. Hier war es nicht ein live aufgeführtes Theaterstück, das das bittere Ende einer »törichten« Frau zeigte. Die in der Ausstellung gezeigte »Tragödie der heilbaren Krebskranken« nahm vor den Augen der Zuschauer als Drehbühnenpuppenspiel in endloser Wiederholung immer wieder aufs Neue ihren Lauf. Denn der einmal eingeschlagene »Irrweg« der im Anfang heilbaren krebskranken Frau, die nicht auf ihren Arzt, sondern auf ihre Freundinnen hörte und zum »Kurpfuscher« ging, kannte in fünf Bildern immer nur das eine Ende: den Tod.

Obwohl diese Geschichte also kein Happy End hatte, zählte die Drehbühnentragödie zu den Besuchermagneten der *II. Internationalen Hygiene-Ausstellung.* »Hundertmal ›Land des Lächelns‹ sind gar nichts dagegen«, schrieb ein Ausstellungsrezensent unter Verweis auf Franz Léhars populäre Operette, die in gewisser Weise ja auch das traurige Schicksal einer Frau in Szene setzt, die gegen allen »vernünftigen« Rat eine Gefühlsentscheidung trifft – allerdings mit weniger fatalem Ausgang als das Dresdner Drehbühnenspiel.[67]

Diese Krebsgeschichten zeigen, dass es mehrere Gründe dafür gab, dass oft Frauen im Mittelpunkt der frühen Aufklärungskampagnen standen, einerseits weil jüngere und somit »produktivere« Frauen an Gebärmutterhalskrebs erkrankten, der sich verhältnismäßig früh diagnostizieren und vergleichsweise gut therapieren ließ. Andererseits ließen historisch ältere Geschlechtsstereotypen die Frau als emotionaleres und darum leichter verführbares Wesen erscheinen, das dementsprechend als besonders anfällig für die »törichte« Entscheidung gegen Operation und Bestrahlung und für die Versprechungen alternativer Therapien von »Kurpfuschern« erschien.[68]

Auch die 1931 unter dem Motto »Kampf dem Krebs« eröffnete Wanderausstellung des Hygiene-Museums präsentierte eine solche Geschichte – dieses Mal allerdings in Gestalt von zwei Parallellebensläufen eines Mannes. Angefangen mit den gleichen Bildern von Kindheit, Jugend und junger Elternschaft trennen sich die Lebenswege, als der Mann in der ersten Version aufgrund seiner Beschwerden zum Arzt geht, während er in der zweiten Version den Arzt vermeidet – und so führt der Weg des einen ins »glückliche Alter«, während der andere einen »frühzeitigen Tod« erleiden muss.

Auch hier ist die Entscheidung auf einen einzigen kurzen Zeitpunkt zusammengedrängt, von dem aus der Weg vorgezeichnet ist, eine »Umkehr« also nicht mehr möglich ist. Diese Form der Parallelerzählung mit unumkehrbar fatalem Ausgang des einen Erzählstrangs unterscheidet die deutschen Früherkennungskampagnen von ihrem amerikanischen Pendant. Denn in den amerikanischen Früherkennungskampagnen wurden in der Regel Konversionsnarrative benutzt. Im Verlauf dieser Geschichten ließ die ursprünglich unvernünftige Person – auch hier fast immer eine Frau – von ihrem Irrglauben ab und fand gerade noch rechtzeitig den Weg zum Arzt.[69] Demgegenüber lassen die von der deutschen Krebsaufklärung erzählten Geschichten immer eine der Protagonistinnen den »falschen« Weg bis zum Ende gehen, verzichten nie auf den Tod als Konsequenz der einmaligen fal-

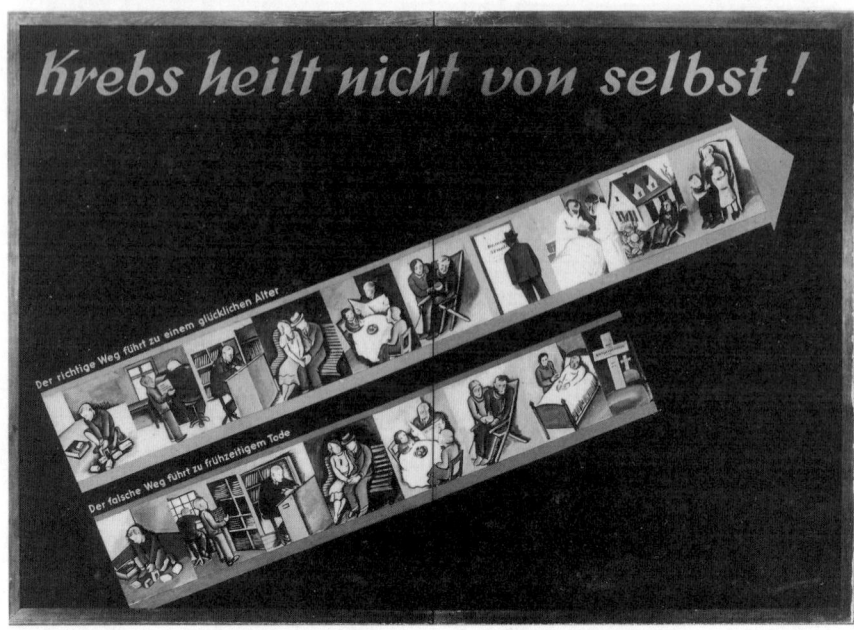

Abb. 11: Plakat aus der Wanderausstellung »Kampf dem Krebs« (1931)

schen Entscheidung und betonen auf diese Weise die Botschaft, dass der rechte Moment der Entscheidung schnell und unwiderruflich verstrichen ist.

Eile und Hektik beherrschen auch die Eingangssequenz des 1930 uraufgeführten Filmes mit dem schlichten Titel »Krebs«, der vom Hygiene-Museum zusammen mit dem Verlag wissenschaftlicher Filme produziert worden war.[70] Dieser Film kombiniert narrative und erklärende Elemente, so wie es der wenige Jahre zuvor gedrehte, dem Thema Geschlechtskrankheiten gewidmete Film *Falsche Scham* vorgeführt hat und wie es auch drei ältere Filme der *American Cancer Society* taten (*Reward of Courage*, 1921; *A Fortunate Accident*, 1925; *This Great Peril*, 1929).

Der Film *Krebs* von 1930 verzichtete auf eine den Film umspannende Patientengeschichte, die – wie im Drehbühnenspiel oder dem erwähnten Theaterstück – das Wissen narrativ und zur emotionalen Identifikation einladend eingebettet hätte. Die Eingangssequenz dieses Filmes, nur wenig mehr als eine Minute lang, inszenierte die hektische Beschleunigung der Zeit, die durch die Krebserkrankung verursachte Atemlosigkeit und Dramatik, durch eine extrem schnelle Sequenz von Bildern und Szenen der Krankheit. Das allererste Bild, eine im Schmerz sich aufbäumende Frau, bestimmte den

Blick auf die nachfolgenden Szenen. Deren Abfolge wurde regelrecht zerstückelt, in einen unerbittlichen Takt gezwungen durch den immer wieder wie einen Schrei eingeblendeten weißgefärbten Schriftzug »Krebs« auf schwarzem Grund. Hier wurde eine Geschichte in mehreren Szenen angedeutet – die Geschichte einer vom Krebs gepeinigten Frau, deren Mann voller Angst den Krankenwagen herbeitelefoniert und die dann im Krankenhaus operiert wird. Wie die Geschichte »ausging«, warum sich die Frau erst jetzt einer Operation unterzog, blieb offen. Diese Eingangssequenz sollte nicht die bereits bekannte Erzählung von der »törichten« Krebskranken erzählen. Mit ihrem Stakkato aus Angst und Schmerz, den Bildern weit fortgeschrittener Krebstumoren, von Operation und Bestrahlung sollten die Zuschauer aufgerüttelt und visuell überwältigt werden.[71]

Im weiteren Verlauf der 1930er Jahre nahm allerdings der *Reichsausschuss für Krebsbekämpfung* an diesen auf den visuellen Schock setzenden Bildern von Krebstumoren Anstoß und stellte 1935/36 einen »sehr schonenden« Film bereit, der Krebstumoren nur noch in Trickaufnahmen zeigte, die den Darstellungen ihre bedrängende Körperlichkeit nahmen und sie ins Reich der wissenschaftlichen Abstraktion überführten.[72] Der Film von 1930 verrät in dieser Hinsicht nur wenig Bedenken und ließ den Zuschauern zu Beginn ganz gezielt keine »Atempausen«.[73] Stattdessen setzte er sofort auf Dramatik und Entsetzen, mit denen die emotionale Bühne für die nachfolgenden Belehrungen und Informationen bereitet wurde.

Nach der ersten Minute schaltete der Film in einen ruhigeren Schnittmodus. Der Film orientierte sich im nun folgenden Hauptteil an den bereits bekannten Schwerpunkten früherer Kampagnen und präsentierte dementsprechend die Themen Krebsstatistik, Krebsforschung, Frühdiagnose, Therapien und schließlich Selbstbeobachtung. Im Kern ging es hier – wie bereits in früheren Kampagnen – um das Credo der Heilbarkeit sowie um die Mahnung, sich frühzeitig in die Behandlung eines Arztes zu begeben. Allerdings überschritt der Film an drei Punkten den zuvor abgesteckten Rahmen: Er weitete erstens den Appell zur Selbstbeobachtung deutlich aus und band zweitens die Frage der individuellen Verantwortung stärker und in anderer Weise an die Verantwortung gegenüber Familie und Gesellschaft, während drittens die Krebserkrankung politisiert wurde. Diese drei Aspekte standen nicht einfach unverbunden nebeneinander, sondern verwiesen in komplexer und keineswegs eindeutiger Weise aufeinander.

DIE PFLICHT ZUR SELBSTBEOBACHTUNG
IN DER NS-»VOLKSGEMEINSCHAFT«

Selbstbeobachtung und Früherkennung waren zwei Themen, die seit Ende der 1920er Jahre neu diskutiert wurden. Frühere Kampagnen hatten sich darauf konzentriert, Frühsymptome von Krebserkrankungen publik zu machen und Frauen wie Männer aufzufordern, auf solche Symptome zu achten und zum Arzt zu gehen, um sie abklären zu lassen. Doch in dem Maße, in dem eine größere Zahl von Frauen tatsächlich direkt nach dem Auftreten verdächtiger Symptome den Arzt aufsuchte, wurde deutlich, dass die sogenannten Frühsymptome keineswegs immer Symptome eines frühen Stadiums der Erkrankung waren.[74] Diesem Befund schlossen sich Anfang der 1930er Jahre immer mehr Mediziner an. Viele plädierten dafür, die Bevölkerung zu regelmäßigen Untersuchungen aufzufordern – und zwar ganz unabhängig vom Auftreten verdächtiger Symptome. Dementsprechende Forderungen kamen auch aus der Bevölkerung, die insbesondere in der ersten Hälfte der 1930er Jahre ein enormes Interesse an Informationen über die Krebskrankheit zeigte, wie etwa der über viele Jahre hinweg ausgesprochen gute Besuch der Wanderausstellung »Kampf dem Krebs« vor Augen führt, die immer wieder wegen Überfüllung geschlossen werden musste.[75]

Als verfeinerte Mittel der Selbstbeobachtung wurden zwei Techniken in den Vordergrund gerückt, die der frühzeitigen Entdeckung von Brust- und Gebärmutterhalskrebs dienten: einerseits das monatliche Abtasten der Brust, andererseits das Führen eines Regelkalenders, der jede Zwischenblutung sofort offenkundig werden ließ. Während die Aufforderung zur monatlichen Selbstuntersuchung der Brust, die etwa in den USA erst 30 Jahre später propagiert werden sollte, unter Ärzten umstritten war, wurde die Werbung für den Regelkalender von Medizinern mehrheitlich begrüßt.

Manche Ärzte fürchteten offenbar, die monatliche Selbstuntersuchung könne Frauen zu einer ängstlichen Erforschung ihres eigenen Körpers erziehen.[76] Nicht auszuschließen ist aber auch, dass Ärzte in der Selbstuntersuchung eine partielle Einschränkung ihrer ärztlichen Untersuchungskompetenz erkannten, die damit zu einem allerdings sehr kleinen Teil auf medizinisch »ungebildete« Frauen übertragen wurde.[77] Vielleicht rief aber auch die öf-

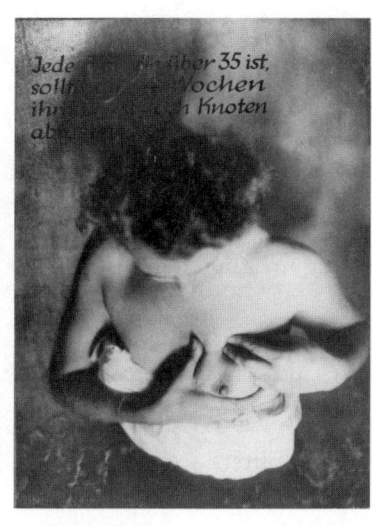

Abb. 12: »Jede Frau, die über 35 ist, sollte alle 4 Wochen ihre Brust nach Knoten abtasten.« Plakat aus der Wanderausstellung »Kampf dem Krebs« (1931)

fentliche Aufforderung an Frauen, ihre Brust selbst zu berühren, Unbehagen unter den überwiegend männlichen Ärzten hervor.[78]

Der Regelkalender passte sich dagegen gut ein in eine Zeit, in der das planmäßige Vermessen und Auszählen des Körpers und seiner Parameter sowohl zur Grundlage von wissenschaftlichen Epistemen wie der Rassenkunde wurden als auch in die alltägliche medizinische Praxis implementiert wurden. Dabei ging es auch um die Einübung eines versachlichten Blickes auf den eigenen Körper, der als komplexes Gebilde überprüft und gepflegt werden sollte – nicht, indem man auf die inneren Anzeichen von Schmerz und Krankheitsgefühl hörte, sondern indem man die äußeren Parameter eines regelgerechten Körpers prüfte. Dementsprechend verglichen Ausstellungsplakate den Körper mit Maschinen oder Autos, die ebenfalls regelmäßig gepflegt und gewartet werden sollten.[79] Dass diese Maschinenmetapher eher auf den versachlichten Blick und weniger auf ein Verständnis des Körpers als Maschine zielte, das im Gegensatz zum nationalsozialistischen Körperbild gestanden hätte, zeigte der später beigefügte Hinweis, dass die »Vielseitigkeit des natürlichen Erlebens« den lebendigen Körper grundsätzlich vom »Maschinenmenschen« unterscheide.[80] Vor diesem Hintergrund wurde nun dafür geworben, dass Frauen wie Männer sich ab dem 40. Lebensjahr regelmäßig untersuchen ließen.

Bereits 1929 hatten sich 24 Lebensversicherungen zur *Zentrale für Gesundheitsdienst in der Lebensversicherung* zusammengeschlossen und ihren insgesamt etwa 600 000 Versicherten angeboten, sich auf Kosten dieser

Zentrale regelmäßig bei einem Arzt ihrer Wahl untersuchen zu lassen – eine Initiative, die der damalige Direktor der medizinischen Abteilung des Reichsgesundheitsamts, der spätere Leiter der *Reichsarbeitsgemeinschaft für Krebsbekämpfung*, Dr. Gottfried Frey, aufgriff und als allgemeines Modell für die Sozialversicherungen empfahl.[81] Schon bald nahm der 1931 gegründete *Reichsausschuss für Krebsbekämpfung*, dessen stellvertretender Vorsitzender Frey ebenfalls war, diese Anregung im Zuge der Diskussion über ein allgemeines Krebsgesetz auf.[82]

Im Hinblick auf die kostenlosen Reihenuntersuchungen für Frauen herrschte weitgehende Übereinstimmung. Allerdings diskutierte man im *Reichsausschuss* darüber, ob auch Männer in das Angebot einbezogen und auf Magen- und Darmkrebs untersucht werden sollten – ein Vorschlag, der schließlich mit dem Argument abgelehnt wurde, dass Gebärmutterhals- und Brustkrebs einfacher zu diagnostizieren seien und zudem volkswirtschaftlich und rassenideologisch eine größere Relevanz hätten, da sie »Frauen im gebärfähigen Alter« bedrohten.[83] Zudem erschienen Frauen als erste Adressaten von Krebsreihenuntersuchungen auch deshalb als besonders geeignet, weil man hoffte, sie würden als »Hüterinnen« über die Gesundheit der Familie ihre positiven Erfahrungen an ihre Männer, Söhne und Brüder weitergeben und sie an den Gedanken regelmäßiger Krebsuntersuchungen gewöhnen, so dass diese unproblematisch zu einem späteren Zeitpunkt eingeführt werden könnten.[84]

Diese Auseinandersetzungen verzahnten damit die Diskussion der frühen 1930er Jahre mit der nationalsozialistischen Forschungs- und Gesundheitspolitik. Insbesondere Ostpreußen entwickelte sich unter Mitwirkung des zwischenzeitlich emeritierten Gynäkologen Georg Winter (1856–1946) seit 1930 zu einer Art Modellregion.[85]

Das ostpreußische Früherkennungsprogramm beruhte auf Freiwilligkeit. Allerdings wurde durch die Einbeziehung von *NS-Frauenschaft* und örtlichen Autoritäten moralischer, sozialer und politischer Druck auf die Frauen auszuüben versucht. Dies war der bestehenden Rechtslage geschuldet, die eine Zwangsuntersuchung, wie sie einige propagierten, nicht erlaubte.[86] Dennoch wurde der Gedanke einer angesichts der hohen Behandlungskosten bestehenden Untersuchungspflicht immer stärker betont. Seit 1931 konnten die Besucher der Wanderausstellung »Kampf dem Krebs« auf einem Plakat ganz unumwunden lesen: »Welche Verluste bringt der Krebs der deutschen Volkswirtschaft in einem Jahre?« Und während im Hintergrund des Plakats ein großes Mietshaus gezeigt wurde, rechnete der Kommentar im Vordergrund den Besuchern vor, dass die jährlich 120 000 Krebskranken aufgrund von Verdienstausfällen, Pflege, Krankengeld und Therapie Kosten in Höhe von 500 Millionen Reichsmark verursachen würden. Für diese Summe, so vergaß der Kommentar nicht zu erwähnen, hätte der Staat 30 000 Wohnungen bauen können – ein angesichts der permanenten Wohnungsnot der Weimarer Zeit, die sich in der Weltwirtschaftskrise noch einmal verschärft hatte, brisantes politisches Statement.[87] In welchem Maße und ob überhaupt eine höhere Inanspruchnahme von Früherkennungsuntersuchungen diese Ausgaben angesichts der nach wie vor geringen Heilerfolge gesenkt hätte, muss offenbleiben. Suggeriert wurde jedenfalls, dass diese Kosten deutlich geringer ausfallen würden. Ebenso wurde behauptet, dass dieses eingesparte Geld unverzüglich für die Wohnungspolitik ausgegeben werden würde – ein Nexus, der alles andere als gesichert war.

Doch die Ausstellung von 1931 wies noch auf einen anderen »Schaden« hin, der in den Augen vieler Betroffener deutlich mehr gewogen haben dürfte: Zwei Plakate zeigten Kinder, deren Vater beziehungsweise Mutter früh an Krebs verstorben war. Die Plakate behaupteten, dieses Schicksal hätte abgewendet werden können, wenn Mutter oder Vater rechtzeitig zum Arzt gegangen wären. Die dort gezeigten Szenen verstärkten darüber hinaus Ängste von Müttern und Vätern, indem sie andeuteten, dass diese Kinder durch den frühzeitigen Tod ihrer Eltern um ihre Zukunftsaussichten betrogen und in die Hände herzloser Menschen geraten seien. So konnten die zahlreichen Besucher der in Königsberg ebenso wie in München, Minden oder Leipzig gezeigten Krebsausstellung auf einem der Plakate zwei Kinder in gebeugter Haltung am »Katzentisch« erkennen, während die offensichtlich wohlhabenden Pflegeeltern sie streng zurechtwiesen. Der Kommentar lautete: »Die elternlosen Kinder werden nun bei fremden Leuten umhergestoßen, die Mutter starb mit 44 Jahren an Gebärmutterkrebs.« Nicht besser schien die Situation eines hart schuftenden Jungen, der auf dem zweiten Plakat abgebildet war und über dessen Schicksal es hieß: »Der Junge hat zwar das Zeug, etwas Tüchtiges zu lernen, aber er muß mit verdienen helfen, weil der Vater mit 41 Jahren an Krebs starb.«[88]

Neben diese moralische und emotionale Verpflichtung gegenüber den eigenen Kindern trat die Verpflichtung gegenüber dem »Volk« – und zwar nicht nur im Sinne eines möglichen volkswirtschaftlichen Schadens, sondern auch als Schaden am gesunden und wehrhaften »Volkskörper«.[89] Diesem »Volkskörper« gegenüber wurde eine Pflicht zur Gesundheit eingefordert, zu der auch der Besuch von Früherkennungsuntersuchungen gehörte, wie es die 1939 überarbeitete Wanderausstellung offensiv propagierte.[90] Damit wurden die Früherkennungsuntersuchungen in die vielfältigen dirigistischen Initiativen der 1936 erstmals ausdrücklich formulierten nationalsozialistischen Gesundheitsführung eingeordnet, die die Gesundheit des Einzelnen der Gesundheit des »Volkes« unterordneten und jeden Einzelnen darauf verpflichteten, unaufhörlich die eigene Gesundheit im Blick auf dieses Ziel zu bewahren und zu schützen. Krankheit und Schwäche galten als asozial.[91]

Während also vor diesem Hintergrund eine selten heilbare Krankheit wie Krebs noch furchterregender erscheinen musste, wurde die Angst vor Krebs immer expliziter in den Früherkennungskampagnen adressiert. Schon die Krebsabteilung der *II. Internationalen Hygiene-Ausstellung* von 1930 hatte die Besucher mit dem in überlebensgroßen Lettern geschriebenen Gebot entlassen: »Du sollst keine Angst haben, an Krebs zu erkranken.«[92] Die Wanderausstellung von 1931 nahm diesen Faden unter der Rubrik »Seelische Hygiene« auf und verkündete: »Angst macht jede Sache schlechter, auch den Krebs. Mutiges und bedachtes Handeln macht jede Sache besser, auch den Krebs.«[93] Oberflächlich betrachtet verwies dieses Plakat damit schlicht auf Möglichkeiten der Früherkennung und Lebensstiländerung, die »mutig« genutzt und nicht »ängstlich« vermieden werden sollten.

Zugleich aber wurden diese Empfehlungen in eine emotionale Logik eingebettet, deren Beherrschung Teil einer notwendigen »seelischen Hygiene« wurde, die nach 1933 in die Bemühungen der psychoanalytisch orientierten *Deutschen Seelenheilkunde* um ein gesundes und leistungsfähiges Seelenleben eingingen. Das spontane Empfinden von Angst war nach dieser Logik keineswegs beschämend, wie die Journalistin und Psychologin Charlotte Köhn-Behrens im ersten Kriegsjahr 1940 in der weit verbreiteten *Gartenlaube* resümierte. Angst sei eine »natürliche«, evolutionär sinnvolle Reaktion auf Gefahren, zu denen auch eine mögliche Krebserkrankung zählte. Diese reflexartig empfundene Angst verwandele sich allerdings in Feigheit, wenn man sie verdränge und nicht wage, ihr offen gegenüberzutreten. Das Ergebnis einer solchen Angstverdrängung werde in der Figur des Kriegsneurotikers und »Zitterers« sichtbar, dem diese aus Angst verdrängte Angst zum Verhängnis geworden sei. Ganz anders dagegen der »Held«, der »aus seiner instinktiven Angst den seelisch-geistigen Vorgang des Mutes und der

Tapferkeit« erschaffen habe, weil er im Bewusstsein seiner inneren Stärke den Kampf mit sich selbst gesucht und bestanden habe.[94]

Diese Logik von Angst, Feigheit und Mut stieß auf breite Zustimmung. Das erklärt, warum frühere Bedenken, die Früherkennungskampagnen könnten übermäßige Krebsfurcht hervorrufen, nun kaum noch eine Rolle spielten. Neben die Früherkennung trat der Gedanke der Prävention: Jede Ausstellung, jeder Film, jeder Vortrag betonten, dass einer Krebserkrankung durch »gesunde« Lebensführung vorgebeugt werden könne. Darunter verstand man den Verzicht auf das Rauchen, einen stark eingeschränkten Konsum von Alkohol, Fleisch und konservierten, chemisch behandelten Lebensmitteln, regelmäßige Körperertüchtigung im Freien, das Tragen zwangloser Kleidung sowie eine gründliche und regelmäßige abhärtende Körperhygiene. Inwieweit eine solche Lebensführung tatsächlich einer Krebserkrankung vorbeugen könne, blieb damals spekulativ, denn es gab vorerst keine Studien, die einen solchen Zusammenhang bewiesen hätten – mit einer Ausnahme: Für die krebserregende Wirkung des Tabakkonsums lagen bereits ernstzunehmende Daten vor. 1929 hatte der Internist Fritz Lickint eine der ersten epidemiologischen Untersuchungen veröffentlicht, die statistisch zu belegen versuchten, dass an Lungenkrebs erkrankte Menschen überdurchschnittlich oft Raucher waren. Lickints Studien mündeten schließlich 1939 in eine monumentale Veröffentlichung über den Zusammenhang von »Tabak und Organismus«, in der er alle Krebsarten der »Rauchstraße«, das heißt Lippen, Zunge, Mund, Kiefer, Speiseröhre, Luftröhre und Lungen, statistisch mit dem Rauchen in Verbindung bringen konnte.[95]

Allerdings stand der Tabakkonsum nicht nur im Verdacht, Krebs zu verursachen. Lickint und andere versuchten, epidemiologisch auch andere schädliche Folgen nachzuweisen, die von Herz-Kreislauf-Erkrankungen über Einschränkungen der weiblichen Fruchtbarkeit, männliche Potenzstörungen bis hin zu Schädigungen des ungeborenen Kindes reichten. Ebenso wie Alkoholkonsum, industriell verarbeitete Lebensmittel und Bewegungsmangel galt das Rauchen also in einem umfassenderen eugenischen Sinne als schädlich. Wer die massiv propagierten Regeln der gesunden Lebensführung nicht beherzigte, zeigte sich seiner Verantwortung gegenüber dem »Volkskörper« nicht gewachsen. Mehr noch: Tabak- und Alkoholkonsum, die in der nationalsozialistischen Gesundheitspolitik zunehmend als Folge einer vererbten Neigung zur Sucht gedeutet wurden, erschienen

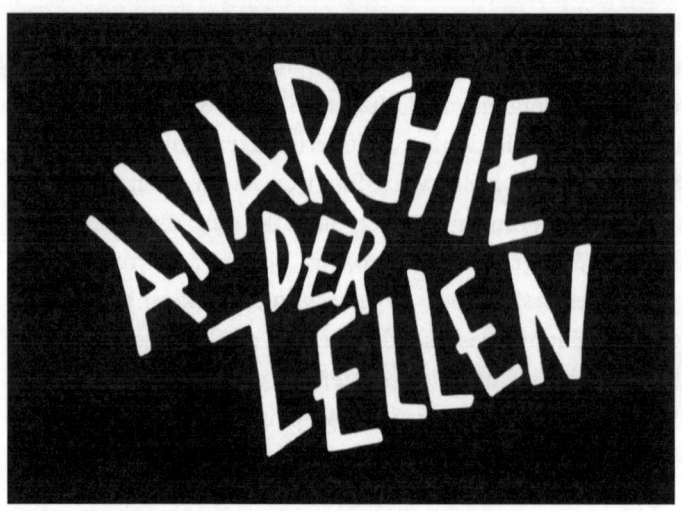

Abb. 13: Zwischentitel. Still aus dem Film *Krebs* (1930)

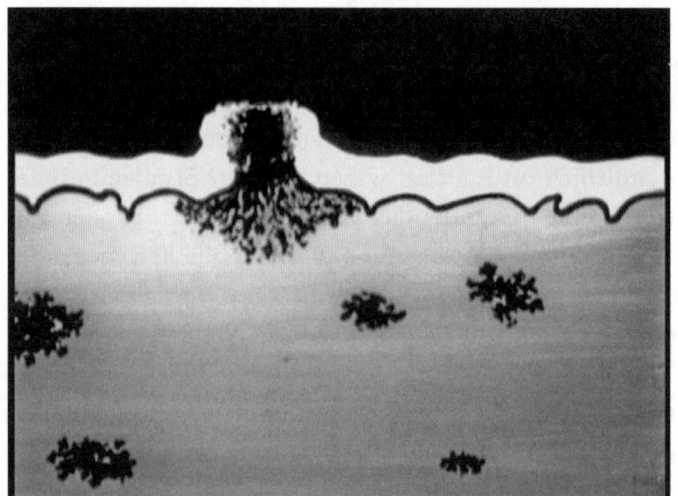

Abb. 14: Still aus dem Film *Krebs* (1930)

nicht nur als Ausdruck persönlicher Schwäche, sondern auch als äußerlich sichtbares Zeichen einer »minderwertigen« genetischen Veranlagung beziehungsweise genetischer Degeneration.[96] Diese Stigmatisierung wurde dadurch verschärft, dass die Krebskrankheit auf der Ebene der Metaphern immer stärker politisiert und militarisiert wurde. Dies war weder vollkommen neu noch eine spezifisch deutsche Entwicklung – ähnliche Tendenzen lassen sich in der französischen oder amerikanischen Diskussion feststellen.[97] Bereits Rudolf Virchow hatte in seiner Zellularpathologie staatliche und zelluläre Ordnung parallelisiert und Krebszellen als parasitische Entartung im geordneten Zellenstaat gekennzeichnet.[98] Diese epistemische Metapher wurde seit Beginn der 1930er Jahre von den Gestaltern der Anti-Krebskampagnen aufgegriffen, während zugleich das Krebsgeschwür in der politischen Diskussion als Metapher für Gegner und »Volksfeinde« benutzt wurde. Der Krebsfilm von 1930 schloss daran an.

Trickaufnahmen illustrierten, wie sich schwarz gefärbte Krebszellen spinnenartig im gesunden Gewebe ausbreiteten. Eine Zwischeneinblendung kommentierte diesen Prozess mit den Worten: »Hemmungslos fressen sich die Krebszellen in das gesunde Gewebe ein und zerstören es.«

Doch Krebszellen wurden nach 1933 nicht mehr nur als anarchisch, revolutionär oder »entartet« gekennzeichnet. Immer öfter wurden sie auch als »jüdisch« dargestellt – in besonders augenfälliger Weise vom Frankfurter Röntgenologen und SS-Mitglied Hans Holfelder, der in einer medizinischen Vorlesung 1936 ein Diapositiv zeigte, auf dem die Krebszellen als Juden gezeichnet worden waren, während die gegen sie gerichteten Röntgenstrahlen die Gestalt nationalsozialistischer Sturmtruppen angenommen hatten.[99]

Die metaphorisch hergestellte Nähe von Krebskrankheit und »dem Juden« gewann im Verlauf der 1930er Jahre eine weitere Dimension. In dem Maße, in dem die *Neue Deutsche Heilkunde* als Gegenbewegung gegen die »jüdische«, »mechanistische« Medizin an politischer Unterstützung verlor und die Schulmedizin wieder ins Zentrum der nationalsozialistischen Gesundheitspolitik rückte, wurden die Kampagnen gegen die »Kurpfuscher« im Bereich der Krebsmedizin antisemitisch gefärbt. Ein eindrückliches Beispiel ist der unter der Regie von Walter Ruttmann gedrehte UFA-Film *Jeder Achte* (1941).[100] Bei den Dreharbeiten war Ruttmann, der sich 1927 mit dem Film *Berlin – Sinfonie der Großstadt* einen Namen als Experimentalfilmer gemacht hatte, von Hans Auler, zu diesem Zeitpunkt Leiter der Berliner Universitätsklinik für Geschwulstkranke, wissenschaftlich beraten worden.

Wissenschaftliche Erklärungen traten in dem als Vorfilm konzipierten 17-minütigen Tonfilm in den Hintergrund. Mit Ausnahme der Eingangssequenz, in der ein Medizinprofessor seinen Studenten stark zusammengefasst das Modell zellulärer (Un-)Ordnung präsentiert, konzentriert sich der Film auf zwei im Wechsel erzählte Parallelgeschichten – die der »vernünftigen« Frau Hoffmann, die sofort nach der Entdeckung eines Knotens in der Brust zum Arzt geht, sich behandeln lässt und am Ende von Mann und Kindern glücklich und geheilt aus dem Krankenhaus abgeholt wird, sowie die des Mechanikers Weber, der im Laufe des Filmes seine Werkstattausstattung versetzt, um verschiedene »Heiler« zu bezahlen, dennoch stirbt und seine verzweifelte Frau völlig mittellos zurücklässt.

Das positive Exempel, die Figur der blonden, sorgfältig, aber schlicht gekleideten Frau Hoffmann, wird in diesem Film seltsam blass gezeichnet. Sie geht ohne Zögern zum Arzt, lässt sich untersuchen und bestrahlen, ohne dass Zeichen größerer Beunruhigung oder gar Angst sichtbar werden. Letztlich bleibt sie auf den Part der Stichwortgeberin für den behandelnden Arzt reduziert, der sich mit seinen Antworten auf ihre Fragen über Diagnose- und Behandlungsmethoden dozierend an sie (und das Publikum) wendet und die Rolle des überlegenen, freundlichen und seiner Sache absolut sicheren Arztes verkörpert. Demgegenüber gewinnt die Figur des Herrn Weber an Gewicht und beansprucht deutlich mehr Filmmeter. Seine Zweifel, seine Ängste, sein Zögern, aber auch die daraus erwachsene Rücksichtslosigkeit und Charakterschwäche gegenüber seiner Frau las Ruttmann ihm in Nahaufnahmen von Gesicht und Körper ab. In längeren Szenen inszenierte er die Atmosphäre des Düsteren und Bedrohlichen, die die Begegnungen Webers mit den unterschiedlichen »Heilern« kennzeichnet. Diese entlarvte Ruttmann bis in ihre Augen und versteckten Gesten hinein als geldgierig und betrügerisch. So wird zwar keiner der »Heiler« im Film explizit als jüdisch bezeichnet, aber Ruttmann spielte derart deutlich mit antisemitischen Stereotypen in Charakterzeichnung und Typenwahl, dass die meisten Zuschauer nach der Uraufführung im Rahmen der Münchner *Reichswoche für den deutschen Kulturfilm* im September 1941 die »Heiler« sofort als »Juden« identifiziert haben dürften. Am Schluss des Filmes stirbt nicht nur der Mechaniker Weber, sondern der nationalsozialistische Staat sorgt für »Recht«, indem der von Weber zuletzt aufgesuchte »Heiler« von einem Gericht verurteilt wird.

Allerdings stieß die mit Ruttmanns Film betriebene Denunziation alternativer Krebsheilmethoden weder unter nationalsozialistischen Gesundheitspolitikern noch im Publikum auf ungeteilte Zustimmung. Die Produktion des Filmes war von Joseph Goebbels unterstützt worden. Dieser gab ihn allerdings erst zur öffentlichen Vorführung frei, als sich mit Rudolf Heß einer der dezidiertesten Anhänger alternativer Medizin unter den Parteigrößen mit einem Fallschirmsprung gen England verabschiedet hatte. Es folgte eine von Goebbels veranlasste Verhaftungswelle sowie schließlich am 16. Juli 1941 das Verbot, »okkulte« Methoden wie Wünschelruten, Pendel oder Schutzschilde gegen Erdstrahlen einzusetzen. Nun ordnete Goebbels persönlich an, *Jeder Achte* als Vorfilm zu einem »Erfolgsfilm« laufen zu lassen.[101] Die Wahl fiel auf Helmut Käutners am 27. März 1942 uraufgeführtes Liebesdrama »Anuschka«, in dem es ebenfalls um Lüge und Betrug ging.[102]

Reichsgesundheitsführer Leonardo Conti ebenso wie sein Stellvertreter Kurt Blome, ab 1943 Bevollmächtigter für Krebsforschung, sprachen sich gegen den Film aus und plädierten dafür, »zur Zeit überhaupt jede Erklärung in der Krebsbekämpfung zu unterlassen«, da »die Erkenntnisse über die Ursache und Bekämpfung des Krebses noch sehr dürftig seien«.[103] Auch die Reichskanzlei unter Leitung Martin Bormanns wurde eingeschaltet. Doch der Film lief zunächst weiter. Bald meldete jedoch der Sicherheitsdienst aus München, dass der Krebsfilm vom Publikum abgelehnt werde, weil »die Heilung des Krebses nicht so einfach wie im Film dargestellt« sei, vor allem aber, weil die Heilpraktiker in völlig übertriebener Schwarz-Weiß-Zeichnung als »mittelalterliche Hexer« dargestellt würden.[104] Goebbels widersprach den Münchner Berichten und führte positivere Sicherheitsdienstberichte aus anderen Teilen des Reiches ins Feld. Conti und Blome kritisierten jedoch ebenfalls die »ungeschickte« Darstellung der Krebsheilung.[105] Ob der Film schließlich zurückgezogen wurde, lässt sich aus den erhalten gebliebenen Akten nicht rekonstruieren.

Die zwischen Goebbels, Conti und Blome geführte Auseinandersetzung zeigt, dass das Konzept der Krebsfrüherkennung als solches von einigen wichtigen nationalsozialistischen Gesundheitspolitikern in Frage gestellt wurde. Insbesondere Contis und Blomes Empfehlung, jegliche Krebsfrüherkennungsmaßnahme mangels gesicherten Wissens über Krebsursachen und -behandlungsmöglichkeiten einzustellen, ist ein deutliches Signal. Es widersprach allen öffentlichen Verlautbarungen der zurückliegenden Jahre ebenso wie den zuvor offensiv von der nationalsozialistischen Politik implementierten Früherkennungs- und Präventionsmaßnahmen. Hier zeigte sich die seit 1938/39 vorgenommene Interessenverlagerung der Gesundheitspolitik im Zeichen der Kriegswirtschaft. Leistungssteigerung und medizinische Versorgung gesunder oder leicht heilbarer, kriegswichtiger Männer und Frauen standen nun im Fokus. Menschen, die als schwer oder unheilbar, erblich krank oder »rassisch minderwertig« galten, wurden immer radikaler ausgegrenzt, benachteiligt und schließlich auch getötet. Kurt

Blome etwa war zur Zeit seiner Stellungnahme gegen die »Krebsbekämpfung« an Planungen beteiligt, den SS-Röntgensturmbann unter Leitung des bereits erwähnten Röntgenologen Holfelder nach polnischen Tuberkulosekranken suchen zu lassen, um diese in einem Ghetto zusammenzuführen und zu ermorden. Dieser Plan wurde allerdings aus Sorge, man könne dieses Vorgehen nicht vor der Bevölkerung geheim halten, fallengelassen.[106]

Im Blick auf die Strategien und Ziele der »Krebsbekämpfung« in den 1930er Jahren lässt sich also festhalten, dass anders als zuvor die Angst explizit adressiert wurde – im Sinne einer »natürlichen« emotionalen Reaktion, der allerdings »mutig« begegnet und die in rationale Sorge umgewandelt werden musste, um nicht zur Feigheit zu werden. Zugleich wurden Ängste unausgesprochen geschürt, indem die Krebskrankheit ebenso wie die Krebskranken moralisch und tendenziell auch eugenisch stigmatisiert wurden: als diejenigen, die ihrer Gesundheitspflicht aufgrund ihres labilen Charakters nicht nachgekommen seien, notwendige Früherkennungs- und Selbstbeobachtungsangebote aus Feigheit nicht wahrgenommen hatten, sich womöglich von »jüdischen« Alternativheilern hatten verführen lassen und einer Krankheit in sich Raum gegeben hatten, die von Anarchie und »Blutverderbung« in ihrem Körper kündete.

Dieses Geflecht aus moralischen, emotionalen und rassebiologischen Zuschreibungen, das von der nationalsozialistischen Gesundheitspolitik um die Krebskrankheit gewunden wurde, machte den Status von Krebskranken immer prekärer. Öffentlich wurde nun bekräftigt, dass nur der gesunde »Volksgenosse« wertvoll sei. Sterilisation und die Ermordung von Menschen, die als erbkrank oder »lebensunwert« angesehen wurden, war die keineswegs völlig geheime Konsequenz. Damit wurde die Frage aufgeworfen, wie »lebenswert« die Existenz von Menschen sein mochte, die an einer Krankheit mit geringen Heilungsaussichten litten oder deren Krankheit als unheilbar galt. Dass diese Frage durchaus im Horizont der Euthanasiebefürworter lag, hatte in den 1920er Jahren bereits der Schriftsteller Gerhard Hoffmann alias Ernst Mann ausbuchstabiert. In seinen Schriften plädierte er dafür, »Selektionskommissionen« aus Ärzten zu bilden, die alle Menschen erfassen und »ausmerzen« sollten, die an »unheilbaren, ansteckenden und vererbbaren Krankheiten wie Tuberkulose, erblichen Geschlechtskrankheiten, Krebs, Aussatz, Geisteskrankheiten, Verkrüppelungen« litten.[107]

Das war damals, 1922, eine extreme Position, die Conti 1933 noch zurückwies. Gerhard Wagner, bis 1939 Reichsgesundheitsführer, gab jedoch 1938 die Maxime aus, dass die »Leistungsfähigkeit des deutschen Menschen als biologischer Wert« erfasst werden und sich die Medizin vom »Kultus des Kranken« abkehren müsste.[108] Karl Kötschau, bis 1937 Führer der *Reichsarbeitsgemeinschaft für eine Neue Deutsche Heilkunde*, erklärte 1938 dazu:

Während wir durch das bis jetzt übliche Verfahren der Schonung und Fürsorge nur leidensverlängernd und beschwerdelindernd einzuwirken imstande sind, haben wir im Kampf an der Natur entscheidende Möglichkeiten: entweder zu siegen oder unterzugehen. Für einen rettungslos verlorenen Siechen eine schöne Lösung und Erlösung. Ich denke da an den Krebskranken, den Tuberkulösen, den Rheumakranken und andere chronische Leiden. […] Der Invalidisierte oder zu Invalidisierende ist, soweit er die Altersgrenze noch nicht erreicht hat, auf Leistungsfähigkeit und Gesundheit zu trainieren, auch wenn dadurch der ungünstige Ausgang seiner Krankheit beschleunigt werden sollte. Mit andern Worten: Es wird eine Entscheidung darüber herbeigeführt: entweder Leistungsfähigkeit oder natürliche Ausmerze.[109]

Diese Diskussionen wurden öffentlich geführt und später auch auf die sogenannten T4-Euthanasieaktionen bezogen. Dies zeigten im Sommer 1941 die öffentlichen Proteste des Münsteraner Bischofs Clemens August Graf von Galen. Galen stellte hier schließlich die Frage, ob die Maxime, unproduktive Menschen seien zu töten, nicht letztlich auch die Ermordung all jener rechtfertigen könne, die nicht mehr arbeitsfähig, unheilbar krank oder »altersschwach« seien.[110]

Nach Galens Predigten wurde die zentralisierte Ermordung von Menschen mit geistigen und körperlichen Behinderungen im Rahmen der T4-Aktionen abgebrochen. Dennoch wurden weiterhin Menschen mit Behinderungen ermordet und sogar der Kreis derjenigen erweitert, die »indirekt« durch Nahrungsreduktion oder -entzug sowie die Verweigerung medizinischer Behandlung und Pflege getötet wurden. Dies betraf Tuberkulosekranke ebenso wie Diabetiker, denen Nahrungs- und Insulinrationen gekürzt und die im vollen Bewusstsein der verheerenden Wirkung auf ihre Gesundheit zu schwerer Arbeit gezwungen wurden. Auch über eine »Verknappung« der Nahrung von Krebskranken auf das »Lebensminimum« wurde in Fachzeitschriften diskutiert – wenngleich unter dem Rubrum eines therapeutisch möglicherweise erfolgreichen Experiments.[111] Zunehmend gerieten sogenannte »Alterskranke«, unter denen sich auch Krebskranke befanden, ins Visier der Exklusionspolitik: Sie wurden in spezielle, völlig unzureichend ausgestattete Pflegeeinrichtungen »evakuiert«, als die alliierten Bomben ab 1943 auch Krankenhäuser trafen. Wie viele Menschen durch diese Maßnahmen betroffen waren und starben und ob einige der »Alterskranken« aktiv getötet wurden, ist eine noch offene Frage.

Insofern erweist sich das Angebot von Früherkennungsuntersuchungen im historischen Horizont der 1920er und vor allem der 1930er Jahre als Technik auf einer prekären Grenze zwischen Leben machen und sterben lassen, um die Worte Foucaults aufzugreifen: propagiert als eine Technik, die die Krebskrankheit frühzeitig erkennen hilft, um sie zu heilen, vor dem Hintergrund der »Euthanasie« jedoch auch gedacht und nutzbar als Instrument, die Sterbenden früh von den Gesunden zu trennen, um sie schneller sterben zu »machen«. Dieser in der öffentlichen nationalsozialistischen »Krebsbekämpfung« kaum explizit formulierte Zusammenhang blieb der Bevölkerung nicht vollkommen verborgen. SD-Berichte aus den letzten Kriegsjahren notierten, dass »Alterskranke« sich weigerten, ihre Medikamente zu nehmen, weil sie befürchteten, diese könnten tödlich sein. Die Anklagevertretung im Nürnberger Ärzteprozess hat 1947 die Frage, ob in den letzten Jahren der NS-Herrschaft 75 000 »Alterskranke« ermordet worden seien, gestellt – wenn auch ohne justiziables Ergebnis, weil diese Frage im Laufe der Prozesse in den Hintergrund rückte.[112] Dennoch ist diese Vermutung als Erfahrungshintergrund einer Geschichte der Krebsfrüherkennungsmaßnahmen in der frühen Bundesrepublik ebenso wie in der DDR zu berücksichtigen.

SOZIALISTISCHE LEBENSFREUDE ODER ERHOBENER ZEIGEFINGER IN DDR UND BUNDESREPUBLIK

In den ersten Jahren nach Kriegsende stand das Thema Krebs sowohl in der Sowjetischen Besatzungszone als auch in den Besatzungszonen der westlichen Alliierten ganz unten auf der gesundheitspolitischen Agenda. Die Krankheitsängste konzentrierten sich auf die ansteckenden »Volkskrankheiten«, auf Tuberkulose, Typhus, Ruhr und die Geschlechtskrankheiten. Wiederaufbau und Neustrukturierung des Gesundheitssystems erschienen allen Besatzungsmächten als vordringlich. Dieses Projekt wurde von den westlichen Besatzungsmächten, insbesondere den Amerikanern, anfangs vor allem im Hinblick auf Entnazifizierung und demokratische Re-Education konzipiert. In der sowjetischen Besatzungszone knüpfte die Politik an sozialhygienische Traditionen der Weimarer Zeit an und orientierte sich am sowjetischen Modell. »Prophylaxe«, schon vor dem Zweiten Weltkrieg ein Leitbegriff der sowjetischen Gesundheitspolitik, wurde in der frühen DDR zur zentralen gesundheits- und sozialpolitischen Maxime, die definitorisch mit der Schaffung einer neuen sozialistischen Gesellschaft zusammenfiel. »Die beste Prophylaxe ist der Sozialismus« – dieses Motto stellten Alfred Beyer und Kurt Winter ihrem 1953 erstmals aufgelegten »Lehrbuch der Sozialhygiene« voran. Dieses Motto zierte auch die Stellwände vieler Krankenhäuser in der DDR bis in die 1980er Jahre.[113]

Prophylaxe hatte in der DDR zunächst zwei Standbeine: Erstens umfasste sie die sogenannte Verhältnisprävention, das heißt insbesondere die Veränderung der Arbeitsbedingungen auf betrieblicher Ebene, vor allem in Gestalt von Arbeitsschutzmaßnahmen. Zweitens wurde unter Prophylaxe die direkte Krankheitsverhütung verstanden. Von diesen Bemühungen sollte die gesamte Bevölkerung erfasst werden, der in der Verfassung das Recht auf kostenlose medizinische Versorgung garantiert worden war – ein Recht, das mit der Einführung einer einheitlichen Sozialversicherung verwirklicht wurde. Dieses Recht ging auch mit Zwang einher: DDR-Bürger waren per Gesetz verpflichtet, sich gegen Pocken und Diphtherie impfen zu lassen. Systematische Impfungen gegen Wundstarrkrampf, Keuchhusten, Tuberkulose und Kinderlähmung wurden dagegen auf freiwilliger Basis angeboten. Die Impfpflicht wurde zwar 1954 vorübergehend abgeschafft. Als sich aber unter DDR-Bürgern eine zunehmende »Impfmüdigkeit« breitmachte, wurde sie ab Mitte der 1960er Jahre wieder eingeführt. Ebenso verpflichtend und im Falle des Versäumnisses mit Geldstrafen belegt war die Teilnahme an Reihenuntersuchungen, die in erster Linie dem Aufspüren von Tuberkuloseherden dienten, nebenbei aber auch zur Früherkennung von Lungenkrebs genutzt wurden.[114]

In diesen Horizont einer Prophylaxe als politische Mission eines auf Frieden und »Leben« ausgerichteten sozialistischen Staates ordnete sich die Politik der Krebsfrüherkennung ein. Die ersten Kampagnen galten vor allem dem Gebärmutterhalskrebs und führten damit eine seit 1900 in Deutschland dominante Traditionslinie fort. Vor dem Hintergrund des Kalten Krieges wurde diese allerdings in einen anderen politischen Kontext gestellt, die Rolle der Frau und Mutter im sozialistischen Staat neu definiert. So erklärte Robert Ganse, Chefarzt der Frauenklinik des Stadtkrankenhauses Dresden-Friedrichstadt:

> *Das Wertvollste eines Staates sind seine Mütter und Kinder. Zu verhüten, daß jährlich weiter etwa 20 000 Frauen dieser furchtbaren Krankheit zum Opfer fallen und ihren Familien entrissen werden, ist die Aufgabe, die uns Frauenärzten vorwiegend gestellt ist und für die wir alles tun müssen. [...] Alle unsere Anstrengungen sind aber abhängig von der friedlichen Entwicklung unseres Vaterlandes. Die vorbeugende Medizin ist eng verbunden mit der Erhaltung des Friedens. Unser ärztliches Handeln hat nur dann einen Sinn, wenn wir alles daransetzen, daß unsere Erfolge nicht durch Atombomben vernichtet werden. Der Krieg ist der schlimmste Feind des Arztes und unserer Kinder und Mütter. Der Kampf der Ärzte gegen Krebs und andere Krankheiten müßte unvollkommen bleiben, wenn er nicht verbunden würde mit dem Kampf gegen die gewaltsame Vernichtung des menschlichen Lebens.*[115]

Krebs wurde damit zur biologischen Chiffre der drohenden atomaren Vernichtung, vor der »das Leben« geschützt werden müsse. Dies erklärt, warum die ältere militärische Metapher vom »Kampf« gegen den Krebs in der DDR-Gesundheitspolitik kaum noch Anwendung fand. Stattdessen wurde der Akzent auf die »friedliche« Verhinderung des Krebses gelegt. Damit trat an die Stelle der offenen Mobilisierung von Angst der Appell an die sozialistische Lebensfreude.

An dieser Akzentverschiebung orientierte sich der erste von der DEFA 1956 produzierte Film zur Krebsaufklärung mit dem sprechenden Titel *Rechtzeitig – eine Mahnung des Lebens*. Dieser Film wurde zwischen 1957 und 1962 sowohl bei betrieblichen Aufklärungsveranstaltungen als auch im Rahmen der Wanderausstellungen »Wie werde ich 100 Jahre alt?« und »Gesund leben – lange leben« gezeigt.[116] Der gut 19 Minuten lange Tonfilm beginnt mit einer Sequenz, die geradezu als emotionales Gegenprogramm zur Anfangssequenz des Filmes von 1930 konstruiert worden zu sein scheint. So zeigen die ersten zwei Minuten des Filmes nicht die Schmerzen und Schrecken der Krebskrankheit, sondern inszenieren Glück und liebevolle Sorge um das Leben in Gestalt der Kinder. Dementsprechend beschwört

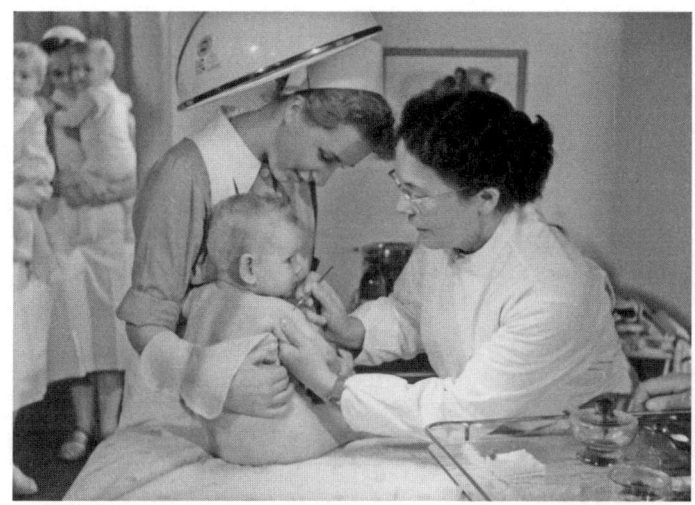

Abb. 15: Still aus dem Film *Rechtzeitig – eine Mahnung des Lebens* (1956)

der Sprecherkommentar mit den ersten Worten des Filmes: »Glückliche Kinder. Ihnen gehört all unsere Liebe, all unsere Sorge. Ihre Gesundheit gilt es zu erhalten.«[117] In ruhiger Abfolge zeigt der Film, wie eine Krankenschwester einen Säugling kurz nach der Geburt wiegt und wickelt, wie größere Babys sanft »gepuckt« und Kleinkinder, Schulkinder und schließlich Jungen an der Schwelle zur Pubertät geimpft, vermessen und gewogen werden. Währenddessen zoomt die Kamera immer wieder auf die »niedlichen« und vertrauensvollen Gesichter der Kinder, auf die Blicke und Gesten der Zuwendung von Seiten der Erwachsenen. Der Abschluss der Einleitungssequenz verweist auf die zivilisatorische Mission des sozialistischen Staates, indem Szenen aus einem unbestimmten Land in Afrika den Zuschauern präsentiert werden, in denen ein weißhäutiger Arzt schwarzhäutige Menschen impft.

Krebsfrüherkennung erscheint in dieser filmischen Lesart als logische Fortsetzung einer von klein auf gewohnten und selbstverständlich gewordenen Praxis der Prophylaxe – und zwar in der spezifischen Form der Krankheitsverhinderung, für die das Impfen stand. Eine solche hat nichts mehr mit der ängstlichen Beobachtung des eigenen Körpers zu tun, da sie ja bereits im Vorfeld der Krankheit zum Einsatz kam.

Indem der Film die Prophylaxe als Praxis der vereinten Sorge von Ärztinnen und Ärzten, von Krankenschwestern ebenso wie von Bürgerinnen und Bürgern in den Mittelpunkt stellt, lenkt er den Blick weg vom individuellen

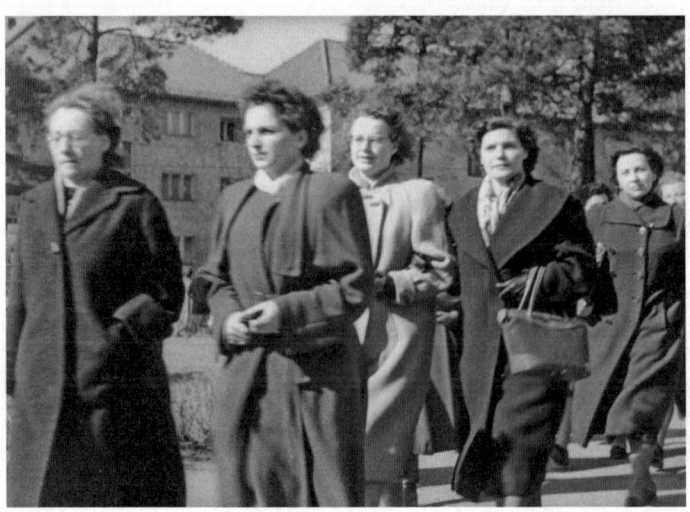

Abb. 16: Still aus dem Film *Rechtzeitig – eine Mahnung des Lebens* (1956)

Körper, von seinen Schmerzen, Tumoren und möglichem Tod. Diese Themen kommen im Film nur am Rande vor. Lediglich ein einziges Bild im ganzen Film zeigt einen Tumor, der als Foto eines beginnenden Hauttumors im Vergleich mit den zuvor gezeigten Tumoren harmlos erscheinen musste. Der Besuch von Früherkennungsuntersuchungen wurde stattdessen als Praxis der Solidarität, der gegenseitigen Verantwortung füreinander dargestellt – nicht wie im Nationalsozialismus als Pflicht des einzelnen »Volksgenossen« gegenüber dem »Volkskörper«, sondern als ein Streckenabschnitt auf dem Weg zur Gesunderhaltung der sozialistischen Gesellschaft, der Völkerverständigung und Friedenssicherung.

Eine der in diesem Film präsentierten Geschichten setzt diese gegenseitige Verantwortung in Szene: Eine vom Brustkrebs geheilte Frau erzählt in der Betriebskantine von ihren Erfahrungen und überzeugt zwei Kolleginnen, zusammen den Arzt zu besuchen. Dieser gemeinsame Gang wird im Kontrast zu den zuvor in Großaufnahme gezeigten, musikalisch »beschwerten« Schritten der ersten Frau inszeniert. Diese ist allein mit ihrem bedrückenden Verdacht zum Arzt gegangen, während die beiden Kolleginnen nun zusammen leichtfüßiger diesen Weg gehen – fast folgerichtig, so möchte man meinen, wird bei keiner der beiden Frauen Krebs festgestellt. Dieses Motiv des hoffnungsfrohen Weges in eine bessere Zukunft nimmt der Film ein weiteres Mal am Ende auf: Ein langer Strom von Frauen zieht dort wie bei einer Parade an der Kamera vorbei.

Angst wird in diesem Film zwar auch gezeigt, aber im Prinzip als nicht mehr zeitgemäßes Gefühl dargestellt. Diese Angst mochte in einer »dunklen«, von Pest und anderen Krankheiten beherrschten Vergangenheit ihre Berechtigung gehabt haben, wie ein scharfer Schnitt nach der Anfangsszene in einigen wenigen ikonischen Mittelalterstereotypen illustriert. In der Gegenwart und mehr noch in der Zukunft der auf wissenschaftlichem Fortschritt und planvoller, solidarischer Gesundheitsfürsorge errichteten DDR ist die Angst allerdings überflüssig geworden.

Damit klingt hier eine Gefühlspolitik der sozialistisch definierten Lebens- und Schaffensfreude an, wie sie die TV-Serie »Wegweiser Gesundheit« in ihrer den Emotionen gewidmeten Folge viele Jahre später mit den Worten postulieren sollte: »In unserer Gesellschaft ist kein Platz für Angst, Pessimismus, Unzufriedenheit, da Wünsche und Realität übereinstimmen.«[118] Eine solche Übereinstimmung von Wunsch und Realität behauptete auch der Film von 1956, indem er wider alle zeitgenössische Evidenz verkündete: »Alle wären zu retten, wenn sie sich jedes Jahr einmal vorbeugend untersuchen ließen.«[119] Hier trat die Früherkennungsuntersuchung damit erstmals in ihrer Geschichte als Praxis in Erscheinung, die Befreiung von Angst und Sorge verhieß, so wie es der Filmarzt schließlich der ehemaligen Brustkrebspatientin als Botschaft für ihre Geschlechtsgenossinnen mitgab: »Der Weg zum Arzt lohnt sich. Er bringt Klarheit. Und wie befreiend ist die Gewissheit, gesund zu sein.«[120]

Tatsächlich bemühte sich die Gesundheitspolitik der DDR früh, Frauen diesen Weg zur »Gewissheit« über den Zustand ihres Körpers zu ermöglichen. Bereits im Juli 1952 wurde ein Gesetz verabschiedet, das den Aufbau sogenannter Betreuungsstellen für Geschwulstkranke in allen Städten mit mehr als 100 000 Einwohnern anordnete. In diesen Betreuungsstellen sollten sich alle Frauen über 25 Jahre einmal jährlich auf Brust- und Gebärmutterhalskrebs untersuchen lassen können. Zusätzlich sollten solche Früherkennungsuntersuchungen in Gemeindeschwesternstationen und den neu geschaffenen Polikliniken durchgeführt sowie in Betrieben mit einem hohen Frauenanteil angeboten werden.[121] Damit trat die DDR-Gesundheitspolitik an, das flächendeckend zu verwirklichen, was bereits seit den 1920er Jahren diskutiert und in einzelnen Gebieten des Deutschen Reiches versuchsweise realisiert worden war: die Einrichtung eines niedrigschwelligen Angebots, dem weder lange Anfahrtswege noch zeitraubende Wartezeiten im Weg stehen sollten. Anders als zuvor war dieses Angebot jedoch als Reihenuntersuchung konzipiert und sollte unabhängig von möglichen Symptomen regelmäßig in Anspruch genommen werden – eine Praxis, die der Bevölkerung durch die seit 1938/39 erprobten und in der DDR seit Anfang der 1950er Jahre weitergeführten Röntgenreihenuntersuchungen auf Tuberkulose vertraut war.

Die Resonanz auf das Angebot von »Vorsichtsuntersuchungen« zur Früherkennung von Gebärmutterhals- und Brustkrebs war offenbar groß – so groß, dass das tatsächlich vorhandene Angebot an Untersuchungsstellen mit der Nachfrage nicht Schritt halten konnte. Der bereits erwähnte Dresdner Frauenarzt Robert Ganse berichtete nach einem der ersten Vorträge, die er 1952 vor der Belegschaft des VEB Projektierung Sachsen hielt:

Der Erfolg war, daß ein Entrüstungssturm unter den Frauen losbrach, da vorläufig Untersuchungen nicht stattfinden können [...]. Da unsere Aufklärung weit über die Möglichkeiten der Untersuchungen hinausgegangen ist und die Untersuchungsstelle nicht mehr mit dem Andrang der Bevölkerung Schritt halten kann, führt dies zu einer katastrophalen Situation und läßt eine gute Sache genau in ihr Gegenteil umschlagen.[122]

In Absprache mit dem Direktor des Hygiene-Museums entschied Ganse kurzerhand, bei den bereits angekündigten und ausgebuchten Vortragsveranstaltungen nicht über Krebs, sondern über andere Gesundheitsthemen zu sprechen, um so das Fehlen von Untersuchungsstellen schweigend zu übergehen. Diese Diskrepanz zwischen weitreichenden Planungsutopien und einer aufgrund des Mangels an Ressourcen unzureichenden Realisierung war ein Problem, das die DDR-Gesundheitspolitik bis 1990 begleiten sollte, in den 1950er Jahren aber insbesondere im Hinblick auf die stark politisierten Prophylaxeanstrengungen zum Tragen kam. Da Prophylaxe aber nicht nur Teil der politischen Selbstlegitimation der DDR war, sondern zudem Kosteneinsparung durch die Verhinderung einer teuren Therapie und Pflege schwerwiegender Erkrankungen verhieß, wurden die Bemühungen um die Einrichtung einer adäquaten Zahl von Untersuchungsstellen fortgesetzt.[123]

Um die Mangelsituation in der DDR zu entschärfen, wurde das Alter, ab dem Frauen jährlich untersucht werden sollten, auf 30 Jahre heraufgesetzt.[124] Die größte Schwierigkeit im Hinblick auf einen Ausbau von Untersuchungsstellen bestand in der unzureichenden Ausbildung vieler Gynäkologen. Denn während die meisten anderen Länder bei bereits bestehenden Symptomen Biopsien vornehmen ließen, setzte die DDR-Gynäkologie auf die kolposkopische Untersuchung symptomfreier Frauen, die eine spezielle Ausbildung erforderte.

Das Kolposkop war 1925 vom Hamburger Gynäkologen und Chefarzt des Altonaer Krankenhauses Hans Hinselmann entwickelt worden.[125] Mit dem Kolposkop stand ein Gerät zur Verfügung, das es erlaubte, die Schleimhaut des Gebärmutterhalses in bis zu 30-facher Vergrößerung zu untersuchen und auf diese Weise kleinste Veränderungen frühzeitig zu entdecken. Als Standardtechnik hatte sich die Kolposkopie jedoch vor 1945 in Deutschland nicht durchgesetzt – unter anderem deshalb, weil die Spekulumuntersuchung mit dem bloßen Auge vielen Gynäkologen als gleichwertig erschien und die Kolposkopie aufgrund der Vorbehandlung mit Jod und Essigsäure (zeit-)aufwendiger war.[126]

In der DDR, in der man Prophylaxe großschrieb, erschien die Anwendung einer Technik, die Veränderungen der Gebärmutterhalsschleimhaut vor Auftreten von Symptomen erkennen ließ, trotz der komplizierteren Bedienung vielversprechend. Darüber hinaus hatte das Kolposkop einen weiteren Vorteil gegenüber Spiegeluntersuchung und Biopsie, der in den Kampagnen allerdings nur indirekt adressiert wurde: Das Kolposkop schuf Distanz. Darauf verwiesen die Erläuterungen der Kolposkopietechnik in Merkblättern und Zeitungsartikeln, die betonten, dass das Kolposkop nicht in den Körper eingeführt und keine Schmerzen verursachen würde.[127] Beigefügte Zeichnungen unterstrichen die Distanz dadurch, dass sie das Auge des Untersuchers durch das zwischengeschaltete Kolposkop vom Körper der Patientin weit entfernt platzierten. Obwohl auch die Kolposkopie auf das Einführen eines Spekulums angewiesen war, um das Untersuchungsfeld für das Kolposkop sichtbar zu machen, insofern also durchaus »invasiv« war, traf das Auge des Gynäkologen damit nur vermittelt durch das optische Instrument auf den Intimbereich der Frau. Die Kommentare und visuellen Präsentationen lassen also vermuten, dass die Verwendung des Kolposkops helfen sollte, die »falsche Scham« der Frauen zu überwinden, die sie sonst möglicherweise von einer weniger dringlich erscheinenden, weil symptomlosen gynäkologischen Untersuchung abgehalten hätte.

Durch den Blick auf das technische Detail der Kolposkopie, wie er in Aufklärungsbroschüren im Vordergrund stand, rückte der Anlass, die »Vorsorge« vor Krebs als potentiell tödlicher Krankheit, in den Hintergrund. In

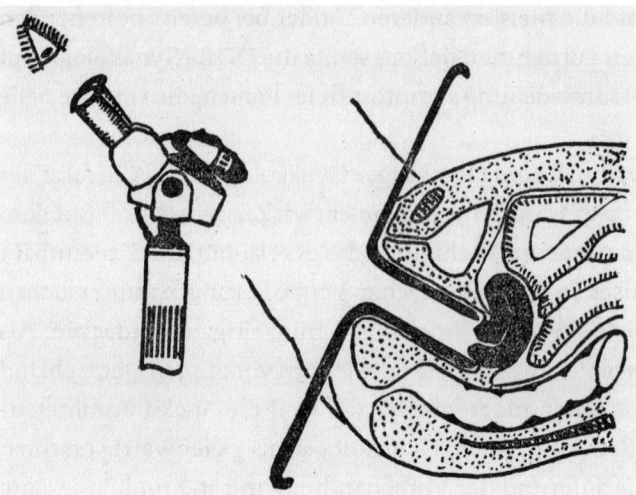

Abb. 17: Illustration, *Alles für Deine Gesundheit* (1956)

Anknüpfung an früher gebrauchte Vergleiche mit der Inspektion eines Autos erschien die Kolposkopie so als Teil eines »rationalen«, wissenschafts- und technikorientierten Umgangs mit dem Körper, einem Körper, der auch in anderer Hinsicht immer öfter vermessen und geprüft wurde. Dies entsprach einem Blick auf die Gesellschaft, der vom Glauben an die Steuerbarkeit, Regelungsfähigkeit und Kontrolle gesellschaftlicher Strukturen und lebender Organismen sowie vom Bemühen um die Anwendung einer formalisierten Rationalität geprägt war, durch die Gefühle ausgeschaltet werden sollten.[128]

Ein solches Modell konzeptualisierte Körper, Maschinen und Gesellschaft unterschiedslos als zur Selbststeuerung fähige, kontrollbedürftige Einheiten und ließ Kontrolle in von Gefühlen unabhängigen Regelungstechniken aufgehen. Dieses Modell prägte auch die Darstellung einer anderen, in der DDR propagierten Früherkennungstechnik, die sich ebenfalls speziell an Frauen richtete: die Selbstuntersuchung der Brust. Im Unterschied zu den meisten anderen Ländern war die Selbstuntersuchung der Brust in Deutschland bereits Anfang der 1930er Jahre thematisiert worden.[129] Allerdings hatten sich alle Kampagnen darauf beschränkt zu empfehlen, *dass* Frauen ihre Brust auf Knoten abtasten sollten. *Wie* dies getan werden sollte, ging weder aus den gedruckten Materialien hervor, noch ließ es sich aus Filmszenen erschließen, die nur flüchtig zeigten, dass Frauen ihre nackte Brust betasteten. Die in den 1950er Jahren in der DDR verbreiteten Merkblätter, Broschüren und Artikel konzentrierten sich dagegen darauf, die Selbstuntersuchung als systematische monatliche Routine im Detail zu beschreiben und vorzugsweise mit schematischen Zeichnungen zu bebildern, die die Frau auf die Struktur ihres Körpers reduzierten. Jede Frau sollte damit zu ihrer eigenen »Screeningassistentin« ausgebildet werden, ermächtigt und befähigt, ihren Körper selbst zu untersuchen und so ärztliche Untersuchungskosten zu sparen, wie freimütig eingeräumt wurde. Bei einem verdächtigen Befund sollte sie allerdings schnellstens den Arzt zur diagnostischen Abklärung aufsuchen.

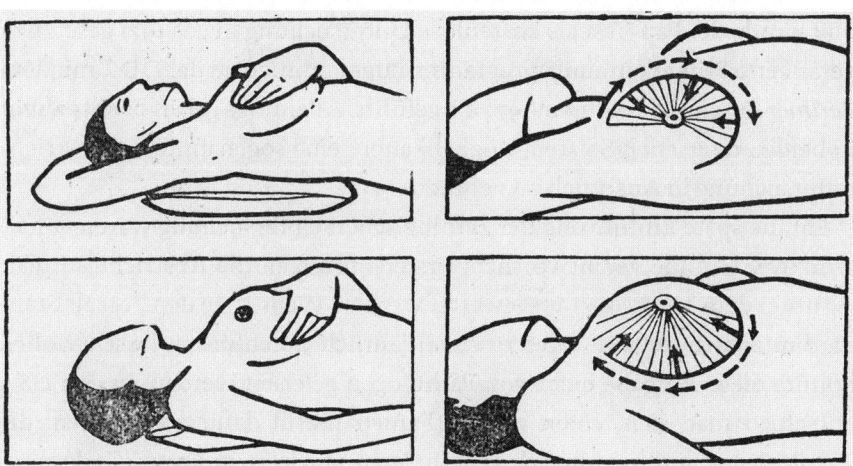

Abb. 18: Anleitung zur Brust-Selbstuntersuchung (1959)[130]

Die Figur der »törichten«, allzu ängstlichen und auf den »falschen« Rat der Freundinnen hörenden Frau hatte die DDR-Gesundheitspolitik zugunsten eines neuen Frauenbilds verabschiedet. Statt Schuldzuweisung und moralischer Diskreditierung stellte sie das Ideal der informierten und überlegt handelnden Frau in den Mittelpunkt, auf deren Rat andere vertrauen konnten und sollten – im Kontext einer Politik, die gelingende Prophylaxe zum Gradmesser des Systemerfolgs machte. Dementsprechend konnte diese Politik auf den Druck des Kollektivs im Betrieb zählen, dessen Konsequenzen durchaus einschneidend sein konnten, da im Hinblick auf Impfprogramme und Röntgenreihenuntersuchungen durchaus auch mit Strafen operiert wurde. Insofern lässt sich vermuten, dass sich die adressierten Frauen auch unabhängig von Sanktionsandrohung und Diskreditierung zur Teilnahme verpflichtet sahen.

Was die DDR-Gesundheitspolitik aber ebenso wie die zeitgleichen Kampagnen aller anderen Länder verschwieg, war die Unsicherheit der Diagnose, die in Fachkreisen intensiv diskutiert wurde. Denn um diese Zeit begann sich eine Untersuchungsmethode durchzusetzen, die die Früherkennung zwar wie lange erhofft zeitlich vorverlegte, dadurch jedoch mit neuer Dringlichkeit die Frage aufwarf, ob auffällige Zellen schon gleichbedeutend mit einer Krebserkrankung waren oder sich in jedem Fall zu einer solchen entwickeln würden. Der Test, der diese von Chirurgen und Pathologen der 1920er Jahre bereits begonnene Diskussion neu belebte, war der nach seinem Erfinder George Papanicolaou benannte Pap-Test. In der Bundesrepublik wurde der Pap-Test als kostenlose Untersuchung in das 1971 gesetzlich verankerte Früherkennungsprogramm aufgenommen, in der DDR mit dem *Berliner Zytologieprogramm* 1972 eingeführt. Allerdings gab es bereits zuvor in beiden deutschen Staaten Möglichkeiten, eine sogenannte Zellabstrichuntersuchung in Anspruch zu nehmen.

Für die späte Einführung der zytologischen Untersuchung waren vor allem zwei Gründe verantwortlich: Erstens mussten die Abstriche sorgfältig unter dem Mikroskop ausgewertet werden. Wenn man den Test als Standarduntersuchung ein- oder zweimal jährlich durchführen lassen wollte, konnte diese Aufgabe nicht von Pathologen geleistet werden. In den USA entschied man sich, einen neuen (Frauen-)Beruf dafür zu schaffen: die Zytologieassistentin. Ähnlich verfuhr man in vielen anderen Ländern, in denen der Pap-Test eingeführt wurde. Bis genügend ausgebildete Zytologieassistentinnen zur Verfügung standen, dauerte es jedoch. Das zweite Problem war grundsätzlicherer Art: Niemand wusste genau, was die beim Zellabstrich entdeckten »nicht gesunden« Zellen bedeuteten.[131] Stellten sie bereits eine Krebserkrankung dar? Oder zumindest eine Vorform? Oder handelte es sich um Zellveränderungen, aus denen Krebs entstehen konnte, aber nicht zwangsläufig musste, die sich also unter Umständen ohne jeden Eingriff zurückbilden würden? Letzteres legte ein Vergleich der Zahl auffälliger Zellabstriche mit der aus epidemiologischen Studien bekannten Zahl an Zervixtumoren nahe, denn die erstere Zahl überstieg die letztere um ein Vielfaches.[132] Die naheliegende Schlussfolgerung war also, dass die Mehrzahl auffälliger Zellen sich *nicht* zu einer invasiven Krebserkrankung entwickelte. Für weitere Studien wurden Frauen ausgewählt, deren Pap-Test ein sogenanntes »carcinoma in situ« ergeben hatte. Dies war ein hoch umstrittener Begriff, da er bereits vorwegnahm, was eigentlich erst zu beweisen war, nämlich dass die diagnostizierte Zellveränderung, ihr Verlust an Differenzierung und ihre atypischen Wachstumseigenschaften, als Krebsvorstufe betrachtet werden musste, die sich nur dadurch vom Krebstumor unterschied, dass sie die Gewebsgrenzen noch nicht überschritten hatte, also noch nicht »invasiv« geworden war (daher die Kennzeichnung »in situ« = am Ort).

So wurden Frauen mit der Diagnose »carcinoma in situ« in drei Gruppen aufgeteilt. Die erste Gruppe wurde so behandelt, als sei ein invasiver Tumor entdeckt worden. Das bedeutete, dass ihnen entweder die Gebärmutter und zusätzlich auch die umgebenden Lymphknoten vollständig entfernt (»Hysterektomie«) oder dass sie bestrahlt wurden. Eine zweite Gruppe wurde »konservativ« behandelt, es wurde ihnen also nur der Gebärmutterhals operativ oder durch Elektrokonisation ganz oder teilweise entfernt. Eine dritte Gruppe von Frauen wurde dagegen gar nicht behandelt, allerdings in kurzen Abständen zu Kontrolluntersuchungen einbestellt.

Die Ergebnisse dieser Studien zeigten, dass sich tatsächlich bei vielen Frauen kein Krebs aus einem »carcinoma in situ« entwickelte. Allerdings blieben alle »radikal« behandelten Frauen weit über die Fünfjahresgrenze hinaus von einer Krebserkrankung verschont, während sich bei einigen Frauen der beiden anderen Gruppen später ein Krebs des Gebärmutterhalses entwickelte. Aus Sicht der Studienleiter überraschend war die Entdeckung, dass bei einigen wenigen Frauen der dritten Gruppe trotz engmaschiger Kontrollen Tumoren diagnostiziert wurden, die bereits weit fortgeschritten und dementsprechend kaum noch zu behandeln waren, so dass einzelne Frauen dieser Gruppe an ihrer Krebserkrankung schließlich starben. Vorhersagen darüber, ob, warum und wann sich aus einem »carcinoma in situ« eine invasive Krebserkrankung entwickeln würde, schienen nicht möglich zu sein. Aus diesem Grund alle Frauen mit einem »carcinoma in situ« des Gebärmutterhalses »radikal« zu operieren oder zu bestrahlen und so eine 100-prozentige Heilung zu erreichen, war jedoch keineswegs eine risikolose und nebenwirkungsfreie Option. Denn viele der betroffenen Frauen litten unter dem Verlust ihrer Gebärmutter und – wenn sie noch jung waren – unter dem erzwungenen Verzicht auf (weitere) Kinder. Doch damit nicht genug: In einer Studie starben zwei der acht operierten Frauen an den Folgen dieses gravierenden Eingriffs, viele bestrahlte Frauen hatten mit schwerwiegenden Nebenwirkungen der Behandlung zu kämpfen, darunter Verbrennungen, Gewebsnekrosen und Inkontinenz.[133]

In dieser unentschiedenen Situation votierte eine Mehrzahl von Krebsmedizinern dafür, ein »carcinoma in situ« am Gebärmutterhals in jedem Fall zu behandeln. In der DDR ebenso wie in der Bundesrepublik, den USA oder Großbritannien bedeutete Behandlung eines solchen »carcinoma in situ« in den 1950er Jahren Operation oder Bestrahlung, da es die seit den 1980er Jahren meist angewandte Lasertherapie noch nicht gab. Schonendere Verfahren kamen dagegen bei leichteren Dysplasien zur Anwendung, wobei eine Reihe von Studien wiederum zeigte, dass der gleiche Zellabstrich nicht selten von verschiedenen Zytologieassistentinnen und sogar Pathologen unterschiedlich interpretiert wurde: Während die einen eine einfache Dysplasie diagnostizierten, stellten die anderen ein »carcinoma in situ« fest.[134] Aus diesem Grund wurde der Pap-Test seit den 1960er Jahren zunehmend als eine Art Vorscreeningtest verwandt, dessen Ergebnisse durch Kolposkopie und/oder Biopsie überprüft werden mussten. Eine gewisse diagnostische Unsicherheit im Blick auf die Unterscheidung einfache Dysplasie/»carcinoma in situ« blieb aber bestehen.

Von diesen Diskussionen und Unsicherheiten ahnte allerdings kaum eine Frau etwas, die die in den Geschwulstberatungsstellen und Polikliniken angebotenen Früherkennungsuntersuchungen in Anspruch nahm. Denn die Aufklärungsmaterialien nicht nur in der DDR, sondern überall auf der Welt suggerierten, dass der Arzt mit den zur Verfügung stehenden Techniken eine eindeutige Diagnose würde stellen können. Ähnlich sah die Lage auch im Hinblick auf viele andere Krebserkrankungen aus. Egal ob es sich um Knoten in Brust und Prostata oder Gewebsveränderungen in Darm- oder Magenschleimhaut handelte: Wo die Grenzen zwischen harmloser Dysplasie, Krebsvorstufe sowie manifester und schließlich potentiell tödlicher Krebserkrankung zu ziehen waren, blieb lange und ist zum Teil noch heute umstritten.

Die Gewissheit, die die Früherkennungskampagnen in Aussicht stellten, musste vom Arzt also in manchen Fällen mit einem Akt interpretativer Vereindeutigung hergestellt werden. Mit der Entscheidung, diagnostische Ungewissheit zu verbergen, nahmen die Gestalter der Früherkennungskampagnen in Kauf, dass sich Krebskranke wegen eines »zu späten« Arztgangs Selbstvorwürfe machten und sich an ihrem Schicksal die Schuld gaben, obwohl der frühzeitige Gang zum Arzt unter Umständen keine eindeutige Krebsdiagnose ergeben hätte. Die Schuldzuschreibung war in den Kampagnen der Bundesrepublik deutlich stärker ausgeprägt.

Bundesdeutsche Strategien der Moralisierung

Die Kampagnen in der frühen Bundesrepublik orientierten sich zunächst stark an der zuvor schon benutzten Metapher des Krieges. Ein anderer Bezugspunkt früherer Kampagnen wurde allerdings nicht mehr benutzt: Früherkennung wurde nun ausschließlich als individuelle Verpflichtung sich selbst und seiner Familie gegenüber dargestellt. Ein wie auch immer politisch definierter »Volkskörper« blieb außen vor.

Diese Verschiebung trotz Kontinuität im Hinblick auf die moralisierende Argumentationsstrategie zeigt sich in der Diskussion darüber, welcher Film eingesetzt werden sollte. Wilhelm Hagen, Leiter des Referats für Gesundheitsfürsorge im Bundesministerium des Innern, kam zu dem Schluss, dass keiner der früheren Filme zur Weiterverwendung geeignet sei. Im Blick auf Walter Ruttmanns Film von 1941 stellte er fest, »daß es zweckmäßig sei, wenn insbesondere [dieser] Film von der Bildfläche verschwindet.«[135]

Einen neuen Film zu produzieren, stand zu diesem Zeitpunkt nicht zur Debatte. Hauptgrund dafür dürften die hohen Produktionskosten gewesen sein. Denn auf bundespolitischer Ebene wurde das Thema Gesundheit zu diesem Zeitpunkt nicht sehr großgeschrieben. Es gehörte in den Verantwortungsbereich der Länder, so dass es – im Gegensatz zur DDR – in den 1950er Jahren noch kein eigenes Bundesgesundheitsministerium, sondern nur eine Gesundheitsabteilung unter der Ägide des Innenministeriums gab.

Darüber hinaus konzentrierte sich die Gesundheitspolitik der Bundesrepublik Anfang der 1950er Jahre auf die kurative Medizin und lehnte in bewusster Abgrenzung zur politisierten Prävention und Eugenik des Nationalsozialismus eine zentral organisierte Gesundheitsvorsorge ab.[136]

Um also schnell und günstig einen Film zur Verfügung zu haben, bestellte der Zentralausschuss einen von der *Schweizer Krebsliga* bereits fertiggestellten Film: den im Krieg produzierten und 1953 erstmals ausgestrahlten Film *Krebs ist heilbar*.

Wie der Ruttmann-Film von 1941, wie aber auch die von der *American Society for the Control of Cancer* vor dem Krieg beauftragten Filme kombiniert der Schweizer Film Spielszenen mit belehrenden Trickaufnahmen. Die Wissensvermittlung übernimmt ein in die Spielhandlung eingebauter Medizinprofessor im Hörsaal, so dass die Filmzuschauer quasi in die Rolle der Medizinstudenten schlüpfen. So beziehen sie ihr Wissen nicht nur von einem Experten, sondern ihnen wird suggeriert, dass sie so umfassend und forschungsnah wie sonst nur Medizinstudenten unterrichtet würden. Das hier präsentierte Wissen über Krebs ebenso wie die an dieser Stelle benutzte Metaphorik unterschieden sich kaum von den in den deutschen Filmen von 1930 und 1941 benutzten Bildern. Diese basierten auf der Dichotomie von Ordnung und Anarchie, Gemeinschaftsorientierung und Asozialität, für die es nur eine radikale Lösung geben könne: »Diese Krebszellen müssen ausgerottet werden und zwar alle.«[137] Auch wenn der nationalsozialistische »Volksgenosse« nicht auftauchte und offen antisemitische Stereotype fehlten, blieb Krebs hier – im Unterschied zu den in der DDR benutzten Strategien – der »Volksfeind«, der in einigen Körpern sein die individuelle und soziale Ordnung gefährdendes Werk vollführte. Vom damaligen Stand der Krebsforschung war das weit entfernt, aber hier ging es weniger um die Vermittlung des von der Krebsforschung bis dato akkumulierten Wissens als vielmehr um die Vermittlung eines Bildes vom Krebs, das die frühzeitige und eingreifende Therapie ebenso wie die Aufforderung zur »Wachsamkeit« rechtfertigen würde.

Den »Kampf« gegen diesen »Volksfeind« aufzunehmen wurde als Sache der individuellen Verantwortung gegenüber sich selbst und seiner Familie dargestellt. Zugleich aber – und insofern ähnlich wie in dem DDR-Film von 1956 – wurde dieses Bemühen in eine gemeinschaftliche, konzertierte Anstrengung eingeordnet, wie es am Ende des Filmes ein Appell an die Zuschauer prägnant zum Ausdruck bringt: »Alle müssen mithelfen im Kampf gegen den Krebs.« Um den Part, der dem Filmpublikum zugedacht war, anschaulich zu machen und als »Handlungswissen« langfristig in Kopf und Herz der Zuschauer zu verankern, wählt auch dieser Film das Mittel der Narrativierung. Anders als in den Geschichten der 1920er und 1930er Jahre ist es eine Frau, die die »vernünftige« Entscheidung trifft und zum Arzt geht. Offensichtlich hatte sich also das Frauenbild der deutschsprachigen Gesundheitspolitik gewandelt. Als die eigentlichen »Sorgenkinder« der Vorsorge – wie es nur wenig später heißen sollte – galten von nun an die Männer.

Dementsprechend stehen der weiblichen Hauptfigur drei Männer gegenüber, die allesamt Früherkennungsuntersuchungen meiden. Durch die Aufspaltung dieser Rolle auf drei Personen jongliert der Film zwischen Angsterzeugung und Optimismus, wobei der Optimismus am Ende dominiert. Denn die erste männliche Figur, der Nachbar, stirbt, ohne dass ihn das Publikum jemals zu Gesicht bekommen hätte. Seine Geschichte machte deutlich, welche tragischen Konsequenzen das Versäumnis haben konnte. In einer bezeichnenden Szene sieht man die Familie des Nachbarn im Krankenhausflur warten, der Arzt tritt zu ihnen und wendet sich – stehend – an die Ehefrau mit den Worten: »Liebe Frau Peters: Warum hat ihr Mann so lange gewartet? Er hätte schon viel früher zu uns kommen müssen. Ich glaube kaum, dass wir ihm noch helfen können. Der Krebs ist in diesem Fall schon zu weit fortgeschritten.« Dieser deutliche und zudem »von oben herab« vorgetragene Vorwurf verfehlt seine Wirkung nicht: Die Tochter des Patienten, auf deren schweigendes und unbewegtes Gesicht die Kamera zoomt, wendet sich in Scham und Trauer ab.

Nach dieser eindeutigen und visuell beklemmenden Schuldzuweisung rückt das Thema Tod im Film vorerst in den Hintergrund, um nur noch ein einziges Mal auf den konkreten Tod zurückzukommen: Als die zweite männliche Person, der Ehemann, trotz der wiederholten Aufforderungen seiner Frau die Auto-Inspektion (!) vorschiebt, um seine Frau nicht zu einem Vortrag über »Krebs« begleiten zu müssen, malt sie ihm aus, wie viele Kinder aufgrund dieser Haltung ein Elternteil verloren hätten. Der Film illustriert ihre Gedanken mit einer kurzen Familienszene, in deren Verlauf die Frage des jüngsten Kindes »Wo ist Mutti?« auf bedrücktes Schweigen trifft. Ansonsten aber verfolgt der Film nun die Schritte der Protagonistin, die sich vom Arzt untersuchen lässt und die beruhigende Auskunft bekommt, dass alles in Ordnung sei. Währenddessen strengt sie sich unermüdlich an, auch ihren Mann zu einem Besuch beim Röntgenarzt zu bewegen. Er weicht jedoch immer wieder aus, so dass am Ende des Filmes offenbleibt, ob er sich untersuchen lässt oder nicht. Mit einem dritten, nur kurz gesponnenen Faden zeigt der Film in einigen wenigen suggestiven Bildern im Zeitraffer die Geschichte eines dritten Mannes, der zum »Heiler« geht und so sein Leben verspielt.

Diesen Szenen zwischengeblendet werden wiederholt kurze Sequenzen, in denen Operation und Radiotherapie als aussichtsreiche, schmerzlose und nebenwirkungsfreie Behandlungsmöglichkeiten vorgeführt werden. Beide Therapiemöglichkeiten wurden hier als technisch ausgereifte, absolut kontrollierbare Routinebehandlungen inszeniert. Angesichts dieser Therapieaussichten, die allerdings nicht dem klinischen Alltag der 1950er Jahre entsprachen, erschien das Verhalten der Männer von einer vollkommen irrationalen Angst bestimmt. Dieser Aspekt der Irrationalität wurde durch die Entscheidungen der Frau unterstrichen, da sie ohne Beschwerden aus reiner »Vor-Sicht« zum Arzt ging und dort die beruhigende Versicherung bekam, vollkommen gesund zu sein. Die Früherkennungsuntersuchung zu vermeiden, erschien so als unvernünftig und unverantwortlich, letztlich also als »nicht erwachsen«. Dementsprechend wurde diese Haltung vom Filmprofessor mit väterlicher Stimme und erhobenem Zeigefinger adressiert.

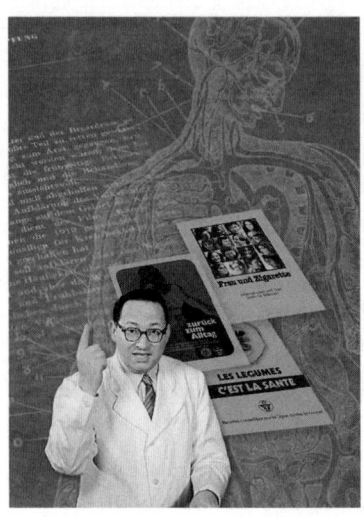

Abb. 19: Werbeblatt zum Film *Kampf dem Krebs/Krebs ist heilbar* (1945/53)

Dieser Zeigefinger sollte für Kampagnen der Bundesrepublik noch lange emblematisch bleiben. Dies zeigt etwa das Titelblatt einer 1967 von der *Bundeszentrale für gesundheitliche Aufklärung* gestalteten Broschüre, die bis in die 1970er Jahre verteilt wurde.[138]

Diese paternalistische Form der Moralisierung unterschied sich deutlich von den Strategien der DDR-Kampagnen zur Früherkennung, die die entsprechenden Untersuchungen als Teil einer von klein auf eingeübten, von Solidarität und »Lebensfreude« bestimmten Praxis darstellten. Dies war vollkommen anders in der Bundesrepublik, deren Gesundheits- und Präventionspolitik einen strukturell anderen Kurs eingeschlagen hatte.

In bewusster Abgrenzung zu älteren, in der Weimarer Republik entwickelten sozialmedizinischen und gruppenorientierten Konzepten, wie sie die DDR unter sowjetischem Einfluss weiterführte, definierte die bundesdeutsche Politik die Gesundheits- und vor allem Präventionsverantwor-

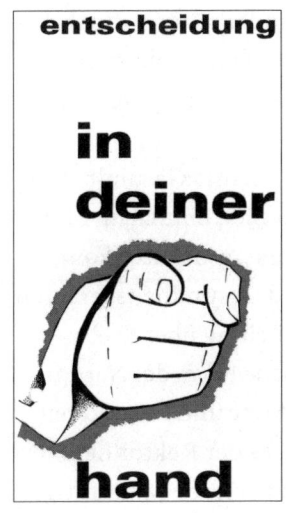

Abb. 20: Titelblatt eines Merkblatts der *Bundeszentrale für gesundheitliche Aufklärung* (1967)

tung als Aufgabe zivilgesellschaftlicher Akteure, während die staatlichen Behörden eine erziehende und appellierende Rolle einnahmen. Aus diesem Grund wurden konkrete Präventionsmaßnahmen überwiegend in die Hände von niedergelassenen Ärzten gelegt – eine Richtungsentscheidung, an der die standespolitischen Vertretungen der Ärzteschaft großen Anteil hatten.[139]

Im Laufe der 1960er Jahre wurde schließlich das Thema Vorsorge im Sinne einer regelmäßigen Untersuchung scheinbar gesunder Menschen immer breiter öffentlich diskutiert. Ein wesentlicher Impuls ging von der gestiegenen Aufmerksamkeit für Herz-Kreislauf-Erkrankungen aus, die seit Anfang der 1950er Jahre als »Managerkrankheit« in den Blick geraten waren. In dieser Gestalt schien die Krankheit insbesondere die Leistungsträger des Wirtschaftswachstums zu treffen, das der jungen Bundesrepublik ein neues Selbstbewusstsein und jedem einzelnen Bundesbürger einen kurz zuvor noch für unerreichbar gehaltenen Lebensstandard verschafft hatte. Damit bekamen Herz-Kreislauf-Erkrankungen einen positiven Nimbus: Sie galten nun als Krankheit der Erfolgreichen, die unermüdlich für Prosperität und wirtschaftliche Stabilität des Landes »schufteten«. Zugleich konnten epidemiologische Studien, wie etwa die an anderer Stelle erwähnte Framingham-Studie, erstmals »harte« Fakten für die Annahme vorlegen, dass messbare Körperdaten frühzeitig auf das Risiko einer späteren Erkrankung hinwiesen. Das Konzept der Risikofaktoren war entdeckt.[140]

Dieses Konzept ebnete einer Verschiebung innerhalb der Vorsorgebemühungen den Weg, die nun stärker auf die Gesunderhaltung durch Lebensstiländerungen abzielten. Zudem gab das Risikofaktorenkonzept der Vorsorge insgesamt mehr Gewicht und lenkte den Blick auf symptomlose Körperzustände.

Auch das neue Medium Fernsehen nahm sich des Themas Gesundheit an. So strahlte das *Zweite Deutsche Fernsehen* seit Januar 1964 einmal im Monat am Freitagabend das »Gesundheitsmagazin Praxis« aus. 45 Minuten konnten sich die Fernsehzuschauer hier über Krankheiten und Gesundheitsgefahren informieren. Bereits im Oktober 1964 lief der erste Beitrag über Krebs. Anders als frühere Filme verzichtete dieser Beitrag auf jede Form der Narration und ließ stattdessen im Stil einer Reportage »reale« Ärzte und Gesundheitspolitiker als Experten zu Wort kommen. So referierte der Rektor der Heidelberger Universität Karl Heinrich Bauer vor der Baustelle des zukünftigen Krebsforschungszentrums über den Stand der Krebsforschung. Daneben wurde nun erstmals der »Mann auf der Straße« nach seiner Meinung befragt (Frauen kamen hier weder als Expertinnen noch als Passantinnen zu Wort).

Im Vordergrund des Beitrags standen Informationen über Früherkennung von Lungenkrebs im Rahmen von Röntgenreihenuntersuchungen, wie sie in einigen wenigen Bundesländern zu diesem Zeitpunkt noch verpflichtend waren, sowie zur Frühdiagnose von Krebserkrankungen der weiblichen Geschlechtsorgane. Die befragten Ärzte betonten die Notwendigkeit einer solchen Gesundenuntersuchung, zu deren Illustration allerdings auf das Zeigen von Tumoren und Geschwülsten verzichtet wurde. Demgegenüber beharrten einige der befragten männlichen Passanten darauf, den Arzt nur bei Beschwerden aufsuchen und sich der Zumutung eines ständigen Misstrauens gegenüber ihrem Körper entziehen zu wollen, denn – so der O-Ton am Ende des Beitrags: »Ich lebe mein Leben nur einmal und ich will mein Leben so leben, wie ich es für richtig empfinde«.[141] Dieses Beharren auf das »richtige Empfinden« versuchte das »Gesundheitsmagazin Praxis« 1964 als unvernünftig zu entlarven.

Mit diesem rhetorisch erhobenen Zeigefinger bediente sich das »Gesundheitsmagazin« eines Gestus, der nur wenige Jahre später kritisiert werden sollte. Angestoßen wurde diese Diskussion von »außen«, nämlich von den zunehmend stärker einbezogenen Fachleuten aus der Medien- und Werbebranche. Dies zeigt die Auseinandersetzung um einen von der *Bundeszentrale für gesundheitliche Aufklärung* beauftragten halbstündigen Film, der die Prinzipien einer gesunden Lebensführung Jugendlichen vermitteln sollte und 1967 unter dem Titel *Symphonie in G-Dur* (das »G« steht für Gesundheit) in den Verleih kam. Der Geschäftsführer des *Landesausschusses für gesundheitliche Volksbelehrung Baden-Württemberg e.V.* kritisierte den Film scharf, weil er zu wenig Fakten bieten würde. Für ihn Grund genug, den Film nicht wie vorgesehen in Schulen zeigen zu lassen. Die Produktionsfirma Leonaris-Film hob demgegenüber hervor, man habe es vermeiden wollen, Wissen mit erhobenem Zeigefinger zu präsentieren und deshalb auf alte Formen der Belehrung durch Expertenvorträge verzichtet.[142]

GLÜCK, GESUNDHEIT, GLAUBE – DIE MACHT DES GUTEN GEFÜHLS

Immer öfter ging es also darum, die Menschen »auf Augenhöhe« anzusprechen und einen paternalistischen Duktus zu vermeiden. So forderten es immer lauter Bürgerinnen und Bürger für die politische Arena. Seit den 1980er Jahren wurde dies schließlich von einer breiteren Bewegung aufgegriffen und in die Forderung umgemünzt, Ärzte müssten Patienten als mündiges Gegenüber behandeln.[143] Das war kein Abschied von dem Gedanken der Erziehung an sich. Denn weiterhin ging es darum, Menschen dazu zu bewegen, Früherkennungsangebote in Anspruch zu nehmen. Aber der Dreh- und Angelpunkt dieser Erziehung verschob sich in den folgenden zehn Jahren. Präventions- und Früherkennungsmöglichkeiten wurden zunehmend als Angebot dargestellt, das der medizinische »Markt« informierten »Käufern« zur Verfügung stellte. Die Krankheit, um deren Erkennung es dabei ging, trat zusehends in den Hintergrund. Das zeigte sich auf verschiedenen Ebenen und hatte mehr als eine Ursache.

Auf der visuellen Ebene verschwand der Krebstumor fast völlig aus dem Blick. Nur noch selten zeigten Fernsehbeiträge, Filme, Diavorträge und Merkblätter Abbildungen von Tumoren. Dies war insofern überflüssig geworden, als sich die Diagnose vieler äußerlich sichtbarer Krebserkrankungen immer weiter nach vorne verschoben hatte. Es gab also schlicht weniger Menschen, die mit derart fortgeschrittenen sichtbaren Tumoren in die Sprechstunde kamen. Und in dem Maße, in dem sich die diagnostischen Möglichkeiten mit der Einführung von Kolposkopie und Pap-Test, Endoskopie, später auch Mammographie und PSA-Test erweiterten, ging es bei den Kampagnen zudem immer weniger um die Aufmerksamkeit für

»Warnzeichen«. Stattdessen sollten regelmäßige Untersuchungsroutinen des symptomlosen Körpers eingeübt werden, die für bestimmte »Risiko«-Gruppen empfohlen wurden.

Das bedeutete allerdings nicht, dass Bilder der Krebserkrankung aus der Öffentlichkeit verschwanden. Im Gegenteil: Seit den späten 1960er Jahren wurde das Thema »Krebs« zunehmend von den in immer höheren Auflagen verbreiteten illustrierten Zeitschriften entdeckt. Anders als in den Informationsmaterialien zur Früherkennung ging es hier vor allem um das persönliche Erleben derjenigen, die an Krebs erkrankt waren. Diese Erfahrungsebene stand auch dann im Vordergrund, wenn die Magazine ihre Leserinnen und Leser in mehrteiligen Serien über Möglichkeiten der Früherkennung informierten. Doch auch in diesen reich bebilderten Geschichten gab es keine Bilder von Tumoren mehr. Sie wurden durch Fotos von Krebspatientinnen und -patienten ersetzt, die die Auswirkungen der Therapie zeigten. Der kahle Kopf, Folge der seit den 1970er Jahren breiter angewandten Chemotherapie, wurde damit zur Bildikone der Krebserkrankung. Später wurden auch die Operationsnarben, insbesondere die nach einer Brustamputation zurückbleibende schmerzende Leerstelle zum Skandalon in der seit den 1970er Jahren geführten Diskussion um die »Radikaloperation«. 1993 schließlich erschien ein Selbstporträt von Joanne Matuschka, Fotografin und Fotomodell, auf dem Titel des *New York Times Magazine*. Dieses Foto »Beauty Out of Damage« zeigte Matuschka in einem weißen Kleid, das nur eine Seite ihres Oberkörpers bedeckte. Die andere Seite enthüllte die Narbe, die nach ihrer Brustkrebsoperation 1991 zurückgeblieben war. Dieses Foto erregte in der westlichen Welt große Aufmerksamkeit – als Bruch eines Tabus ebenso wie als Anklage eines männlich dominierten Medizinsystems, das ohne Zögern die Körper von Frauen verstümmelte und sie mit der Trauer über diese Verstümmelung allein ließ – so die Einschätzung Matuschkas, die aufgrund späterer Befunde die Brustamputation rückblickend für unnötig hielt und ihre Ärzte verklagte.[144] Die Folgen der Therapie wurden so zum öffentlich sichtbaren, eigentlichen »Symptom« der Krebserkrankung, der Krebstumor dagegen zum öffentlichen Tabu.

Dieser Wandel verweist auf einen tiefer liegenden Umbruch. Man kann diesen Umschwung beschreiben als eine parallel verlaufende Bewegung zweier miteinander verbundener Prozesse: In der Gesundheitspolitik und -theorie wandte sich der Blick weg von der *Krankheit*(-sprävention) hin zur

Gesundheit(-sherstellung). Zugleich verschoben sich gesellschaftliche Leitideen und soziologische Diskussionen weg von einer auf die Gesellschaft gerichteten Steigerung von Arbeitsleistung hin zu einem neuen Begriff von »Lebensqualität« und der Frage nach einer Optimierung des individuellen Glückes, das sich im gesunden Körper ebenso zu erweisen hatte wie im beruflichen und privaten Erfolg.[145] Diese Wandlungsprozesse fielen zusammen in dem Gedanken, dass Glück und Gesundheit nicht einfach schicksalhaft »da« sind. Beides musste durch individuelle, von Experten angeleitete Anstrengungen erst *hergestellt* werden.

Ihren prominentesten und langfristig erfolgreichsten Ausdruck fand dieser Gedanke im Konzept der Salutogenese. Dieses hatte der israelisch-amerikanische Medizinsoziologe Aaron Antonovsky Ende der 1970er Jahre in den USA formuliert. Seit den 1980er Jahren setzte es sich sukzessive in Deutschland, zunächst im Westen, dann auch im Osten, durch. Ausgehend von einer Studie, die nach den Bedingungen forschte, unter denen es KZ-Überlebenden gelungen war, langfristig während und nach ihrer KZ-Haft körperlich und psychisch gesund zu bleiben, postulierte Antonovsky, dass die Existenz eines inneren Sinnes für Kohärenz der entscheidende Faktor für die Entstehung von Gesundheit war. Er verstand darunter die innere Überzeugung der jeweiligen Menschen, dass das Geschehene verstehbar und vom eigenen Handeln beeinflussbar sei, getragen vom Glauben daran, dass das eigene Leben in irgendeiner Weise sinnhaft sei.[146]

Diese Hinwendung zu Gesundheit, Wohlbefinden, Glück und Lebensqualität deutete sich bereits seit den 1970er Jahren an. In diesen Trend reihten sich die Bemühungen um Früherkennung in der Bundesrepublik ein, obwohl es dabei ja zweifellos um die Früherkennung einer lebensbedrohlichen Krankheit und nicht um die Herstellung von Gesundheit ging. Diese Uminterpretation wurde insbesondere durch die Einführung des Pap-Tests zu Beginn der 1970er Jahre ermöglicht. Denn der Zellabstrichtest wurde unabhängig vom Auftreten von Beschwerden durchgeführt, das heißt also in gefühlter Gesundheit. Außerdem war es nun immer leichter möglich, die durch den Pap-Test entdeckten Krebsvorstadien ohne größere operative Eingriffe zu beseitigen, so dass sich die eigentliche Krankheit Krebs gar nicht erst zeigte. Die Grenzen zwischen Früherkennung und Prävention im engeren Sinne begannen sich hier also aufzulösen.[147] Da die Zahl derjenigen, die an Gebärmutterhalskrebs in manifester Form erkrankten, zeitgleich stark zurückging, galt der Pap-Test als Beweis für den Nutzen von

Früherkennung und wurde als erfolgreiches Modell in den Mittelpunkt von Kampagnen gestellt. Tatsächlich eignet sich dieser Test nur sehr bedingt als ein solches Modell, da fast alle anderen Früherkennungsmethoden deutlich invasivere und nebenwirkungsreichere Behandlungen nach sich ziehen und die Erkrankungsraten nicht in gleichem Maß gefallen sind.[148]

Diese deutlich voneinander abweichenden Entwicklungen der Erkrankungsraten waren allerdings noch nicht vorhersehbar, als im Juli 1971 das erste bundesweite Krebsfrüherkennungsprogramm aufgrund einer Änderung der seit 1911 bestehenden Reichsversicherungsordnung in Kraft trat. Von diesem Datum an gehörten Untersuchungen zur Früherkennung von Krebserkrankungen der Gebärmutter und der Brust für Frauen, der Prostata für Männer, sowie auf Haut- und Darmkrebs für beide Geschlechter zu den kostenlosen Pflichtleistungen der gesetzlichen Krankenversicherung.

Erstmals wurden nun auch Meinungs- und Werbeforschungsinstitute einbezogen, die bei der Gestaltung der Werbebotschaft helfen und deren Wirkung evaluieren sollten. Dies geschah in den USA deutlich früher, nämlich unmittelbar nach dem Zweiten Weltkrieg. Damals hatte Mary Lasker, Ehefrau des Werbeunternehmers Albert Lasker, die bis dato von Medizinern geführte *American Society for the Control of Cancer* als Betätigungsfeld für sich entdeckt. Gemeinsam mit ihrem Mann, der in den 1930er und 1940er Jahren mit Kampagnen für die Zigarettenmarke *Lucky Strike* viel Geld verdient hatte, begann sie die *American Society* umzustrukturieren und führte dort moderne Werbemethoden ein.[149] In der Bundesrepublik hatte man dieses neue Gesicht der *American Cancer Society*, wie sie nun hieß, zunächst mit Skepsis zur Kenntnis genommen. Die Methoden erschienen aus bundesdeutscher Sicht zu offensiv und drastisch, und man war überzeugt, dass sie hierzulande nicht funktionieren würden.[150] Doch die Gesellschaft der Bundesrepublik hatte sich zwischenzeitlich verändert, war liberaler, demokratischer und diskussionsfreudiger geworden. Meinungsforschungsinstitute wie das 1947 gegründete *Institut für Demoskopie Allensbach* hatten an Einfluss gewonnen, weil Bürgerinnen und Bürger in der politischen Debatte, aber auch als Patienten und Konsumenten von »Gesundheit« mehr Gewicht bekommen hatten.

Bereits die ersten von den Krankenkassen im Auftrag der Bundesregierung erhobenen Zahlen über die Teilnahme am Krebsfrüherkennungsprogramm machten deutlich, dass die Nachfrage seitens der Bevölkerung weit hinter den hochfliegenden Erwartungen zurückblieb. Besonders enttäuschend waren die Teilnahmeziffern der Männer: Deutlich weniger als 20 Prozent der Männer über 45 Jahren nahmen das Angebot einer kostenlosen jährlichen Früherkennungsuntersuchung auf Prostata-, Magen- und Darmkrebs in Anspruch. Warum insbesondere die Männer – und nicht wie noch 30 Jahre zuvor gedacht die Frauen – den vorsorglichen Gang zum Arzt vermieden, machte nun sogar das »Gesundheitsmagazin Praxis« zum Thema eines Beitrags. Dieser beruhte auf den Ergebnissen einer ZDF-eigenen Studie, die in der Sendung mit Walter Arendt, dem Bundesminister für Arbeit und Soziales, diskutiert wurde.[151]

Auch am Heidelberger Lehrstuhl für Arbeits- und Sozialmedizin, der im vorangegangenen Kapitel eine wichtige Rolle spielte, wurde nach den Gründen der männlichen Abstinenz gegenüber Früherkennungsangeboten geforscht. Der Heidelberger Psychologe und Mediziner Rolf Verres kam zu dem Ergebnis, dass Angst die Männer zu »Sorgenkindern« der Vorsorgebemühungen machte.[152] Dieses Ergebnis wurde durch eine Reihe von Umfragen bestätigt. Als Ursache wurden angstbesetzte, mit Krebs verbundene »Erlebnisbilder« ausgemacht. Die Kampagnen sollten dementsprechend überhaupt nicht mehr über Behandlungsmöglichkeiten informieren, da diese Informationen derartige »Erlebnisbilder« aktualisieren könnten.[153] Angst sollte nicht verschwiegen, aber auch nicht als handlungsstimulierendes Element genutzt werden. Stattdessen sollte die Möglichkeit ihrer Überwindung in Aussicht gestellt werden. So lautete ein neuer Slogan »Klarheit für dich«.[154]

Gegen die vermuteten inneren Bilder der Angst wurden nun Bilder des familiären Glückes gesetzt. Dieses Glück, so suggerierten es die Broschüren, war erst gesichert, wenn die gefühlte Gesundheit durch Daten validiert werden konnte. Die Früherkennungsuntersuchung wurde damit zu einer Art Glückstechnologie umdefiniert, die Glück erzeugte und nicht einfach nur schützte. Der drohende Tod gab dafür zwar nach wie vor die Folie ab, aber die Verbindung zwischen der erwünschten Früherkennungsroutine und der dadurch möglicherweise diagnostizierten lebensbedrohlichen Krankheit sollte in den Hintergrund gedrängt werden.

Eine ähnliche Wendung weg von Angst und Abschreckung lässt sich auch in einem anderen Bereich der Krebsvorsorge feststellen: der Rauchprävention. Dieses Gebiet hatte seit den späten 1960er Jahren in der DDR ebenso wie in der Bundesrepublik und einer großen Zahl anderer Länder in

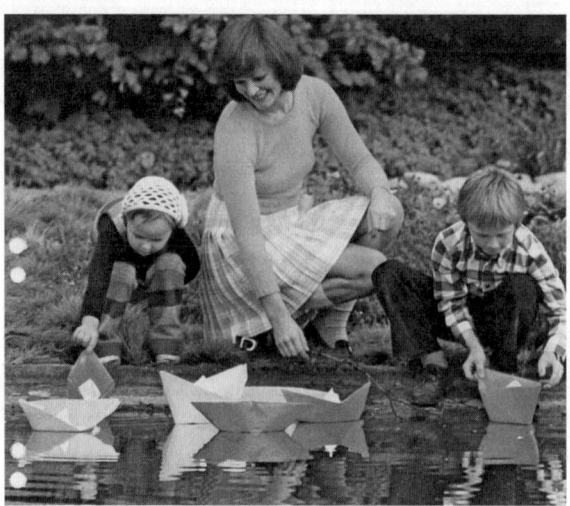

Abb. 21: Illustration aus »Auch morgen willst Du leben«. Broschüre der IKK (1973)

West- und Osteuropa an Sichtbarkeit gewonnen. Aufmerksamkeit für die gesundheitsschädigende und krebsverursachende Wirkung des Rauchens zu wecken, war zu einem vorrangigen Ziel der Präventionsanstrengungen geworden.[155]

Um insbesondere junge Menschen vom Rauchen abzuhalten, hatte man in der Bundesrepublik zunächst auf Abschreckung gesetzt. Sehr drastisch führte dies der im Auftrag des Bundesministeriums für Gesundheitswesen 1967 produzierte Film *Der Tod gibt eine Party* vor Augen. Der Film ist mit moderner Musik unterlegt und sucht die Lebenswelten junger Frauen und Männer augenzwinkernd auf, geizt aber nicht mit Bildern von unterversorgten Gliedmaßen, welker Haut und Geschwüren. Auch in der DDR wurden solche Bilder verwandt und manchmal regelrecht als »Mutprobe« für Raucher inszeniert. So zeigt der Film *Rauch, der uns nicht kaltläßt* detaillierte Bilder von der Amputation eines Raucherbeins, nachdem der Sprecher zuvor gewarnt hat: »Wenn Sie starke Nerven haben, sehen Sie sich einige Konsequenzen an.«

Allerdings wurde diese Strategie des »erhobenen Zeigefingers« auch in der Rauch- und Suchtprävention zunehmend in Frage gestellt. Früher als in der Bundesrepublik legten die Verantwortlichen im Dresdner Hygiene-Museum Wert darauf, Filme und Ausstellungen zur Suchtprävention »positiv« zu gestalten. Im Blick auf einen geplanten Film gegen das Rauchen hielt ein internes Papier 1975 fest:

Das alleinige Hervorheben negativer Folgen, vor allem das Angstmachen mit schweren Krankheiten, hat sich wenig bewährt. Es sollten besser positive Motivationen, wie sportliche Kondition, Kraft und Willensstärke, Erhalten des jugendlichen und frischen Teints, Ermöglichen von Anschaffungen durch Einsparen von Geld usw. in den Vordergrund gestellt und das Konformitätsbedürfnis der Jugendlichen in positive Bahnen gelenkt werden.[156]

Wie sehr die körperlichen Folgen des Rauchens und damit auch die vorher übliche Angst- und Drohkulisse ausgeblendet werden sollten, machte spätestens die Diskussion um einen neuen Film für die DDR-Trickfilmreihe um »Kundi«, das Maskottchen des Hygiene-Museums, deutlich.

Ein erstes 1985 vorgestelltes Exposé des Filmes, der sich überwiegend an Kinder und Jugendliche wenden sollte, macht den bösen Wolf aus dem Märchen Rotkäppchen zum Raucher. Um die Gefahr, die vom Wolf ausgeht, zu bannen, sollte Kundi ihn zum Rauchen verführen. Der Film sollte dann zeigen, wie der Wolf, der schnell Gefallen an der Sache gefunden hat und nach immer mehr Zigaretten verlangt, über das Rauchen das Fressen vergisst, mager und schlapp wird, ein hässlich verfärbtes struppiges Fell bekommt und am Ende so kraftlos ist, dass er bei einem Angriff auf Kundi sein Ziel verfehlt, gegen einen Baum stößt und stribt.[157]

Ganz anders dagegen der Film, der schließlich unter dem Titel *Der Siebente* realisiert wurde: Ausgehend vom Schneewittchen-Märchen lernten die Zuschauer hier den kleinsten Zwerg als eine Figur kennen, die in ihrer kleinkindhaften Tollpatschigkeit immer alles falsch macht. Darum wird ihm von den anderen Zwergen wenig zugetraut. In seinem Ringen um Anerkennung ist er ein leichtes Opfer der bösen Stiefmutter, die ihm das Rauchen als Mittel empfiehlt, um erwachsen zu werden. Doch auch das misslingt. Als er jedoch im Moment der Gefahr die Stiefmutter durchschaut, seine Angst überwindet und Schneewittchen rettet, bekommt er endlich die ersehnte Anerkennung und schleudert die nun überflüssige Zigarettenpackung von sich.[158]

Diese an die Werbepsychologie angelehnte Strategie, das Produkt über sein positives Image zu verkaufen, in diesem Fall also das Nichtrauchen als Eigenschaft eines erwachsenen und mutigen Menschen darzustellen, prägte die Kampagnen zur Rauchprävention in beiden Teilen Deutschlands. Hier wie dort bediente man sich dabei gerne prominenter Gesichter, insbesondere von Sportlern, die das positive Bild des Nichtrauchens um das Element der körperlichen Fitness und Leistungsfähigkeit erweiterten.[159]

Rauchprävention und der Besuch von Früherkennungsuntersuchungen erschienen so also fast wie eine weitere Station auf den Trimm-Dich-Pfaden, die der bundesdeutsche *Sportbund* im Laufe der 1970er Jahre überall in freier Natur aufbauen ließ. Während die meisten Freiluftreckstangen im Laufe der 1980er Jahre verfielen, gewann die Fitnessbewegung an Zulauf. Sie setzte Bewegung mit endorphingesteuertem Glückserleben in Beziehung, verband Fitness mit Wellness. Die Idee, dass man dem eigenen Körper Aufmerksamkeit schenken, ihn fast als eigenständiges Subjekt pflegen und lieben sollte, fand nun auch Eingang in die Kampagnen zur Krebsfrüherkennung. So legte der *Berufsverband der Frauenärzte* zusammen mit der Frauenzeitschrift *Brigitte* sowie der *Deutschen Krebshilfe* und dem *Deutschen Ärztinnenbund* in den späten 1990er Jahren eine Broschüre auf, die Frauen zur monatlichen Selbstuntersuchung der Brust ermuntern sollte. Statt mit Tod und Tumoren zu schrecken, hieß es dort:

Die Brust spielt eine entscheidende Rolle für das Selbstbild einer Frau. Eine Frau, die ihre Brüste gern mag, bringt ihnen auch mehr liebevolle Aufmerksamkeit entgegen als eine andere, die ihre Brüste aus irgendeinem Grund ablehnt. Und so hat auch die Früherkennung von Brustkrebs mit dem Gefühl zu tun, das die Frau ihrem Körper entgegenbringt. [...] Sie sollten bewußt die Veränderungen der Brust fühlen. Und sich daran gewöhnen, die Brust gerne anzufassen: unter der Dusche oder in der Badewanne, beim Eincremen.[160]

Ob diese Form der Früherkennungsroutinen tatsächlich langfristig für gute Gefühle gegenüber dem eigenen Körper sorgen konnte, wurde allerdings schon frühzeitig öffentlich in Frage gestellt. Am Anfang der Kritik stand weniger die Sorge um den möglichen psychologischen Schaden als Zweifel am medizinischen Nutzen.

Die Kritik entzündete sich Ende der 1970er Jahre am bundesrepublikanischen Zeigefinger. Damit stand allerdings nicht so sehr der moralisierende erhobene Zeigefinger als vielmehr der Zeigefinger als Symbol einer bestimmten Spielart von Früherkennung in der Kritik. Denn seit allen Männern ab 45 Jahren eine kostenlose jährliche Untersuchung auf Prostatakrebs angeboten wurde, hatten die bundesdeutschen Urologen den Zeigefinger zum Symbol ihrer Kampagne gemacht. Der Zeigefinger des Arztes, ein Gummifingerling für zwei Pfennig und drei Minuten Zeit reichten aus, um ein mögliches Karzinom in der Prostata des Mannes vom Enddarm aus zu ertasten – so die Auskunft des Saarbrücker Urologieprofessors Carl-Erich Alken. Aus Sicht Alkens war die Prostata ein Organ, das für Männer jenseits der Fünfzig zur »Zeitbombe« wurde.[161] Wenn aber der Urologe einen Knoten ertastete, könne mit einer anschließenden Biopsie der Krebsverdacht abgeklärt und der gefährliche Prostatakrebs frühzeitig operiert oder bestrahlt werden. Dadurch werde die Heilungschance deutlich erhöht.

Trotz dieses Versprechens blieb die Zahl der Männer, die die Prostatakrebsuntersuchung in Anspruch nahmen, gering. Nur zwölf Prozent der anspruchsberechtigten Männer fanden 1971 den Weg zum Urologen oder Internisten. 1972 waren es sogar nur noch elf Prozent.[162] Während Psychologen wie der bereits erwähnte Rolf Verres die männliche Verdrängung tiefsitzender Krebsangst dafür verantwortlich machten, bekamen die Früherkennungsverweigerer in der am 21. September 1978 live übertragenen Bremer Fernsehtalkshow »III nach neun« überraschend ein vollkommen vernünftiges Verhalten attestiert. Vor laufender Kamera und den Ohren der sprachlosen Moderatorin Dr. Marianne Koch gab einer der Studiogäste seinen »männlichen Geschlechtsgenossen« den Rat: »Laufen Sie so schnell Sie können, wenn Sie einen Urologen sehen!«

Dieser Studiogast war kein Unbekannter. Die langjährige Schauspielerin und frisch promovierte Ärztin Koch wusste, dass sie sich einen streitbaren Geist in ihre Talkrunde geladen hatte. Denn Julius Hackethal, der die Urologenflucht empfahl, hatte bereits in den Jahren zuvor medienwirksam die Schulmedizin und das Krankenkassensystem angegriffen, gängige Operationspraktiken kritisiert, einzelne Chirurgen juristisch zu belangen versucht sowie das Verhalten der Ärzte als arrogant und unmenschlich angeprangert. Besonderes Gehör fand Hackethal, weil er als habilitierter Orthopäde und Chirurg sowie langjähriger Chefarzt in Lauenburg das »System« von innen her kannte und sich zugleich als Kenner amerikanischer Forschung präsentierte. Dass er seinen Worten auch Taten folgen ließ, zeigte er 1974, als er seinen Chefarztposten räumte und seine Kassenzulassung zurückgab, um fortan nur noch Patienten in privater Praxis nach den von ihm für richtig erachteten Kriterien zu behandeln.

Mit seiner Äußerung in der Bremer Talkshow leitete Hackethal einen

Frontalangriff auf die Krebsfrüherkennungsuntersuchungen ein, der ein außerordentliches Echo in der medialen Öffentlichkeit finden sollte. Praktisch alle Tageszeitungen nahmen Hackethals Anklage auf. Der *Spiegel* brachte eine vierteilige Serie mit Ausschnitten aus Hackethals Bestseller »Keine Angst vor Krebs«. Landauf, landab wurden Chirurgen und Urologen zum Thema interviewt. Erstaunlicher noch: Hackethals Kritik veranlasste den im Bundesgesundheitsministerium zuständigen Ministerialdirektor Manfred Steinbach, die *Bundesärztekammer* um eine Stellungnahme zu bitten. Dieser Aufforderung kam der *Wissenschaftliche Beirat der Ärztekammer* nach und wies die Thesen Hackethals auf einer Pressekonferenz öffentlich zurück.[163] So blieb das Früherkennungsprogramm zwar unverändert in Kraft. Es waren aber erstmals von einem Mediziner Zweifel an der Krebsfrüherkennungsuntersuchung öffentlich geäußert und allgemeinverständlich erklärt worden – und wer die Angelegenheit genauer verfolgte, konnte durchaus Äußerungen von weniger streitlustigen Medizinern finden, die Hackethal in einigen Punkten beipflichteten.

Hackethal machte seine Kritik vor allem an drei Aspekten fest: Erstens bezweifelte er, dass mit den zur Verfügung stehenden Früherkennungsmethoden eine Prostatakrebserkrankung zweifelsfrei diagnostiziert werden könne. Zweitens vertrat er die Ansicht, dass die Früherkennungsmethoden zur Metastasierung von Krebs beitragen oder diese sogar verursachen könnten. Und drittens prangerte er die schwerwiegenden Nebenwirkungen und Komplikationen vieler Krebsbehandlungen an, die umso schwerer wogen, als die Krankheit aus seiner Sicht nicht sicher zu diagnostizieren war.

Dass Hackethal seine grundsätzliche Kritik an allen Formen der Krebsfrüherkennungsuntersuchung gerade am Beispiel der Prostatakrebsuntersuchung festmachte, war nicht zufällig. Denn die Skepsis gegenüber dieser Früherkennungsuntersuchung war auch unter Medizinern deutlich größer als etwa im Blick auf den Pap-Test auf Gebärmutterhalskrebs. Zudem brachte die Behandlung des Prostatakarzinoms fast immer den Verlust der männlichen Potenz mit sich. Diese Nebenwirkung taugte in einer Zeit, in der über Sexualität immer öffentlicher geredet wurde, gut als »Aufreger«.

In seinem Ende 1978 erstmals aufgelegten Buch erklärte Hackethal seinen Lesern, dass sie »Keine Angst vor Krebs« haben sollten, weil die Mehrzahl der Krebserkrankungen harmlos sei, »Haustierkrebse«, mit denen man gut leben könne und die sich nur selten in »Raubtierkrebse« verwandelten – so die eingängigen, von Hackethal erfundenen Begriffe. Er belegte diese These mit der auch von vielen Epidemiologen festgestellten enormen Diskrepanz zwischen Erkrankungs- und Sterberate bei Prostatakrebs. Der von Hackethal als Kronzeuge zitierte Amerikaner Willet F. Whitmore, Urologiechefarzt am namhaften *Memorial Hospital for Cancer and Allied Diseases* in New York, hatte bereits einige Jahre zuvor konstatiert, dass »viel mehr Menschen [...] mit Prostatakrebs sterben als an ihm«.[164] Unter dem Mikroskop des Pathologen oder Histologen seien, so Hackethal weiter, die Zellen eines »Haustierkrebses« nicht von den Zellen eines »Raubtierkrebses« zu unterscheiden. Überhaupt sei es äußerst fragwürdig, Krebszellen im Gewebsschnitt mit einer Krebskrankheit gleichzusetzen. Daraus schlussfolgernd stellte Hackethal schließlich die Logik der Früherkennung und des Risikos auf den Kopf, indem er argumentierte:

Ein Krebsherd-Träger ist kein Krebskranker, solange sich der davon betroffene Mensch gesund fühlt. Auch zum Krankheitsbedrohten darf er erst in dem Moment erklärt werden, wenn wissenschaftlich korrekt beweisbar ist, daß Lebensqualität oder Überlebenszeit mit überwiegender Wahrscheinlichkeit in absehbarer Zeit dadurch beeinträchtigt werden.[165]

Dass also die Krebsdiagnose mit Unsicherheiten behaftet sein konnte, war eine Information, die der breiten Öffentlichkeit bis dato nicht zu Ohren gekommen war. Die *Fach*öffentlichkeit hatte allerdings über diese Frage seit Einführung der histopathologischen Früherkennungstechniken diskutiert, wie bereits an anderer Stelle im Blick auf die Diskussion um den Pap-Test dargestellt wurde.

War diese diagnostische Unsicherheit beim Gebärmutterhalskrebs in dem Maße, in dem weniger invasive Therapien bereitstanden, von den Gynäkologen hingenommen worden, sah die Abwägung beim Prostatakrebs nicht nur nach Hackethals Auffassung anders aus. Denn ob das Prostatakarzinom operiert oder bestrahlt wurde: Sehr viele betroffene Männer verloren ihre Potenz, Harn- und Stuhlinkontinenz waren gefürchtete und keineswegs seltene Folgen. Die Hormontherapie ebenso wie die Hodenentfernung oder -bestrahlung führten zur Verweiblichung, der manchmal mit Bestrahlung und der risikoreichen, da krebsfördernden Gabe anderer Hormone begegnet wurde. Diese Therapiefolgen waren zwar durchaus bekannt und wurden den Patienten vor der Behandlung mitgeteilt, aber sie wurden den Patienten gegenüber mit dem Argument gerechtfertigt, dass Prostatakrebs nicht nur aggressiv und tödlich sei, sondern ihnen wegen der für diese Krebserkrankung typischen Knochenmetastasen ein besonders schmerzhaftes Ende bevorstehe.

Dass das Sterben an einem Prostatakarzinom sehr schmerzhaft sei, stellte Hackethal nicht in Frage. Als Schmerztherapie einer weit fortgeschrittenen Prostatakrebserkrankung ließ er die Hormontherapie durchaus gelten. Aber er hinterfragte die Anwendung dieser Therapien bei klinisch nicht auffälligen, nur histopathologisch nachweisbaren Karzinomen, die sich seiner Auffassung nach überwiegend nicht zum tödlichen Prostatakrebs entwickeln würden. Darüber hinaus aber, und das erregte den größten Unmut vieler Mediziner, behauptete er, dass die Früherkennungsmethoden und -therapien den Krebs erst »wild« machen könnten und nicht unerhebliche Risiken bargen. Mit eigens angefertigten Grafiken verdeutlichte er seinen Lesern, wie die Biopsie funktionierte, um zu demonstrieren, dass dadurch der Zellverband des Karzinoms »gelockert« würde, Krebszellen in die Blut- und Lymphbahnen gelangten und andernorts Metastasen bilden könnten.

Als Beweis dafür führte Hackethal einen statistisch-epidemiologischen Befund an, der auch für Schulmediziner nur schwer zu erklären war: Nach Einführung der kostenlosen Früherkennungsuntersuchung auf Prostatakrebs 1971 stieg die Sterberate langsam, aber kontinuierlich an – für Hackethal ein klares Indiz dafür, dass es die Untersuchung selbst war, die die harmlosen, ruhenden »Haustierkrebse« zu »Raubtierkrebsen« machte.[166]

Alle Argumente Hackethals wurden von der Bundesärztekammer offiziell zurückgewiesen, die Früherkennungsrichtlinien nicht geändert.[167] Einige Urologen und Pathologen sprachen Hackethal jegliche Fachkompetenz ab, da er als »Experte für die Chirurgie des Bewegungsapparates und der Wirbelsäule« keine Ahnung von der Prostata und den Krebszellen habe. Der Urologieprofessor Herbert Klosterhalfen verunglimpfte Hackethal, der seinerseits mit Beschimpfungen nicht sparte, als »Psychopathen«.[168] Doch die öffentliche Diskussion um die möglichen Mängel von Krebsfrüherkennungsuntersuchungen ließ sich nicht mehr aufhalten, zumal gemäßigtere Mediziner, die sich von Hackethals Polemik und dessen zugespitzten Thesen distanzierten, einige von Hackethals Positionen teilten.

Ernst Krokowski etwa, Leiter des Zentral-Röntgeninstituts und der Strahlenklinik des Kasseler Stadt-Krankenhauses, hatte seine auf eigenen Datenerhebungen beruhende Skepsis gegenüber einer frühzeitigen Diagnose und Behandlung von Prostatakrebs bereits 1977 auf dem *Deutschen Röntgenkongress* vorgetragen. In einem *Spiegel*-Interview kritisierte er die Stellungnahme des *Wissenschaftlichen Beirates der Bundesärztekammer* unter anderem mit dem Argument, dass die Gutachter einen eindeutigen Nutzen der Prostatafrüherkennung konstruiert hätten, der den Ergebnissen ihrer eigenen Forschungsarbeiten zum Teil widerspreche.[169] Hans-Georg Wolters, Staatssekretär im Bundesministerium für Jugend, Familie und Gesundheit, beharrte dagegen im Januar 1979 in der ZDF-Sendung »Vorsicht Arzt – Hackethal und die Folgen« darauf, dessen Position als »unseriös« zu bezeichnen. Hackethal erwirkte daraufhin beim Landgericht Düsseldorf eine einstweilige Verfügung gegen die Bundesregierung, nach der es allen Bundesbediensteten verboten wurde, Derartiges zu behaupten. Die Bundesregierung legte ihrerseits Berufung ein, die allerdings vom Oberlandesgericht Düsseldorf mit der Begründung zurückgewiesen wurde, dass Hackethals Kritik zwar nicht der medizinischen Lehrmeinung entspreche, er sich aber auf eine ausreichende Zahl fachwissenschaftlicher Untersuchungen stützen könne.[170] Dieses »Urteil wie ein Paukenschlag«, so *Die Bunte*, verstärkte langfristig die Skepsis gegenüber den Früherkennungsuntersuchungen, über die nun auch in der Presse deutlich kritischer berichtet wurde.[171]

Doch die Bürgerinnen und Bürger machten durchaus Unterschiede im Hinblick auf die verschiedenen Möglichkeiten der Früherkennung. Während in den späten 1980er Jahren kaum 15 Prozent der männlichen Anspruchsberechtigten die Tastuntersuchung auf Prostatakrebs in Anspruch nahmen, besuchten immerhin 55 Prozent aus dem weitaus größeren Kreis anspruchsberechtigter Frauen mindestens alle zwei Jahre eine gynäkologische Praxis, um einen Pap-Test zu machen.[172] Dass dieser deutliche Unterschied nicht allein auf eine größere »Vorsorglichkeit« von Frauen zurückzuführen war, zeigen die Daten für die Darmkrebsfrüherkennung: Auch hier nahmen Anfang der 1980er Jahre mehr Frauen als Männer, nämlich 25 Prozent versus 15 Prozent, die angebotene Untersuchung in Anspruch.[173] Die Zahlen klafften aber bei weitem nicht so auseinander wie im Hinblick auf Prostata- und Zervixkrebs. Außerdem stieg die Zahl der Frauen, die gynäkologische Früherkennungsuntersuchungen in Anspruch nahmen, seit 1971 deutlich, während der Besuch der Prostatakrebsfrüherkennung kaum zunahm. Diese Zahlen haben sich auch in den 1990er Jahren nur wenig geändert, nachdem Bundesrepublik und DDR ein Staat wurden.

Viele Erklärungen kommen in Betracht. Dazu zählt die Tatsache, dass der

Besuch des Gynäkologen seit Einführung der Pille für viele Frauen zur Routine wurde, während es eine vergleichbare »Gewöhnung« der Männer an Urologen nicht gibt. Daneben spielt sicherlich eine Rolle, dass über Nutzen und Gefahren der Prostatakrebsfrüherkennung bis heute öffentlich diskutiert wird, während der Pap-Test mehrheitlich als Erfolgsmodell angesehen wird.[174]

Der Gebärmutterhalskrebs also, der Theodor Storms Arzt Ende des 19. Jahrhunderts als so entsetzlich und hoffnungslos erschien, dass er seine geliebte Frau schließlich selbst tötete, ist über 100 Jahre später in Deutschland seltener geworden, die Heilungschancen sind gestiegen.[175] Diese Entwicklung hat ohne Zweifel dazu beigetragen, dass die Logik der Krebsfrüherkennung in Form von Routine-Check-Ups nicht nur Anhänger in der Ärzteschaft und Gesundheitspolitik, sondern auch unter medizinischen Laien gefunden hat. Dass der »präventive« Gang zum Arzt dabei schließlich als Mittel zur selbstverantwortlichen Herstellung von Gesundheit und Glück erscheinen konnte, bei dem die mögliche Krebsdiagnose fast aus dem Blick gerät, hat sowohl mit den Bemühungen der Ärzte, Gesundheitspolitiker und Krankenkassen um ein »positives« Bild dieser Untersuchung zu tun als auch mit dem Zervixkrebs/Pap-Test als Modell der Krebsfrüherkennung, bei dem »Krebsvorstufen« oft mit einem kleineren Eingriff beseitigt werden können. Dass Gesundheit nicht mehr als subjektives und unhinterfragtes Gefühl des Sich-gut-Fühlens verstanden werden soll, ist Ergebnis dieses ein Jahrhundert umfassenden Prozesses. Zugleich aber gibt es seit den späten 1970er Jahren eine zunächst in der Bundesrepublik, dann auch im vereinten Deutschland geführte Diskussion über die Mängel bestimmter Krebsfrüherkennungsuntersuchungen, die das Bild der Krebserkrankung und -gefährdung geändert haben.

Die Diskussion entzündete sich zunächst an der Untersuchung auf Prostatakrebs, weil die zur Verfügung stehenden Therapien – im Gegensatz zu den Therapien des frühen Gebärmutterhalskrebses – schwerwiegende körperliche Nebenwirkungen mit sich bringen konnten und mit dem möglichen Verlust der männlichen Potenz ein »Preis« auf dem Spiel stand, der besonders viele und wortmächtige Gefühle mobilisieren konnte. Überdiagnose und -therapie sind bis heute in Deutschland Thema geblieben. Hackethals Wortschöpfung vom »Haustierkrebs« wird in dieser Diskussion sogar manchmal ganz ohne Anführungszeichen benutzt, um klinisch unauffällige »Krebs«-Erkrankungen zu beschreiben, die so langsam wachsen, dass sie nicht den Tod herbeiführen.[176] In solchen Fällen, die bei Prostata- und Schilddrüsenkrebs oft vorkommen, hat sich inzwischen – wie auch bei »abnormen« Pap-Tests – die medizinische Praxis des *watchful waiting* etabliert. Das bedeutet, dass Prostata, Schilddrüse oder Zervix engmaschig kontrolliert werden, unter Umständen lebenslang. Aber: Wie fühlt sich dann Gesundheit an?

KAPITEL 4
ÜBER KREBS SPRECHEN

Krankheit ist die Nachtseite des Lebens,
eine eher lästige Staatsbürgerschaft.
Jeder, der geboren wird,
besitzt zwei Staatsbürgerschaften,
eine im Reich der Gesunden
und eine im Reich der Kranken.
Und wenn wir es auch alle vorziehen,
nur den guten Pass zu benutzen,
früher oder später ist doch jeder von uns gezwungen,
wenigstens für eine Weile,
sich als Bürger jenes anderen Ortes auszuweisen.
Susan Sontag, 1978

Montag, 6. März. Franziska hat am späten Nachmittag den Gesprächstermin
mit einer der Onkologinnen der Klinik. [...] Sie kommt mir sehr beherrscht,
sehr stark vor. Ich bin zweifellos viel aufgelöster und panischer als sie.

Franziskas Ruhe hat mehrere Ursachen. [...] Die Situation ist ihr nicht völlig
unvertraut. Sie hat das alles achtzehn Jahre zuvor schon einmal erlebt. Na-
türlich weiß sie, dass ihre jetzige Ausgangslage deutlich schlechter ist. Aber sie
weiß auch, was auf sie zukommt, das Ganze verschwimmt nicht in einer Art
nebulösem Schrecken vor ihren Augen. [...]

Die Onkologin, der Franziska an jenem 6. März allein gegenübersitzt – sie
wollte keine familiäre Begleitung –, teilt ihr unverblümt mit, dass es keinerlei
Hoffnung gibt, null, »nicht bei diesem Krankheitsbild«. Man werde mit einer
kombinierten Chemo-/Strahlentherapie, die sofort beginnen muss, und einer
anschließenden operativen Entfernung des Tumors im Darm einen geringen
Aufschub erreichen, mehr nicht. Die Metastasen auf der Lunge seien inope-
rabel, damit sei ein längeres Überleben ohnehin ausgeschlossen, denn nur das
Operieren von Metastasen sichere eine nennenswerte Überlebensdauer. Auch

hier werde man also nur Chemotherapie anwenden können, die allerdings bloß eine bestimmte und höchst begrenzte Zeit lang greifen könne. Dann sei Schluss. Wahrscheinlich noch vor Ende des Jahres. Und die Monate bis dahin würden grauenhaft sein.

Meine Schwester ist, wie sie später berichtet, völlig betäubt, fällt in eine Art Schockstarre. Es ist nicht nur das, was die Ärztin sagt, es ist auch das Wie. Sie schießt ihre Hiobsbotschaften im hämmernden Stakkato eines Maschinengewehrs ab und wirkt dabei völlig unbeteiligt. Meine Schwester ist ein Posten auf ihrer heutigen To-do-Liste, der erledigt und abgehakt werden muss. Mehr nicht.

Franziska kommt es vor, als befinde sie sich nicht im Sprechzimmer eines Arztes, sondern vor einem Exekutionskommando. Als sie wieder sprechen kann, sagt sie: »Ich habe Kinder. Meine Tochter ist erst zwei Jahre alt.«

»*Das ändert nichts*«, *sagt die Ärztin.*

[...] Franziska erhebt sich, dankt für das Gespräch. Sie ist bereits stationär in die Klinik eingezogen, weil geplant ist, die Chemotherapie dort durchzuführen. Sie geht in ihr Zimmer zurück, wählt die Telefonnummer ihres Zuhauses. Erreicht ihre Mutter – und fängt an zu schreien. Ohne etwas zu sagen. Sie schreit nur.

Diese von der Schriftstellerin Charlotte Link geschilderte Szene gibt das Gespräch wieder, in dem ihre Schwester Franziska Einzelheiten über die Diagnose »metastasierender Darmkrebs« erfuhr.[1] Am Morgen vor dem Gespräch hatte Charlotte Link ihre Schwester noch als gefasste Frau erlebt, entschlossen, angesichts ihrer Krankheit nicht aufzugeben und um ihre Heilung zu kämpfen. Am Abend desselben Tages begegnete sie einer Frau in Todesangst, in Panik, selbst nachdem ihr die schnell alarmierten Pfleger und Ärzte *Tavor*, ein starkes Beruhigungsmittel, eingeflößt hatten. Der Schock, den ihr die von der Ärztin verkündete »Wahrheit« beigebracht hatte, war kein vorübergehender Zustand. Obwohl sie nicht – wie von der Onkologin vorhergesagt – binnen Jahresfrist qualvoll an ihrer Krebserkrankung starb, blieb sie zeitlebens auf Beruhigungsmittel angewiesen. Sie starb sechs Jahre später, nicht an ihrer Krebserkrankung, sondern an einer Lungenfibrose, Spätfolge der Bestrahlungen, die sie als junge Frau zur Therapie eines Hodgkin-Lymphoms erhalten hatte.[2] Die Art und Weise, in der die Ärztin Diagnose und Prognose mitgeteilt hatte, zerstörte aus Sicht Charlotte Links nicht nur die momentane Hoffnung ihrer Schwester, sondern deren grundlegende *Fähigkeit* zu hoffen. Dadurch verlor die Schwester unwiderruflich einen wesentlichen inneren Halt.

Im Jahr 2014 wurde bei 476 120 Menschen eine Krebserkrankung festgestellt.[3] Sie werden in einem Gespräch mit ihrer behandelnden Ärztin oder ihrem verantwortlichen Arzt von der Krebsdiagnose erfahren haben. Viele dieser Gespräche werden in einer gänzlich anderen Atmosphäre stattgefunden haben als das Gespräch von Charlotte Links Schwester. Nicht allen wird so drastisch und kühl mitgeteilt worden sein, wie ihre Überlebenschancen eingeschätzt werden. Viele werden nicht an Krebs sterben. Sie werden nach Abschluss ihrer Therapie zahlreiche Jahre ohne Krebssymptome leben und schließlich an einer vollkommen anderen Krankheit sterben. Doch ist das Schicksal der Schwester Charlotte Links auch kein Einzelfall. Es entspricht einer Tendenz zur »teilnahmslosen«, kein Detail aussparenden Diagnosemitteilung, die von Medizinethikern ebenso wie von Betroffenen seit einigen Jahren kritisiert wird. So schilderte der *taz*-Journalist Peter Tautfest 2001 in seiner Zeitung, wie er kurz zuvor erfahren hatte, dass er an einem nichtkleinzelligen Lungenkrebs erkrankt war – einer Krebserkrankung mit einer statistisch gesehen besonders ungünstigen Prognose. Auch ihm wurde von seinem Arzt ohne Umschweife mitgeteilt: »Vier Monate [Überleben] sind schon viel bei dieser Krankheit.« Im Rückblick auf das Gespräch schrieb Tautfest: »Dr. Krajewski gehört zu der neuen Generation von Ärzten, die es gelernt hat, Patienten die Wahrheit nicht zu verschweigen. Er spricht leidenschaftslos, direkt, schonungslos und ohne Umschweife. Ja, beinahe ein bisschen schnodderig.«[4]

Werner Bartens, Journalist der *Süddeutschen Zeitung*, sieht mit dieser Entwicklung eine Grenze überschritten. Denn mit einer solchen Form der Diagnosemitteilung, bei der sich der Arzt seiner Informationsverpflichtung in einem kurzen Augenblick ohne Bereitschaft zur Einfühlung entledigt, werde das mühsam erkämpfte Ideal des mündigen Patienten zu einer Zerrfigur der Freiheit.[5] Ganz auf dieser Linie argumentiert der Freiburger Medizinethiker Giovanni Maio, der 2009 mahnend schrieb:

[Es ist] ethisch nicht vertretbar, Menschen in schwerer Krankheit allein als Freiheitsträger zu betrachten, denn man würde, wenn man nur auf Autonomie setzte, gerade die ernsthaft kranken Menschen in ihrer Freiheit allein lassen. Die alleinige Betonung der Freiheit ohne das Engagement für eine

Fürsorge wäre in diesem Fall eine verschleierte Form der Gleichgültigkeit, die die zentralen Momente des Verstehens und des Helfens außer Acht ließe.[6]

Aus Sicht Maios steht im Hintergrund dieser Entwicklung eine Ökonomisierung von Medizin, die den Patienten als frei wählenden Konsumenten medizinischer Leistungen versteht. Das damit einhergehende Verständnis von Freiheit habe sich der älteren Begriffe von Autonomie, Mündigkeit und Wahrhaftigkeit bemächtigt, die in der Medizin ursprünglich anders gebraucht worden sind.

Diese Verschiebung zeigt sich bedrückend deutlich in der Geschichte der amerikanischen Intellektuellen Susan Sontag. Sie wurde 1978 mit ihrer Streitschrift »Illness as Metaphor« zur Ikone einer Bewegung, die dafür eintrat, die Krebserkrankung offen beim Namen zu nennen und auf den Gebrauch von Metaphern zu verzichten. Denn – so das Argument – Metaphern beschönigten oder verbargen diese Krankheit und transportierten ein moralisches Stigma, dessen Last die Kranken zusätzlich zu ihrem Leid zu tragen hätten. In Sontags Essay flossen ihre persönlichen Erfahrungen ein: 1975 war bei ihr eine Brustkrebserkrankung diagnostiziert worden. Die Therapie dauerte drei Jahre. 30 Jahre später starb Susan Sontag an Leukämie. Als ein Arzt sie 2004 über diese erneute Krebserkrankung informierte, wählte dieser eine deutliche Sprache, so wie sie es viele Jahre zuvor gefordert hatte. Aber – so beschrieb es Sontags Sohn David Rieff: Dieser Arzt wandte sich ihr innerlich nicht zu. Er dozierte über ihre Krankheit und deren Prognose, als befände er sich in einer Vorlesung. Weder Sontag noch ihr Sohn Rieff unterbrachen ihn, obwohl sie Haltung und Wortwahl des Arztes als unangemessen empfanden.[7] Möglicherweise reagierte Sontag in dieser Situation nicht nur aus persönlicher Betroffenheit heraus hilflos, sondern auch weil sie selbst – vermeintlich – einen Teil der Legitimation für das Verhalten dieses Arztes geliefert hatte, allerdings in gänzlich anderer Absicht und mit einer vollkommen anderen Vorstellung darüber, was Offenheit, Klarheit und Wahrhaftigkeit im Gespräch über Krebs bedeuten sollten.

Diese Wendung in der Lebensgeschichte Susan Sontags deutet an, dass das Reden über Krebs seit den späten 1970er Jahren im Zeichen einer positiv bewerteten Autonomie und Wahrhaftigkeit steht. Diese Aufklärungsemphase zwingt Kritiker gewissermaßen in die Defensive, nötigt sie zu betonen, dass selbstverständlich niemand »den Paternalismus der Ärzte zurück [wolle], die über Kranke hinweg entschieden haben«, so dass Krebs »unter Betroffenen ein Tabu geblieben sei«.[8]

Hinter dieser Versicherung steht eine bestimmte Deutung der Vergangenheit. Nach dieser Erzählversion wurde die Krebserkrankung bis weit in die 1970er Jahre den Patientinnen und Patienten gegenüber verschwiegen. Ohne ihr Wissen und Einverständnis sei bis zu dieser Zeit über sie verfügt worden. Ihre letzte Lebenszeit hätten sie deshalb eingesponnen in ein Netz aus Täuschung und Lüge verbringen müssen, in das auch ihre Verwandten, die die Diagnose oft kannten, eingewoben gewesen seien. Als dieses Tabu schließlich mühsam Stück für Stück niedergerissen wurde, hätten Krebspatienten endlich offen und ehrlich mit den ihnen Nahestehenden über ihre lebensbedrohliche Krankheit reden können. Sie konnten als informierte Patienten entscheiden, was sie ihrem Körper an Behandlung zumuten und wie sie aktiv am Bemühen um ihre Heilung mitarbeiten wollten. Das unzweideutige Wissen, an Krebs erkrankt zu sein, habe es allen Betroffenen erlaubt, sich mit ihrem Leben im Grenzbereich des Todes auseinanderzusetzen, so dass die Diagnose Krebs zum Neubeginn, zur Chance auf ein besseres Leben werden konnte.

Diese Erzählung möchte ich keineswegs grundsätzlich in Frage stellen. Doch soll – gerade im Blick auf aktuelle Entwicklungen – die Geschichte der »Diagnose Krebs« nicht von vornherein und ausschließlich als Geschichte einer gefühlten Befreiung aus der Konvention der paternalistischen Täuschung erzählt werden. Dadurch wird sich zeigen, dass der Tabubruch nicht so radikal und plötzlich auftrat, wie er oft aus der rückblickenden Perspektive auf die Zeit vor 1980 dargestellt wird. Denn weder wurde zuvor immer geschwiegen noch danach immer geredet. Und vor allem: Die Logiken des Schweigens und des Redens änderten sich im Laufe des 20. Jahrhunderts.

Eine zentrale und bislang durch den Fokus auf Paternalismus und Autonomie weitgehend übersehene Rolle in der Diskussion um die »Wahrhaftigkeit am Krankenbett« spielten Gefühle. Was Hoffnung ist, worin sie besteht und wovon sie abhängt, ob und wofür sie nötig ist, war von herausragender Bedeutung für diesen Wandel. Aber auch das Nachdenken über die möglichen Gegenspieler von Hoffnung begleitete die Debatte. Was bleibt ohne Hoffnung: nur Hoffnungslosigkeit und Verzweiflung? Oder gibt die verweigerte Hoffnung den Weg frei für das Empfinden von Mut und von Würde? Wer hält die Wahrheit aus, muss sie aushalten? Alle? Oder nur die Tapferen oder ausschließlich die Frommen, lediglich die Klugen oder eher die einfacheren Gemüter, Männer oder Frauen, Menschen mit Verantwortung? Welche Gefühle spielten auf Seiten des Arztes eine Rolle? Wie prägte die Entscheidung für oder gegen »Wahrhaftigkeit« die Gefühle in der Begegnung von Arzt, Pflegepersonal, Patient und Angehörigen, wie wurde dadurch Vertrauen strukturiert?

Diese Fragen zeigen, dass es hier nicht nur um theoretische, sprich medizinethische, theologische, philosophische oder juristische Fragen ging. Die jeweiligen Entscheidungen hatten Konsequenzen, die weit über den Moment der Diagnosemitteilung hinausgingen. Denn wenn das Wort »Krebs« nicht fallen durfte, wie sollten dann Kliniken benannt werden, in denen Krebskranke behandelt wurden? Wie sollten Patienten dazu bewegt werden, Therapien zuzustimmen, die gefährlich waren und schwerwiegende Nebenwirkungen oder Komplikationen mit sich bringen konnten? Wie mit Methoden behandeln, die als Krebstherapien bekannt waren, ohne Verdacht zu erregen? Und wie über Gefühle reden, wenn das Entscheidende ungesagt bleiben musste? Und damit schließlich die Frage an die Historikerin, den Historiker: Wie kann man etwas über die Gefühle von Krebskranken erfahren, wenn zu ihren Lebzeiten die Diagnose Krebs ein Tabu gewesen ist? Wie kann man erkennen, ob die an Krebs erkrankten Menschen nicht doch erahnten, woran sie litten – eine Ahnung, die sie möglicherweise genauso verschwiegen wie sie die an diese Ahnung geknüpften Gefühle versteckten?

DER KREBS, DAS TABU UND DER TOD

In vielen Schullehrbüchern zur neueren deutschen Geschichte wird zumindest einmal die Krankheit Krebs erwähnt: Im Jahr 1888 starb Friedrich III., der sogenannte 99-Tage-Kaiser, an Kehlkopfkrebs. Angesichts seiner kurzen Regierungszeit war er als Herrscher eigentlich unbedeutend. Seine Regierung erscheint kaum mehr als eine Art Interregnum zwischen den Regentschaften zweier Kaiser, deren Einfluss auf die Geschicke des Deutschen Reiches ungleich größer war: Vor ihm regierte fast 30 Jahre sein Vater Wilhelm, der 1858 den preußischen Thron bestieg und 1871 erster Kaiser des Deutschen Reiches wurde. Nach ihm übernahm Friedrichs Sohn Wilhelm II. die Kaiserwürde. Auch er blieb 30 Jahre bis zu seiner Abdankung 1918 in diesem Amt. Warum Friedrich III. dennoch oft Erwähnung findet, hat mit den Hoffnungen zu tun, die viele Liberale in ihn setzten – Hoffnungen, die von der Krankheit Krebs jäh und unerwartet zerstört wurden. Denn Friedrich hatte in den Jahren vor seiner Thronbesteigung die Nähe zu nationalliberalen Politikern gesucht, so dass viele erwarteten, er würde als Kaiser eine Abkehr von der konservativen Politik seines hochbetagten Vaters vollziehen.[9]

Diese Rolle als Hoffnungsträger eines Politikwechsels sorgte dafür, dass seine im Frühjahr 1887 auftretenden gesundheitlichen Beschwerden sofort öffentliche Aufmerksamkeit erregten, zumal vorauszusehen war, dass sein Vater nicht mehr lange leben würde. Damit wurde die »Krankenakte« Friedrichs III. zum ersten ausführlich in den deutschen Medien verhandelten Fall einer Krebserkrankung. Im Vordergrund der Auseinandersetzung stand die Frage nach den politischen Konsequenzen der Diagnose. Insofern unterlag der »Fall« Friedrich teilweise einer spezifischen Logik, die im Fall anderer Krebserkrankungen keine Gültigkeit hatte.

Dennoch spielten in Friedrichs Krankengeschichte Überlegungen der Ärzte und seiner Familie eine Rolle, die auch bei öffentlich weniger exponierten Personen bedeutsam waren. Im Unterschied zu den Krankengeschichten weniger prominenter Menschen haben viele der Beteiligten im Falle Friedrichs ihre Gedanken, Gefühle und Reaktionen niedergeschrieben, wenn auch oft mit der Absicht, sich gegen Vorwürfe zu verteidigen oder Vorwürfe gegenüber anderen zu belegen. Da über den Gesundheitszustand Friedrichs in der Öffentlichkeit berichtet werden musste, trug der »Fall« Friedrich zudem Einzelheiten einer Krebserkrankung in die Öffentlichkeit, die niemals zuvor so breit öffentlich diskutiert worden waren. Diese detaillierte Berichterstattung begleitete das letzte Lebensjahr Friedrichs, endete aber nicht mit dessen Tod, sondern mündete in eine erbitterte, nationalistisch gefärbte Kontroverse über die richtige Diagnosestellung und angemessene Behandlung. Darum also richtet sich der Blick nun auf die konkreten Umstände der Erkrankung des Mannes, der am 9. März 1888 als Friedrich III. den Thron bestieg.[10]

Kronprinz Friedrich litt seit Januar 1887 unter hartnäckiger Heiserkeit. Deshalb wurde im März 1887 Carl Gerhardt, Internist und Professor an der Berliner Universität, hinzugezogen. Dieser entdeckte bei einer Spiegeluntersuchung einen Knoten am linken Stimmband, den er zunächst für einen harmlosen Polypen hielt. Darum brannte er die Wucherung 14 Mal hintereinander mit einem glühenden Draht weg – so lange, bis sie zeitweilig verschwunden blieb.[11] Mitte Mai 1887 war sie allerdings bereits nachgewachsen und größer als je zuvor. Dadurch sah sich Gerhardt in seiner heimlichen Befürchtung, die Geschwulst könne ein Karzinom sein, bestätigt. Weitere Ärzte, unter anderem der Chirurg Ernst von Bergmann, wurden nun hinzugezogen. Diese bestätigten den Krebsverdacht und rieten zur Operation, bei der Teile des Kehlkopfs entfernt werden sollten.[12] Die Beteiligten wollten sich allerdings zu dieser risikoreichen Operation nicht entschließen, ohne einen international anerkannten Facharzt zu konsultieren. Auf Anraten von August Wegner, Leibarzt Friedrichs, fiel die Wahl auf den angesehenen schottischen Laryngologen Morell Mackenzie. Diese Wahl fand die Zustimmung von Friedrichs Frau Viktoria, Tochter der britischen Königin Victoria.[13]

Mackenzie untersuchte Friedrich am 20. Mai 1887 in Berlin und kam zunächst zu keinem eindeutigen Ergebnis. Aus diesem Grund entnahm er der Geschwulst Gewebestücke, die Rudolf Virchow, zu diesem Zeitpunkt weltweit anerkannte Koryphäe auf dem Gebiet der Pathologie, untersuchte. Virchow fand in den Gewebeproben keinen Hinweis auf Krebs und schloss sich deshalb Mackenzies Ansicht an, dass es sich bei der Erkrankung des Kronprinzen nicht um Krebs handele. Allerdings fügte Virchow seinem pathologischen Gutachten ein »vermutlich« an, weil durch eine krebszellenfreie Gewebeprobe eine Krebserkrankung nicht sicher ausgeschlossen werden konnte. Friedrich, dem Mackenzie versichert hatte, dass er nicht an Krebs litt, lehnte nun die von Bergmann und Gerhardt angeratene Operation ab.

So nahm er weiterhin Repräsentationspflichten wahr und ging mehrfach auf Kur, da ihm Mackenzie dies angeraten hatte. Als sich Anfang November 1887 die Beschwerden Friedrichs verschlimmerten, untersuchte Mackenzie den Kronprinzen erneut am 6. November 1887 an dessen Kurort in San Remo. Dieses Mal äußerte auch er den Verdacht, es handle sich um ein Kehlkopfkarzinom. Der herbeigerufene Wiener Laryngologe Leopold von Schrötter bestätigte diese Diagnose. Pathologisch konnte die Diagnose zu diesem Zeitpunkt allerdings nicht abgesichert werden, denn Friedrich befand sich in einem derart schlechten Gesundheitszustand, dass die Ärzte es nicht wagten, eine Gewebeprobe zu entnehmen.

Die Krebsdiagnose wurde Friedrich mitgeteilt. Erneut entschied er sich gegen eine Operation, die nun wesentlich riskanter als noch im Sommer gewesen wäre. Bereits am 12. November erfuhr die Öffentlichkeit durch eine Meldung im *Deutschen Reichs-Anzeiger*, dass die Krankheit des Kronprinzen »carcinomatöser Natur« war. Am 15. November wurde schließlich auch amtlich bestätigt, dass »das Leiden [des Kronprinzen] durch das Vorhandensein einer bösartigen Neubildung bedingt ist; dieselbe sitzt vorwiegend unter dem linken Stimmbande und an der Hinterwand des Kehlkopfes, kleine Anfänge zeigen sich auch auf der rechten Seite«.[14]

Ganze sieben Wochen später, am 7. Januar 1888, stellte Mackenzie jedoch seine Diagnose im *British Medical Journal* mit den vieldeutigen Worten in Frage: »Es besteht nun Grund zur Annahme, dass die Krankheit der hier angedeuteten vergleichsweise günstigen Natur ist [chronische Entzündung].«[15] Ende Januar erstellte Virchow wiederum ein Gutachten, das auf der pathologischen Untersuchung eines Gewebestücks basierte, das Friedrich zuvor ausgehustet hatte. In dem gesamten Dokument fiel kein einziges Mal das Wort »Krebs«, noch war von einer »bösartigen Neubildung« die Rede. Die Mediziner um Ernst von Bergmann lasen dieses Gutachten, das die Zellstruktur als vollkommen entdifferenziert beschrieb, dennoch als verklausulierte Krebsdiagnose.[16]

In der von Virchow gewählten begrifflichen Offenheit konnte sein Gutachten allerdings so oder so verstanden werden, und mit der »Autorität« Mackenzies im Rücken entschied sich das Kronprinzenpaar, an die Version »Nicht-Krebs« zu glauben und diese Version an die Öffentlichkeit weiterzugeben. In den offiziellen Verlautbarungen war fortan nur noch von den »katarrhischen« Beschwerden des Kronprinzen die Rede.[17] Auf Bitten Friedrichs schrieb Mackenzie einen Brief an eine Reihe deutscher und britischer Fachzeitschriften, in dem er betonte, dass er »nach dem momentanen medizinischen Wissensstand nicht bestätigen kann, dass es sich um etwas Anderes als um eine chronische interstitielle Entzündung des Kehlkopfs begleitet von einer Perichondritis handelt«.[18] Offiziell blieb es bis zu Friedrichs Tod am 15. Juni 1888 dabei, dass in seinem Hals infolge einer chronischen Knorpelentzündung (einer Perichondritis) »wildes Fleisch« wuchere. Seit dem 3. März 1888 wussten allerdings alle beteiligten Ärzte, auch Mackenzie, dass Friedrichs Krankheit Krebs hieß, denn der Anatom Heinrich Wilhelm Waldeyer hatte an diesem Tag eine weitere Gewebeprobe untersucht und unzweifelhaft Krebszellen identifiziert. Dieses Ergebnis wurde dem Kronprinzen jedoch nicht vorgelegt, und es drang von diesem pathologischen Gutachten bis zu Friedrichs Tod nichts an die Öffentlichkeit. Mackenzie erklärte noch am 9. Juni 1888 im *British Medical Journal*, dass sich der Gesundheitszustand des Kaisers verbessert habe und »die Ärzte nicht länger sicher sind, ob die Diagnose zutreffe. […] Dieser Zweifel ist als solcher bereits eine ungeheure Verbesserung gegenüber der furchtbaren Diagnose, die im November gestellt worden ist.«[19]

Am 15. Juni 1888 starb Friedrich III. Die ersten Nachrichten von seinem Tod sprachen nur von »tückischer Krankheit«, nicht von Krebs.[20] Sein Sohn Wilhelm ordnete eine Autopsie der Leiche an, um sich letzte Gewissheit über die Diagnose zu verschaffen. Die Autopsie bestätigte, dass Friedrich an einem Karzinom gestorben war.

Am 11. Juli 1888 erschien ein amtlicher Bericht über »Die Krankheit Kaiser Friedrichs III.«. Dieser basierte ausschließlich auf den Gutachten und Niederschriften der deutschen Ärzte und erhob schwere Vorwürfe gegen Mackenzie, der die »Krebsnatur der Krankheit« nicht oder zu spät erkannt habe. Mackenzie setzte sich gegen die Anschuldigungen zur Wehr, indem er noch im gleichen Jahr seine eigene Version von der »Fatal Illness of Frederick the Noble« veröffentlichte.[21] Dass Friedrich an Krebs gestorben sei, stellte er dort nicht in Abrede. Er erklärte allerdings ausführlich, warum er so lange auf der Seite des Zweifels verharrt hatte, obwohl auch aus seiner Sicht vieles eine Krebskrankheit plausibel gemacht hatte. Dabei spielte eine Rolle, wie er als Arzt gegenüber seinem Patienten, dem »Menschen« Friedrich, über Krebs sprechen wollte und welche Erfolgschancen er einer Operation eingeräumt hatte.

Auch wenn der amtliche Bericht ebenso wie Mackenzies Schrift jeweils klar erkennbaren Rechtfertigungs- beziehungsweise Schuldzuweisungsstrategien folgten, erlauben sie es doch, einen Blick darauf zu werfen, wie und warum Ärzte im ausgehenden 19. Jahrhundert mit einem Patienten über seine Krebserkrankung sprachen. Denn immer wieder rekurrierten die Ärzte hier auf einen *Common sense* der Mediziner.

Glaubt man dem Bericht Mackenzies, so erfuhr der Kronprinz vom ersten Krebsverdacht seiner Ärzte durch ein peinliches Versehen: Carl Gerhardt, der die Geschwulst im Frühjahr 1887 mehrmals wegbrannte, hatte Friedrich völlig ahnungslos auf Kur nach Bad Ems geschickt.[22] Dort sei der Kronprinz von einem Bekannten auf seine Krebserkrankung angesprochen worden. Dieser hatte durch eine Indiskretion Gerhardts von der Verdachtsdiagnose Krebs gehört und ging offenbar davon aus, dass auch Friedrich wusste, wie es um ihn stand. Mackenzie, der diese Geschichte im Mai 1887 von Friedrich erzählt bekommen haben will, empörte sich über diese Indiskretion mit den Worten: »Auch wenn er mannhaft seiner Familie zuliebe ein heiteres

Gebaren an den Tag legte, muss ihm der furchtbare Gedanke, dass er vom Krebs befallen war, oft in den Sinn gekommen sein.«[23]

Ohne Zweifel beabsichtigte Mackenzie, mit dieser Erzählung die Loyalität Gerhardts in Frage zu stellen und zugleich zu demonstrieren, dass Friedrich früh eine Ahnung hatte, um was es ging. Trotz dieses möglichen Kalküls erscheint die Geschichte einigermaßen plausibel. Denn dass Gerhardt seinen noch sehr unbestimmten Krebsverdacht dem Kronprinzen verschwiegen haben soll, entspricht dem paternalistischen Rollenverständnis von Ärzten im 19. Jahrhundert.[24] Dass sich ein Arzt zu einer Indiskretion hinreißen ließ, wäre in Friedrichs an Indiskretionen reicher Geschichte ebenfalls kaum verwunderlich. Die eigentliche Überraschung dieser von Mackenzie kolportierten Begebenheit liegt darin, dass der namentlich nicht genannte Bekannte des Kronprinzen annahm, Friedrich wisse, wie es um ihn stehe, und ihn deshalb auf seinen Gesundheitszustand ansprach. Dies ist ein erster Hinweis darauf, dass nicht alle Ärzte in jedem denkbaren Fall eine Krebsdiagnose verschweigen würden.

Diese Vermutung erhält deutlichere Konturen durch einen Blick auf die nächste Situation, in der es um die Krebsdiagnose ging. Denn als der Kronprinz im Mai 1887 aus Bad Ems zurückkehrte und untersucht wurde, gelangten Gerhardt und Bergmann zu der Überzeugung, dass es sich zweifelsfrei um Krebs handeln müsse, und rieten zur sofortigen Operation. Eine weitere Untersuchung, an der vier Ärzte teilnahmen, fand am 18. Mai statt. Die Mediziner verfassten gemeinsam ein Votum, das einstimmig auf »Krebs« und »Operation« lautete. Die Operation wurde für den 21. Mai 1887 angesetzt.

Die Berichte über diese Tage im Mai 1887 lassen keinen anderen Schluss zu als den, dass niemand dem mehrfach untersuchten Friedrich die Krebsdiagnose mitteilte. Explizit bestätigt wird diese Annahme durch die Briefe, die die Kronprinzessin Viktoria in diesen Tagen an ihre Mutter, die englische Königin Victoria, schrieb. Aus ihnen geht hervor, dass die Ärzte mit Viktoria in Abwesenheit ihres Mannes sprachen. Aber auch ihr wurde die »wahre« Diagnose offenbar nicht mitgeteilt. Stattdessen bezeichnete man ihr gegenüber die Geschwulst als »Epitheliom«, ein durchaus mehrdeutiger Begriff.[25] Ihrer Mutter gegenüber kommentierte sie dies mit den Worten:

Ich fürchte nicht etwa, daß Fritzens Leben in Gefahr ist; Gott sei Dank habe ich in dieser Beziehung keine Besorgnisse und glaube auch nicht, daß die Schwellung krebsartiger Natur ist; auch Bergmann glaubt dies nicht und sagt, daß sie nicht wiederkommen wird, wenn sie einmal entfernt worden ist.[26]

Angesichts der Tatsache, dass Viktoria auch später, nachdem sie nachweisbar von der Krebserkrankung wusste, diese Diagnose anderen gegenüber bestritt, ist nicht auszuschließen, dass sie auch am 19. Mai 1887 wider besseres Wissen behauptete, Bergmann habe keine Krebserkrankung diagnostiziert.[27] Wahrscheinlicher ist allerdings, dass Bergmann genauso vorging, wie sie es schilderte: Einerseits versicherte er ihr, es sei (noch) kein Krebs, legte ihr aber andererseits nahe, es könne Krebs werden, wenn man nicht operierte. Damit spielte er die eine Angst (vor Krebs) gegen die andere (vor der Operation) aus, um Viktorias Skepsis gegenüber dem geplanten risikoreichen Eingriff zu überwinden. Dieses Kalkül ging zunächst auf, denn sie stimmte unter der Voraussetzung zu, dass auch der herbeitelegrafierte Mackenzie die Operation für notwendig halten würde.

Friedrich blieb nach wie vor ahnungslos. Denn wie sowohl Viktoria in ihrem Brief vom 19. Mai als auch Otto von Bismarck in seinen Erinnerungen übereinstimmend berichteten, planten die Ärzte, Friedrich zu operieren, ohne dass dieser vorab auch nur informiert worden wäre.[28]

Dieses Vorgehen war zu dieser Zeit kein ganz unübliches Verfahren. Denn während vor Einführung der Narkose ohne Zustimmung des Patienten aus »technischen« Gründen gar nicht operiert werden konnte, machte die Narkose es möglich, auf die Zustimmung des Patienten ganz oder teilweise zu verzichten. Dies führte dazu, dass mit den Patienten oft nicht mehr darüber verhandelt wurde, wie eingreifend die Operation im schlimmsten Fall sein durfte. In einzelnen Fällen kam es vor, dass Patienten »zwangschloroformiert« wurden und ohne ihre Einwilligung oder sogar gegen ihren ausdrücklichen Wunsch operiert wurden. Begründet wurde dieses Vorgehen einerseits paternalistisch damit, dass nur der Arzt entscheiden könne, was das Beste für den Patienten sei, andererseits aber auch durch die Annahme, dass die Angst des Patienten das Operationsergebnis ungünstig beeinflussen könne oder der Patient aus Angst seinem Leben ein Ende setzen würde.[29]

Viktoria akzeptierte offenbar dieses Argument und verriet ihrem Mann nichts von der geplanten Operation, auch wenn es ihr schwerfiel, »gleichmütig zu erscheinen«, um zu erreichen, »daß er ißt und schläft und sich wohl fühlt bis zu diesem Augenblick«.[30] Dass Friedrich schließlich doch von der geplanten Operation erfuhr und um seine Einwilligung gebeten wurde, ging nicht auf Viktorias Initiative zurück. Es war Bismarck, der intervenierte, vermutlich weil er die Operation ablehnte und sie auf diesem Weg verhindern wollte.[31] Er argumentierte damit, dass der Thronfolger aus staatsrechtlichen Gründen nicht ohne Zustimmung des Kaisers operiert werden dürfe. Ob er auch verlangte, dass Friedrich in die Entscheidung einbezogen würde, bleibt unklar. In seinen 1898 veröffentlichten Erinnerungen behauptete er dies. Viktoria schrieb allerdings am 20. Mai 1887 an ihre Mutter, Bismarck habe ihr gesagt: »Sie [die Ärzte] müssen den Kaiser um die Erlaubnis fragen, eine so schwere Operation ausführen zu dürfen und ihm alles berichten, da sie Fritz nichts sagen dürfen.«[32] Möglicherweise hat Bismarck hier also rückblickend seine Intervention anders dargestellt, weil die »Wahrheit« im Fall Friedrich zwischenzeitlich zum Politikum geworden war. Eine Rolle mag auch gespielt haben, dass das Reichsgericht 1894, wenige Jahre vor Veröffentlichung von Bismarcks Erinnerungen, ein Urteil gefällt hatte, das eine Operation ohne Einwilligung des Patienten als Körperverletzung wertete und unter Strafe stellte.[33]

Festzuhalten ist also, dass Bismarck nachweislich Kaiser Wilhelm I. informierte, der daraufhin festlegte, dass die Operation nur mit Friedrichs Einverständnis durchgeführt werden sollte. Ob die Ärzte in diesem Zusammenhang Friedrich sagten, woran er ihrer Einschätzung nach litt, ist nicht zu erschließen. Es ist allerdings unwahrscheinlich, dass Friedrich angesichts der ständigen ärztlichen Konsultationen, der Hinzuziehung eines Spezialisten aus Schottland und des ihm schließlich doch mitgeteilten Operationsplans nicht an die Möglichkeit einer Krebserkrankung gedacht haben sollte. Dafür spricht, dass Viktoria in ihren Briefen davon berichtete, dass ihr Mann die Befürchtung geäußert habe, dass ihn sein hochbetagter Vater überleben werde.[34] Das bereits erwähnte, auf den 20. Juni 1887 datierte Gespräch zwischen Friedrich und Mackenzie über die Indiskretion Carl Gerhardts mag also auch ein Versuch Friedrichs gewesen sein, über die mögliche Krebsdiagnose mit einem Arzt zu sprechen. Ob Mackenzie zu diesem Zeitpunkt auf dieses »Gesprächsangebot« einging, ist seinem Bericht nicht zu entnehmen.

Wenige Tage später erfuhr Friedrich allerdings, dass zeitweise Krebsverdacht bestanden hatte. Denn kurz nachdem Mackenzie der Krebsdiagnose der deutschen Ärzte widersprochen hatte, meldeten englische Zeitungen, ein vorher bestehender Krebsverdacht sei ausgeräumt worden. Es ist höchst unwahrscheinlich, dass Mackenzie diese Information an die Presse weitergegeben hätte, wenn er nicht hätte sicher sein können, dass Friedrich davon wusste.

Wieso Mackenzie allerdings überhaupt der Diagnose widersprach, darüber ist seit damals ergebnislos gestritten worden. Während der amtliche Bericht ihm die Kompetenz absprach, kursierten in der Öffentlichkeit andere Gerüchte: Manche vermuteten, er habe sich von der Behandlung des hochgestellten Patienten, die ihm dann ja auch tatsächlich anvertraut wurde, persönliche Vorteile, Gewinn und Ansehen versprochen. Politische Gegner des Kronprinzenpaares behaupteten, Mackenzie habe im Auftrag Viktorias dafür sorgen sollen, die Operation mit ihrem möglicherweise tödlichen Ausgang zu verhindern, damit Friedrich, wenn auch sterbenskrank, noch den Thron besteigen und die von beiden gefürchtete Herrschaft des Sohnes zumindest aufgeschoben werden könne.[35]

Mackenzie selber erklärte sein Zögern anders, und zumindest im Blick auf die Situation im Mai 1887 erscheint seine Erklärung als einigermaßen überzeugend.[36] Er führte aus, dass er die Erkrankung so lange nicht als Krebs behandeln wollte, wie kein eindeutig positiver Nachweis dafür vorgelegen hätte. Seine Zweifel an der Krebsdiagnose verknüpfte er 1888 in seiner Rechtfertigungsschrift mit seiner Ablehnung der geplanten Operation. So erklärte er:

Ich habe nicht gesagt, dass es nicht Krebs war. Ich habe nur gesagt, dass diese Ansicht »nicht bewiesen« sei. In Abwesenheit eines Beweises weigerte ich mich, einer Operation zuzustimmen, die im besten Fall den Charakter eines Experiments haben und in jedem Fall lebensgefährlich sein würde, eine Operation, die fast immer die Stimme zerstört und, selbst wenn sie »erfolgreich« ist, oft genug den Patienten so zurücklässt, dass er dem alltäglichen Leben nicht mehr gewachsen ist, manchmal sogar in einem Zustand, der schlimmer als der Tod ist.[37]

Wenn man allerdings einen Blick auf Mackenzies vor 1887 verfasste medizinische Schriften wirft, stellt sich die Frage, ob er die Operation tatsächlich nur deshalb als zu riskoreich ablehnte, weil er an der Krebsdiagnose zweifelte. Denn in seinem 1880 veröffentlichten umfangreichen Handbuch der Hals-Nasen-Krankheiten, dem er unter anderem seinen Ruf als einer der besten Laryngologen weltweit verdankte, hatte er ein ganzes Kapitel der Diagnose und Behandlung des Kehlkopfkrebses gewidmet. Aufgrund eigener Erfahrungen und der Studien von Kollegen hatte er dort festgestellt, dass die Operation des Kehlkopfkrebses in keinem der ihm bekannten Fälle zur Heilung oder deutlichen Lebensverlängerung im Vergleich zu einer rein symptomatischen Behandlung geführt habe. Zu diesen von ihm als »ausgesprochen unbefriedigend« qualifizierten Operationsergebnissen kam die Tatsache hinzu, dass viele Patienten bei der Operation oder unmittelbar danach starben.[38] Vor diesem Hintergrund erscheint es denkbar, dass Mackenzie zwar bereits im Mai 1887 erkannte, dass Friedrichs Geschwulst ein Krebstumor war, dass er diese Diagnose aber offiziell in Zweifel zog, um die von ihm als ineffektiv, hoch riskant und verstümmelnd angesehene Operation zu verhindern.[39] Diese These würde auch erklären, warum Mackenzie bis in den November 1887 gegenüber den anderen Ärzten an seinen Zweifeln festhielt – eine »Blindheit«, die bis heute angesichts der zweifellosen Kompetenz Mackenzies rätselhaft scheint. Denn wenn es sein Ziel war, die Operation zu verhindern, musste er so lange an seinen Zweifeln festhalten, bis die Diagnose entweder nicht mehr zu bezweifeln war oder der Eingriff aus Sicht des operationsfreudigeren Chirurgen Bergmann zu risikoreich geworden war. Beides war Anfang November 1887 der Fall: Der Untersuchungsbefund war so eindeutig, dass auch der noch ausstehende pathologische Beweis von Mackenzie nur noch als schwacher Zweifel formuliert werden konnte. Und da der Tumor inzwischen so weit gewachsen war, dass der ganze Kehlkopf hätte entfernt werden müssen, Friedrichs Gesundheitszustand aber bereits sehr angegriffen war, konnte er trotz Krebsdiagnose die Operation ablehnen, ohne dass die anderen Ärzte dem entschieden entgegentraten. Trifft diese These zu, benutzte Mackenzie in dieser ersten Phase das Verschweigen der Diagnose als Mittel, um die Operation zu verhindern. Die anderen Ärzte versuchten dagegen, mit der angedeuteten zukünftigen Krebsgefahr die Zustimmung der Angehörigen Friedrichs zur Operation zu erlangen, dem die Diagnose zu seinem eigenen Besten verschwiegen werden sollte.

Aufschlussreich ist es nun zu sehen, wie die Ärzte Friedrich, seiner Familie und der Öffentlichkeit gegenüber auftraten, als die Kehlkopfoperation kaum noch als Option erschien. Mackenzie beschrieb die Schlüsselszene, seine Untersuchung Friedrichs am 6. November 1887, in seiner Verteidigungsschrift mit den Worten:

Ohne mich aus dem Stuhl zu erheben, setzte ich Ihre Kaiserliche Hoheit davon in Kenntnis, dass es in seiner Kehle zu einer ausgesprochen ungünstigen

Veränderung gekommen sei. Er sagte: »Ist es Krebs?«, woraufhin ich ant-
wortete: »Es tut mir leid, das sagen zu müssen, mein Herr, aber es sieht sehr
danach aus, wenn auch die letzte Gewissheit fehlt.« Ich hatte das Gefühl,
dass eine ausweichende Antwort, wie sie Ärzte oft zum Besten ihres Pati-
enten unter ähnlichen Umständen geben, in der gegenwärtigen Situation
nicht angebracht sei.[40]

Ohne Frage diente diese Situationsschilderung in der Verteidigungsschrift
zwei Absichten: Zum einen wollte Mackenzie deutlich machen, dass Friedrich zu diesem Zeitpunkt nicht völlig ahnungslos gewesen sei – und damit den Vorwurf entkräften, er habe ihn schamlos betrogen und falsche
Hoffnungen geschürt. Zum anderen zeigt sich hier – wie in vielen anderen
Passagen seines Buches – sein Bemühen, den Kronprinzen als würdevollen, starken und mutigen Mann darzustellen und so einen Gegenentwurf
zu den Schmähbildern seiner politischen Gegner zu zeichnen, die ihn als
willenlose Marionette in den Händen seiner herrschsüchtigen englischen
Frau darstellten. Da jedoch Mackenzies Bericht der einzigen anderen Schilderung dieser Situation, dem entsprechenden Tagebucheintrag Friedrichs,
nicht widerspricht, ist davon auszugehen, dass sie sich tatsächlich so oder
ähnlich abgespielt hat. Die einzige Abweichung ergibt sich in einem nicht
unwichtigen Detail: Während Mackenzie festhielt, Friedrich habe ihn direkt nach Krebs gefragt, notierte dieser selbst nur den Befund Mackenzies,
nach dem »Anlage zum Cancer nicht ausgeschlossen sei«.[41] Ob Mackenzie
hier im Rückblick Friedrich versehentlich oder absichtsvoll eine Frage in
den Mund legte, die dieser nachweislich fünf Tage später an Schrötter stellte,
oder ob Friedrich in diesen Tagen zweimal fragte, um Gewissheit über seine
Krankheit zu erlangen, lässt sich nicht klären. Zumindest aber kann man
sicher sein, dass Mackenzie das von ihm in dieser Situation beschriebene
Verhalten für richtig und vorbildhaft hielt, da er sonst die Szene nicht so detailliert beschrieben hätte. Liest man diese Szene also als medizinethisches
Exempel, ergibt sich daraus folgende Regel: Der Arzt vermeidet es, das
Wort »Krebs« zu benutzen, leugnet die Diagnose jedoch nicht, wenn der Pa-
tient konkret danach fragt. Er lässt aber einen kleinen Hoffnungsschimmer
in Form des Zweifels, den Mackenzie mit den Worten benannte: »die letzte
Gewissheit fehlt«.

Die anderen Ärzte verhielten sich wenige Tage später ähnlich, als sie
Friedrich nach gemeinsamer Beratung den Befund mitteilten: Indem ihr

»Sprecher«, der Wiener Professor Schrötter, das Wort Krebs vermied und ausweichend auf Friedrichs Frage nach Krebs antwortete, blieb ein Raum des Zweifels offen, der vom Patienten mit Hoffnung gefüllt werden konnte. Trotz dieser sprachlichen Ausweichstrategie waren sich die Ärzte sicher, dass Friedrich sehr genau verstanden hatte, dass er an Krebs litt.[42] Und dass sie mit dieser Annahme Recht hatten, macht Friedrichs Tagebucheintrag vom 11. November 1887 deutlich, aus dem die klare Einsicht spricht, dass sein naher Tod bevorstand.[43]

Außerdem waren sich alle anwesenden Ärzte darin einig, die Krebsdiagnose vor der Öffentlichkeit geheim zu halten.[44] Dem amtierenden Kaiser, Friedrichs Vater Wilhelm, erstatteten sie allerdings wahrheitsgemäß Bericht und benannten die Krankheit eindeutig als »bösartige Neubildung«. Als Mackenzie wenige Tage später erfuhr, dass Wilhelm diese ärztliche Mitteilung unverändert im *Deutschen Reichs-Anzeiger* hatte abdrucken lassen, war er überaus erbost – und zwar nicht so sehr, weil auf diese Weise die Öffentlichkeit von der Krebsdiagnose erfahren hatte, sondern weil die Diagnose auf diese Weise Friedrich »ohne jegliche Verschleierung oder Beschönigung« vor Augen gekommen sei.[45] Diese Bemerkung macht deutlich, dass hinter der von den Ärzten gewählten Umschreibung der Versuch eines fein austarierten Gefühlsmanagements stand. Denn einerseits sollte Friedrich unmissverständlich darauf hingewiesen werden, dass er mit hoher Wahrscheinlichkeit in naher Zukunft sterben würde. Dafür spricht auch, dass Mackenzie im Laufe des Jahres 1888 immer wieder Friedrich gegenüber andeutete, dass dessen Tod näher rückte, damit dieser die Möglichkeit hatte, seine amtlichen und familiären Angelegenheiten rechtzeitig zu regeln.[46] Andererseits aber sollte die Botschaft durch ihre begriffliche Vagheit einen kleinen Hoffnungsschimmer lassen, und zwar gar nicht so sehr im Blick auf den nahenden Tod als vielmehr auf das Sterben. Und in dieser Hinsicht erschien es den beteiligten Ärzten als sinnvoll, die Diagnose Krebs nicht in den Vordergrund zu rücken, denn – wie Mackenzie es an anderer Stelle ausdrückte – die Krebsdiagnose »war schlimmer als jedes Todesurteil«. Sie bedeutete »dass er [Friedrich] nur zu sicher zu einem qualvollen langen Sterben verdammt war«.[47]

Hinter dieser Einschätzung stand die Einsicht Mackenzies, dass er nicht viel in der Hand hatte, um seinem Patienten das Sterben an Krebs zu erleichtern. Zwar konnten die Ärzte des ausgehenden 19. Jahrhunderts etwas gegen das drohende Ersticken im Fall des Kehlkopfkrebses tun, denn viele

Chirurgen beherrschten die Technik des Luftröhrenschnitts. Aber die zur Beatmung benutzten Silber- oder Aluminiumkanülen waren nicht flexibel. Oft traten deshalb Komplikationen auf. So gab es auch bei Friedrich nach dem Luftröhrenschnitt im Februar 1888 kaum noch einen Tag, an dem er nicht unter Blutungen, Eiter und Schleimbildung in der Luftröhre oder im Wundbereich zu leiden hatte. Die regelmäßigen Kanülenwechsel, von denen die Presse in dürren Worten berichtete, müssen sehr unangenehm und schmerzhaft gewesen sein.[48] Gegen die Tumorschmerzen verfügten die Ärzte zwar über Morphin und Opium. Mackenzie selbst hatte in seinem bereits erwähnten Handbuch empfohlen, den an Kehlkopfkrebs Erkrankten ein- oder zweimal täglich ein mit Morphium gemischtes Puder auf den Kehlkopf zu applizieren.[49] Ein entsprechender Puder kam bei Friedrich vermutlich bereits seit Mai 1887 zum Einsatz.[50] Allerdings konnten auch Morphium und Opium die Tumorschmerzen nicht immer unter Kontrolle bringen. Zudem gab es unter Medizinern und Theologen dieser Zeit eine heftige Auseinandersetzung darüber, ob und in welchem Umfang der Einsatz dieser Schmerzmittel ethisch vertretbar sei. Denn einerseits konnten insbesondere bei Krebspatienten die Schmerzen, wenn überhaupt, oft nur durch so hohe Dosen betäubt werden, dass die Patienten nicht mehr bei (vollem) Bewusstsein waren, andererseits fürchteten die Ärzte, dass ihre Patienten morphium- oder opiumsüchtig würden.[51] Beides war im Blick auf den Kronprinzen kaum zu rechtfertigen, wollte er nicht auf den Thron verzichten. So waren dem Einsatz von Schmerzmitteln in seinem Fall enge Grenzen gesetzt. Dass also die letzten Lebensmonate Friedrichs von starken Schmerzen, ständigen unangenehmen Komplikationen und zunehmender Schwäche beherrscht werden würden, war für jeden Mediziner vorauszusehen. Die Berichte all jener, die ihm während dieser Zeit persönlich begegneten, lassen keinen Zweifel daran, dass die letzten Wochen Friedrichs tatsächlich quälend und schmerzvoll waren.[52]

Die Vision eines solchen Sterbens wollten Mackenzie und die anderen Ärzte mit ihrer begrifflich ausweichenden Diagnosemitteilung so lange wie möglich von Friedrich fernhalten. Auch Mackenzies Agieren im Frühjahr 1888 ist zumindest teilweise durch diese Absicht zu erklären: Indem er die Diagnose in Perichondritis abwandelte, bedeutete er Friedrich, dass er sterben müsse, denn diese Knorpelerkrankung des Kehlkopfs endete fast immer tödlich. Aber er bot ihm eine Alternative zur Krebsdiagnose vom November 1887, eine Alternative, die ebenfalls seine Beschwerden erklären konnte, die aber nicht die »Last« der Krebsdiagnose trug, auf eine schmerzhafte, lang während Agonie vorauszuweisen. Auch Virchow vermied es vermutlich aus diesem Grund, in seinem Gutachten von Ende Januar 1888 die Diagnose eindeutig zu benennen.[53] Ob Friedrich an die alternative Diagnose glaubte, sie nur aus politischen Gründen oder aus »Rücksicht« auf die Erwartungen von Familie und Arzt übernahm, ist mangels entsprechender Dokumente nicht zu klären. Friedrichs Frau Viktoria wusste allerdings Bescheid, denn sie war von Mackenzie über das von Waldeyer am 3. März 1888 angefertigte pathologische Gutachten informiert worden.[54] Ob sie diese Information an Friedrich weitergab, ist nicht überliefert. Mackenzie berichtete im Rückblick, dass Friedrich ihn nach der Perichondritisdiagnose nicht mehr nach der Art seiner Krankheit gefragt und nur noch über seine Symptome und deren mögliche Linderung gesprochen habe. Mackenzie interpretierte dies als eine Art stillschweigende beiderseitige Übereinkunft darüber, über Krebs nicht mehr zu sprechen, auch wenn er vermutete, dass Friedrich durch Indiskretion erfahren hatte, dass er eigentlich an Krebs litt. Er schrieb dazu:

Was des Kaisers ureigene Gedanken über seinen Zustand und seine Zukunftsaussichten waren, kann ich nicht sagen. [...] Es mag sein, dass er gegen alle Hoffnung hoffte, aber mir gegenüber sprach er niemals von seinen Hoffnungen oder Ängsten. Es darf nicht vergessen werden, dass der Kaiser viel mehr Gelegenheit als die meisten Patienten hatte, die Wahrheit über seinen Zustand – oder das, was als Wahrheit galt – zu hören.[55]

Das Schweigen über Hoffnungen und Ängste verlieh Friedrich in der Darstellung Mackenzies einen Zug würdevoller Männlichkeit und diente dementsprechend ohne Zweifel auch der bereits erwähnten Verteidigung Friedrichs. Doch es ging hier nicht nur um männlich definierte Verhaltenserwartungen, sondern auch darum, was aus Sicht Mackenzies und vieler anderer Ärzte in einer solchen Situation hilfreich sein konnte. Zu den wenigen »Hilfsmitteln« gehörte zweifellos die Hoffnung, ob nun als Hoffnung auf Heilung oder als Hoffnung auf ein einigermaßen erträgliches Ende. Insofern war die »Hoffnung gegen alle Hoffnung« ein Gefühl, auf das Ärzte zählten und das sie nicht zerstören wollten. Möglich wurde diese Hoffnung erst in einem Raum, der durch Mackenzies ausweichende Auskunft geschaffen worden war – ein Raum allerdings, der Friedrich nun wie ein Vakuum umgab und ihn dazu nötigte, über bestimmte persönliche Gefühle seinem Arzt gegenüber zu schweigen. Möglicherweise erlebte Friedrich das als eine ihm aufgenötigte Form der emotionalen Isolation, die er mit Rücksicht auf seine Umgebung und deren Erwartungen nicht zu durchbrechen wagte. Nicht weniger wahrscheinlich ist jedoch, dass er dieser Form der »Gefühlsstabilisierung« aus innerer Überzeugung heraus zustimmte und das Nicht-Reden über seine Ängste und Hoffnungen als eine bewusste Abkehr von dieser existentiellen Frage für sich gestaltete, so dass er nun im Gespräch mit seinem Arzt seine konkreten Beschwerden so weit wie möglich lindern lassen und sich auf seine »Lebensaufgabe« konzentrieren konnte.

In Friedrichs Tagebuch, in dem er oft dem Ärger über seine Zurücksetzung durch seinen Vater Wilhelm Ausdruck gab und viele medizinische Maßnahmen notierte, findet sich nur an einer Stelle eine kurze Notiz, die Aufschluss über seine Gefühle angesichts seiner Krankheit gibt, das heißt, auch hier gab er seinen Gefühlen angesichts von Krankheit und Tod nur wenig Raum. Mit der erwähnten Ausnahme: Als er am 4. November 1887 nach einem Sommer und Herbst voll Genesungshoffnung erfuhr, dass sein behandelnder Arzt aus Sorge Mackenzie herbeitelegrafiert hatte, vertraute Friedrich seinem Tagebuch an: »Mithin bin ich wohl so weit wie Ende Mai […]. Ich bin sehr niedergeschlagen, zumal noch vor 8 Tagen alle Umgebungen die Stimme so sehr gekräftigt fanden – was ich freilich niemals wahrgenommen hatte.«[56]

Als er dann wenige Tage später erfuhr, dass alle Ärzte Krebs oder »etwas Verwandtes« vermuteten, beschrieb er die Situation in seinem Tagebuch zwar einigermaßen detailliert, überging seine eigenen Gefühle jedoch mit Schweigen, während er die Reaktion seiner Frau mit den Worten festhielt: »Frauchen bewundernswürdig wie immer, in ihrer Fassung u. ihrem Muth.«[57] Diese wenigen Worte entsprechen dem, was auch verschiedene Vertraute und Beobachter des Kronprinzenpaars in Briefen und Erinnerungen über diese Zeit berichteten. Danach beteuerten sowohl Friedrich als auch seine Frau anderen ebenso wie sich selbst gegenüber, dass es noch Hoffnung gab, und unterstrichen alles, was auf Heilung hindeuten konnte.[58] Auch wenn Viktoria spätestens seit März 1888 eindeutig über die Krebsdiagnose informiert war, bekräftigte sie bis kurz vor Friedrichs Tod in Briefen an ihre Mutter, dass ihr Mann an Perichondritis und nicht an Krebs litt.[59] Viele Beobachter vermuteten, dass sie selbst an ihre eigenen Beteuerungen glaubte, und sie zeigten sich überzeugt, dass Haltung und hoffnungsvoller

Mut Gefühlshaltungen waren, zu denen man sich entschließen konnte und die dann »echt« und innerlich vorhanden waren.[60]

Viele dieser Überlegungen und Details drangen (zunächst) nicht an die Öffentlichkeit. Anderes dagegen schon: Dass Friedrichs Ärzte über die Diagnose immer wieder uneins waren, dass im November 1887 die Krankheit offen und amtlich als »bösartige Neubildung« bezeichnet wurde, diese Diagnose im Januar 1888 jedoch wieder in »chronische Entzündung und Perichondritis« abgewandelt wurde, blieb wochenlang Thema in allen deutschsprachigen Zeitungen.[61] Dass eine Riege der angesehensten medizinischen Spezialisten über Monate hinweg über eine Krebsdiagnose uneins sein konnte, wurde in der Causa Friedrich in beunruhigender Weise offenbar.

Auch die Frage der »Wahrhaftigkeit« in Sachen Krebsdiagnose wurde noch zu Lebzeiten Friedrichs zum öffentlichen Thema. Denn insbesondere die politischen Gegner Friedrichs waren überzeugt, dass dieser durch ein von Mackenzie und Viktoria verantwortetes »Vertuschungssystem« über seinen Zustand getäuscht würde, so dass die deutschen Ärzte nicht die notwendigen medizinischen Maßnahmen hatten ergreifen können.[62] Auch wenn die angenommene Täuschung hier politisch instrumentalisiert wurde, gelangte die Frage, ob die Krebsdiagnose dem Patienten mitgeteilt werden sollte, damit auf die Agenda einer intensiv geführten öffentlichen Debatte. Viele Ärzte berichteten, dass die Erkrankung des Kronprinzen großes Interesse an der Krebskrankheit in der Bevölkerung geweckt habe. Bildungs- und Wohltätigkeitsvereine organisierten daraufhin Veranstaltungen, bei denen Ärzte die Anatomie des Kehlkopfs ebenso wie mögliche Krebstherapien ausführlich erläuterten. Einzelne Ärzte gaben an, dass Patienten die Krankengeschichte Friedrichs als Argument anführten, um ihre Skepsis gegenüber einer vom Arzt angeratenen Operation zu rechtfertigen.[63]

Die nachträglich publizierten Rechenschaftsberichte vertieften diese Diskussionen. Zwar wurden sie aller Wahrscheinlichkeit nur vom gebildeten Publikum gelesen, die Diskussion in der Medienöffentlichkeit trug aber die Debatten in alle gesellschaftlichen Schichten des Deutschen Reiches. Zentral war hier einerseits die Frage nach der (Un-)Sicherheit des medizinischen Wissens, andererseits die medizinethische Frage nach der Wahrhaftigkeit gegenüber Krebskranken. Einige Zeitungen wie etwa die nationalliberale *Heidelberger Zeitung* verteidigten Mackenzie in dieser Frage mit dem Argument, Friedrich habe Hoffnung bewahren können, weil er die Krebsdiagnose nicht kannte. Mackenzie habe ihm also durch seinen Irrtum oder die bewusste Fehlinformation einen Dienst erwiesen.[64]

So enthüllt die Krankengeschichte Friedrichs ein kompliziertes Regelwerk des verschleiernden Redens über Krebs, das unterschiedliche Zwecke erfüllen konnte. Dem Kranken gegenüber vermieden es alle Ärzte, Krebs eindeutig als Diagnose zu benennen. Auch als es um die Wahl der Therapie ging, wurde dem Kranken nicht mitgeteilt, um welche Krankheit es ging – denn die Ärzte hielten es nicht für nötig, möglicherweise sogar für nachteilig, den Patienten Friedrich um seine Einwilligung zu bitten. Dieses paternalistische Rollenverständnis der Ärzte wurde allerdings nicht von allen geteilt: Während dessen Frau dies zu akzeptieren geneigt war, stellten sich Bismarck und Kaiser Wilhelm dagegen. Als Argument diente der Verweis auf die politische und damit, wenn man so will, berufliche Verantwortung Friedrichs. Dazu trugen vermutlich auch Vorstellungen soldatischer Männlichkeit angesichts des Todes bei, die als Rollenerwartung an Friedrich herangetragen wurden.

Die Angehörigen dagegen wurden von den Ärzten einbezogen, und zwar ohne dass deutliche Geschlechtsunterschiede gemacht worden wären. Mit dem Hinweis, dass sich Krebs entwickeln könnte, hatten die Ärzte die Angst vor Krebs benutzt, um die von ihnen bereits entschiedene therapeutische Maßnahme durchzusetzen. Im Blick auf den aktuellen Zustand des Kranken hatten die Ärzte die Krankheit jedoch den Angehörigen gegenüber nicht als »Krebs« benannt, sondern mehrdeutige Begriffe gebraucht. Ähnliche rhetorische Strategien benutzten sie, als später der Kranke selbst direkt nach Krebs fragte: Ohne die Krebserkrankung rundweg zu leugnen, wichen sie aus oder betonten wider besseres Wissen die Unvorhersehbarkeit des Krankheitsverlaufs. Das Wort »Krebs« und andere, der Medizinersprache entlehnte Synonyme wie »bösartige Neubildung« blieben tabu. Dieses Tabu verfügte allerdings über eine paradoxe kommunikative Struktur. Denn die Ärzte waren überzeugt, dass der Patient dennoch begriff, dass er an Krebs litt. Indem sie aber der Krankheit ihren Namen verweigerten, sollte ihr sprachlich der Status einer unbestreitbaren Tatsache entzogen werden. Hinter dieser Strategie stand ein bestimmtes Bild vom Menschen: das eines Wesens, dessen Angewiesenheit auf die Lebenshoffnung so groß war, dass es wider das eigene Wissen hoffen konnte und wollte, sofern dem Wissen die letzte Gewissheit fehlte, so dass die Hoffnung den kleinen Zweifel groß machen konnte. Solange der Patient sprachlich innerhalb dieser paradoxen Tabustruktur blieb, konnte er mit seinem Arzt und seinen Angehörigen über viele Empfindungen sprechen. Diese Struktur zu verlassen, stieß jedoch auf heftigen Widerstand seitens der Ärzte, denn viele teilten die Angst, die ihr Standeskollege Carl Haeberlin noch 30 Jahre später in klaren Worten formulierte: »Er [der Arzt] könnte töten, wenn er die Hoffnung tötet.«[65]

Indem Teile dieses Regelwerks mit der Diskussion um Krankheit und Tod Friedrichs III. aus der medizinisch-theologischen Fachöffentlichkeit in die »Laien«-Öffentlichkeit drangen, verlor es im Prinzip seine Grundlage, denn von einer stillschweigenden Übereinkunft konnte nun nicht länger die Rede sein.

Angst und Hoffnung um 1900 – neue Konzepte: Patienteneinwilligung und Diagnoseaufklärung

Vor diesem Hintergrund mag es erstaunen, dass sich zunächst einmal wenig änderte. Allerdings war ja, wie der Fall Friedrich enthüllt, das Wissen des Patienten um diese Form des Verschleierns, seine Fähigkeit, die Botschaft zu dechiffrieren und dennoch zu hoffen, integraler Bestandteil der zeitgenössischen Praxis des Krebstabus. Insofern stellte die öffentliche Diskussion über das Verschweigen diese Form des Krebstabus nicht grundsätzlich in Frage.

Eine viel grundsätzlichere Infragestellung bahnte sich dagegen durch eine Diskussion an, die auch in der Krankengeschichte Friedrichs eine Rolle gespielt hatte: die Frage, ob der Arzt für die von ihm für notwendig erachteten medizinischen Maßnahmen die Einwilligung des Patienten einholen musste. Bei dieser Frage, die im ausgehenden 19. Jahrhundert immer öfter den Gerichten zur Entscheidung vorgelegt wurde, ging es um zwei unterschiedliche Situationen der Begegnung von Arzt und Patient. Zum einen drehte es sich wie bei Friedrich darum, inwiefern Ärzte operieren durften, ohne dass ihre Patienten dem grundsätzlich zugestimmt hatten oder über den möglichen Umfang des operativen Eingriffs aufgeklärt worden waren. Zum anderen stand die Frage zur Diskussion, ob Patienten ohne deren Einverständnis für Experimente »benutzt« werden durften, die zwar dem medizinischen Fortschritt dienten und damit auf die Allgemeinheit bezogen einen erhofften therapeutischen Nutzen hatten, nicht aber im Hinblick auf den betreffenden Patienten.

In beiden Situationen waren Ärzte in der zweiten Hälfte des 19. Jahrhunderts vielfach ohne Einwilligung und Wissen ihrer Patienten vorgegangen, ohne dass dieses Vorgehen auf den Protest ihrer Standeskollegen gestoßen wäre. Beide Praktiken waren in gewisser Weise verknüpft mit den Errungenschaften der »modernen« Medizin: Denn die Operation ohne Zustimmung war – wie bereits erwähnt – erst durch die Äther- oder Chloroformnarkose möglich geworden. Die nicht-therapeutischen Menschenexperimente standen dagegen oft im Zusammenhang mit Annahmen der Bakteriologie und dienten dazu zu überprüfen, auf welchem Weg und ob überhaupt bestimmte Krankheiten übertragen wurden sowie ob diese Übertragung durch Impfung vermieden werden könnte. Zudem fand das nicht-therapeutische Menschenexperiment in der Regel in Krankenhäusern statt, deren Zahl seit den 1870er Jahren deutlich gestiegen war.

In beiden Fällen sahen sich die Ärzte im Dienste der Heilung agieren, im ersten Fall mit Blick auf den Patienten, im zweiten in Hinsicht auf die Menschheit. Dass beide Umgangsweisen also keinesfalls gleichzusetzen waren, liegt auf der Hand, denn im Falle des Humanexperiments wurde das allgemeine Beste vom Arzt höher bewertet als das Beste des ihm anvertrauten Patienten (und öfter noch der Patientin), die Person von Patient oder Patientin damit also zu einer Art experimentellem »Ding« gemacht.[66] Das traf nicht zufällig regelmäßig solche Menschen, deren Heilung aus moralischen Gründen nicht viel galt oder deren Heilung als aussichtslos angesehen wurde: Experimente wurden darum fast ausschließlich an Prostituierten oder Unterschichtsfrauen mit »zweifelhaftem« Leumund, an Heimkindern oder aber an »Unheilbaren« und Sterbenden durchgeführt.

Trotz dieser unbestreitbaren Differenzen wurden beide Entscheidungssituationen zeitgleich ab etwa 1890 zum Thema medizinrechtlicher und -ethischer Diskussionen. Denn beide einte die Grundsatzfrage: Durften und sollten Ärzte aufgrund ihres Wissens und Könnens allein entscheiden, was mit den Körpern ihrer Patienten zu deren eigenen oder dem allgemeinen Besten zu geschehen hatte? Waren sie zu diesem Zweck berechtigt, den Patienten Informationen über deren Krankheit sowie über Ausmaß und Gefahren geplanter Eingriffe vorzuenthalten? Wie diese Fragen beantwortet wurden, hing nicht zuletzt damit zusammen, welche Rolle in diesem Zusammenhang den Gefühlen Angst und Hoffnung zugemessen wurde.

Dass diese Diskussion im Anschluss an den Tod Friedrichs III. aufflammte, erscheint zunächst als Koinzidenz. Denn an dieser Stelle liefen ältere Entwicklungslinien zusammen, für die die hier dargestellte Krankengeschichte Friedrichs eher Symptom denn Auslöser war. Fachintern waren dies die bereits erwähnten technisch-therapeutischen Neuerungen, die Erfolge der Bakteriologie, die das Selbstbewusstsein der Ärzte ebenso wie ihr Ansehen als Spezialisten stärkten, sowie institutionelle Entwicklungen, zu denen die Professionalisierung der Ärzte, der Neu- und Ausbau von Krankenhäusern und die Einführung der gesetzlichen Krankenversicherung seit den 1880er Jahren zählen. Diese Entwicklungen sorgten dafür, dass sich die bestehende paternalistische Haltung vieler Ärzte stärker ausprägte und vorher übliche Aushandlungsprozesse zwischen Arzt und Patient zurückgedrängt wurden, umso mehr als in den neu gebauten Krankenhäusern eine immer größere Zahl von nun krankenversicherten Unterschichtsangehörigen behandelt wurde, denen nicht einmal ein rudimentäres medizinisches Verständnis zugetraut wurde.[67]

Dem entgegen stand allerdings eine andere innermedizinische Entwicklung: Die Ärzte des 18. und frühen 19. Jahrhunderts hatten ihre Praxis, Patienten nicht über deren Krankheit, eine bevorstehende Operation oder ihr näher rückendes Sterben aufzuklären, auch mit dem Verweis auf die Wirkung von Gefühlen legitimiert. So mahnte Christoph Martin Hufeland, hoch angesehener Naturheilkundler und zeitweilig Leibarzt der Familie des preußischen Königs Friedrich Wilhelm III., seine Kollegen in seinem medizinischen Vermächtnis von 1836/37 mit folgenden Worten zur Täuschung:

> *Ist es nicht entschieden, daß Furcht, besonders des Todes, Angst und Schrecken die gefährlichsten Gifte sind und die Lebenskraft unmittelbar lähmen, Hoffnung und Muth hingegen die größten Belebungsmittel, die oft alle Arzneien an Kraft übertreffen, ja ohne welche selbst die besten Mittel ihre Kraft verlieren? Der Arzt muß sich also vor allen Dingen angelegen sein lassen, Hoffnung und Muth beim Kranken zu erhalten, lieber die Sache leicht machen, alle Gefahr verbergen [...] Den Tod verkündigen, heißt den Tod geben, und das kann, das darf nie ein Geschäft dessen sein, der bloß da ist, um Leben zu verbreiten.[68]*

Nicht nur Vitalisten wie Hufeland, die eine spezifische Lebenskraft ins Zentrum menschlicher Existenz stellten, waren überzeugt davon, dass Gefühle wie Angst oder Hoffnung unmittelbar auf den Körper wirkten und damit buchstäblich töten konnten. Diese Überzeugung war ein starkes Argument gegen die »Wahrheit« am Krankenbett und die schonungslose Gefahrenaufklärung vor Operationen und führte zu einer Reihe von Konflikten zwischen Ärzten einerseits, den überwiegend konfessionell gebundenen Krankenschwestern sowie Seelsorgern andererseits, die darauf bestanden, dass die Patienten über ihren nahenden Tod aufgeklärt würden, um sich vorbereiten und mit den notwendigen Riten versehen werden zu können.[69] Allerdings war diese Auffassung mit der Zellularpathologie und Bakteriologie in Frage gestellt und von vielen »modernen« Ärzten ad acta gelegt worden.[70] Denn wenn Zellen und Bakterien als »Agenten« von Krankheit unter dem Mikroskop studiert werden konnten – dort, wo menschliche Gefühle keinen Platz fanden –, so konnte die Wirkung von Gefühlen im körperlichen Krankheitsgeschehen nur gering oder vorübergehend sein. Insofern war den Ärzten des späten 19. Jahrhunderts ein wichtiges Argument für die Praxis des »schonenden Betrügens« abhandengekommen, und tatsächlich gab es Ärzte, die daraus Konsequenzen ziehen wollten. In diesem Sinne bekräftigte etwa der schottische Gynäkologe James Matthews Duncan, Mitglied des Londoner *College of Physicians*, vor Kollegen:

Es ist behauptet worden, dass das Wissen um die Wahrheit das Fortschreiten einer Leberkrebserkrankung beschleunigen würde. Das glaube ich nicht. [...] Ich gehöre zu denjenigen, die annehmen, dass es auf den zweifelnden, fragenden Patienten einen entschieden positiven therapeutischen Effekt hat, die Wahrheit zu erfahren, zumindest in der Mehrzahl der Fälle.[71]

Der Zweifel, der vielen Ärzten zuvor als Garant der Hoffnung erschienen war, wurde von Duncan nun also als schädlicher dargestellt, als es die Zerstörung der Hoffnung durch die Gewissheit sein konnte. Tatsächlich blieb ein so dezidiertes ärztliches Plädoyer gegen den hoffnungsvollen Zweifel und für die eindeutige Gewissheit vorerst eine Ausnahme – in Großbritannien, aber auch und vor allem im Deutschen Reich, wo keine einzige vergleichbar deutliche Stellungnahme in schriftlicher Form zu finden ist.

Erste öffentliche Kritik wurde denn auch von medizinischen Laien vorgebracht, in erster Linie von Juristen. Grundlage dieser Kritik war die Rechtsauffassung, dass dem bürgerlichen Subjekt über seinen Körper ebenso wie über seine sonstigen Güter das Entscheidungsrecht zugestanden werden müsse.[72] Dieses Argument lässt eine Verbindung zur Krankengeschichte Friedrichs sichtbar werden. Zwar argumentierte Bismarck in seinen publizierten Erinnerungen nicht mit der Autonomie des bürgerlichen Subjekts, als er von seiner Forderung berichtete, Friedrich in die Entscheidung über die Operation einzubeziehen. Aber es stand für ihn das Argument der politischen und hausväterlichen Verantwortung im Vordergrund. Diese Verantwortung konnte es erforderlich machen, dass der kranke Mensch als Gefühlsmensch nicht geschont werden konnte, sondern eine Entscheidung über sich als verantwortliches Subjekt zu treffen hatte.

Aber es gibt noch eine andere, weniger sichtbare Verbindungslinie zwischen der von Juristen formulierten Kritik und der Krankengeschichte Friedrichs. Die erste eingehende deutschsprachige kasuistische Erörterung der Einwilligungsfrage legte der Strafrechtler Lassa Oppenheim bei seiner 1891 an der Universität Basel gehaltenen Antrittsvorlesung vor.[73] Dahinter stand seine Empörung über einen Fall, der kurz zuvor publik geworden war und in dessen Mittelpunkt die Berliner Chirurgen Eugen von Hahn und Ernst von Bergmann standen – und damit also eine der zentralen Figuren der Causa Friedrich. Beiden, Hahn und Bergmann, hatte der Regierungsassessor Dr. Leidig in einem offenen Brief an die *Nationalzeitung* vorgeworfen, Patienten Teile von Krebsgeschwülsten auf gesunde Haut transplantiert zu haben, um herauszufinden, ob das Krebsgewebe anwachsen und weiter wuchern würde.[74] Nachdem die Presse bereits zuvor ausgiebig über ähnliche »chirurgische Verbrechen« in Frankreich berichtet hatte, war der Schock groß, dass im Deutschen Reich vergleichbare Verfehlungen möglich waren.[75] Der Berliner Magistrat reagierte sofort und bat zunächst Eugen von Hahn, auf Intervention des preußischen Kultusministeriums auch Ernst von Bergmann, um eine Stellungnahme zu den Vorfällen.[76]

Wie Bergmann in seiner an das Ministerium gerichteten Erklärung vom 14. Juli 1891 darlegte, hatte er die in Rede stehenden Versuche bereits in den frühen 1870er Jahren an der chirurgischen Klinik in Dorpat (heute: Tartu, Estland) durchgeführt, an die er 1871 als Professor der Chirurgie berufen worden war.[77] Hätte Bergmann diese mehr als zehn Jahre alten Versuche nicht erneut auf dem *Kongress der deutschen Chirurgen* im April 1889 präsentiert, wäre wohl Eugen von Hahn 1891 allein ins Kreuzfeuer der öffentlichen Kritik geraten. Aber es gab für Bergmann einen wichtigen Grund, seine Versuchsergebnisse genau zu diesem Zeitpunkt in Erinnerung zu rufen: Sein Ziel war es, alle Zweifel an seinen therapeutischen Empfehlungen im Fall des Kronprinzen und Kaisers Friedrich III. aus dem Weg zu räumen. Denn wenn der Krebs – wie er mit seinen Versuchen beweisen zu können meinte – zunächst eine lokale Krankheit war, so war die frühzeitige Operation das einzig richtige Mittel zur Heilung. Wenn aber, wie einzelne Kritiker ihm entgegenhielten, Krebs zunächst eine allgemeine Erkrankung war, auf deren Boden sich erst später der Tumor entwickelte, war die Operation therapeutisch sinnlos, möglicherweise sogar schädlich. In Bergmanns Augen war die in seinen Versuchen gezeigte Tatsache, dass ein operativ entfernter Krebsknoten an anderer, »gesunder« Stelle wieder anwuchs und dort zu wuchern begann, ein eindeutiger Beweis dafür, dass der Primärtumor den Beginn der Krebserkrankung darstellte.

Gegenüber dem Vorwurf, er habe mit seinen Versuchen »die Grenze des ärztlichen Berufs und der ärztlichen Gewalt über die Patienten« überschritten, rechtfertigte sich Bergmann mit einer ganzen Reihe von Argumenten:[78] Zunächst erklärte er, dass alle von ihm einbezogenen Patienten bereits an Metastasen litten und deshalb nur noch kurze Zeit zu leben hatten, also in jedem Fall an ihrer Krebserkrankung bald gestorben wären. Darum – so behauptete er – hätten die zusätzlichen Krebsgeschwülste ihr Leben nicht verkürzt. Zudem sei der Eingriff für sie vollkommen schmerzlos gewesen, da er ihnen Krebsknoten entfernt hätte, die aufgrund ihrer Lage etwa in den Achselhöhlen besonders schmerzhaft gewesen seien und die er dann während derselben Operation an eine unempfindliche Stelle (die Vorderseite des Oberschenkels) transplantiert hätte. Insofern seien den Patienten durch diese Versuche Schmerzen gelindert und nicht verursacht worden. Deshalb sei sein Vorgehen »ein Werk der Humanität« gewesen, überdies auch weil auf diese Weise das ohnehin verlorene Leben der sterbenden Krebskranken der Forschung einen Erkenntnisgewinn verschafft und damit zukünftigen Patienten bessere Heilungschancen eröffnet hätte. Manche Patienten hätten deshalb den Versuchen »freudig« zugestimmt.[79] Allerdings hielt Bergmann die Frage der Einwilligung sowieso für irrelevant, wie er ausführte:

Auch an der Einwilligung der Patienten zu dem Versuche hat es nicht gefehlt, obgleich ich darauf kein Gewicht lege, denn mit solchen Patienten kann der Arzt, der für sie sorgt und ihnen die Wohlthat einer schmerzstillenden Be-

handlung, einer Bettung und mit allen Hülfsmitteln unserer Zeit ausgestat-
teten Verpflegung zu Theil werden läßt, alles machen, was er will.[80]

Dieser Passus gibt den Blick frei auf die Begegnung zwischen einem Medizinprofessor einerseits und den mehrheitlich wenig begüterten Patienten in den Krankensälen des späten 19. Jahrhunderts andererseits. In dieser Situation stand die ärztliche Macht in Form von Wissen, Ansehen, Hilfsversprechen und der Verfügungsgewalt über materielle Güter gegen die existentielle Angewiesenheit, die Statusunterlegenheit und die körperliche Schwäche kranker Menschen. Die Geringschätzung Bergmanns gegenüber der Einwilligung von Patienten war damit Ausdruck einer realistischen Sicht auf diese Situation, die keinen angemessenen Rahmen abgab für eine selbstbestimmte Entscheidung auf Seiten des Patienten. Diese Sätze zeigen den Willen Bergmanns, dieses Machtgefälle in dem von ihm für richtig gehaltenen Sinn zu nutzen. Genau an dieser Haltung nahm der Berichterstatter im Kultusministerium Anstoß, denn er versah diese Passage – als einzige in Bergmanns zwölfseitigem handschriftlichem Brief – mit einem dicken Fragezeichen.

Der Baseler Strafrechtsprofessor Lassa Oppenheim kannte diese Stellungnahme Bergmanns nicht, denn sie wurde nicht veröffentlicht. Aber durch die Zeitungsberichterstattung wurde er 1891 auf die Versuche Bergmanns und Hahns aufmerksam. Das war für ihn der Anlass, sich eingehender mit der Frage auseinanderzusetzen, wie ärztliche Eingriffe juristisch definiert und geregelt werden konnten.[81] Im Ergebnis kam er zu der Auffassung, dass ärztliche Eingriffe, wenn sie nicht durch die ausdrückliche Einwilligung des Patienten legitimiert worden waren, bis auf wenige Ausnahmen eine Nötigung darstellten.[82]

Dieser Auffassung folgte 1894 auch das Reichsgericht, als es erstmals über eine Klage gegen einen Chirurgen zu entscheiden hatte, der gegen den ausdrücklichen Willen eines Vaters dessen Tochter den Fuß amputiert hatte, um – letztlich erfolgreich – eine Knochentuberkulose zu heilen. Dieses Urteil, nach dem Ort des Geschehens »Hamburger Fall« genannt, steckte bis in die Weimarer Republik in groben Zügen den rechtlichen Rahmen in der Einwilligungsfrage ab. Tatsächlich wurden allerdings nur wenige Ärzte auf dieser Grundlage verurteilt – so wie auch im »Hamburger Fall« selbst, in dem der Arzt vom Landgericht, an das das Reichsgericht den Fall zurücküberwiesen hatte, mit der Begründung freigesprochen wurde, es habe sich um eine Notoperation gehandelt und darum sei der Arzt berechtigt gewesen, ohne Einwilligung und sogar gegen den Willen des Vaters zu amputieren. Eine Mehrzahl von Ärzten nahm an dem Reichsgerichtsurteil Anstoß, weil hier der ärztliche Eingriff als Körperverletzung qualifiziert worden war. Aber auch unter Rechtstheoretikern blieb das Urteil umstritten. Diskutiert wurde insbesondere, ob der Patient nicht bereits mit dem Gang in die Klinik oder Praxis sein Einverständnis in alle vom Arzt für notwendig gehaltenen Maßnahmen bekundete, so dass sein ausdrückliches Einverständnis zu einzelnen Eingriffen überflüssig sei.[83]

Einwilligung und Aufklärung waren nicht zwangsläufig miteinander verknüpft. Auch denjenigen, die eine ausdrückliche Einwilligung für notwendig erachteten, erschien es legitim, den Patienten nur in groben Zügen über die geplante Operation aufzuklären, so wie es ein Reichsgerichtsurteil 1912 präzisierte:

Eine umfassende Belehrung des Arztes, den Kranken über alle möglichen nachteiligen Folgen der Operation aufzuklären, würde nicht selten sogar falsch sein, sei es, daß der Kranke dadurch abgeschreckt wird, sich der Operation zu unterwerfen, obwohl sie trotz der damit verbundenen Gefahren geboten oder doch zweckmäßig ist, sei es, daß der Kranke durch die Vorstellung der mit der Operation verbundenen Gefahren in Angst und Erregung versetzt und so der günstige Verlauf der Operation und der Heilung gefährdet wird.[84]

Ebenso wenig erforderlich schien die Aufklärung über die Diagnose, da es nicht darum gehen sollte zu beurteilen, ob die vom Arzt vorgeschlagene Maßnahme medizinisch sinnvoll war, sondern darum, ob der Patient die Folgen der Operation am eigenen Körper hinzunehmen bereit war.

Dennoch setzte die Diskussion um die Einwilligung die Praxis des »schonenden Betrügens« unter Rechtfertigungsdruck. Denn mit der Rechtsidee, dass Patienten ein Mitspracherecht bei der Behandlung ihres Körpers haben sollten, zeigte sich ein erster Riss in der vorher oft »schweigsamen Welt von Arzt und Patient«.[85] Und zwar nicht nur rechtstheoretisch und medizinethisch, sondern auch ganz konkret: Denn wenn Ärzte eine schriftliche Einwilligung des Patienten erbaten, lag die Frage nach dem »Warum?« der Behandlung nahe und konnte zum Argument für oder wider die erforderliche Einwilligung werden. Zudem relativierte die Idee der ausdrücklichen

Einwilligung die Annahme, dass *jede* Andeutung von zukünftiger Gefährdung des Körpers zu unterlassen sei, um Angst oder Hoffnungslosigkeit, die den Körper potentiell schädigen könnten, zu vermeiden. Diesem Gedanken wurde zwar in der medizinischen Forschung kaum noch Gewicht beigemessen, in der medizinischen Praxis und im Medizinrecht behielt er jedoch Gültigkeit, wie das zitierte Urteil von 1912 zeigt.

VARIATIONEN DES SCHWEIGENS

Kurz nach der Wende zum 20. Jahrhundert erschien eine der für viele Jahre ausführlichsten deutschsprachigen Auseinandersetzungen mit der Frage nach Zulässigkeit oder Verwerflichkeit ärztlicher Täuschung. Es handelt sich um die 1902 publizierte, 650 Seiten starke »Ärztliche Ethik« des Berliner Arztes, Psychiaters und Sexualwissenschaftlers Albert Moll (1862– 1939).[86] Auch für Moll war die Empörung über Experimente am kranken Menschen der Auslöser, um die »Pflichten des Arztes in allen Beziehungen seiner Thätigkeit« – so der Untertitel – auf eine neue ethische Grundlage zu stellen: Denn aus Sicht Molls war es im Zeichen der »modernen« naturwissenschaftlichen Medizin zu einer beunruhigenden Verschiebung der moralischen Gefühle und Begriffe von Ärzten und Forschern gekommen.

Vor diesem Hintergrund erschien es Moll notwendig, das Verhältnis zwischen Arzt und Patient grundlegend neu als Vertragsverhältnis zu bestimmen. Der Patient sollte als Klient verstanden werden, der mit einer festgelegten Zweckbestimmung die Beziehung zum Arzt initiierte, dessen Pflichten sich aus den je unterschiedlichen Zweckbestimmungen des Vertrags ergaben.[87] Moll unterschied drei Rollen, die der Arzt in dieser Vertragsbeziehung spielen konnte: die des Gutachters, die des Behandlers sowie die des Haus- und Familienarztes. Die Zweckbestimmungen sollten unmittelbare Auswirkungen darauf haben, ob und in welchem Maße das »relativ unmoralische Mittel« der Täuschung zulässig war.[88] Suchte der Klient-Patient den Arzt auf, um von ihm als »Sachverständige[m] ein Gutachten über den Gesundheitszustand« zu bekommen, hatte der Arzt nach Ansicht Molls die Pflicht, das Gutachten wahrheitsgemäß zu erstatten, auch wenn es für den Arzt »ein äußerst schmerzhaftes [Gefühl] ist, wenn er einem Patienten zu sagen hat, er leide an einer lebensgefährlichen Krankheit«.[89] Um dem Patienten dennoch einen »Hoffnungsschimmer« zu lassen, empfahl Moll, die

Auskunft in »schonender Weise« und in dem Bewusstsein zu geben, »daß alles Wissen und Voraussagen nur eine bedingte Gültigkeit hat«.[90] Daneben schlug er vor, die erwünschte Auskunft nicht dem Patienten direkt zu geben, sondern einer dritten Person, in der Regel einem Angehörigen, der dann allerdings die Information wahrheitsgemäß an den Patienten weitergeben sollte. Auch auf diese Weise konnte nach Molls Überzeugung die Hoffnung ein Stück weit bewahrt werden, da die Mitteilung der Unheilbarkeit »aus dem Munde des Arztes einen weit ernsteren Einfluss auf die Gemütsverfassung ausüben muß, als aus dem Munde eines Laien«.[91] Nur wenn der Arzt guten Grund zur Annahme hatte, dass der Patient aufgrund der wahrheitsgemäßen Auskunft Selbstmord verüben würde, durfte er als Gutachter zum Mittel der Täuschung greifen. Diesen Fall wollte Moll allerdings explizit als Ausnahme verstanden wissen, deren Begründung entweder in der besonders schrecklichen Diagnose (Moll nannte das Beispiel der progressiven »Gehirnerweichung«) oder in der Persönlichkeit von Patientin oder Patient liegen konnte, nicht aber automatisch aus der Unheilbarkeit oder Tödlichkeit der diagnostizierten Krankheit folgte.[92]

Wesentlich für dieses Plädoyer, nur in extremen Ausnahmefällen zu täuschen, waren Molls moralische Überzeugungen ebenso wie seine Einschätzung der menschlichen Hoffnungsbereitschaft. Diese hielt er für ausgesprochen groß und robust, so dass er fast lapidar feststellte: »Im allgemeinen braucht man es mit der ›letzten Hoffnung‹ nicht so ernst zu nehmen. Nach dem ›letzten Versuch‹ machen die Patienten gewöhnlich noch mehrere allerletzte, wie die tägliche Erfahrung lehrt.«[93]

Wurde der Arzt jedoch als Behandler aufgesucht, sah Moll einen größeren Spielraum für die Täuschung. Die entscheidende Rolle spielte auch hier die Macht der Hoffnung, weniger dagegen die potentiell tödliche Gewalt der Hoffnungslosigkeit, die von »älteren« Ärzten wie Hufeland ins Feld geführt worden war. Denn Moll, der als Psychiater Spezialist für Hypnoseverfahren war, zeigte sich überzeugt davon, dass der Glaube an die Heilbarkeit einer Krankheitserscheinung und die Hoffnung auf eine bestimmte Therapie Heilung bewirken oder bei unheilbaren Krankheiten eine Besserung der Symptome herbeiführen könnten. Insofern erschien ihm die durch Täuschung erzeugte Hoffnung als Mittel zulässig, solange ihre Anwendung im »Interesse der Gesundheit des Patienten« erfolgte.[94] Allerdings durfte Hoffnung nur nach sorgfältiger Abwägung als Therapeutikum eingesetzt werden. Wenn vorauszusehen war, dass der Erfolg nur von kurzer Dauer sein würde, überwog der Schaden: Denn sobald der Patient erkannte, dass der Arzt ihn getäuscht hatte, verlöre er das Vertrauen in den Arzt. Außerdem habe der Patient möglicherweise Zeit und Geld aufgewandt, um sich der Therapie namens Hoffnung zu unterziehen – beides schlug nach Molls Verständnis als Schaden auf Seiten des Klienten zu Buche, wenn der Erfolg nur vorübergehend war. Damit konnte das Mittel Hoffnung durch Täuschung nur in engen Grenzen eingesetzt werden.

Auch in der letzten Rolle als Haus- oder Familienarzt sah Moll nur wenig legitimen Spielraum für Täuschung. Im Gegenteil: Da der Hausarzt nicht ausschließlich der Gesundheit des betreffenden Patienten, sondern ebenso den Interessen der gesamten Familie verpflichtet war, erkannte er den Angehörigen gegenüber eine Verpflichtung an, über die Unheilbarkeit oder den bevorstehenden Tod aufzuklären, damit familiäre und berufliche Angelegenheiten geregelt werden konnten. Eine alleinige Aufklärung der Angehörigen lehnte er jedoch ab, da zu befürchten sei, »daß die Angehörigen in seiner Abwesenheit den Klienten über seinen Zustand aufklären, sei es, dass sie dies absichtlich mit Worten thun, sei es unabsichtlich dadurch, daß sie ihre Unruhe und Angst nicht unterdrücken können und damit dem Kranken seinen Zustand verraten«.[95] Damit galten auch in dieser Beziehung ähnliche Kommunikationsregeln wie im Falle des Arztes als Gutachter.

Mit seiner »Ärztlichen Ethik« entwickelte Moll also keine bedingungslose Pflicht des Arztes, dem Patienten die Wahrheit über die Diagnose mitzuteilen. Allerdings stellte er den Automatismus in Frage, mit dem Ärzte die Diagnose einer tödlich verlaufenden Krankheit verschwiegen, weil sie befürchteten, dass daraus lebensvernichtende Hoffnungslosigkeit resultierte. Moll setzte dem – wie erwähnt – seine Überzeugung entgegen, dass die Hoffnung des Menschen dauerhaft kaum zu zerstören sei. Daneben machte er aber auch darauf aufmerksam, dass wahrheitsgemäße Auskunft Voraussetzung für Entscheidungen sei, die zu treffen ein Mensch das unbedingte Recht haben müsse, da sie ihn als spirituelles und physisches Wesen unmittelbar beträfen. Damit betonte er, dass es neben der von vielen Ärzten seiner Zeit allein thematisierten (Über-)Lebenshoffnung andere Hoffnungen und einen anderen Trost geben könne, sei es, dass sich diese Hoffnungen auf eine Form des spirituellen Seelenheils richteten oder auf den Trost, im Bewusstsein zu sterben, die eigenen Angelegenheiten geordnet und von der Familie Abschied genommen zu haben.

Diese Perspektive spitzte Moll in einem Zeitungsartikel zu, den er am

28. Mai 1916 im *Berliner Tageblatt* veröffentlichte. Hier wurde deutlich, dass die von Moll 1902 erstmals ausbuchstabierte Differenzierung von Hoffnung eine normative Erwartung an den Patienten mit sich bringen konnte: die Erwartung, das Wissen um den nahenden Tod auszuhalten und Hoffnung und Trost daraus zu gewinnen, dass die Existenz der eigenen Person in etwas Größeres eingebettet sei, etwas, das die begrenzte individuelle Existenz überleben würde. Damit vollzog Moll eine folgenschwere Verschiebung seiner Gedanken: Hier ging es ihm nicht mehr in erster Linie darum zu erklären, dass die Kranken das Wissen um eine potentiell tödliche Erkrankung wie den Krebs »überleben« *konnten*, sondern darum festzustellen, dass Kranke die Kraft haben *sollten*, dieses Wissen zu ertragen und im Blick über ihre begrenzte Existenz hinaus Hoffnung zu bewahren. Dass Moll diese Erwartung gerade zu diesem Zeitpunkt öffentlich formulierte, ist kein Zufall. Denn im Mai 1916 tobte bereits seit Monaten um Verdun die schrecklichste und verlustreichste Materialschlacht des Ersten Weltkriegs. Moll sah die Notwendigkeit gekommen, die Menschen zu einer dem allgegenwärtigen Tod angemessenen Haltung zu erziehen, so wie er es im letzten Abschnitt seines Zeitungsartikels über »Das Recht des Kranken auf Wahrheit« darlegte:

Man soll die Menschen so erziehen, daß sie dem Tode möglichst ruhig entgegensehen. Daß die Erziehung sehr viel dabei vermag, kann keinem Zweifel unterliegen, aber hierher gehört eine Erziehung, die das Individuum lehrt, sich auf etwas Höheres einzustellen. Daß die verflossene Periode der rein materialistischen Weltanschauung, die die Seele nur als eine Funktion des Körpers ansah, solcher Erziehung nicht günstig war, ist wohl sicher. Auch wird eine Weltanschauung nicht dazu beitragen, die das Wohlbefinden des Einzelnen für das Höchste ansieht. Nur das Aufgehen in der Allgemeinheit, sei es des Volkes, sei es der Menschheit, sei es der gesamten Welt, kann die Grundlage solcher Erziehung sein. Nur in diesem Falle kann sich der einzelne als ein kleines Glied des Ganzen fühlen lernen, und der daraus hervorgehende Seelenzustand kann über die Furcht vor dem Tode, der den eigenen Mikrokosmos betrifft, hinweghelfen.[96]

Was genau das »Höhere« sein konnte oder sollte, ließ Moll hier offen. Sicher dachte er dabei auch an religiöse Überzeugungen, die er bereits in seiner »Ärztlichen Ethik« erwähnt hatte. Doch im Jahr 1916 stellte Moll, der sich als konservativer Patriot verstand, das Volk als »Allgemeinheit« gleichberechtigt neben die Menschheit und die Welt.

Obwohl ihm in seiner konservativen Medizinkritik viele Ärzte, insbesondere aus dem Lager der sich gerade erst formierenden Ganzheitsbewegung, gefolgt wären, schlossen sich nur wenige Ärzte in der Weimarer Zeit einer ähnlichen Position im Blick auf Täuschung und Wahrhaftigkeit explizit an.

Ein prominenter Gegenspieler in dieser Frage war Albert Krecke, Chirurg, Chef einer Privatklinik in München und Mitherausgeber der *Münchener Medizinischen Wochenschrift*. Er sprach sich kategorisch dagegen aus, die Krebsdiagnose dem Patienten oder dessen nächsten Angehörigen mitzuteilen und schlug eine Liste von Tarnbegriffen vor: Das Kolonkarzinom könne als Blinddarmentzündung bezeichnet werden, Mastdarm- und Magenkarzinome als gutartige Geschwüre, Brustkrebs als »unschuldige Brustgeschwulst«.[97] Als Begründung führte Krecke aus, dass die Mitteilung einer Krebsdiagnose einen »schweren psychischen Schock« verursachen würde, der das seelische Gleichgewicht nachhaltig erschüttern würde:

[V]on da ab [verliert der Patient] die Freude am Leben und seiner Tätigkeit [...]. Auch die Frau des krebskranken Mannes büßt von dem Augenblick ab, wo sie die Natur der Krankheit erfährt, alle Zuversicht und alle Hoffnungsfreudigkeit ein, deren sie unbedingt bedarf, um dem Mann in der bevorstehenden schweren Zeit Halt und Trost zu sein.[98]

Hier wird deutlich, dass an die Stelle des »alten« psychosomatischen Konzepts, das eine unmittelbare körperliche Wirkung von Gefühlen der Angst und Hoffnungslosigkeit angenommen hatte, ein neues Konzept getreten war: der Schock als langfristig psychisch verstörendes Ereignis. Dieses Konzept war im Verlauf des Ersten Weltkriegs immer klarer von Militärpsychiatern ausformuliert worden, die an allen Fronten mit einer vorher nie gekannten Zahl an psychisch erkrankten Soldaten konfrontiert waren. Auch wenn vor allem die deutschen Psychiater Persönlichkeitsmerkmale der Soldaten, wie etwa deren »konstitutionelle Schwäche«, dafür verantwortlich machten, dass der Krieg bei ihnen zu einer psychischen Erkrankung führte, stimmten alle darin überein, dass weniger die lang anhaltende Angst als vielmehr die plötzliche Katastrophe, der Schock, psychisch krank machten.[99]

Implizite Voraussetzung dafür, die Mitteilung der Krebsdiagnose als ein solches Schockerlebnis zu denken, war die Annahme, dass »Krebs« tatsächlich oder zumindest in der gesellschaftlichen Wahrnehmung ein katastrophales Ereignis war, so dass das Aussprechen dieses einen Wortes in der Lage war, das Leben mit einem Mal aus den Angeln zu heben, weil es radikal und unausweichlich bedroht war. Genau dies war nach den Beobachtungen Kreckes in der öffentlichen Wahrnehmung der Fall, wenn er auch selbst von einigen Patienten zu berichten wusste, die eine Krebserkrankung jahrelang überlebt hatten.[100]

Diesem Schreckbild »Krebs« als unheilbare und unaussprechlich qualvolle Erkrankung, das der Allgemeinchirurg Krecke als gegeben voraussetzte, wollten einige Krebsspezialisten entgegentreten: einerseits mit den bereits erwähnten Früherkennungskampagnen, andererseits aber, indem sie Spezialinstitute gründeten, die bestmögliche Behandlung anboten und zugleich Forschung betrieben, um die Heilungschancen zu verbessern – und zwar auch für diejenigen Krebspatienten, die zuvor als »inoperabel« verloren gegeben worden waren.

Das Sprechtabu stellte diese frühen Krebsfachärzte vor beträchtliche Schwierigkeiten und verwickelte sie in beständige Widersprüche. Das fing bereits bei der Benennung der von ihnen geplanten Institute an. Vinzenz Czerny, auf dessen Initiative 1906 das *Heidelberger Institut für experimentelle Krebsforschung* gegründet wurde, verhandelte lange mit dem zuständigen Ministerium, der medizinischen Fakultät, den Stiftern und dem Großherzogspaar über den Namen der dem Institut angeschlossenen Krankenabteilung mit zunächst 47 Betten. Endlich einigte man sich auf einen Namen, der nicht das »Stigma der Unheilbarkeit an der Stirne« tragen sollte: »Samariterhaus (Heil- und Pflegeanstalt für Geschwülste und Geschwüre)« hieß die Lösung.[101] Das 1902/03 an der Berliner Charité gegründete *Institut für Krebsforschung* verfügte ebenfalls über eine eigene Krankenabteilung aus einer Männer- und einer Frauenbaracke mit jeweils zehn Betten.[102] Auch wenn die Tageszeitungen anlässlich der feierlichen Eröffnung des Instituts die Baracken eindeutig als Krankenabteilungen für Krebskranke benannten, wurde über den Eingangstüren nur das schlichte Schild: »Baracke 1 [bzw. 2] der I. Mediz. Klinik« angebracht.[103]

Patienten und deren Angehörigen gegenüber sollte die Abteilung nur »Ca.-Baracke« genannt werden – in der Annahme, dass Laien mit der medizinischen Abkürzung Ca. (für Carcinom) nichts anzufangen wüssten. Wie wichtig der Leitung des Krebsforschungsinstituts anfänglich diese unverfängliche Bezeichnung war, zeigt eine Beschwerde Georg Klemperers, der

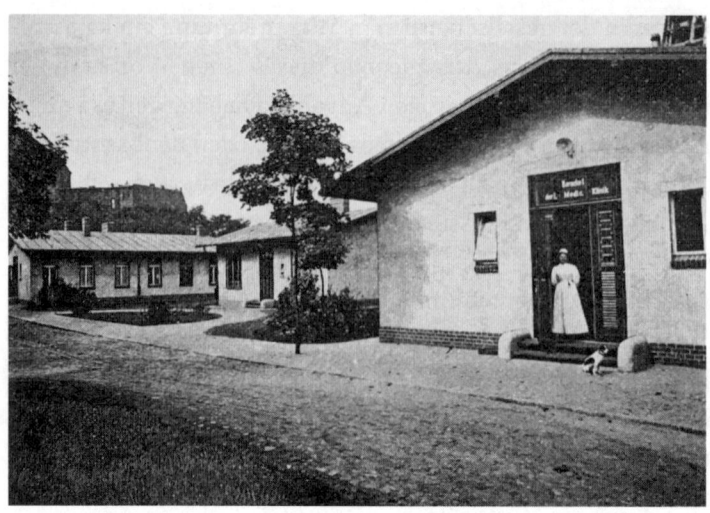

Abb. 22: Blick auf die Baracke 1 der Abteilung für Krebsforschung an der *I. Med. Klinik zu Berlin* (1904)

1910 die Leitung der Krebsbaracken übernommen hatte. In einem Schreiben an die Charité-Direktion teilte er mit, dass Besuchern und Patienten, die im Aufnahmegebäude nach den Ca.-Baracken gefragt hätten, oft geantwortet wurde: »Ach, das sind ja die Krebsbaracken«, wodurch Besucher und Kranke »auf das Lebhafteste beunruhigt« worden seien. Die Charité-Direktion nahm diese Beschwerde ernst und wies die Bureau- und Kassenbeamten schriftlich an, ausschließlich die Bezeichnung »Ca.-Baracken« zu benutzen. Alle Beamten mussten mit ihrer Unterschrift bestätigen, dass sie die Anweisung zur Kenntnis genommen hatten.[104]

Je länger es allerdings spezialisierte Krebsinstitute gab, desto weniger nahmen die dort beschäftigten Ärzte an der offenen Benennung als Kliniken für Krebskranke Anstoß. Für diese Tendenz finden sich bereits erste Hinweise während des Ersten Weltkriegs, gut zehn Jahre nach der Gründung beider Kliniken. So richtete 1915 Ferdinand Blumenthal, der gerade erst die Leitung des Berliner Krebsforschungsinstituts von Georg Klemperer übernommen hatte, in Absprache mit der Berliner Armendirektion eine »Sprechstunde für Krebskranke, Geschwulstkranke und -verdächtige« im Parterre der Luisenstraße 9 ein, die Stadtarmen mit »verdächtigen« Symptomen dreimal wöchentlich die Möglichkeit bot, sich untersuchen zu lassen. Mit der »weitläufigen« Benennung der Sprechstunde sollte zwar den Armenärzten ermöglicht werden, den Krebsverdacht herunterzuspielen, aber deshalb das

Wort »Krebs« komplett zu vermeiden, hielt Blumenthal offenbar nicht mehr für notwendig.[105] Denn er hatte in den zurückliegenden Jahren als Assistent des ersten Institutsdirektors Ernst von Leyden die Erfahrung gemacht, dass »eine nicht kleine Zahl« von Patienten gerade deshalb das Krebsforschungsinstitut aufsuchte, weil sie wusste, dass dieses Institut auf die Therapie der Krebskrankheit spezialisiert war und Behandlungsmöglichkeiten bot, die anderswo nicht verfügbar waren – bei diesen Patienten weckte der Name »Krebsforschungsinstitut« nach Blumenthals Erfahrung mehr Vertrauen und Hoffnung, als ihnen die versuchte Täuschung hätte geben können.[106]

Ähnliches hatte auch Czerny über seine Erfahrungen als Leiter des Heidelberger Krebsforschungsinstituts zu berichten. Dort hatte man anfangs befürchtet, die Krankensäle nicht mit Patienten füllen zu können, weil entweder die Ärzte trotz des mit Bedacht gewählten »unverfänglichen« Namens ihre Patienten nicht ins Samariterhaus überweisen oder weil die Patienten selbst sich weigern würden, in ein Krebskrankenhaus zu gehen. Tatsächlich blieben insbesondere in den Sälen der III. Klasse in den allerersten Jahren viele Betten frei – obwohl einige Behandlungsplätze als sogenannte Freiplätze durch private Stiftungsgelder finanziert kostenlos zur Verfügung standen. Um dem Samariterhaus den Nimbus des Sterbehauses zu nehmen, entschied sich die Verwaltung daraufhin 1907, nicht nur inoperable Krebskranke, sondern auch Patienten mit gutartigen Geschwülsten sowie Verdachtsfälle aufzunehmen. Doch nach Einschätzung Czernys war es vor allem die vom Samariterhaus angebotene spezialisierte »moderne« Krebsbehandlung, die die anfängliche Scheu durch die Hoffnung überwinden half, »daselbst Hilfe zu finden, nachdem die Hoffnung anderwärts oft wiederholt getäuscht worden war«.[107] Und dies, obwohl es den Ärzten im Samariterhaus nach ihrer eigenen Beurteilung nur bei einem kleinen Teil ihrer Patienten gelang, die Krebserkrankung zu heilen. Dennoch konnte die Behandlung im Samariterhaus nach Ansicht Czernys Hoffnung wecken, weil sie ausdrücklich und mit aller damals verfügbaren Expertise den inoperablen Krebskranken gewidmet war:

Aber fast immer gelingt es bei diesen hoffnungslosen Kranken, die Hoffnung neu zu beleben, Linderung ihrer Leiden und Besserung ihres Zustandes herbeizuführen. Sie empfinden wohltätig, daß sie täglich von einem erfahrenen Arzte, der ihr Zutrauen besitzt, besucht, von talentvollen, warmherzigen jüngeren Kollegen behandelt und von aufopferungsfähigen gutgeschulten

Krankenschwestern gepflegt werden, daß, wenn ein Mittel versagt, immer noch etwas Neues parat ist, das ihren Mut stärkt und das qualvolle Leiden erträglicher macht. Und wenn der unerbittliche, aber in vielen dieser Fälle von qualvollen Leiden erlösende Tod ein Opfer verlangt, so stirbt der Kranke mit der Ueberzeugung, daß geschehen ist, was Menschen möglich ist, um sein Leiden zu lindern und zu erleichtern, wenn die Heilung unmöglich war.[108]

Die Hoffnung der »hoffnungslosen Kranken« richtete sich also darauf, dass sich niemand besser mit Krebs auskannte als die dortigen Ärzte. Daneben aber – und das nimmt in Czernys Beschreibung breiten Raum ein – verloren die Kranken im *Samariterhaus* auch deshalb bis zu ihrem Tod nicht den Mut, weil sie niemals aufgegeben, immer neue Mittel der Schmerzlinderung versucht wurden, Ärzte und Schwestern sich auch dann weiter um sie kümmerten, wenn Heilung nicht mehr möglich war.

Anders als im *Samariterhaus* und in den Krebsbaracken trat eine Mehrheit von Medizinern und Gesundheitspolitikern dafür ein, dass eine Krebserkrankung unbedingt vor dem Patienten geheim gehalten werden musste. So wies noch 1935 der Berliner Oberbürgermeister seine Bezirksbürgermeister an, darauf zu dringen, dass die Ärzte der städtischen Krankenhäuser ihren Patienten niemals Entlassungsscheine in die Hand geben dürften, auf denen offen die Diagnose »Ca« vermerkt sei. Denn – so der Oberbürgermeister: »Die Patienten wissen heutzutage in der Regel was ›Ca‹ heißt und werden durch eine solche ihnen offen übergebene Mitteilung unter Umständen psychisch nachteilig beeindruckt.«[109] Dieser Anweisung vorausgegangen war eine Beschwerde von Karl Frik, der in Berlin-Moabit seit 1924 das *Werner-Siemens-Institut für Röntgenforschung* leitete und dem im April 1935 zwei Patientinnen von einem anderen Krankenhaus zur Bestrahlung geschickt worden waren, die aus den ihnen unverschlossen ausgehändigten Überweisungsformularen ihre Diagnose (Ovarial-Ca. bzw. Portio-Ca.) erfahren hatten.

Der Wunsch, vor den Patienten ihre Krebserkrankung zu verbergen, konnte in einzelnen Fällen sogar so weit gehen, dass Ärzte eine medizinisch sinnvolle Bestrahlung unterließen, weil sie oder die Angehörigen befürchteten, dass die Betroffenen daraus auf ihre Krebserkrankung schließen würden – hatten sie doch oft genug den Früherkennungskampagnen entnehmen können, dass Bestrahlung von Gebärmutter oder Eierstöcken die Therapie der Wahl bei Gebärmutter(hals)- und Eierstockkrebs war.[110] Daran zeigt sich, dass die Angst vor der Todesverzweiflung der Krebskranken bei einigen Ärzten und Angehörigen so groß war, dass sogar der noch zu verhindernde oder zumindest aufzuhaltende Tod dieser Menschen in Kauf genommen wurde, um die an Krebs Erkrankten vor Verzweiflung zu schützen – und vielleicht auch sich selbst davor, diese Verzweiflung auszuhalten. Ausdrücklich wurden die möglichen Gefühle des Arztes zu dieser Zeit allerdings nur von wenigen thematisiert. Eine seltene Ausnahme stellt ein 1938 publizierter Artikel des österreichischen Psychoanalytikers Anton Mißriegler dar, der im *Hippokrates* schrieb:

Beim Krebs aber läßt uns [die Ärzte] die Angst Vogel-Strauß-Politik treiben. Schon bei der Differentialdiagnose steht sie an letzter Stelle (nicht nur in den Lehrbüchern). Schlagen wir etwa bei einem unklaren Krankheitsbild dem Patienten eine serologische Untersuchung auf Krebs so rasch vor wie eine Wassermann-Reaktion [Test auf Syphilis]? [...] Unsre eigene Angst, die uns vor dem Krebs mutlos macht und die uns hindert, die Angst des Patienten zu zerstreuen. Nicht dadurch zu zerstreuen, daß wir über die Gefahr hinwegsehen, sondern dadurch, daß wir ihr offen und ehrlich in die Augen sehen, das »Kind beim rechten Namen nennen« und rechtzeitig alles in die Wege leiten.[111]

Die Praxis des »schonenden Betrügens« brachte für den Arzt jedoch ein anderes Risiko mit sich, denn er durfte ja die von ihm als richtig erkannte Diagnose nicht mitteilen. Was aber, wenn der Kranke eine Zweitmeinung einholte und der dabei konsultierte Arzt die Diagnose Krebs aussprach? Albert Krecke bezeichnete dieses Szenario in seinem 1932 veröffentlichten Ärzteratgeber als durchaus realistisch – ein weiterer Hinweis darauf, dass sich die Risse in der schweigsamen Welt von Arzt und Patient trotz des öffentlichen Festhaltens an der »humanen« Täuschung vertieften.

Auch auf die Gefahr hin, den eigenen Ruf zu gefährden, hielt Krecke es allerdings für unbedingt geboten, die Krebsdiagnose dem Kranken zu verschweigen und sie im äußersten Fall einem guten Freund oder ferner stehenden Verwandten gegenüber zu enthüllen, um auf diese Weise einen »Zeugen« für die eigene diagnostische Kompetenz verfügbar zu haben. Nähere Verwandte kamen für diese Art von Zeugenschaft nicht in Betracht: Denn entweder würden die dem Kranken emotional nahestehenden Angehörigen selbst in die Verzweiflung getrieben und könnten dem Kranken deshalb keine Hoffnung und Zuversicht mehr einflößen – oder sie würden den ungeliebten Verwandten noch lebend abschreiben, sich nicht mehr um ihn kümmern und ihm möglicherweise aus reiner Boshaftigkeit die Diagnose Krebs offenbaren.[112]

Tatsächlich aber war es offenbar in der alltäglichen Begegnung von Arzt und Krebspatient üblich, dass die Diagnose den nächsten Angehörigen mitgeteilt wurde.[113] Hinweise auf eine solche Praxis geben die wenigen noch erhaltenen Dokumente der 1920er bis 1940er Jahre, in denen die Angehörigen von Patienten zu Wort kommen.[114]

Ein besonders eindrückliches Beispiel findet sich in den Akten der zu diesem Zeitpunkt von Karl Heinrich Bauer geleiteten Heidelberger Universitätschirurgie. Dort wurde im April/Mai 1944 der 60-jährige Major a.D. Anton K. behandelt. Er hatte zunächst wegen Magenbeschwerden und Gewichtsverlust einen befreundeten Arzt in Saarbrücken aufgesucht, der ihn zur Röntgenuntersuchung an einen Kollegen im Saarbrücker Bürgerhospital überwies. Beide Ärzte kannten Anton K. persönlich. Der Radiologe kam zu dem Ergebnis, dass es sich mit »grösster Wahrscheinlichkeit« um ein Magenkarzinom handele, weshalb er den Major zur Operation nach Heidelberg schickte. In seinem Überweisungsbrief informierte der Radiologe Bauer darüber, dass er Anton K., den er als »sehr lebensbejahenden und sehr lebenslustigen Mann und treusorgenden Familienvater [...] [von] vier Töchtern« kenne, erzählt habe, dass er wegen eines gutartigen Magengeschwürs operiert werden solle. Der Ehefrau von Anton K. gegenüber habe er allerdings seinen Krebsverdacht geäußert, denn: »Die Gattin kenne ich als eine sehr tapfere Frau, sie wollte unbedingt Klarheit haben und will das Äußerste versuchen, ihren Mann zu erhalten«.[115] Die am 17. April 1944 in Heidelberg durchgeführte Operation zeigte jedoch, dass sich das Karzinom bereits im gesamten Bauchraum ausgebreitet hatte, so dass der Tumor nicht mehr operiert werden konnte und lediglich ein Probeschnitt vorgenommen wurde, bevor die Operateure die Bauchwunde wieder vernähten.

Auch in Heidelberg folgte man der Kommunikationsstrategie, die der mit Anton K. befreundete Saarbrücker Radiologe vorgeschlagen hatte: Der Ehefrau teilte Chefarzt Bauer mit, dass sich die Krebsdiagnose bestätigt habe, und eröffnete ihr zudem, dass ihr Mann nur noch wenige Monate leben würde. Wie erwartet unterstützte sie die Ärzte in ihrem Bemühen, die wahre Diagnose vor ihrem Mann zu verheimlichen und ihn stattdessen an eine »hochgradige Magenschleimhautentzündung« glauben zu lassen, die »erst in der Ruhe abklingen werde«.[116] Lobend schrieb der Heidelberger Chefarzt Bauer nach der Anfang Mai 1944 erfolgten Entlassung des Patienten an seinen Saarbrücker Kollegen, der die weitere Behandlung übernehmen sollte: »Dank der besonders einsichtigen Einstellung seiner Frau nahm er [Anton K.] die schnelle Überwindung der unmittelbaren, postoperativen Reaktion als ein günstiges Zeichen seiner Genesung, sodaß er völlig ahnungslos über seinen wahren Zustand im Krankenwagen der Reichsbahn nach A. am Starnberger See [seinen Wohnort] verlegt werden konnte.«[117]

Einige Zeit nach der Entlassung schrieb die Ehefrau Lotte K. einen Brief an Bauer, in dem sie sich für die Behandlung in Heidelberg bedankte und den körperlichen Verfall ihres Mannes schilderte:

Nun aber der körperliche Zustand, da habe ich den Eindruck, daß allmählich die schlimmste Phase eintritt. – Seit einigen Tagen leidet der Patient fast bei jedem Essen an Brechreiz, u. sonst großen Beschwerden. – Ich gebe jetzt nur noch fast flüssige Nahrung, u. 2–3 Pantopon-Spritzen.[118] Glaube aber, daß ich jetzt zu Morphium übergehen muß. Der Leib ist ganz hart, u. die Kreislaufstörungen machen sich bemerkbar. Die Füße, bis zum Knöchel schwellen an, u. die Gesichtsfarbe ist schon sehr gelb, auch die Augäpfel haben sich verfärbt. Sonst ist mein Mann noch sehr interessiert an allen Dingen, geht täglich in den Garten, u. glaubt felsenfest an seine Genesung. […] [Ich] hoffe nur, daß ich bis zum Schluß die Illusion bei meinem Kranken erhalten kann, daß es ihm täglich etwas besser geht, oft bitter schwer.[119]

Dieser Brief ist das letzte Dokument über das Sterben Anton K.s, das in seiner Heidelberger Krankenakte zu finden war. Eine Nachricht über seinen Tod, die sonst manchmal von den Hausärzten an die Heidelberger Klinik gesandt oder von der Klinik erfragt wurde, fehlt. Aufgrund der Schilderungen Lotte K.s ist jedoch anzunehmen, dass ihr Mann noch im Jahr 1944 gestorben ist.

Auch in diesem Fall erlauben es die erhaltenen Dokumente nicht, ins Innere des Tabus vorzudringen und herauszufinden, ob Anton K. tatsächlich »felsenfest an seine Genesung« geglaubt, seiner Krebserkrankung gegenüber völlig »ahnungslos« geblieben ist. Dies ist einerseits wenig erstaunlich, denn genau dieses Schweigen entspricht der Struktur des Tabus: wie im Auge des Sturmes herrscht im Inneren des künstlich erzeugten Tauburaums Stille.

Diese Stille, dieses Schweigen stabilisiert das Tabu. Andererseits: Wenn fast alle Erkrankten gewusst haben sollten, dass sie an Krebs litten, und sich »lediglich« den an sie herangetragenen Erwartungen um den Preis der eigenen emotionalen Isolation gebeugt haben, erscheint es doch ein Stück weit als erstaunlich, dass es kaum Dokumente gibt, die vom Tabubruch einzelner Patienten berichten. Was aber bedeutet es, dass es bis in die 1950er Jahre keine (oder möglicherweise nur sehr wenige) überlieferte Quellen gibt, die darüber berichten, dass Patienten das Tabu von sich aus zu brechen versucht und über Gefühle der Isolation und Vereinsamung mit Angehörigen, Ärzten und Ärztinnen, Krankenschwestern, Pflegern oder Krankenhausseelsorgern gesprochen haben?

Eine mögliche Erklärung kann die Heidelberger Korrespondenz aus dem Jahr 1944 geben. Denn die in der Krankenakte enthaltenen Briefe zeigen, dass es trotz der sozialen Stellung der Lotte K., ihrer zweifellos vorhandenen Bildung und ihres Wohlstands, die sie bei einem gesellschaftlichen Ereignis dem Ehepaar Bauer hätte ebenbürtig erscheinen lassen, eine fraglos akzeptierte Hierarchie in diesem Verhältnis gab, die in erster Linie auf die (chef-)ärztliche Autorität Bauers gegenüber einem Patienten und dessen Frau zurückzuführen war. Dieser Arzt gab deutlich zu verstehen, dass Lotte K. ihrem Mann gegenüber die Krebsdiagnose verheimlichen und die Täuschungsbemühungen der Ärzte emotional gefasst – »tapfer« – unterstützen sollte. Damit, so das Versprechen, verhalf sie ihrem Mann zu einer »heiteren« Stimmung, wie es an anderer Stelle in ihrem Brief hieß, und sie bewahrte ihn vor einem möglichen Absturz in würdelose Verzweiflung, die insbesondere für einen ehemaligen Offizier nur schwer zu ertragen gewesen wäre – daran glaubte sie ebenso wie die beteiligten Ärzte.

Indem sie wie gewünscht die Kommunikationsstrategie der Ärzte übernahm, wurde sie zu einem Teil des medizinischen Behandlungsteams. Sie bekam dafür Anerkennung von Bauer und den anderen Ärzten, die ihr im Gegenzug die Pflege ihres Mannes ebenso wie die selbständige Entscheidung über die Gabe und Auswahl der zur Verfügung stehenden Schmerzmittel überließen. Dass sie diese ihr zugedachte Rolle zumindest im Gespräch mit Bauer annahm, enthüllt ihr Brief: Sobald sie die körperlichen Beschwerden sowie die von ihr getroffenen Maßnahmen beschrieb, wurde ihr Mann für sie zum »Patienten« oder zu »meinem Kranken«, seine schmerzenden Körperteile wurden durch ihren beschreibenden Blick von ihm als fühlendem Subjekt gelöst, wurden zu »der Leib«, »die Füße«, »die Augäpfel«. Damit imitierte sie den medizinischen Blick des Arztes und kehrte erst zu ihrem Mann als Person zurück, als es im Brief um seine geistigen Interessen ging.

Dass ihr diese Haltung »oft bitter schwer« wurde, räumte sie nur am Rande ein, denn sie wusste sehr genau, dass einer »tapferen« Frau eine ausführlichere Klage darüber im Gespräch mit dem Arzt nicht gestattet war, wollte sie nicht die ihr zugestandene Rolle als medizinische Assistentin und »einsichtige« Pflegerin ihres Mannes verlieren. Dies zeigt einerseits, dass das »schonende Betrügen« für die Angehörigen auch einen »Gewinn« bringen konnte, sofern sie die Grundannahme des Tabus teilten: die Überzeugung, dass Hoffnung und Heiterkeit und damit auch eine würdevolle Haltung für *alle* Beteiligten das Sterben eines geliebten Menschen erleichterten. Jede und jeder, der davon abwich und mit einem Angehörigen über die Krebserkrankung und das bevorstehende Sterben sprechen wollte, riskierte nicht nur die von den Ärzten angekündigte Verzweiflung des sterbenden Menschen, sondern auch das vernichtende Urteil der »Anderen« dafür, dass man dem Sterbenden – tatsächlich oder angeblich – Hoffnung, Heiterkeit und Würde genommen habe. Solange also das Sterben und die daran geknüpften Gefühle von einer Mehrheit innerhalb der Gesellschaft auf diese Weise gewertet wurden, ist davon auszugehen, dass nur wenige es für richtig hielten oder sich trauten, diesen Weg zu gehen, und dass diejenigen, die dies möglicherweise getan haben sollten, dies versteckten und nicht darüber schrieben.

Dies erklärt allerdings nicht vollständig, warum auch Dokumente darüber fehlen, dass an Krebs erkrankte Menschen von sich aus das Tabu durchbrachen und darauf bestanden, über die von ihnen vermutete Krankheit mit ihrer Familie zu reden. Geschah auch dies im Verborgenen, so dass keiner darüber schrieb? Oder scheiterten alle Versuche eines »offenen« Gesprächs? Im Hinblick auf das Gespräch mit dem medizinischen Personal gibt es dafür Hinweise. Denn in Ärzteratgebern, Medizin- oder Pflegefachzeitschriften wurde zwar durchaus davon berichtet, dass Patienten wie Anton K. ganz konkret danach fragten, woran sie erkrankt waren und ob sie an Krebs litten. Und nicht alle gaben sich so wie Anton K. mit den ausweichenden Auskünften von Ärzten und Schwestern zufrieden: Sie fragten immer wieder nach oder versuchten, sich Einblick in Krankenblätter oder Arztbriefe zu verschaffen, die eigentlich vor ihnen verschlossen bleiben sollten.[120]

Die meisten akzeptierten dagegen – scheinbar oder tatsächlich – die Auskunft, sie litten an einem gutartigen Geschwür oder Ähnlichem, ohne weiter nachzufragen. Vielleicht weil sie damit bereits genug zu wissen meinten: Diese Annahme stützt ein Brief, den Luise B. aus Altona 1934 an den Präsidenten des Reichsgesundheitsamts schrieb, um ihre Theorie darzulegen, dass Spulwürmer und andere Parasiten für die Entstehung von Krebs verantwortlich seien. Geradezu lapidar dechiffrierte sie dort en passant die Auskünfte ihres Arztes als verklausulierte Krebsdiagnose und schrieb:

> *Der Arzt gebrauchte dafür [für den Röntgenbefund] den Ausdruck »Verkrampfungen«. Auf meine Frage, ob es Krebs sei, erhielt ich den Bescheid, daß es noch keiner sei, aber leicht welcher werden könne. Diese Auskunft bestärkte meine schon vorher in dieser Richtung gehegten Befürchtungen – kurz vorher war nämlich mein Vater nach dem Zeugnis maßgebender Ärzte an Krebs gestorben und zwar unter ganz ähnlichen Begleiterscheinungen wie den oben geschilderten – und veranlaßte mich zu genauester Beobachtung des Krankheitsverlaufes, aller Begleiterscheinungen sowie der Reaktionen des Körpers darauf.*[121]

Vermutete also auch zehn Jahre später der Major a. D. Anton K., dass die schwere Magenschleimhautentzündung Krebs war, ohne dass er weiter hätte nachfragen müssen? Liest man den »Bericht« seiner Frau darüber, wie gravierend seine Beschwerden und Schmerzen waren, wie diese zudem mit jedem Tag des Sommers 1944 zunahmen, erscheint es kaum vorstellbar, dass Anton K., der in seinem 60-jährigen Leben mit Sicherheit bereits Merkblätter oder Anzeigen von Früherkennungsmaßnahmen gesehen hatte und in dessen Umfeld Menschen an Krebs gestorben sein werden, nicht zumindest zeitweise an der Diagnose Magenschleimhautentzündung zweifelte, dass ihm nicht dann und wann der Verdacht kam, dass die Krankheit, an der er litt und die seinen Körper verfallen ließ, Krebs hieß. Dass seine Frau trotz der greifbaren Verschlechterung seines Zustands keine weiteren Fragen von seiner Seite erwähnte, lässt es noch plausibler erscheinen, dass er die ihm erteilten Auskünfte bereits »übersetzt« hatte. War es also nicht er, dessen »Illusionen« aufrechterhalten werden mussten, sondern seine Frau? Verzichtete er möglicherweise deshalb auf das Gespräch über die »Wahrheit«, weil er *ihre* Verzweiflung fürchtete? Eine zweifelsfreie Antwort auf diese Frage wird es nicht geben, solange nicht neue Dokumente gefunden werden – die aber möglicherweise nie geschrieben worden sind.

Aus Sicht eines heute dominanten Emotionsverständnisses, demzufolge man das Sprechen über Gefühle als heilsam ansieht, die Verdrängung negativer Gefühle wie Angst oder Verzweiflung dagegen als eine Form der gefährlichen Selbstentfremdung begreift, erscheint die Möglichkeit, dass das Ehepaar K. über die Krebskrankheit und das Sterben des Anton K. nicht sprach, als eine Form der Vereinsamung und emotionalen Isolation. Dieses Emotionsverständnis ist allerdings – wie das zweite Kapitel gezeigt hat – selbst ein Produkt der Geschichte. In der Zwischenkriegszeit und stärker noch in den frühen 1950er Jahren beherrschte dagegen ein anderes Emotionsverständnis die öffentliche Diskussion: Nach diesem Verständnis war es ein Kennzeichen des gereiften, »würdevollen« Menschen, Gefühle von Angst und Verzweiflung zu beherrschen, darüber nicht zu reden und aus dieser Form der Gefühlsbeherrschung innere Stärke zu gewinnen.[122] Einem solchen Bemühen kam das Krebstabu entgegen. Unter der Prämisse, dass Gefühle und Gefühlshaltungen historisch wandelbar, kulturell geprägt und bis zu einem gewissen Grad »erziehbar« sind, erscheint so der Sommer 1944 im Leben des Ehepaares K. nicht zwangsläufig als Zeit der grausamen Verstellung, des auf den Seelen beider Menschen lastenden Verstummens und der einsamen Verzweiflung: Möglicherweise wussten oder ahnten beide, dass der Tod des Herrn K. bevorstand, übernahmen aber das Sprechverbot nicht nur unter dem Druck der zweifellos vorhandenen äußeren Erwartung, sondern auch aus innerer Zustimmung und in einer Art schweigendem Einverständnis darüber, dass sie Gefühle von Angst und Verzweiflung *nicht* teilen wollten, weil sie glaubten, diese Gefühle so besser beherrschen und ihr verbleibendes gemeinsames Leben auf diese Weise glücklicher ausfüllen zu können. Letztlich muss dies aber Spekulation bleiben, da es keine Spuren (mehr?) gibt, die weiter hinein in das Innere des Tabus führen.

Entdramatisierung des Sterbens – Appelle zu Mut und Wahrheit im Nationalsozialismus

Während also an einigen Orten die Krebserkrankung bis weit in die 1940er Jahre (und darüber hinaus) den Patienten gegenüber verschwiegen wurde, begann man an anderen Orten darüber zu sprechen. Manchmal lagen diese Orte gar nicht weit auseinander. In der Heidelberger Chirurgie, auf der Anton K. 1944 ohne Erfolg operiert wurde, war das Verschweigen offenbar üblich. In der Heidelberger Inneren Klinik, insbesondere auf der neurologischen Station, sah die Situation anders aus: Wer hier wegen einer Krebserkrankung behandelt wurde, litt entweder an Tumoren im Kopf oder Rückenmark oder an Metastasen in der Wirbelsäule beziehungsweise im Gehirn. Soweit die Akten darüber Auskunft geben, wurde diesen Patienten die Diagnose mitgeteilt. Ob es sich um einen 36-jährigen verheirateten Maschinenarbeiter mit Hirnmetastasen handelte, eine 35-jährige Diakonisse mit Beckenmetastasen oder einen 61-jährigen verheirateten Maler mit einem Hirntumor: Mit allen drei Patienten sprachen die Heidelberger Ärzte über deren Krebserkrankung, verschwiegen weder der Diakonisse, dass sie bald sterben würde, noch ließen sie den Maschinenarbeiter im Ungewissen darüber, dass einzig eine lebensgefährliche Operation sein Leben retten könnte.[123]

Dass diese Patienten anders als auf der Chirurgie über ihren Zustand aufgeklärt wurden, lässt sich weder mit ihrem Alter noch mit ihrem Geschlecht oder Familienstand erklären, denn dazu unterscheiden sie sich zu sehr. Bei der Diakonisse mag ihr Glaube eine Rolle gespielt haben, allerdings fehlen in den beiden anderen Fällen Hinweise auf religiöse Überzeugungen der Patienten. Auch im Blick auf die Persönlichkeit der Patienten gibt es kein Indiz dafür, dass sie aus Sicht der Ärzte als besonders stabil und gefestigt erschienen – im Gegenteil: Den Maschinenarbeiter beschrieb der aufnehmende Arzt in der Anamnese als »etwas uneinsichtigen, kritikschwachen, aber sonst unauffälligen Mann«.[124] Das einzige, was diese drei Patienten miteinander verband, war, dass sie alle an einer Krebserkrankung mit geringer oder fehlender Aussicht auf Heilung litten. Eine vergleichbare Einschätzung der Erkrankung von Anton K. hatte allerdings den Chirurgen und Krebsspezialisten Karl Heinrich Bauer nicht dazu gebracht, mit seinem Patienten offen zu reden. Insofern erscheint die Annahme gerechtfertigt, dass die Gründe für die Entscheidung über das Verschweigen nicht auf der Seite von Patientin oder Patient oder in der Art und Prognose ihrer Krebserkrankung zu finden sind. Es war der Arzt, der über den Verlauf des Gesprächs entschied, und offenbar war der ausschlaggebende Faktor für diese Entscheidung nicht die Person des Patienten, sondern die Überzeugung des Arztes, ob über ein Krebsleiden oder das Sterben gesprochen werden sollte.

Wovon hing diese Überzeugung ab? Eine Vermutung könnte sein, dass die durch die medizinische Fachrichtung vorstrukturierte Art der Begegnung mit Patienten ausschlaggebend war. Redeten Chirurgen seltener mit ihren Patienten über Krebs und Sterben, weil sie eher auf das zu operierende Körperteil als auf den »ganzen« Menschen sahen? Weil sie nur in Ausnahmefällen Patienten lange auf Station behielten? Und fragten Neurologen oder Internisten quasi von Haus aus nach den im Menschen wirkenden Zusammenhängen von Körper und Psyche, betreuten ihre Patienten oft über längere Zeiträume und hatten insofern mehr Gelegenheit, diesen nahezukommen, und brachten deshalb eine größere Aufmerksamkeit für deren psychisches Befinden mit? So überzeugend diese These auf den ersten Blick scheint, so stellen sich doch Zweifel ein, wenn man über die Heidelberger Situation hinausgeht. Denn während der Chirurg Bauer für das Verschweigen optierte, trat sein prominenter Kollege Ferdinand Sauerbruch in Berlin dafür ein, Patienten über eine Krebsdiagnose aufzuklären.[125] Der Internist Ludolf von Krehl dagegen, der bis 1931 die Innere Klinik in Heidelberg geleitet und als Lehrer Viktor von Weizsäckers der psychosomatischen Medizin den Weg bereitet hatte, lehnte eine wahrheitsgemäße Aufklärung seiner Patienten kategorisch ab.[126] Diese umgekehrte Konstellation legt es also nahe, an anderer Stelle nach den ausschlaggebenden Gründen zu suchen. Die Diskussion über die Diagnoseaufklärung wurde, wie schon um 1900, auf zwei Feldern geführt: einerseits im Recht, andererseits in medizinischen, psychologischen, theologischen und weltanschaulichen Diskussionen über das Sterben und die Rolle von Gefühlen im therapeutischen Prozess.

In der medizinischen und medizinrechtlichen Diskussion erregte 1932 ein Urteil des Reichsgerichts Aufmerksamkeit, das erstmals höchstrichterlich darüber befand, ob die Aufklärung über eine Krebsdiagnose im Allgemeinen geboten war.[127] Dem Urteil zugrunde lag der Fall der Frau L. aus dem ostpreußischen Braunsberg, die 1930 wegen unklarer Beschwerden einen »Heilbehandler« aufgesucht hatte, der mittels Augen- und Pendeldiagnose eine beginnende Krebserkrankung diagnostizierte, die er zu heilen versprach. Diese Auskunft versetzte Frau L. in so große Angst, dass ein anderer Arzt eine schwere Depression sowie eine Angstpsychose diagnostizierte und Suizidgefahr gegeben sah. Daraufhin wurde Frau L. als »geisteskrank« in eine psychiatrische Klinik eingewiesen.[128] Die Familie zeigte den »Heilbehandler« wegen Körperverletzung an, da dessen offene Mitteilung Frau L.s Psychose verursacht hätte.

Der Fall wurde zunächst vom Braunsberger Schöffengericht verhandelt, das Berufungsverfahren erfolgte vor dem Landgericht Braunsberg. Dieses gab der Klage statt und erkannte auf fahrlässige Körperverletzung, da der »Angeklagte durch die *schonungslose* Aufklärung der Frau L. über die Krebserkrankung den Ausbruch der Geisteskrankheit ›jedenfalls mit-verursacht‹

hat«.[129] Dieses Urteil wurde angefochten, so dass der Fall schließlich im Februar 1932 vor dem Reichsgericht landete, dessen zweiter Strafsenat das Urteil aufhob und den Fall an das Landgericht zurückverwies. In der Begründung dazu hielt das Reichsgericht unmissverständlich fest:

> *Soweit hiermit gesagt werden soll, es sei* regelmäßig *dem Kranken zu verheimlichen, daß er an Krebs leide, kann dem nicht zugestimmt werden. Auch bei schweren Erkrankungen wie bei Krebs hat der Kranke das Interesse und den Anspruch, von dem Heilbehandler (Arzt oder Naturheilkundigen), dem er sich anvertraut, wahrheitsgemäß über die Natur seines Leidens unterrichtet zu werden. Er kann sich nur dann sachgemäß darüber entscheiden, ob er sich überhaupt einer Heilbehandlung und welcher er sich unterziehen [...] will. [...] Auch einen Krebskranken hat also der Heilbehandler wahrheitsgemäß über sein Leiden – wenn auch nicht notwendig über alle Einzelheiten und Folgen – aufzuklären, soweit nicht daraus aus besonderen Gründen des Einzelfalls eine Beeinträchtigung der Heilung zu befürchten ist.*[130]

Damit kehrte das Reichsgericht die Argumentation des Landgerichts, die der in Ärzteratgebern und Lehrbüchern verbreiteten Ansicht entsprach, um. Das Verheimlichen sollte nicht die Regel sein, sondern das Sprechen. Als Begründung wurde das bereits in früheren Reichsgerichtsurteilen zur Eingriffsaufklärung benutzte Argument genannt, dass Menschen über Eingriffe in ihren Körper selbst zu entscheiden hatten und ihnen dafür die notwendigen medizinischen Informationen zur Verfügung gestellt werden mussten. Neu an diesem Urteil war allerdings, dass es nun nicht mehr nur um Informationen über den therapeutischen Eingriff, mögliche Komplikationen und Nebenwirkungen ging, sondern auch um Auskunft über die Art der Erkrankung. Zudem stellte das Reichsgerichtsurteil einen Zusammenhang zwischen der »wahrheitsgemäßen« Aufklärung und dem Vertrauen des Patienten in den Arzt her. Damit näherte sich das Reichsgericht der von Albert Moll skizzierten Vorstellung einer Vertragsbeziehung zwischen Arzt und Patient an, als deren Basis hier das Vertrauen firmierte. Nur im Fall einer besonders labilen oder gefährdeten Persönlichkeit sah es das Reichsgericht als legitim an, von der Auskunftsverpflichtung abzuweichen. Wie eng das Reichsgericht jedoch die Grenzen einer solchen Ausnahme zog, zeigt die Tatsache, dass der Fall mit der Maßgabe an das Landgericht zurückverwiesen wurde, durch einen Sachverständigen prüfen zu lassen, ob Frau L. schon vor ihrer Krebsdiagnose eine labile Persönlichkeit gewesen und dies dem »Heilbehandler« bekannt gewesen sei.

Ohne dass die Richter in diesem Urteil ausdrücklich über Gefühle sprachen, fällten sie ein Urteil darüber, wie plausibel ihnen das Argument schien, die Mitteilung einer Krebsdiagnose nehme den betroffenen Menschen jegliche Hoffnung und könne sie dadurch töten. Indem sie dem Recht auf Selbstbestimmung Vorrang gaben, deuteten sie an, dass sie dieser Argumentation nicht folgen mochten.

Ausdrücklich bekräftigte der 3. Zivilsenat des Reichsgerichts diese Vorrangigkeit in einem Urteil vom 8. März 1940.[131] Verhandelt wurde hier über das Revisionsbegehren eines Chirurgen, der von seiner Patientin Hedwig H. auf 6000 Reichsmark Schadensersatz verklagt worden war. Er hatte ihr im Februar 1936 die rechte Brust amputiert, weil er überzeugt gewesen war, einen Krebsknoten gefunden zu haben – ein Verdacht, der durch die spätere Gewebeuntersuchung nicht bestätigt wurde. Hedwig H. hatte allerdings von einem Krebsverdacht vor der Operation nichts gewusst und angenommen, es handle sich um eine gutartige Geschwulst. In diesem Glauben hatte sie dem Arzt die Einwilligung zu einer lokal begrenzten operativen Entfernung der Geschwulst gegeben. Erst beim ersten Verbandswechsel nach der Operation begriff sie, dass ihr die Brust amputiert worden war. Infolge der Operation blieb die Beweglichkeit ihres rechten Armes stark eingeschränkt, so dass sie ihre frühere Arbeit nicht in vollem Umfang wiederaufnehmen konnte.

Ihrem Schadensersatzbegehren hatten das Landgericht Leipzig und das Oberlandesgericht Dresden stattgegeben, weil der Arzt seinen Krebsverdacht nicht durch eine Biopsie vor oder während der Operation hatte überprüfen lassen. Dieser Argumentation folgte das Reichsgericht bei seiner Überprüfung des Revisionsantrags nicht. Aufgrund von Sachverständigengutachten hielten es die Richter für medizinisch vertretbar, allein aufgrund einer klinischen Brustkrebsdiagnose die Entscheidung zur Amputation zu treffen, da eine vorhergehende Biopsie Risiken berge und das klinische Bild in diesem Fall nach Einschätzung der Sachverständigen eine Krebserkrankung sehr wahrscheinlich gemacht habe. Dennoch lehnte das Reichsgericht den Revisionsantrag ab, und zwar allein deshalb, weil der Arzt vor der Operation die Patientin über ihre Erkrankung hätte aufklären und ihre Einwilligung zur geplanten Amputation hätte einholen müssen. Die Richter verwarfen damit die Argumentation des Arztes, der diesen Fall als eben jene vom Reichsgericht im Urteil von 1932 beschriebene Ausnahme dargestellt hatte: Der Patientin sei die Aufklärung über den Krebsverdacht emotional nicht zuzumuten gewesen, da ihre Mutter kurz zuvor an Krebs gestorben sei; die Einwilligung zur Amputation sei nicht zu erlangen gewesen, ohne dass der Krebsverdacht zur Sprache gekommen wäre. Das Reichsgericht konstatierte demgegenüber:

> *Der Rechtssatz, daß [...] dem einzelnen auch gegenüber dem Arzt die Verfügung über seinen Körper vorbehalten bleiben muß, ist so allgemeiner Natur und wird durch so wohlbegründete Erwägungen gefordert [...], daß er sich auch gegenüber derartigen Bedenken, wie sie die Revision erhebt, durchsetzen muß. Selbstverständlich wird der Arzt versuchen, den Kranken vor schädlicher Ängstlichkeit zu bewahren [...]. Aber das muß gegenüber der Notwendigkeit zurücktreten, daß der Arzt sich vor jedem Eingriff der klaren, auf zutreffenden Vorstellungen über Art und Folgen des Eingriffs beruhenden (wenn auch naturgemäß nicht die Einzelheiten dieser umfassenden) Einwilligung des Kranken versichert. Soweit die mit ihrer Einholung verbundene Aufklärung die Herabdrückung seiner Stimmung oder seines Allgemeinbefindens zur Folge hat, handelt es sich um unvermeidbare Nachteile, die in Kauf genommen werden müssen.[132]*

Damit stuften die Richter das Selbstbestimmungsrecht höher ein als den durch die Angst verursachten Schaden. Zudem charakterisierten sie die emotionalen Folgen einer Aufklärung über Krebs als minder schwerwiegende, eventuell auch nur vorübergehende »herabgedrückte Stimmungen« oder »Ängstlichkeit«, die zwar »nachteilig« für die Patientin sein konnten, nicht aber deren Leben bedrohten oder unerträglich machten. Diese veränderte Bewertung von Angst, Hoffnungslosigkeit und Tod bedarf einer Erklärung.

Ein für diesen Wandel entscheidender Diskussionsfaden entspann sich im Schnittpunkt ärztlicher, psychoanalytischer und theologischer Diskussionen um die Folgen der Moderne. Mitte der 1920er Jahre hatten einige Psychoanalytiker den Atheismus Freuds beklagt, weil sie die »moderne« Entwurzelung als wesentliche Ursache von Neurosen begriffen und sich fragten, wie sie ihren Patienten Bindung vermitteln konnten und ob Religiosität ein dafür geeignetes Mittel sei.[133] Viele bezogen sich dabei auf Alfred Adlers Individualpsychologie, die die sozialen Beziehungen des Individuums ebenso wie das Gemeinschaftsgefühl in den Mittelpunkt stellte. Zugleich beschäftigte sich eine Reihe von Seelsorgern beider Konfessionen mit Psychotherapie – und zwar mit dem Ziel, diese als »Seelentechnik« in die Pastoraltheologie zu integrieren.[134]

Ein Ergebnis dieser wechselseitigen Bemühungen war die Gründung der *Arbeitsgemeinschaft »Arzt und Seelsorger«*, die seit 1925 im Verlag Friedrich Bahn eine gleichnamige Schriftenreihe herausgab und sich mehrmals jährlich traf.[135] Die Initiative ging auf den protestantischen Theologen Carl Gunther Schweitzer zurück, der diesen Dialog für notwendig hielt, um Ärzten Orientierung jenseits des »Materialismus« zu bieten und Theologen »in unserer nervengeschwächten Zeit« Anregungen aus der Medizin zu geben.[136]

Von ärztlicher Seite spielten Fritz Künkel und Johannes Heinrich Schultz eine treibende Rolle, zwei in Berlin praktizierende Psychiater, die sich in der deutschsprachigen Szene psychotherapeutisch interessierter Ärzte einen Namen gemacht hatten. Beide gehörten ab 1936 dem von Matthias Göring geleiteten *Deutschen Institut für psychologische Forschung und Psychotherapie* an, das eine nationalsozialistische *Deutsche Seelenheilkunde* als Gegenentwurf zur »jüdischen« Psychoanalyse Freuds vertrat. Während Schultz, der Erfinder des autogenen Trainings, bis 1945 stellvertretender Direktor dieses Instituts blieb, kehrte Künkel 1939 von einer Vortragsreise in die USA nicht nach Deutschland zurück.[137]

Künkel trat seit den 1920er Jahren für eine religionsphilosophische Durchdringung der Psychotherapie ein und fragte dabei nach der Bedeutung von Mut und Gemeinschaftsgefühl für die seelische Gesundheit.[138] Angst wurde in diesem Zusammenhang entdramatisiert. Wie die an anderer Stelle erwähnte Charlotte Köhn-Behrens, die ebenfalls der *Deutschen Seelenheilkunde* nahestand, konstatierte, sollte Angst nicht gefürchtet werden, da sich erst aus der »offenen« Konfrontation mit der eigenen Angst Mut entwickeln würde.[139] Angst zu vermeiden, wurde mit Feigheit gleichgesetzt und zum Symptom eines »Charakters«, dem Mut und Tapferkeit fehlten. Entsprechende Emotionsstrategien hatte bereits die vom Hygiene-Museum verantwortete Wanderausstellung »Kampf dem Krebs« unter dem Stichwort »Seelische Hygiene« propagiert, ein Themenkomplex, dem in der 1930 eröffneten Dauerausstellung eine eigene Abteilung gewidmet worden war.[140]

Genau diese Konzepte tauchten in Diskussionen wieder auf, die die *Arbeitsgemeinschaft »Arzt und Seelsorger«* 1937 zum Thema »Soll man den Kranken die volle Wahrheit sagen?« organisierte.[141] Aufgeworfen hatte diese Frage Fritz Künkel selbst, als er im Juni 1937 im großen Sitzungssaal des *Evangelischen Konsistoriums zu Berlin* vor den Mitgliedern der Arbeitsgemeinschaft seine Gedanken zur »Ethik der Krankenbehandlung« darlegte. Sein zentraler Gesichtspunkt war die Einbettung der Beziehung von Patient und Arzt beziehungsweise Krankenschwester in eine größere »Einheitsfront«, zu der neben den Angehörigen auch der »Volkskörper« gehören sollte. Wenn der Patient in diesem erweiterten »Wirkkreis« für sich selbst erkennbar platziert werde, würde er aus seiner »ichhaften« Einstellung befreit und Arzt und Schwester könnten durch das »Scheinsubjekt« und dessen Willensbekundungen hindurch auf den eigentlichen Kern des Kranken, seinen »Gesundheitswillen« und sein »Gesundheitsgewissen«, schauen. Diese Ethik erlaubte es, den Kranken gegen seinen erklärten, als »scheinhaft« betrachteten Willen zu behandeln.[142] Was dies im Blick auf das Sterben bedeuten mochte, riss Künkel am Ende seines Vortrags nur an, so dass für den 2. September 1937 eine Sitzung zum Thema »Wahrheit am Krankenbett« anberaumt wurde.

Als sich an diesem Tag die Mitglieder und Gäste der Arbeitsgemeinschaft erneut im prachtvollen barocken Gebäude des Konsistoriums in der Berliner Lindenstraße 14 einfanden, reichten die Plätze des großen Saales nicht aus, so dass viele stehen und einige nach Hause geschickt werden mussten – so groß war das Interesse an diesem Thema.[143] Eingeleitet wurde die Diskussion durch den Medizinprofessor Schwarz, der zunächst einen Überblick über die Positionen der bekanntesten ärztlichen Ratgeber gab, um dann zu konstatieren, dass eine fundierte, über den bloßen »Meinungsaustausch« hinausgehende Position einzig von Albert Moll vorgelegt worden sei. Doch im Unterschied zu Moll schloss Schwarz seine Überlegungen mit einer Reflexion über den Unterschied zwischen Wahrheit und Wahrhaftigkeit:

Also Wahrhaftigkeit auch für den Arzt! Aber nicht Wahrheit und erst recht nicht die volle Wahrheit, wer will sich anmassen, sie zu besitzen! Sondern Wahrhaftigkeit in allen »Aussagen, die man nicht umgehen kann«, das bleibt die grosse und schwere Aufgabe, die wir zu erfüllen haben, und zwar so zu erfüllen, daß wir dadurch nicht töten und nicht schaden, sondern heilen und Leben wirken, wobei wir den Menschen nicht nur als Körper sondern vor allem als Seele und Geist hinzunehmen haben.[144]

Dieses Fazit ging deutlich hinter die Position des Reichsgerichts von 1932 zurück. Gegen ein solches Verbergen sprachen sich viele der anwesenden Theologen aus, da das Sterben als »weihevoller Abschluss«, als »das Höchste des Lebens« bewusst erlebt werden sollte, wie es der katholische Seelsorger der Krankenanstalten in Berlin-Buch formulierte.[145]

Eine radikalere Position bezogen dagegen Künkel und Schultz. Schultz stellte sich klar hinter das Reichsgerichtsurteil von 1932 und betonte, das Nicht-Sagen müsse die Ausnahme, nicht die Regel sein. Anders als bei der Urteilsbegründung spielte in seinen Überlegungen allerdings das Selbstbestimmungsrecht der Patienten keine Rolle. Ihm ging es hier allein um eine neue emotionale Grundhaltung des »deutschen« Menschen, die sich in Sterben und Tod zu bewähren hatte:

> Heute ist der Mut zur Wahrheit eine der wichtigsten Forderungen unserer Zeit. Das neue Deutschland will mutige Menschen, die auch den Mut zur Wahrheit haben. Der deutsche Mensch soll nicht nur mutig leben, sondern auch mutig sterben können. [...] Ein lebendiger Christ wird auch zu sterben wissen und es liegt kein Grund vor, ihm die Wahrheit vorzuenthalten.[146]

Ausgenommen von dieser Regel waren nach seiner Einschätzung nur »haltlose, innerlich brüchige Menschen«, in deren Fall »zwischen Arzt und Seelsorger ausgewertet werden [muss] [...], was zu tun ist«.[147] Das Sterben – ob auf dem Schlachtfeld oder im Krankenbett – wurde damit zur »letzten« Mut- und Bewährungsprobe eines »deutschen« Menschen, die niemandem durch mangelnde Aufklärung vorenthalten werden sollte

Künkel nahm diesen Gedanken der Mutprobe auf und radikalisierte ihn insofern, als er gegen jede Erleichterung des Sterbens, auch gegen die Gabe von Schmerzmitteln, Stellung bezog und zu einem versachlichten Umgang mahnte:

> Man versuche nicht, dem Menschen das Sterben leichter zu machen, als es ist. Aus dem Erleben des Krieges, wo alles viel selbstverständlicher zuging, kennen wir jene Einfachheit des Sterbens, wie wir auch etwa beim Bauern wie bei allen Menschen, die noch im Urwir drinstehen, diese sachliche Art, zu sterben, finden. Man unterlasse es, den Kranken zu »beseelsorgern.« Hier ist der Sterbende an der Reihe. Hier steht er im letzten grossen Examen. Wird

er die Prüfung bestehen? Man kann den Menschen auf dieses letzte Examen nur vorbereiten und man tue es in aller Aufrichtigkeit, ohne ihm die Wahrheit vorzuenthalten.[148]

Aus Sicht Künkels stellte das bewusst erlebte Sterben die letzte für die Charakterbildung unverzichtbare Leidenskrise dar, das »Werde-Leid«, um seine Worte zu gebrauchen.[149] Dass bei deren Überwindung der Bezug auf die Gemeinschaft, auf das »Wir«, eine Rolle spielte, deutete er hier nur an, indem er den Bauern als Beispiel eines im mütterlichen »Urwir« verhafteten Menschen nannte. Dieser begreife sein Leben nicht als individuelle, in sich abgeschlossene Einheit. Dies ermögliche ihm, seinem eigenen Sterben einfach und sachlich zu begegnen, so wie es auch der Krieg durch die Alltäglichkeit des Sterbens in der Gemeinschaft gelehrt habe. Diese Argumentation erinnert nicht ohne Grund an den von Albert Moll mitten im Ersten Weltkrieg veröffentlichten Artikel über »Das Recht des Kranken auf Wahrheit«, in dem dieser ebenfalls in der Erziehung zum »Aufgehen in der Allgemeinheit« *das* Heilmittel gegen die verzweiflungsvolle Endgültigkeit des Sterbens gesehen hatte.

Dieser Konnex zwischen dem Bestreben nach einer Entdramatisierung des Sterbens im Zeichen einer neuen, im Krieg gefestigten Gemeinschaft einerseits und dem »offenen« Reden über die Krebsdiagnose andererseits nahm bei einigen Ärzten schließlich eine immer deutlichere nationalsozialistische Färbung an. August Mayer, der die Universitäts-Frauenklinik in Tübingen leitete, berichtete 1941 in einem für die Fachzeitschrift *Strahlentherapie* geschriebenen Artikel, dass er seine anfänglichen Vorbehalte gegen spezielle Krebsstationen sowie gegen »Krebshäuser« zur Unterbringung von unheilbaren Krebskranken aufgegeben habe. Denn seiner Beobachtung nach würden immer mehr krebskranke Frauen »das Bewußtsein ihres Leidens mit merkwürdigem und erfreulichem Gleichmut« tragen – man müsse ihnen also gar nicht mehr verheimlichen, woran sie litten. Direkt im Anschluss erörterte Mayer, der bereits vor 1933 in seiner Klinik Frauen hatte zwangsweise sterilisieren lassen, die Fragen, ob das Leben unheilbar an Krebs erkrankter Menschen »wertlos« sei und also »vernichtet« werden solle, ein »vom rein rationalen Standpunkt aus […] verlockender« Gedanke. Da aber die Patientinnen am Leben hingen und nicht mehr sterben wollten, sobald ihnen die Schmerzen genommen worden waren, und um das Vertrauen der Bevölkerung in die Ärzte zu bewahren, schränkte Mayer diese Position schließlich ein mit den Worten: »Gegen die Vernichtung unwerten Lebens durch den behandelnden Arzt bestehen also ernste Bedenken.«[150] Ob er damit verklausuliert gegen die Euthanasie Stellung bezog oder sich lediglich gegen eine Beteiligung der Ärzte aussprach, bleibt unklar. Deutlich wird an dieser Stelle jedoch, dass auch in seinem Denken ein innerer Zusammenhang bestand zwischen einer Versachlichung des Umgangs mit dem Tod, deren eine, extremste Form die nationalsozialistische Euthanasie war, und einer Entdramatisierung des Sterbens an Krebs, die das offene, »gleichmütige« Reden und Ertragen der »Wahrheit« möglich machen sollte.

HOFFNUNG IN DER NACHKRIEGSZEIT

August Mayer konnte nach Kriegsende seine Tätigkeit als Direktor der Tübinger Universitäts-Frauenklinik fortsetzen, da er trotz SA-Mitgliedschaft und den unter seiner Leitung durchgeführten Zwangssterilisierungen im Spruchkammerverfahren als »entlastet« eingestuft worden war.[151] Aus Altersgründen wurde der mittlerweile 73-Jährige allerdings im Oktober 1949 emeritiert. Doch auch im Ruhestand ließ ihm das Thema »Wahrheit am Krankenbett« keine Ruhe, und so veröffentlichte er 1951 in der katholischen Zeitschrift *Die Kirche in der Welt* einen langen Artikel, in dem er einige seiner 1940 formulierten Positionen revidierte, ohne allerdings auf seinen früheren Aufsatz ausdrücklich Bezug zu nehmen.[152]

Im Mittelpunkt seiner erneuten Auseinandersetzung mit der »Wahrheit« stand eine deutlich andere Akzentuierung von Leiden und Sterben. In Anlehnung an Viktor von Weizsäcker erschien ihm körperliche Krankheit nun als »Mittel zur Genesung der Persönlichkeit und ihrer Seele«, die gesellschaftliche Sorge um Kranke, auch unheilbar Kranke, als »Leidensschule«, aus der dem »Volksganzen […] hochwertige sittliche Kräfte« erwachsen könnten.[153] Vor diesem Hintergrund lehnte er nun die Einrichtung von »Krebshäusern« zur Betreuung sterbender Krebspatienten ab, weil er diesen ebenso wie ihren Angehörigen die »Wahrheit« nur noch »tropfenweise« beibringen wolle, um sie nicht aus der Gemeinschaft der Lebenden auszusondern.[154] Eine ähnliche argumentative Verbindung zwischen der Diagnosemitteilung und der Gefahr, der Euthanasie Vorschub zu leisten, stellte 1955 auch der Münchner Psychiater Max Mikorey in einem viel zitierten

Aufsatz her. Hier charakterisierte Mikorey die Mitteilung der Krebsdiagnose als etwas, das den Kranken vor der Zeit zum Toten mache und so eine abschüssige Bahn eröffne, die über den Wunsch nach Sterbehilfe schließlich zur Euthanasie führen könne:

> *Wer heute seinen Kranken den Tod voraussagt, kann morgen von ihnen gebeten werden, dieses Todesurteil in subjektiv möglichst angenehmer Form auch zu vollstrecken. Wer sich aber einmal herbeigelassen hat, solchen Todeswünschen entgegenzukommen, der kann sehr leicht in staatliche Euthanasieprogramme gegen Kranke verwickelt werden, die es mit dem Sterben keineswegs so eilig haben.*[155]

Allerdings standen bei Mikorey anders als bei Mayer keine Überlegungen zum Leiden und dessen humanisierender Wirkung im Hintergrund, sondern eher die Vorstellung, dass sich Angst angesichts des Todes leicht in Panik verwandeln könne – ein Problem, das Mikorey zur gleichen Zeit als psychiatrischer Berater der gerade erst neu gegründeten Bundeswehr bearbeitete.[156]

Eine solche Re-Dramatisierung von Angst und Sterben, die zugleich die irrationalen Dimensionen von Angst herausstellte, war auch in der juristischen Diskussion um die Aufklärungspflicht des Arztes zu finden. Diese setzte in der Bundesrepublik etwa Mitte der 1950er Jahre erneut ein und orientierte sich zunehmend am amerikanischen Rechtsbegriff des *informed consent*, der dort gerade erst ausformuliert worden war.[157] Die bundesdeutschen Urteile rückten in der Hauptsache, der Einwilligungsfrage, nur wenig von den Urteilen des Reichsgerichts ab. Wie schon das Reichsgericht stellten die verschiedenen Instanzen fest, dass Eingriffe nur mit Einwilligung der Patienten erfolgen dürften und die Einwilligungserklärung eine Aufklärung über Art und mögliche Folgen des Eingriffs voraussetze.

Im Hinblick auf die Diagnoseaufklärung nahmen die Gerichte allerdings eine abweichende Position ein, die der Bundesgerichtshof in einem Urteil von 1959 bestätigte. Geklagt hatte eine an Gebärmutterhalskrebs erkrankte Frau, die der vom Arzt vorgeschlagenen Bestrahlung zugestimmt hatte, ohne über die Diagnose oder die möglichen Nebenwirkungen der Therapie aufgeklärt worden zu sein.[158] Als Folge der Bestrahlung war ihre Harnblase chronisch entzündet und schließlich geschrumpft, so dass es zu einer gefährlichen Harnstauung gekommen war, die nur durch eine Operation beseitigt werden konnte. Der Bundesgerichtshof gab der Klage der Patientin Recht, da eine Bestrahlung nicht hätte erfolgen dürfen, ohne dass sie über mögliche Folgen und Komplikationen der Therapie informiert worden sei. Allerdings hoben die Richter hervor, dass »eine ausreichende Belehrung über die Gefahren der geplanten Behandlung auch ohne ausdrückliche Eröffnung der Krebsdiagnose möglich« sei. Wenn jedoch die Einwilligung von Patientin oder Patient nicht anders zu erreichen sei, müsse der Arzt auch den Krebsbefund mitteilen, stellten die BGH-Richter fest und erklärten, wie sie sich eine solche Mitteilung dachten:

Das bedeutet aber nicht, daß ihm [dem Patienten] unvermittelt »die nackte Krebsdiagnose« mitgeteilt werden soll. Der Arzt wird vielmehr tastend erfragen, was dem Kranken über seinen Zustand – vielleicht aus Mitteilungen der Ärzte, die ihn früher behandelt haben – bereits bekannt ist. Soweit es sich dann noch als nötig erweist, wird er den Kranken in vorsichtiger Weise über die eigene Diagnose unterrichten und ihm auch, schon um den Heilungswillen aufzurichten, den Ernst seiner schweren Lage nicht vorenthalten. Dabei das richtige Wort gegenüber seinen Patienten zu finden, ist auch hier seine ärztliche Aufgabe.[159]

Mit dieser Erklärung, dass und wie die Mitteilung der »nackten Krebsdiagnose« möglichst zu vermeiden sei, rückten die BGH-Richter von der 1940 formulierten Einschätzung der Reichsrichter ab, die als mögliche Folge der Diagnosemitteilung lediglich eine »Herabdrückung« der Stimmung des Patienten angenommen hatten. Ähnlich wie nun der BGH hatte bereits das Landgericht Frankfurt betont, dass das Wissen um die Krebsdiagnose »erfahrungsgemäß eine erhebliche seelische Erschütterung« bedeute. Diesen Aspekt hob auch der Münchner Chirurg Wolfgang Perret in einem Überblicksartikel zur Aufklärungspflicht hervor:

Hat der Kranke sein Todesurteil gehört oder muß er es aus den zu weit gegangenen Aufklärungen des Arztes entnehmen, dann folgt daraus nicht – wie es der Richter vermutet – eine »Herabdrückung seiner Stimmung oder seines Allgemeinbefindens«. Daraus resultieren nach ärztlicher Erfahrung Furcht, Sorge, Grauen, Entsetzen, Schreck, Beklemmung, vor allem Angst. Klare Besonnenheit wird durch Angstaffekte getrübt.[160]

Perret nahm damit in zweierlei Hinsicht eine Neubewertung vor: Erstens knüpfte er an Diskurse der 1920er Jahre wieder an, die Tod und Krebserkrankung gleichsetzten und diese Todeserwartung als Vernichtung der noch verbliebenen Lebensspanne durch Gefühle von Angst und Furcht charakterisierten. Zweitens definierte er Angst als irrationales Gefühl, das Abwägung und rationale Entscheidung unmöglich machte. Mit dieser Einschätzung griff Perret auf Angstkonzepte zurück, die auch in der Ökonomie, in den Sozialwissenschaften oder in der Politik an Plausibilität gewannen.[161]

Obwohl die BGH-Richter diesen Angstbegriff teilten und aus ähnlichen Erwägungen heraus die vom Reichsgericht als Rechtsregel postulierte Diagnoseaufklärung zur Ausnahme zurückstuften, erregte das sogenannte Strahlenurteil vom Januar 1959 Aufsehen – und zwar nicht, weil es von der Argumentation des Reichsgerichts abwich, sondern weil es als Strafandrohung gegenüber einer Praxis verstanden wurde, die das Verschweigen erneut zur Regel fast ohne Ausnahme gemacht hatte.

Dementsprechend skizzierte der Jurist Gerald Grünwald in der Zeitschrift *Die Strahlentherapie* das Menschenbild der Juristen als »das Bild eines Menschen, der sich von äußeren Geschehnissen und von inneren Motiven und Ängsten nicht überwältigen läßt, dessen Einsicht und Wille vielmehr all das, was ihn von außen und aus den tieferen Schichten seiner Persönlichkeit bedrängt, beherrscht und lenkt«.[162] Dass dieses Menschenbild der medizinischen Praxis nicht standhalten würde, führte 1962 »Dr. med. Fabian«, hinter dem der Chirurg Willy Erich Josef Schneidrzik steckte, in seiner regelmäßigen *Bunte*-Kolumne vor. Er berichtete, wie er gegenüber einem Staatsanwalt die von diesem geforderte wahrheitsgemäße und vollständige Aufklärung über eine (ausgedachte) Krebserkrankung simuliert habe, bis dieser schließlich in Panik geraten sei.[163] Erst in diesem Moment habe er seinem Patienten eröffnet, dass er ein Experiment mit ihm vorgenommen habe. Nach dieser Erfahrung am eigenen Leib habe der Staatsanwalt verstanden, dass das juristische Menschenbild schöne Theorie sei, und dem Arzt gegenüber zugegeben, dass »man allen Mut verliert, wenn ihm [dem Patienten] so etwas eröffnet wird«.[164]

Sowohl der Jurist Grünwald als auch Schneidrzik rechtfertigten ihre Sicht auf das BGH-Urteil mit dem Hinweis, dass Hoffnungslosigkeit ein mächtiges, den ganzen Menschen ergreifendes Gefühl sei und deshalb ohne einen weiteren organischen Befund töten könne. Wie viel schlimmer und tödlicher also musste Hoffnungslosigkeit sein, wenn ein Mensch *außerdem* noch an Krebs erkrankt war? Als Kronzeugen für das Phänomen »Tod aus Hoffnungslosigkeit« führten beide Arthur Jores (1901–1982) an, Ordinarius an der Zweiten Medizinischen Universitätsklinik in Hamburg mit dezidiert psychosomatischer Ausrichtung. Jores hatte Ende der 1950er Jahre mit einer Reihe von Studien auf sich aufmerksam gemacht, in denen er darlegte, dass Hoffnungslosigkeit in Krankheit und Gesundheit »der ausschlaggebende Faktor für den Tod« sei.[165] Um diese These zu beweisen, verwies er auf die Erfahrungen der Kriegs- und Nachkriegszeit: Ob KZ-Häftlinge oder Kriegsgefangene überlebt hätten, sei auch dadurch entschieden worden, ob sie die Hoffnung auf Rückkehr in ihr altes Leben hätten bewahren können.[166] Darüber hinaus belegte Jores seine Annahme mit den Ergebnissen einer von ihm geleiteten Studie, in deren Verlauf er gemeinsam mit seinem Kollegen Hans-Georg Puchta die Sterblichkeit pensionierter Hamburger Beamter untersucht hatte und zu dem Schluss gekommen war, »daß diejenigen Beamten überleben, die ihrem Leben noch ein neues Ziel und einen neuen Inhalt zu geben wußten«.[167] Damit deutete Jores an, dass Hoffnung nicht in der Hoffnung auf physisches Überleben aufgehe.

Diese mögliche Vielschichtigkeit von Hoffnung wurde zu einem wichtigen Thema und bot denen einen Ansatzpunkt, die dafür eintraten, eine Krebsdiagnose nicht mehr zu verheimlichen. An dieser Diskussion nahmen auch Mediziner aus der DDR teil, wenngleich sie überwiegend in westlichen Fachpublikationen geführt wurde. Diese Debatte kreiste um die Unterscheidung zwischen einer auf das Leben und Überleben gerichteten konkreten Hoffnung und einem tief im Menschen verborgenen Hoffen, das sich auf den als unzerstörbar wahrgenommenen Kern der Person und nicht auf konkrete Ziele und Wünsche beziehen würde. Wie Hoffnung und Hoffen miteinander verbunden waren, blieb die wesentliche Frage im Blick auf die Entscheidung, ob Ärzte Krebskranken das Wissen um ihre Erkrankung zumuten dürften.

Der Heidelberger Internist Herbert Plügge war einer der ersten deutschsprachigen Ärzte, der die Hoffnung als komplexes und vielschichtiges Phänomen entdeckte. Ausgangspunkt waren Beobachtungen an Menschen, die in den Jahren 1949 und 1950 wegen eines gescheiterten Suizidversuchs auf Plügges Station eingewiesen worden waren.[168] Alle diese (jungen) Menschen erschienen Plügge aufgrund ihrer Kriegssozialisation von einer existentiellen Langeweile, einem *ennui*, erfasst, als dessen Gegenspieler Plügge die existentielle Hoffnung identifizierte, die nach seiner Einschätzung dafür verantwortlich war, dass sich unter den »suizidalen Kranken« kaum körperlich Schwerkranke fanden. Diesen scheinbaren Widerspruch, der auch dem Argument widersprach, dass sich über eine Krebsdiagnose aufgeklärte Menschen selbst töten würden, erklärte Plügge mit der Unterscheidung zwischen einer »gemeinen Hoffnung«, deren Verlust Hoffnungslosigkeit bedeute, und einer »fundamentalen Hoffnung«, ohne die das Leben einer existenznegierenden Verzweiflung anheimfiele. Die wesentliche Einsicht Plügges bestand in der Annahme, dass erst durch den »Verlust der gemeinen Hoffnung [...] die fundamentale Hoffnung erkennbar und wirksam werden kann«.[169] Im Unterschied zur »gemeinen Hoffnung« richtete sich die von Plügge angenommene »fundamentale Hoffnung« nicht auf konkrete Ziele, sondern auf eine unbestimmte »Gewißheit, daß es irgendwie in eine Zukunft hineingeht, und daß nicht ein Ende bevorsteht, das einfach ein Loch, ein Nichts ist«.[170] Damit verfügte die »fundamentale« Hoffnung über einen transzendentalen Bezug, der auf die christliche Hoffnung hinführen konnte, aber nicht notwendigerweise musste. Sie konnte auch in der Vorstellung eines der Krankheit entzogenen inneren »Heil-Seins« aufgehen, wie Plügge unter Rückgriff auf den Philosophen und Reformpädagogen Otto Friedrich Bollnow argumentierte.[171] Gerade dadurch aber verliere das Hoffen den ausschließlichen Bezug auf das Zukünftige und werde etwas Gegenwärtiges, eine unverlierbare und im Gegensatz zur »gemeinen Hoffnung« nicht zu enttäuschende Gewissheit.[172]

Walter Brednow, Medizinprofessor in Jena, sprach sich 1954 in einem Vortrag vor der evangelischen Studentengemeinde in Jena für eine andere Art von Komplementärbeziehung beider Hoffnungen aus. Im Rückgriff auf Georges Bernanos nannte er die konkrete Hoffnung *espoir* und schrieb ihr ein »vital-tierhaftes Drängen« zu, das erst im Verlauf der Krankheit an Kraft verliere und der *espérance* Raum gebe, die das Wissen über den nahenden Tod erträglich mache.[173] Daraus zog Brednow den Schluss, dass eine Diagnose wie Krebs nicht sofort mitgeteilt werden dürfe, nicht, solange die vitale Hoffnung stark sei. Erst wenn diese Hoffnung mit dem Schwinden der körperlichen Kräfte an Vitalität verliere, dürfe über Krebs und Unheilbarkeit gesprochen werden – falls der Kranke dann an dieser Frage überhaupt noch interessiert sei.[174]

Damit näherte sich Brednow Positionen an, die zeitgleich sowohl von Theologen als auch von Psychologen mit jeweils unterschiedlichen Argumenten vertreten wurden, denen aber die Überzeugung gemein war, dass eine sogenannte infauste Diagnose nicht sofort mitgeteilt werden dürfe. Stattdessen sollte der Arzt den Patienten langsam zu dieser Wahrheit hinführen, so dass der Mensch dieser Wahrheit in der Suche nach der inneren Wahrheit seines Seins »entgegenreifen« könne.[175] Diese Betonung der Prozesshaftigkeit ging einher mit einer Neufassung des Sterbens als letzte und existentiell bedeutsamste Möglichkeit, das eigene unverwechselbare und unzerstörbare Wesen zu erfahren. Sterben sollte nicht mehr als Prüfung, sondern als höchste innere Erfahrung verstanden werden, auf die ein Mensch langsam vorbereitet werden müsse.[176]

Diese Neukonzeption wandte sich dezidiert moderne- und medizinkritisch gegen die Entindividualisierung und Versachlichung des Sterbens im Krankenhaus und auf dem Schlachtfeld, wie sowohl Brednow als auch der Theologe Helmut Thielicke unter Berufung auf Rainer Maria Rilkes Unterscheidung des »großen« und des »kleinen« Todes betonten, die dieser bereits 1910 in den »Aufzeichnungen des Malte Laurids Brigge« mit den Worten vorgenommen hatte:

Jetzt wird in 559 Betten gestorben. Natürlich fabrikmäßig. Bei so enormer Produktion ist der einzelne Tod nicht so gut ausgeführt, aber darauf kommt es auch nicht an. Die Masse macht es. Wer giebt heute noch etwas für einen gut ausgearbeiteten Tod? [...] der Wunsch, einen eigenen Tod zu haben, wird immer seltener. Eine Weile noch, und er wird ebenso selten sein wie ein eigenes Leben. [...] man stirbt den Tod, der zu der Krankheit gehört, die man hat (denn seit man alle Krankheiten kennt, weiß man auch, daß die verschiedenen letalen Abschlüsse zu den Krankheiten gehören und nicht zu den Menschen; und der Kranke hat sozusagen nichts zu tun).[177]

Indem der Jenaer Professor Walter Brednow den »kleinen« Tod verwarf und demgegenüber den bewusst erlebten »großen« Tod sowie die an ihn geknüpfte existentielle Hoffnung ins Zentrum seiner Überlegungen stellte, begab er sich in einen deutlichen Widerspruch zum sozialistischen Menschenbild der frühen DDR, das keinen im Individuum auffindbaren oder dessen Existenz transzendierenden Lebenssinn kannte. Sinn konnte nicht gefunden, sondern nur geschaffen werden, indem der Einzelne im Hier und Jetzt am Kollektiv, an der Realisierung der kommunistischen Gesellschaft, teilhatte. Darum galt Optimismus als zentrale Tugend, die sich nur im Leben realisieren ließ, so dass der Tod als endgültiger Abbruch individueller menschlicher Existenz erschien.[178] Auf dieser Grundlage wurde Medizin-recht und -ethik der DDR in den 1950er und 1960er Jahren ausformuliert und die Gesunderhaltung des Menschen als höchster Wert in den Mittel-punkt gestellt.

Während in den 1950er Jahren abweichende öffentliche Positionen wie die Brednows noch geduldet wurden, setzte die Parteiführung der SED spätestens seit 1961 immer repressiver eine den marxistisch-leninistischen Grundlagen gemäße Medizinethik gegenüber abweichenden Meinungen durch. Dies erfuhr auch Walter Brednow, der seine Ethik der Hoffnung 1960/61 erneut in einem Vortrag ausbuchstabierte, den er auf der feier-lichen Schlusssitzung der *Gesellschaft Deutscher Naturforscher und Ärzte* in Hannover und auf einer öffentlichen Sitzung der *Deutschen Akademie der Naturforscher* (Leopoldina) in Halle hielt und der schließlich sogar gedruckt und auf Schallplatte aufgenommen in der Reihe »Die Stimme des Arztes« einem breiteren Publikum zugänglich gemacht wurde.[179] Dieser Vortrag veranlasste die Jenaer Universitätsparteileitung zu einer Kampagne, in de-ren Verlauf eine Reihe von regimetreuen Professoren den »sozialistischen Humanismus« als Gegenentwurf zu Brednows Position in Stellung brachte. Der 66-jährige Brednow wurde schließlich zum 1. September 1962 emeri-tiert und zum 31. Januar 1963 von seinen Leitungsfunktionen an der Medi-zinischen und Nervenklinik sowie der Universitäts-Tuberkulose-Klinik in Jena entbunden.

Zwischenmenschliches: Die Gefühle des Arztes und das Vertrauen seiner Patienten

Damit brach in der DDR die Diskussion über die Rolle von Hoffnung und Verzweiflung zunächst ab. Stattdessen verwiesen nun die meisten Publika-tionen zu diesen Fragen auf die DDR-spezifische Rechtslage und die sich daraus ergebenden Umgangsweisen. Denn während in der Bundesrepublik die am Rechtsgut der körperlichen Selbstbestimmung orientierte Rechtstra-dition des BGB weitergeschrieben wurde, vollzog das DDR-Recht in dieser Hinsicht einen deutlichen Bruch: Der therapeutische Eingriff galt hier nicht als Körperverletzung, sondern als Heileingriff, der auf einem stillschwei-genden Vertrag zwischen Patient und Patientin einerseits, den staatlichen Gesundheitseinrichtungen andererseits beruhte.[180] Der Heilzweck, abgeleitet aus dem in Artikel 35 der DDR-Verfassung festgehaltenen Grundrecht auf Gesundheitsschutz, war in dieser Beziehung das oberste Rechtsgut. Ein straf- oder zivilrechtliches Haftungsrecht des Arztes gegenüber dem Patienten wurde aufgrund der ideologisch begründeten Übereinstimmung zwischen individuellen und gesellschaftlichen Interessen ausgeschlossen, so dass sich Ärzte arbeitsrechtlich oder disziplinarisch einzig gegenüber der für sie zuständigen Gesundheitseinrichtung zu verantworten hatten.[181]

Dennoch sollten auch Ärzte in der DDR ihre Patienten über Art, Verlauf und Prognose der bei ihnen diagnostizierten Krankheit aufklären und sie um ihre Einwilligung zur Therapie bitten. Doch hinter diesem Bemühen um Aufklärung und Einwilligung stand nicht, wie im BGB, die straf- und zivilrechtlich einklagbare Achtung vor der Selbstbestimmung eines jeden Menschen, sondern die Annahme, dass Wissen und innere Zustimmung die Bereitschaft zur Mitarbeit am Heilungsprozess fördern würden. So führten die Juristen Gerhard Hansen (Jena) und Herbert Vetterlein (Berlin) in einem vielfach neu aufgelegten Standardwerk zu den »rechtlichen Pflichten« ärztlichen Handelns in der DDR aus:

Durch das Verständnis des Krankheitsgeschehens soll der Patient zur Einhaltung der erforderlichen diagnostischen und therapeutischen Maßnahmen und zur aktiven Beteiligung am Genesungsprozeß veranlaßt werden. Daraus ergibt sich, daß die Aufklärung des Patienten eine dem Heilzweck untergeordnete Pflicht des Arztes ist.[182]

Es blieb also dem Arzt überlassen zu entscheiden, ob und wie er den Patienten über seine Krankheit oder die möglichen Folgen eines Eingriffs aufklärte. Allerdings herrschte Einigkeit darüber, dass die Aufklärung »ihre Grenze dort findet, wo sie der Psyche des Kranken nicht mehr zuträglich erscheint, wo die Aufklärung also eine Verschlimmerung des Krankheitszustandes oder eine Verzögerung im Heilungsverlauf befürchten läßt«.[183] Ausdrücklich wurde geraten, an Krebs erkrankte Menschen über ihre Krankheit zu täuschen und die Diagnose nur dann mitzuteilen, wenn sie sich der Therapie verweigern würden.[184]

Neben dieser offiziellen Position der DDR-Medizinethik, die sich bis Anfang der 1980er Jahre kaum ändern sollte, finden sich jedoch Hinweise darauf, dass diese Frage von Klinikärzten zum Teil anders entschieden wurde. Vermutlich um den Konflikt mit der politisch vorgegebenen Leitlinie zu vermeiden, wurde hier oft vom konkreten medizinischen Alltag aus argumentiert und nicht auf der Grundlage von ethischen Setzungen oder juristischen Bestimmungen. So führte H. Schilling, Gynäkologe an der *Medizinischen Akademie Carl Gustav Carus* in Dresden, 1975 aus:

Früher oder später erfährt der Patient mit Sicherheit doch die Diagnose seines Leidens, sei es durch eine unvorsichtige Äußerung, sei es allein durch die Kennzeichen der heutigen organisierten Geschwulstbehandlung, z.B. Intensiv-Strahlentherapie. Auch die Diagnosenschlüsselnummern auf den Arbeitsbefreiungsscheinen und im SV-Ausweis sind bereits einem Teil der Kranken bekannt. Hinzu kommen die späteren Rehabilitationsmaßnahmen, die statistische Erfassung und die fürsorgerische Tätigkeit der Betreuungsstelle für Geschwulstkranke usw.[185]

Ganz ähnlich hatte bereits 1962 der Radiologe Claus, Chefarzt des Strahleninstituts am erzgebirgischen *Bergarbeiter-Krankenhaus Erlabrunn*, auf die Gegebenheiten der »modernen« Krebsbehandlung, insbesondere der Bestrahlung hingewiesen, um zu betonen:

Den über sein Leiden völlig unaufgeklärten Geschwulstpatienten gibt es, zumindest nach Abschluß der radiologischen Intensivtherapie, im Grunde meist nicht. Durch die Einweisung in eine Strahlenabteilung, die Strahlentherapie selbst, durch Mitpatienten in der gleichen ungewissen Situation, die es sich gern angelegen sein lassen, dem etwas Ähnliches ahnenden neuen Leidensgefährten die »Wahrheit« zu sagen, die ihm von den Ärzten vorenthalten wird, kommt ihm letztlich mehr oder weniger zu Bewußtsein, daß auch er an »Krebs« leide.[186]

Die Beobachtungen des Radiologen Claus ebenso wie des Gynäkologen Schilling lassen sich auf zwei Arten lesen: Zum einen geben sie Zeugnis davon, wie viele Anstrengungen ein Großteil der Akteure im Gesundheitssystem der DDR noch in den 1960er und 1970er Jahren unternahm, um vor den Patienten zu verbergen, dass sie an Krebs erkrankt waren. Sämtliche an der Therapie beteiligten Ärzte versuchten zum anderen untereinander abzustimmen, welche Erklärungen den Patienten für Symptome und Therapien gegeben wurden – vom Hausarzt über die Operateure und Strahlentherapeuten bis hin zu den Internisten. Aber auch Schwestern und Pfleger mussten tagtäglich Nachfragen der Patienten gemäß der einmal gewählten Strategie beantworten, und Nachsorgeeinrichtungen hatten ebenfalls informiert zu werden.

Ähnliche Anstrengungen wurden auch in der Bundesrepublik unternommen – und zwar ebenfalls nicht nur von den Ärzten, Krankenschwestern und anderem Klinikpersonal. Denn wenn die wohlmeinende Täuschung gelingen sollte, mussten auch hier Krankenkassen, Fürsorgeverbände und Träger der Nachsorgeeinrichtungen einbezogen werden. So findet sich in den Akten des Bundesarchivs ein auf das Jahr 1958 datierter Briefwechsel zwischen dem Direktor des *Landschaftsverbands Rheinland*, der als Fürsorgeverband die Kosten für die als unheilbar geltenden Krebskranken anstelle der Krankenkassen übernahm, und dem Geschäftsführer der nordrhein-westfälischen *Gesellschaft zur Bekämpfung der Krebskrankheiten*, die in eigener Regie Genesungsheime und andere Nachsorgeeinrichtungen aufgebaut hatte. Landschaftsverband und Krebsbekämpfungsgesellschaft verabredeten hier, dass das Wort »Krebs« in allen den Patienten zugänglichen Schriftstücken vermieden wurde. Zudem sollte verborgen werden, dass die Kosten nicht mehr von der Krankenkasse, sondern vom Fürsorgeverband erstattet wurden, weil diese »Aussteuerung« von den Patienten als Hinweis auf ihren »hoffnungslosen« Zustand verstanden werden könnte. Aus diesem Grund hatten sich die Krankenkassen bereit erklärt, zunächst für den Patienten sichtbar die Kosten zu erstatten und dann die entsprechenden Beträge mit einem eigens entworfenen Formular bei den Fürsorgeverbänden einzufordern.[187]

Doch Täuschung wurde immer schwieriger, weil sich die Krebstherapie nicht mehr auf eine einzelne Operation oder Bestrahlungsserie beschränkte, so dass die Absprache zwischen Hausarzt und Chirurg beziehungsweise Radiologen nicht mehr ausreichte. Die zuvor zitierten Ärzte Claus und Schilling nutzten diese von ihnen konstatierte Macht des Faktischen, um die medizinethisch begründete Ablehnung der Diagnosemitteilung auszuhebeln. Hier mochten ihnen allerdings nicht alle Ärzte folgen. Zwar räumten viele ein, dass zahlreiche Patienten durch Lücken im medizinischen Räderwerk der Täuschung von ihrer Krebserkrankung erfahren hätten, betonten aber, dass das Bedürfnis der Patienten nach Hoffnung so groß sei, dass sie sich auch danach bereitwillig von ihren behandelnden Ärzten beruhigen und erneut täuschen ließen.[188]

Claus und Schilling verwiesen demgegenüber auf die Konflikte, die sich nach ihren Beobachtungen aus der Spannung zwischen Täuschung und Enthüllung im Verlauf einer Krebsbehandlung entwickeln konnten. Beide verwiesen auf den resultierenden Vertrauensverlust der Patientinnen, dessen desaströse Folgen Claus erläuterte:

Versucht man, den Kranken mit durchsichtigen Redensarten darüber [über die Erkenntnis, an Krebs erkrankt zu sein] hinwegzutäuschen, ergibt sich zwischen Arzt und Patient ein Spannungsverhältnis des Mißtrauens und der Unaufrichtigkeit, das sich denkbar ungünstig nicht nur auf das Verhalten und die Einstellung des Kranken zu Arzt, Pflegepersonal und anderen Patienten sowie überhaupt zu seiner ganzen Situation auswirkt, sondern auch mittelbar dazu beiträgt, die Widerstandskraft seines Organismus herabzusetzen und verderblich zu beeinflussen. Es pflegt sich mithin gerade jener Effekt einzustellen, den man durch das Verschweigen der Tatsachen zu umgehen gedachte. Ein solcher Patient glaubt zudem häufig nicht, daß die eingeleiteten Maßnahmen zu seinem Besten ausgewählt sind und mißtraut jedem ärztlichen Eingriff und jeder Anordnung. [...] Ein solcher Patient empfindet Angst. Die Angst aber führt ihn zur Hoffnungslosigkeit und lähmt seinen Lebenswillen.[189]

Genau besehen verließ der Chefarzt der Radiologie im erzgebirgischen Erlabrunn hier nicht die von der DDR-Medizinethik vorgegebene Argumentation, stellte sie aber auf andere Füße: Der Heilungswille und die Zustimmung zur Heilbehandlung, die als Grundlage der aktiven »Mitarbeit« des Patienten galten, wurden auch von Claus als Leitwerte benannt. Indem er aber die Enthüllung der Krebsdiagnose als unvermeidliches Ergebnis der Krebsbehandlung kennzeichnete, rückte das Arzt-Patienten-Verhältnis an die erste Stelle der Argumentationskette. Und um dieses für die Heilbehandlung grundlegende Verhältnis, das aus seiner Sicht auf dem Vertrauen des Patienten in die Aufrichtigkeit des Arztes basierte, zu bewahren, musste der Arzt die Krebsdiagnose dem Patienten in einer umschreibenden, nicht schockierenden Formulierung mitteilen.

Damit rückte er einen Aspekt in den Vordergrund, der zuvor nicht zentral für Annahmen über das Arzt-Patienten-Verhältnis gewesen war: das Vertrauen in die Aufrichtigkeit des Arztes und seinen an dieser Aufrichtigkeit gemessenen Willen, dem Patienten »zu dessen Besten« zu helfen. Die Ärzteratgeber der 1920er und 1930er Jahre hatten diese Notwendigkeit nicht gesehen. Ihnen war es darum gegangen zu erklären, wie der Arzt das Zutrauen der Patienten in seine fachliche Kompetenz herstellen konnte – vor allem auch in Konkurrenz zu anderen Ärzten, die womöglich mit »nackten« Krebsdiagnosen auftrumpfen würden, ebenso aber auch mit Blick auf die »Kurpfuscher«, denen manche Patienten in puncto Krebsbehandlung mehr zutrauten als den Ärzten.

Warum nun, Anfang der 1960er Jahre, ein ganz anders geartetes Vertrauen als notwendige Grundlage der Arzt-Patienten-Beziehung in den Blick rückte, hatte mehrere Ursachen. Ein Grund mag gewesen sein, dass personales Vertrauen im Laufe des 20. Jahrhunderts als moralische Ressource aufgewertet worden war.[190] Eine größere Rolle im Blick auf die Arzt-Patienten-Beziehung hat aber sicherlich die Diskussion um die Rolle von Ärzten im Nationalsozialismus gespielt. Denn kaum zwei Jahre, bevor der Radiologe Claus seinen Aufsatz veröffentlichte, hatten Alexander Mitscherlich und Fred Mielke ihre Protokolle des Nürnberger Ärzteprozesses erneut veröffentlicht – quasi über Nacht setzte eine breite Debatte über die Ursachen und Konsequenzen einer »Medizin ohne Menschlichkeit« ein, die zwar in bundesdeutschen Medien geführt, aber von Ärzten in der DDR durchaus wahrgenommen wurde.[191] Dass Ärzte nicht immer zum Besten der ihnen anvertrauten Patienten handelten, wurde zwar – wie erwähnt – schon um 1900 diskutiert. Dass Ärzte sich aber systematisch an der Vernichtung von Leben und an der Durchführung grausamer Menschenexperimente beteiligten, wurde als vorher ungekannte Dimension ärztlichen Fehlverhaltens begriffen, die das Vertrauen in die Gültigkeit des hippokratischen *primum non nocere* grundsätzlich in Frage stellte.

Diese mit dem Vertrauensbegriff vorgenommene Verschiebung der Perspektive, die die emotionale Qualität des reziproken Arzt-Patienten-Verhältnisses stärker in den Mittelpunkt stellte, zeigte sich auch in Veröffentlichungen von Ärzten in der Bundesrepublik. Allerdings argumentierten die meisten hier in einem weit gefassten Sinn psychoanalytisch. Schon 1949 hatte der Heidelberger Internist und Weizsäcker-Schüler Richard Siebeck seine Skepsis gegenüber dem Verschweigen einer Krebsdiagnose zum Ausdruck gebracht und in diesem Zusammenhang auf ein Problem aufmerksam gemacht, auf das ihn ein Psychotherapeut mit der Mahnung gestoßen habe: »Wenn Sie mit schlechtem Gewissen lügen, dann lügen Sie nur schlecht!«[192]

Auf den ersten Blick scheint diese Mahnung zu bedeuten, dass das schlechte Gewissen schlicht und einfach die schauspielerische Darstellung des Arztes beeinträchtigen könne. Da Siebeck allerdings an dieser Stelle einen Psychotherapeuten als Kronzeugen anführte, ging es ihm offensichtlich nicht nur um die Frage der Performanz, sondern um das von der Psychoanalyse identifizierte Problem von Übertragung und Gegenübertragung. Dieses bereits von Freud thematisierte Phänomen bezog sich zunächst auf das Verhältnis zwischen Psychoanalytiker und Analysanden: Während der Analysand Gefühle und Beziehungsmuster seines kindlichen Ich auf den Psychoanalytiker projiziere, reagiere dieser auf die von ihm wahrgenommenen Projektionen mit Gefühlen, die aus seiner eigenen Lebensgeschichte stammten und darum weniger mit dem Analysanden als mit der Persönlichkeit des Analytikers zu tun hatten. Bedeutsam wurde diese Gegenübertragung dadurch, dass die Gefühle des Analytikers seine therapeutischen Entscheidungen beeinflussten und vom Analysanden auch dann wahrgenommen wurden, wenn der Psychoanalytiker diese Gefühle nicht offenlegte. Aus diesen Gründen musste sich der Therapeut über seine eigenen Gefühle, deren Bedeutung und Herkunft klar werden.

Dieses Modell übertrug der 1939 nach England emigrierte ungarische Psychoanalytiker Michael Balint auf die Beziehung zwischen dem Allgemeinarzt und seinen Patienten. Ausgehend von seinen Erfahrungen im *Family Discussion Bureau* der Londoner *Tavistock Clinic* initiierte Balint 1950 eine Art Supervisionsgruppe von Ärzten für Ärzte. In diesen Gruppen sollten die Ärzte von ihnen behandelte »Fälle« vorstellen, um gemeinsam herauszufinden, wie die Dynamik zwischen Patient und Arzt von dessen eigenen Gefühlen und Vorstellungen beeinflusst wurde und inwiefern der Arzt sich selbst als »Medikament« in die Beziehung zum Patienten einbringen konnte.

Damit lenkte Balint den Blick auf die Innenwelt des Arztes und deren Bedeutung für sein Verhalten, seine Anamnesestrategie und seine therapeutischen Entscheidungen. Balints Erkenntnisse erschienen in der Bundesrepublik 1958 unter dem Titel »Der Arzt, sein Patient und die Krankheit«. Die zunächst verhaltene Resonanz wurde Ende der 1960er Jahre immer lebhafter. Anfang der 1970er Jahre wurden zahlreiche sogenannte Balint-Gruppen gegründet, die im Gespräch zwischen Ärzten, Psychologen, Seelsorgern und Pflegekräften die Klinikarbeit reflektierten. Auch in der DDR wurden die Theorien Balints rezipiert und in sogenannten »Problemfall«-Seminaren umgesetzt. Im Unterschied zu den bundesdeutschen Balint-Gruppen wurde dort dem Gruppenleiter eine zentrale Rolle eingeräumt und psychoanalytische Gesprächsverfahren weitgehend ausgeklammert.[193]

Die eigentliche Neuentdeckung Balints war weniger die Annahme, *dass* Worte und emotionale Haltung des Arztes therapeutisch wirken konnten. Für Gesprächsstoff sorgte vielmehr die These Balints, dass insbesondere die dem Arzt *unbewussten* Gefühle in die Dynamik seiner Beziehung zum Patienten eingriffen. Diese Erkenntnis gewann besonderes Gewicht im Blick auf schwerkranke oder sterbende Menschen. So mahnte Balint die Ärzte, die ihrem Impuls zu trösten folgen wollten, innezuhalten und über ihre eigenen Beweggründe nachzudenken, denn: »Zu oft erfolgt der beruhigende Zuspruch nur um des Arztes willen, weil ihm die Last der Tatsache, daß er nicht genug weiß oder nicht helfen kann, unerträglich ist.«[194]

Ein Jahr bevor die englische Originalausgabe des Balint-Buches erschien, hatte die weltweit einflussreichste Psychologenvereinigung, die *American Psychological Association*, erstmals ein Panel zum Thema »Tod« in das Programm ihrer Jahrestagung aufgenommen. Organisiert hatte das Panel der damals 41-jährige Psychologe Herman Feifel, der für die *Los Angeles VA [Veterans Administration] Mental Hygiene Clinic* arbeitete. In einem der Beiträge, vorgetragen von dem Psychologen August M. Kasper, wurde ausdrücklich nach der Haltung und den Gefühlen von Ärzten gegenüber dem Tod gefragt, der Autor kam aufgrund eigener Befragungen zu dem Schluss, dass sich viele Ärzte deshalb für ihren Beruf entschieden hätten, weil sie eine starke und meist unbewusste Todesangst hegten, die sie durch ihren Beruf abwehren wollten.[195] Diese Abwehrhaltung würde sie veranlassen, dem todkranken oder sterbenden Patienten das Wissen über dessen nahenden Tod zu verheimlichen. Die Praxis des »schonenden Betrügens« entsprach in dieser Sicht also »mehr der Persönlichkeit des Arztes als [dem] [...] Bedürfnis des Patienten«, wie Balint 1957 allgemein im Blick auf das Verhalten des Arztes argumentierte.[196] »The Meaning of Death«, wie Feifel den Tagungsband 1959 nannte, brachte das Thema »Tod« mit Nachdruck auf die Agenda der Psychologen, die bis dato eher einen Bogen darum gemacht hatten, so dass Feifel zunächst große Mühe gehabt hatte, einen Verleger zu finden.[197]

Feifels Buch hatte auch Anteil daran, dass sich Anfang der 1960er Jahre amerikanische Soziologen für den Prozess des Sterbens zu interessieren begannen. Seine Arbeit ist die erstgenannte Referenz in einer bahnbrechenden Studie, die 1965 in den USA erschien. »Awareness of Dying« – so nannten die Soziologen Anselm Strauss und Barney Glaser ihre Studie, für die sie drei Jahre lang die Arbeit in Kliniken der San Francisco Bay Area beobachtet und Interviews mit allen Beteiligten geführt hatten.[198] Auf der Grundlage dieser Daten stellten sie fest, dass es vier verschiedene Bewusstseinskontexte mit je eigenen Verhaltensformen bei der Interaktion zwischen Sterbenden, ihren Familien und dem medizinischen Personal gab: die »geschlossene Bewusstheit«, bei der der Patient von seinem Sterben nichts ahnte; die Situation des »Argwohns«, in der dem Patienten zwar nichts mitgeteilt wird, er aber doch ahnt, dass er stirbt, und dem Krankenhauspersonal sowie der Familie gegenüber misstrauisch wird; den »Kontext wechselseitiger Täuschung«, in dem beide Seiten Bescheid wissen, dieses Wissen aber voreinander verbergen, sowie schließlich die »offene Bewusstheit«, bei der alle über den nahenden Tod miteinander sprechen.[199]

Glaser und Strauss wollten mit ihrer Studie dazu beitragen, dass der Umgang mit dem Sterben im Krankenhaus reflektierter und dem Patienten zugewandter gestaltet wurde.[200] Auch wenn sie keinen der vier Bewusstheitskontexte als unproblematisch darstellten, machten sie deutlich, dass die drei ersten Kontexte, in denen mit dem sterbenden Menschen nicht über das Sterben gesprochen wurde, insbesondere für das Pflegepersonal eine enorme psychische Belastung darstellten. Dies konnte sich als permanent angespannte Atmosphäre im Umgang mit dem Patienten niederschlagen oder dazu führen, dass Krankenschwestern und -pfleger dem Gespräch mit dem Patienten aus dem Weg gingen, sich auf die Pflege seines Körpers beschränkten oder ihn mieden. Der Arzt »ersparte« sich auf diese Weise die schwierige Konfrontation mit den Gefühlen des Sterbenden, dem auch er aus dem Weg ging. Deshalb wurden sterbende Patienten nach den Beobachtungen beider Soziologen oft alleingelassen. Ob das Nicht-Sprechen von den Patienten als emotionale Isolation erlebt wurde, ließen Glaser und Strauss offen. So schrieben sie im Blick auf den »Kontext wechselseitiger Täuschung«:

Dem Patienten kann der Täuschungs-Kontext ein beachtliches Ausmaß an Würde und Intimität sichern, obgleich ihm damit auch engere Beziehungen zu Stab und Angehörigen verwehrt werden könnten, die sich entwickeln, wenn er ihnen gestattet, seine Todesgewißheit zu teilen. Wird die Täuschung nicht von ihm eingeleitet, aber akzeptiert, mag er einen Gesprächspartner sehr vermissen.[201]

Dennoch verstanden sie die von ihnen identifizierten Bewusstheitstypen auch als Phasenmodell, das zwar nicht zwangsläufig auf das offene Gespräch hinführen musste, aber doch zeigte, welche emotionalen Vorteile Offenheit bringen konnte. Überdies wiesen sie darauf hin, dass die mit der Offenheit anfangs einhergehenden Schwierigkeiten durch einen inneren Entwicklungsprozess des Patienten überwunden werden konnten, in dessen Verlauf der Patient durch eine Phase der Depression und Verzweiflung ging, um schließlich entweder das Wissen um seinen bevorstehenden Tod erneut zu verdrängen oder endgültig zu akzeptieren.[202]

In die gleiche Richtung deutete die 1969 publizierte Studie »On Death and Dying« der Psychiaterin Elisabeth Kübler-Ross, Professorin an der University of Chicago. Sie wollte anders als Glaser und Strauss nicht die Interaktion zwischen sterbenden Patienten und Ärzten *beobachten*, sondern mit ihnen *sprechen*, um zu erfahren, was sie dachten und wünschten.[203] Aus diesen Gesprächen schloss Kübler-Ross, dass sterbende Menschen fünf verschiedene Phasen der Trauer über ihren eigenen Tod durchlaufen würden: eine Phase der Verleugnung, in der sie das Wissen über ihren nahenden Tod nicht wahrhaben wollten und zum Beispiel versuchten, es als Fehldiagnose »wegzudiskutieren«; eine Phase des Zornes, in der sie wütend und neidisch auf die Menschen reagierten, die sie überleben würden; eine meist kurze Phase des Verhandelns, in der sie versuchten, durch Versprechen oder Wohlverhalten mit Gott oder einer anderen höheren Instanz eine längere Lebenszeit herauszuhandeln; eine Phase der Depression und Verzweiflung sowie schließlich ein Gefühl der Akzeptanz des eigenen Todes, das für andere Gefühle kaum Raum mehr lasse und bedeute, dass sich der sterbende Mensch von seinen Angehörigen zurückziehe und Ruhe in und mit sich selbst suche.

In allen Phasen dieses Trauerprozesses war es aus Sicht von Kübler-Ross wichtig, dass dem Sterbenden Hoffnung vermittelt würde – allerdings weder die Hoffnung auf das Überleben noch eine existentielle Hoffnung, wie sie Plügge und Brednow in den Mittelpunkt gestellt hatten, sondern Hoffnung darauf, dass der Sterbende nicht alleingelassen wird, dass Ärzte, Schwestern und Pfleger ebenso wie Angehörige und Freunde alles tun würden, um dem Sterbenden zu helfen und Schmerzen zu nehmen. Auch diese Form der Hoffnung war also weniger Zukunftshoffnung als ein Hoffen in der Gegenwart.

Sowohl Feifel als auch Glaser/Strauss und Kübler-Ross machten deutlich, dass das Reden über den näher rückenden Tod möglich war, ohne dass Hoffnungslosigkeit die Folge sein musste, dass aber »negative« Gefühle als

Ausdruck eines inneren Übergangs notwendig waren und ertragen werden mussten. Zugleich lenkten sie den Blick auf das Innere von Patienten und Ärzten und stellten ihre Beziehung in Relation zu diesen im Gespräch miteinander enthüllten Innenwelten. Das professionell begleitete Reden über sich und seine innersten Gefühle wurde damit zum wesentlichen Medium der menschlichen und therapeutischen Beziehung in der Zeit des *Sterbens* sowie zum Mittel, mit dem der Sterbende nach innerem Frieden im Blick auf die Gegenwart seines Sterbens suchen konnte.

Dieses Gefühlsmodell des Sterbens unterschied sich deutlich von Diskussionen und öffentlichen Darstellungen der 1950er Jahre, die das Sterben in »männlicher« und das hieß damals wortkarger Würde als Ideal dargestellt hatten.

VON SICH SELBST ERZÄHLEN

An Krebs erkrankte Menschen hatten in der ersten Hälfte des 20. Jahrhunderts weder eine öffentliche Stimme noch ein öffentliches Gesicht. Zwar wurden Fotos und Wachsmodelle realer Tumoren in Ausstellungen zur Schau gestellt, streifte die Kamera im Film *Krebs* von 1930 das Gesicht einer an Brustkrebs erkrankten Frau, doch blieb ihr Gesicht namenlos und ohne persönlichen Ausdruck. Gezeigt werden sollte das Geschwür, das ihre Brust zerstört hatte. Ebenso fiktiv waren die Geschichten, die im Rahmen der Früherkennungskampagnen erzählt wurden. Schauspieler oder Statisten liehen den erdachten Protagonisten Gesicht und Stimme. Die real an Krebs erkrankten Menschen blieben in der Öffentlichkeit stumm und unerkannt. Seit dem Tod Friedrichs III. im Jahr 1888 hatten die Zeitungen nicht mehr ausführlich über die Krebserkrankung und das Sterben eines Menschen berichtet. Dies begann sich in den 1950er Jahren zu ändern – allerdings nur in der Bundesrepublik, während die Publikumsmedien in der DDR diese Form der personalisierten Berichterstattung nicht übernahmen.

»Bis daß der Tod uns scheidet« hieß einer der ersten Zeitschriftenartikel, in dem über eine an Krebs erkrankte Frau berichtet wurde. Er erschien 1952 im *Stern*.[204] Um das Wissen um das Sterben an Krebs ging es hier, aber auch und vor allem um das Lebensglück und die Heimatliebe einer jungen Frau aus Niederbayern, die einem amerikanischen Soldaten 1948 in die USA gefolgt war. »Seitdem Maria weiß, daß sie sterben muß, lebt in ihr nur der eine Wunsch: heim!« – so leitete der *Stern*-Reporter die Geschichte der an Unterleibskrebs erkrankten 27-jährigen Maria Stürzer ein, die nach vier erfolglosen Operationen als »hoffnungsloser Fall« galt. Sie hatte sich entschieden, zum Sterben auf den Hof ihrer Familie zurückzukehren, begleitet von ihrem amerikanischen Mann. Die den Artikel illustrierenden Fotos zeigen nicht Verzweiflung und Kummer, sondern stilles Lächeln und liebevolle Zugewandtheit. Diese Haltung bekräftigt der Artikel mit den Worten: »Sie kämpfen verzweifelt um jede Minute Lebensglück, die ihnen noch gegönnt ist.«

Das Wissen um ihren nahenden Tod hatte diese junge Frau nicht in eine hoffnungslose, paralysierende Verzweiflung gestürzt, sondern ihr eine Entscheidung ermöglicht: die Entscheidung, dorthin zurückzukehren, wo sie sich geborgen fühlte, in die Heimat, zu ihrer Familie. Dies waren die in Spielfilmen der 1950er Jahre vielfach vorgeführten Werte der Zeit. Die Tatsache, dass Maria Stürzer ihre niederbayrische Heimat den USA vorzog, war ausschlaggebend, um diese Geschichte zu erzählen – *obwohl* es um Krebs ging. Möglicherweise unbeabsichtigt wies diese Geschichte darauf hin, dass es eine Alternativgeschichte zum »ahnungslosen« Sterben an Krebs geben könnte – eine, in der das Wissen Grundlage einer bewussten Gestaltung und eines intensiven Erlebens war.

Diese »Alternativgeschichte« bekam im weiteren Verlauf der 1950er Jahre immer männlichere Züge. Dafür waren vor allem zwei von den Medien aufgegriffene Geschichten verantwortlich, in denen das Wissen um die eigene tödliche Krankheit mit der männlichen Würde verknüpft wurde – eine Verknüpfung, die zwar ansatzweise in den Diskussionen der 1930er Jahre zum »mutigen Sterben« vorhanden war, aber, wie das Beispiel des Majors Anton K. gezeigt hat, nicht die medizinische Praxis bestimmte. Diese Geschichten erzählten Sterben und Tod des amerikanischen *Time*-Journalisten Charles Wertenbaker und des amerikanischen Außenministers John Foster Dulles.

Charles Wertenbaker starb im Januar 1955 von eigener Hand, nachdem bei ihm wenige Monate zuvor ein weit fortgeschrittener Darmkrebs diagnostiziert worden war. Den meisten bundesdeutschen Leserinnen und Lesern wird sein Name zu diesem Zeitpunkt nichts gesagt haben, sein Tod war den deutschen Zeitungen und Zeitschriften keinen Artikel wert. Dies änderte sich schlagartig im Herbst 1957, als der zum *Stern* gehörige Henri Nannen Verlag das Buch »Tod eines Mannes« auf den Markt brachte, einen Bericht über die letzten Lebensmonate von Charles Wertenbaker, den dessen Frau

Lael Tucker Wertenbaker, ebenfalls eine ehemalige *Time*-Journalistin, verfasst hatte. Dieses Buch hatte bereits in den USA für heftige Diskussionen gesorgt und wurde schnell übersetzt: nicht nur ins Deutsche, sondern auch ins Französische, Niederländische, Dänische, Schwedische, Japanische und Spanische. Die größte Provokation dieses Buches bestand in dem von Lael Tucker Wertenbaker offen und einigermaßen detailliert beschriebenen, selbst zugefügten Tod ihres Mannes. Charles Wertenbaker hatte sich in ihrem Beisein die Pulsadern durchschnitten, während sie seine Schmerzen mit Morphium stillte und bis zur letzten Minute an seiner Seite blieb.

Doch es war nicht allein dieser Tabubruch, der den »Tod eines Mannes« bekannt und umstritten machte. Provokant wirkte auch die von den Wertenbakers im Umgang miteinander praktizierte »männlich-kalte« Offenheit sowie ihre selbstbewusst formulierte, kühl gegenüber den Ärzten vorgebrachte Forderung, die Wahrheit über Diagnose und Prognose von Wertenbakers Erkrankung zu erfahren. Die Medien registrierten diese Haltung mit einer Mischung aus Faszination und Ablehnung. Der *Spiegel* fasste dieses ambivalente Urteil in seiner Rezension des Buches mit den Worten zusammen:

In diesem Geist männlicher Würde und Selbstzucht, der nicht einmal eine Lüge aus Barmherzigkeit zwischen ihnen zuläßt, leben die Wertenbakers fortan in täglichem Umgang mit der grauenvollen Gewißheit, daß »Wert«, wie seine Frau ihn nennt, zum Tode verurteilt ist. Von hier ab handelt das Buch vornehmlich von dem schon fast arroganten Versuch der beiden, sich über die Schwäche des Fleisches, die Härte des Schicksals und jede an Sentimentalität grenzende Herzensregung zu erheben. Demut ist ein unbekannter Begriff in ihren Gesprächen.[205]

Diese fehlende Demut machte sich in den Augen vieler gerade an der Beharrlichkeit fest, mit der die Wertenbakers gegen den Rat aller Ärzte darauf bestanden, dass Wertenbaker die ganze Wahrheit über seine Krankheit erfuhr. Dies zeigte sich deutlich in einer Schlüsselszene. Während Charles Wertenbaker noch nicht aus der Narkose erwacht war, suchte der Chirurg, ein amerikanischer Freund des Paares, das Gespräch mit dessen Frau. Er teilte ihr mit, dass er die Operation abgebrochen habe, da er Metastasen in der Leber gefunden hatte, der Krebs also unheilbar sei. Auf ihre Frage, wie lange ihr Mann noch leben werde, ließ sich der Arzt – »in seiner Betroffenheit und Erschütterung« – zu einer Prognose hinreißen: drei Monate. Anschließend versuchte er, dieses Urteil zu revidieren, hoffnungsvoller klingen zu lassen, und setzte dann an:

»Und was wollen wir Wert nun sagen?« fragte mich Jim behutsam. »Die Wahrheit«, erwiderte ich. »Das dürfen wir nicht«, protestierte er. »Man darf einem Menschen nicht die Hoffnung nehmen.« »Gibt es denn eine Hoffnung für ihn?« »Nein«, sagte Jim. [...] »Dann müssen wir uns damit abfinden«, sagte ich fest. Jims gütiges breites Gesicht verzerrte sich, und er tat mir leid. »Hast du schon jemals einen Menschen sterben sehen?« fragte er. »Nein.« [...] »Als Arzt«, sagte Jim, »habe ich schon sehr viele Menschen sterben sehen. Zumal während des Krieges – viele tapfere Männer, die ihren Mut mehr als einmal bewiesen hatten. Lael, ich sage dir, es ist besser, man läßt sie hoffen. Sich der Gefahr auszusetzen, sein Leben einzubüßen, erfordert sicherlich allerhand Mut, aber zu wissen, daß man – so bald schon – sterben muß, ist noch ganz etwas anderes. Du darfst Wert nicht jede Hoffnung rauben.« »Ich kann ihn aber nicht belügen«, entgegnete ich. »Damit würde ich ihm seine Würde nehmen, und er wird lieber seine Würde behalten wollen als einer sinnlosen Hoffnung nachhängen.« »So gut kennt man keinen anderen Menschen«, behauptete Jim. »Diesen Mann kenne ich aber so gut«, gab ich ihm zur Antwort. [...] »Wert kann aber seine Meinung ändern«, sagte Jim. Den Tod vor Augen, hielt er mir vor, änderten sich Menschen. Vielleicht werde Wert von Wahnvorstellungen gepackt oder er versuche, sich umzubringen. Vielleicht werde er sich auch in die Behandlung von Quacksalbern begeben, die ihm einredeten, daß sie ihn kurieren könnten. Die Menschen klammerten sich schließlich an alles, was ihnen Hoffnung verspräche. Es sei auch möglich, daß Wert sich Gott zuwende, daß er religiös werde, sehr fromm [...] Ich hatte schon zu lächeln begonnen, als Jim davon sprach, daß Wert sich einem Quacksalber anvertrauen könne, und nun lächelte ich unverhohlen und machte eine abwehrende Handbewegung. [...] »Werts Überzeugungen sind ausschließlich seine Sache, und sie sitzen so tief, daß ich denke, er wird ihnen bis zum letzten Atemzug treu bleiben. Sollte er zum Sterben noch eines anderen Rückhalts bedürfen, wird er, hoffe ich, noch soviel Zeit haben, zu Gott hinzufinden. Es geht um sein Leben und sein Sterben, nicht um meines oder deines, und du kennst ihn nicht genug, um ihn zu beurteilen.«[206]

In dieser Passage setzt Lael Tucker Wertenbaker zwei Positionen in Kontrast zueinander: einerseits die des Arztes, der seine Berufserfahrung ins Feld führte und daraus allgemeingültige Annahmen über das Erträgliche angesichts einer »hoffnungslosen« Prognose ableitete, andererseits ihre eigene Position, die sich nicht auf professionelle Expertise stützte, sondern auf die intime Kenntnis dieses einen, in ihren Augen einzigartigen und in seiner radikalen Subjektivität nicht zu verallgemeinernden Mannes sowie auf das diesem Mann gegebene Versprechen, ihm die Wahrheit nicht vorzuenthalten. Gegen die vom Arzt gefürchtete Hoffnungslosigkeit setzte sie das Ideal einer Würde, die auf Aufrichtigkeit und dem Bewusstsein beruhte, in jedem Augenblick frei entscheiden zu können und damit die Kontrolle über die Situation, über das eigene Leben zu behalten. Dass sie damit die Machtverhältnisse umkehrte und den Arzt, der sie moralisch unter Druck zu setzen versuchte, ihrerseits in Erklärungsnot brachte, dass sie ihre Gefühle beherrschte und in dieser Hinsicht ihm überlegen war, ließ sie in ihren Bericht einfließen, indem sie die Mimik des Arztes ebenso wie ihre eigene beschrieb.

Dass Lael Tucker Wertenbaker die Kraft zu dieser Haltung aus dem unbedingten Wunsch schöpfte, die Seelengefährtin dieses einzigartigen Mannes zu bleiben und zu helfen, dessen männliche Würde zu schützen, macht sie an späterer Stelle deutlich, als sie die Worte wiedergibt, in die er einige Tage nach der Operation seine Gedanken gefasst hat:

Wenn du an dem Morgen [nach der Operation] unsicher geworden wärest und mich mit einem einzigen Wort oder auch nur durch einen falschen Tonfall belogen hättest, wäre ich jetzt ein jämmerlicher Hysteriker, der allem und jedem mißtraute. […] Die halbe Wahrheit taugt nichts, wie du weißt, und man spürt es gleich, wenn einem jemand die volle Wahrheit vorenthält. Du hast sie mir gesagt, das wußte ich, und deshalb war ich mit einem Mal beruhigt. Wenn du es nicht getan hättest, wäre mir das verdammt schlecht bekommen. Ich bin eben von Natur aus mißtrauisch und fürchte nichts so sehr, als mir selber etwas vorzumachen oder von anderen zum Narren gehalten zu werden.[207]

Diese Haltung stellte die eigene Würde als Mensch und vor allem als Mann über die von den Ärzten als universal und kreatürlich angesehene Furcht vor dem Tod. Genau dies wurde den Wertenbakers in der medialen Diskussion um das Buch als »fast arrogant« vorgeworfen. Diese Haltung in ihren als intim angesehenen Details öffentlich darzustellen, galt manchen sogar als »peinlich«.[208]

Denn in der Öffentlichkeit hatten zuvor andere Darstellungskonventionen gegolten, wie ein Blick auf den zeitgenössischen Film deutlich macht. Ob deutscher Film oder amerikanisches Hollywood: Wenn die Krebskrankheit in den 1940er und 1950er Jahren überhaupt tragendes Element einer Filmhandlung war, dann agierten die Personen in würdevoller Gefasstheit, drückte sich Intimität und Nähe gerade im selbstgewählten Schweigen über die Krankheit und das Sterben aus. Ob die von Bette Davis 1939 verkörperte Arztgattin Judith Traherne, die von Paula Wessely 1944 gespielte Röntgenassistentin Maximiliane Frey oder die von Margaret Sullivan 1950 dargestellte junge Ehefrau Mary Scott – alle diese Filmfiguren litten an einer Krebserkrankung, von der sie meist durch ein Versehen, manchmal auch aus dem Mund ihres Arztes erfahren hatten.[209] Sie alle entschieden sich aus freien Stücken, den ihnen nahestehenden Menschen nichts von ihrer Krankheit zu erzählen. Und obwohl diese Partner und Partnerinnen ihrerseits immer auf irgendeinem Weg erfuhren, dass der von ihnen geliebte Mensch an Krebs sterben würde, sprachen auch sie nicht darüber. So waren die Gefühle zwar nicht Gesprächsthema der Filmfiguren, standen jedoch im Vordergrund der Filmhandlung. Die Protagonistinnen und Protagonisten demonstrierten eine würdevolle Haltung der Selbstkontrolle, die auch einen Unterton des Opfers für die Liebe hörbar werden ließ. Das Glück der letzten Wochen beruhte in all diesen Filmen auf dem stillschweigend respektierten Nicht-Reden über Krebs.

Das hier präsentierte Ideal einer heroisch-einsamen, ebenso selbstbestimmten wie opferwilligen, überwiegend weiblich konnotierten Würde wurde von Wertenbakers Ideal einer selbstbestimmten, sich selbst und seinen Wahrheitsanspruch nach außen kehrenden, heroisch-aufrechten männlichen Würde herausgefordert. Auch wenn die in der Figur von Charles Wertenbaker der Öffentlichkeit präsentierte Virilität eines todkranken Mannes, seine »Anmaßung«, gegenüber den Ärzten Herr über seinen Körper und sein Sterben zu bleiben, vielen gesellschaftlichen Erwartungen widersprach, konnte sie zugleich an zeitgenössische Männlichkeitsbilder anknüpfen, wie sie etwa der mit Wertenbaker persönlich bekannte Ernest Hemingway verkörperte. Insofern erstaunt es weniger, dass es auch im weiteren Verlauf der 1950er und 1960er Jahre überwiegend Männer waren, die in der bundesdeutschen medialen Öffentlichkeit als Beispiele eines offenen und würdevollen Umgangs mit der Krebskrankheit dargestellt wurden. Die Tatsache, dass diese Männer in der Regel entweder Amerikaner oder Briten waren, zeigt allerdings, dass eine solche Form des Umgangs in der Bundesrepublik noch den verfremdenden, distanzierenden Blick ins Ausland brauchte, Tabu und Stigma in der bundesdeutschen Gesellschaft noch zu groß waren.

Dementsprechend lautstark war 1959 in der Bundesrepublik die ärztliche Kritik an der medialen Berichterstattung über die Krebserkrankung und das Sterben des amerikanischen Außenministers John Foster Dulles. Der *Spiegel* etwa berichtete über die Sorge der Ärzte, dass dies der Krebskrankheit »eine beunruhigende Publizität« verschaffe, so dass die »Krebskranken aller Welt in Aufregung versetzt« würden.[210] Dabei hatte Dulles anders als Wertenbaker keine privaten Schilderungen der Öffentlichkeit anvertraut und setzte seinem Leben auch nicht selbst ein Ende. Aber er bestand auf Offenheit und ließ die Welt vom ersten Tag an darüber in Kenntnis setzen, dass er an Krebs litt.[211] So titelte die *New York Times* schon am 5. November 1956, einen Tag nach Dulles' erster Operation, bei der Dickdarmkrebs diagnostiziert worden war: »Dulles' Surgery Removed Cancer«.[212] Als Dulles, der anfangs auf Heilung hoffte, Ende 1958 erneut über Beschwerden klagte, konnten die Ärzte im *Walter Reed Hospital* zunächst nichts finden. Bei einer weiteren Operation im Januar 1959 wurde aber ein Rezidiv entdeckt. Auch dieses Mal wurde die Öffentlichkeit sofort informiert und über die gewählte Therapie aufgeklärt. Am 15. April 1959 nahm Präsident Eisenhower schließlich Dulles' Rücktrittsgesuch entgegen, nachdem in dessen Halswirbelsäule Metastasen gefunden worden waren. Dulles blieb nun im *Walter Reed Hospital*, während Zeitungsreporter von dort täglich über seinen zunehmend schlechteren Gesundheitszustand berichteten. Am 24. Mai 1959 starb John Foster Dulles.

Auch nach seinem Tod erlahmte das Interesse der Medien nicht, im Gegenteil: Die Journalistin und Pulitzer-Preis-Trägerin Marguerite Higgins veröffentlichte in der *New York Herald Tribune* eine Artikelserie, in der sie – gestützt auf Informationen von Dulles' Vertrauten – darüber berichtete, mit wie viel Tapferkeit und Entschlossenheit, männlicher Würde und Gleichmut er sein Leben seit der Krebsdiagnose geführt hatte. Auszüge dieser Artikel veröffentlichte der *Spiegel* unter dem Titel »Der Mann, der nicht aufgeben wollte«.[213] Higgins stellte Dulles als rationalen, seine Gefühle und Schmerzen kontrollierenden Strategen im Kampf gegen seine Krebserkrankung ebenso wie im Ringen darum dar, so lange wie möglich arbeitsfähig und bei klarem Bewusstsein zu bleiben. Die »Wahrheit« zu wissen, war für ihn, ähnlich wie für Wertenbaker, unverzichtbar, um Herr über sein Leben und Sterben zu bleiben und im Blick auf dieses Ziel die richtigen Entscheidungen treffen zu können. Folgt man Higgins' Darstellung, offenbarte er allerdings anders als Wertenbaker niemandem gegenüber seine Gefühle und persönlichen Gedanken, denn er sprach – so Higgins – »mit seinen Familienangehörigen […] nie darüber, daß er sterben müsse«.[214] Das hier gezeichnete Ideal der Selbstbeherrschung entsprach damit in vielem dem Bild, das auch die Filme dieser Zeit von an Krebs erkrankten Menschen entwarfen.[215]

Mit diesem Idealbild begann in den frühen 1960er Jahren eine zunehmend breite Berichterstattung über Krebserkrankungen von Prominenten.[216]

Heinz G. Konsalik, der in den Jahren zuvor mit Unterhaltungsromanen über die Kriegszeit zu einem der populärsten bundesdeutschen Autoren geworden war, widmete nun ebenfalls einen vorab in der Illustrierten *Revue* veröffentlichten Roman dem Schicksal von an Krebs erkrankten Menschen.[217] In seinem 1961 als Buch veröffentlichten Roman »Diagnose Krebs« steht der verzweifelte Kampf des Arztes Dr. Hansen im Mittelpunkt, der voller Mitgefühl und Leidenschaft nach neuen, ganzheitlichen Therapien für seine todgeweihten Patienten sucht. Zugleich beschrieb Konsalik die Hoffnungen und die Verzweiflung der Krebskranken und ihrer Angehörigen. Keinem seiner Patienten verschweigt Konsaliks Dr. Hansen die »Diagnose Krebs«, denn dieses Wissen scheint ihm unabdingbar, um den Überlebenswillen seiner Patienten herauszufordern und ihre Entschlossenheit zu stärken, ihr Leben in puncto Ernährung, Bewegung, Zeitmanagement und innerer Haltung radikal umzustellen.

Diese Überzeugung bekräftigt er in einer der emotionalen Schlüsselszenen des Romans, in der er dem Verlobten seiner hoch geschätzten Assistenzärztin Dr. Marianne Pechl gegenüber rechtfertigt, warum er ihr nicht nur die Diagnose, sondern auch die ausgesprochen düstere Prognose ihrer Krebserkrankung, eines Hirnhaut-Melanoblastoms, mitteilen will. Der Verlobte Dr. Wüllner fragt in dieser Szene verzweifelt: »Kann man denn wirklich nicht mehr operieren?« Darauf antwortet Dr. Hansen mit einer längeren medizinischen Erklärung, die er mit den Worten schließt:

»Eine Operation nützt nichts mehr!« – *»Und … und das wollen Sie Marianne sagen?«* – *»Ja.«* – *»So klar? So grausam?«* – *»Es muß sein, Wüllner.«* – *»Es wird alles nur beschleunigen …«* Hansen schüttelte den Kopf. *»Vielleicht-*

kenne ich Marianne da besser als Sie. Sie wird die Zähne zusammenbeißen und kämpfen« – »Wogegen?« – »Gegen die Hoffnungslosigkeit. Gegen das Grauen.« Leise fügte er hinzu: »Es ist schon viel gewonnen, wenn man gefaßt sterben kann ...«[218]

Damit klang ein Gedanke an, der in der philosophisch-theologischen Diskussion um Hoffnung und Hoffnungslosigkeit bereits zuvor diskutiert worden war: die Mobilisierung des Lebenswillens durch das Wissen um den nahenden Tod, die Genese der Hoffnung aus einer Situation scheinbarer Hoffnungslosigkeit.

Diese Idee bewog schließlich an Krebs erkrankte Menschen, über ihre Erfahrungen öffentlich zu sprechen und sich selbst zum Zeugen für die Macht der Hoffnung zu machen. Diesen frühen Selbsterzählungen gemein war die Überzeugung, dass Hoffnung nicht nur half, mit den Folgen einer Krebserkrankung fertigzuwerden, sondern dass ohne Hoffnung auch der Körper »hoffnungslos« werde, dass also Überleben und Weiterleben elementar davon abhingen, »echte« Hoffnung in sich selbst zu finden. Beide Facetten der Hoffnung, die existentialistisch-theologische ebenso wie die psychosomatische, standen als eine Art Bekenntnis im Zentrum dieser Selbsterzählungen, die die Entscheidung, von sich zu erzählen, als letzten Akt des Kampfes gegen den Krebs verstanden. Auch hier machten Geschichten aus den USA oder Großbritannien, wo psychosomatische Konzepte weitaus früher öffentlich rezipiert wurden, den Anfang.

Die wohl früheste Selbsterzählung dieser Art erschien 1952 in den USA. Geschrieben hatte dieses Buch eine alleinerziehende, noch nicht 40-jährige Mutter von vier Kindern aus Denver/Colorado, deren Name zuvor einer breiteren Öffentlichkeit unbekannt war, die aber das Schreibhandwerk als Lokalreporterin gelernt hatte: Edna Kaehele. Auf gut 100 Seiten erzählte sie, wie sie Anfang Juli 1946 erfuhr, dass sie an einem so weit fortgeschrittenen Gebärmutterhalskrebs litt, dass ihr kaum mehr sechs Monate Lebenszeit bleiben würden – eine Offenheit von Seiten des Arztes, die ihrer Lebenssituation geschuldet war: der Frage, wer sich nach ihrem Tod um ihre vier minderjährigen Kinder kümmern sollte. Der niederschmetternden Diagnose zum Trotz überlebte sie die ihr vom Arzt prognostizierte Lebensspanne um mehr als 22 Jahre.[219]

Mit ihrem sechs Jahre nach der Diagnose veröffentlichten Buch »Living With Cancer« legte sie öffentlich Zeugnis davon ab, dass es möglich war, mit einer unheilbaren Krebserkrankung weiterzuleben. Sie verstand ihr Buch als Manifest dafür, dass Hoffnung und der Sieg über die Angst die entscheidenden Überlebensfaktoren darstellten.[220] In ihrer eigenen Krankengeschichte war sie damit konfrontiert worden, dass alle Menschen in ihrer Umgebung Krebs für hoffnungslos unheilbar hielten – ein Problem, das sich dadurch verschärfte, dass auch ihr Arzt von der Unheilbarkeit ihrer Krebserkrankung überzeugt war. Geradezu lapidar schrieb sie:

> *Der gewissenhafte Arzt untersucht, nimmt eine Biopsie vor und gibt den Fall schon auf, bevor er noch den Mund öffnet, um den auf seinem Untersuchungstisch kauernden Unglücklichen noch mehr einzuschüchtern. »Sechs Monate«, sagt er; und in sechs Monaten – vielleicht etwas früher, vielleicht etwas später – legt sich der gefügige Patient hin und stirbt, ohne erfahren zu haben, daß er auch etwas anderes hätte tun können. Es ist eine moderne Form von Woodoo, und die Medizinmänner tragen keimfreie weiße Mäntel und leiden an einem erschrecklichen Mangel an Phantasie. [...] Niemand schickt dem Opfer des Krebses humorvolle Karten. Wer den Krebs hat, ist bereits tot. Und wer bringt einen Trinkspruch auf die Leiche aus, selbst wenn diese Leiche unglückseligerweise noch immer in einem lebenden Körper wohnt?[221]*

Aufgrund dieser Erfahrung schien es ihr wichtig, die Scheu vor der öffentlichen Preisgabe ihrer Krebsdiagnose zu überwinden, wie sie einleitend in ihrem 1954 in deutscher Übersetzung erschienenen Buch erklärte.[222] Ihr Buch sollte Hoffnungszeichen und Ratgeber zugleich sein. Es sollte an Krebs erkrankten Menschen eine Begleitung bieten, die sich nicht auf das Expertenwissen der Ärzte, sondern auf persönliche Erfahrung stützte.[223] Während dieser Ansatz in den USA ein größeres Echo fand, war die Resonanz in der Bundesrepublik verhalten. In den Publikumsmedien wurde dieses Buch übersehen. Die Zeitschrift des *Agnes-Karll-Verbands*, der sich die Professionalisierung des Schwesternberufs auf die Fahnen geschrieben hatte, empfahl dagegen Kaeheles Buch allen Krankenschwestern, die Krebskranke pflegten, da das von ihr dargestellte »selbstverständliche Vertrauen, welches aus diesem Jasagen zum Schicksal entspringt, [...] jede Frau, die darum ringt, mit sich fertig zu werden, positiv berühren« kann.[224]

Der Anspruch, als »Betroffene« und Krebsüberlebende ein Beispiel der Hoffnung zu geben und andere auf ihrem Weg zur Heilung mit Ratschlägen zu begleiten, stieß also durchaus auf Interesse in der frühen Bundesrepublik. Erklärungsbedürftig ist jedoch, warum bis in die späten 1960er Jahre keine vergleichbaren Bücher aus der Feder von deutschen Krebspatientinnen und -patienten erschienen. Denn in den USA und in Großbritannien blieb Edna Kaehele keineswegs die einzige öffentliche Patientenstimme.[225]

Einige ehemalige amerikanische und britische Krebspatienten gründeten außerdem Gruppen und Vereine, die Krebskranke in Krankenhäusern besuchten, um diese im Blick auf deren bevorstehende Krankenhausentlassung zu beraten und Ängste vor der Rückkehr in das »normale« Leben anzusprechen. Zugleich zeigten manche in regelrechten Kampagnen ihr Gesicht, um zu beglaubigen, dass Ärzte keine Märchen erzählten, wenn sie ihren Patienten Heilung in Aussicht stellten. Vereine wie *Reach to Recovery*, 1952/53 von der Brustkrebspatientin Terese Lasser gegründet, die Darmkrebsselbsthilfeorganisation *Ostomy Association of Boston* (1952) sowie der von Brian Hession, einem an Krebs erkrankten anglikanischen Geistlichen, 1955 gegründete Verein *Cancer Anonymous* traten dafür ein, Krebspatienten über ihre Diagnose aufzuklären, weil diese nur so aktiv an ihrer Gesundung mitwirken und den Weg zurück ins Leben gestalten könnten – und weil die Aktivisten die Chance auf Gesundung als zunehmend realistisch einschätzten.[226]

Diese Organisationen wurden – zum Teil nach anfänglichen Vorbehalten – von Ärzten und vor allem von Krankenschwestern unterstützt. Auch die *American Cancer Society (ACS)* beschäftigte sich nun erstmals in ihren Kampagnen mit den Folgen einer Krebsbehandlung und den Möglichkeiten der Nachsorge. So verwies der 1958 von der *ACS* gedrehte Film *After Mastectomy* auf das Angebot an Brustprothesen, auf empfehlenswerte Körperübungen und vor allem auch auf die Informationsangebote von *Reach to Recovery*.[227]

Auch in der Bundesrepublik tauchte das Thema Rehabilitation im Allgemeinen, Nachsorge für Krebskranke im Besonderen in den 1950er Jahren auf der gesundheitspolitischen Agenda auf. Dieser Aspekt wurde aber weder in den Krebsaufklärungsfilmen noch in Broschüren der *Krebsgesellschaft* oder des *Gesundheitsmuseums Köln* thematisiert, die weiterhin den Eindruck vermittelten, dass jeder an Krebs erkrankte Mensch nach Operation oder Bestrahlung umstandslos in sein altes Leben zurückkehren könne. Damit blieb man dabei, Neben- und Nachwirkungen der Krebstherapien ebenso wie die Möglichkeit der Rezidiv- oder Metastasenbildung weitgehend zu verschweigen. Dahinter stand die Überzeugung, dass solche Informationen eine Krebspsychose in der Bevölkerung verursachen und in der Folge Frühsymptome angstvoll verdrängt und Früherkennungsangebote zu spät wahrgenommen würden. Damit wurde auf Angstkonzepte aus der Weimarer Zeit zurückgegriffen, wie sie in ähnlicher Form – als eine Art »Angst vor der Angst« – auch in anderen gesellschaftlichen Feldern der frühen Bundesrepublik einflussreich waren.[228] Außerdem zeigt sich hier auch, dass psychoanalytische beziehungsweise psychosomatische Konzepte, die das Reden über eigene Ängste als heilsam darstellten, in der Bundesrepublik bei weitem noch nicht so verbreitet waren wie in den USA.[229]

Insofern fehlte geheilten Krebspatienten die Unterstützung durch ein öffentlich agierendes Nachsorgenetzwerk, wie es sich in den USA oder in Großbritannien bereits etabliert hatte. Aber dies allein erklärt nicht, warum ehemalige Patienten in der Bundesrepublik erst vergleichsweise spät öffentlich ihre Stimme erhoben. Denn selbst als Ende der 1960er Jahre endlich die ersten Stimmen in der Bundesrepublik vernehmbar wurden, waren die Vorbehalte, sich öffentlich als ehemalige Krebspatienten zu zeigen, offenbar groß. Oftmals ergriffen nicht die Patienten selbst die Initiative, sondern jüngere Ärzte oder Journalisten, die ausgehend von amerikanischen oder britischen Vorbildern nach Menschen suchten, die über ihre Erfahrungen öffentlich zu sprechen bereit waren und den Früherkennungskampagnen ein hoffnungsvolles Gesicht leihen konnten.[230] Die ersten, die schließlich über ihr Schicksal schrieben oder sprachen, wählten oft ein Pseudonym oder verbargen ihre Gesichter.[231]

Viele hatten Scheu davor, über Persönliches öffentlich zu sprechen. Sie hatten aber auch Angst, dass man sie und ihre Familien meiden könnte, sollte bekannt werden, dass sie an einer Krebserkrankung gelitten hatten. Die Angst, als an Krebs erkrankter Mensch aus der Gesellschaft ausgeschlossen zu werden, war in der Bundesrepublik also offenbar größer als in den USA und Großbritannien. Dieser Unterschied könnte eine Folge des nationalsozialistischen Umgangs mit dieser Krankheit sein, der einerseits Krebs mit antisemitischen Metaphern der »Entartung« belegt, andererseits mit der Euthanasiepolitik Zweifel gesät hatte, ob das Leben von Krebskranken, deren Heilung ungewiss oder aussichtslos schien, »lebenswert« war.

In den DDR-Medien fehlte die Dimension der öffentlichen Selbsterzählung bis weit in die 1970er Jahre. Diese Form der auf das Individuum und seine Erfahrungen gestützten (bildungs-)bürgerlichen Selbstkonstruktion widersprach den in den 1950er und 1960er Jahren propagierten kollektivistischen Idealen der DDR-Regierung. Möglicherweise fürchtete die DDR-Gesundheitspolitik auch das kritische Potential, das in der persönlichen Erzählung über die während einer Krebstherapie gemachten Erfahrungen liegen konnte. Denn Eingaben an das Ministerium für Gesundheitswesen zeigen, dass Patienten beziehungsweise deren Angehörige die unzureichende Ausstattung der Krankenhäuser sowie die Qualität der in den DDR-Kliniken angebotenen Behandlungen scharf kritisierten und aus diesem Grund ihre Therapie außerhalb der DDR durchführen lassen wollten.[232] Auch die an Brustkrebs erkrankte Schriftstellerin Brigitte Reimann notierte im Jahr 1968 in ihren Tagebüchern, die allerdings in dieser Form erst 1998 veröffentlicht wurden: »Übermorgen muß ich ins Krankenhaus [in Hoyerswerda] – in was für eins! Häßlich, schmutzig, verludert. Ich habe geheult, als ich bloß den Gang sah.« In der 1983 publizierten Ausgabe erschien dieser Tagebucheintrag in anderem Wortlaut: »Eigentlich sollte ich morgen in Hoy[erswerda] operiert werden, aber als ich das Krankenhaus sah, bin ich völlig zusammengebrochen. So einen schmutzigen, düsteren, vergammelten Kasten habe ich noch nicht gesehen.«[233]

Dass diese Kritik in einen politischen Angriff auf das real existierende System des Kommunismus umgemünzt werden konnte, zeigte Mitte der 1960er Jahre eindrucksvoll Alexander Solschenizyn. In seinem zweibändigen Roman »Krebsstation« verarbeitete er Erlebnisse aus einer Krebstherapie, der er sich in Taschkent in den 1950er Jahren hatte unterziehen müssen. In seiner literarischen Auseinandersetzung enthüllte er nicht nur die systembedingt unzureichende medizinische Versorgung in einer sowjetischen Krebsklinik, sondern stellte auch das Geflecht aus Lüge, Mitläufertum und Günstlingswesen bloß, das sich im Mikrokosmos der Krebsklinik zeigte, aber aus seiner Sicht für das sowjetische System insgesamt kennzeichnend war. Der Roman durfte weder in der Sowjetunion noch in der DDR erscheinen, zirkulierte aber in Abschriften oder als heimlich aus dem Westen eingeführte Lektüre.[234]

Christa Wolfs Roman »Nachdenken über Christa T.«, dessen Protagonistin an Leukämie leidet, durfte dagegen in der DDR nach einigem Hin und Her veröffentlicht werden.[235] Diesem Roman war die Publikationslizenz erst erteilt worden, nachdem Christa Wolf der Kritik der Zensoren ein Stück weit entgegengekommen war. Es war bemängelt worden, dass der Roman nicht deutlich genug den Individualismus und die Lebensuntüchtigkeit der leukämiekranken Christa T. kritisiere, etwa durch eine »positive« Gegen-figur.[236] Ob dieser Roman eine subtile Kritik am Herrschaftssystem der DDR oder an der ostdeutschen Gesellschaft formuliert – darüber gingen die Meinungen der Rezensenten und Schriftstellerkollegen Christa Wolfs auseinander. Manche erkannten dagegen eine eindeutige Verbindung zwi-schen dem krebskranken Körper der Christa T. und ihrem Leiden an der Gesellschaft. Der bundesdeutsche Literaturkritiker Marcel Reich-Ranicki brachte dies auf den Punkt und schrieb: »Sagen wir klar: Christa T. stirbt an der Leukämie, aber sie leidet an der DDR.«[237] Diese Form der Gesellschafts-kritik war insofern explosiv, als die Krebskrankheit ja nicht aus der DDR weggedacht werden konnte. Solange Menschen auch in der DDR an Krebs erkrankten, musste es aus Sicht der Regierung problematisch bleiben, diese Krankheit literarisch oder in Gestalt von Selbstzeugnissen als körperliche Reaktion auf bedrückende gesellschaftliche Bedingungen darzustellen. Und so verwundert es kaum, dass eine solche Denkfigur in späteren in der DDR publizierten Büchern kaum mehr aufgegriffen wurde – es sei denn, die Krebskrankheit wurde als Spätfolge des Leidens an der faschistischen Gesellschaft dargestellt, so wie es der Zensor auch Christa Wolf im Hinblick auf ihren Roman »Christa T.« nahegelegt hatte.[238]

In staatlich kontrollierter Form lenkte man dagegen in der DDR früh den Blick auf die Ansichten (potentieller) Krebspatienten sowie auf die reale Situation der Arzt-Patienten-Beziehung. So wurden Befragungen durch-geführt und deren Ergebnisse in Auswahl veröffentlicht. Dadurch wurde Nähe zu und Interesse an dem »Mann« und der »Frau« auf der Straße signa-lisiert. 1964 baten Journalisten der auflagenstarken Wochenzeitschrift *Neue Berliner Illustrierte (NBI)* Menschen in der DDR um ihre Meinung zu einer ganzen Reihe von Fragen rund um die Krebskrankheit. Die Ergebnisse lie-ßen sie von zwei Krebsspezialisten, dem Direktor der Geschwulstklinik der Charité Fritz Gietzelt und von Gustav-Paul Wildner (*Robert-Rössle-Klinik*), kommentieren. Offenbar wurden gut 100 Personen gefragt, das heißt, es handelte sich nicht um eine repräsentative, methodisch kontrol-lierte Umfrage. Insofern liegt die Vermutung nahe, dass die Umfrageergeb-nisse eher als »Aufhänger« benötigt wurden, als dass sie Auskunft über die Meinung der Bevölkerung hätten geben sollen.

»Wollen Sie es wissen, wenn Sie Krebs haben?«, lautete eine der Fragen. Das Ergebnis wurde den Leserinnen und Lesern als »überraschend« prä-sentiert: 64 der Befragten wollten es wissen, 4 waren unschlüssig und 34 entschieden sich eindeutig dagegen. Trotz dieses eindeutigen Votums blieb der Experte Professor Gietzelt dabei, dass die Ärzte in der DDR eine Krebsdiagnose »nur bei uneinsichtigen Patienten«, die sich der Therapie verweigerten, offen mitteilen sollten. Für alle anderen galt aus seiner Sicht das, was Medizinethik und Medizinrecht festgeschrieben hatten: »Der Patient muß an seiner Heilung aktiv beteiligt sein. Wie kann er das, wenn sein Optimismus zerstört ist?«[239] Auf die Nachfrage der *NBI*, dass also 20 Prozent der DDR-Bürger über ihren Gesundheitszustand nicht informiert seien, antwortete Gietzelt mit der Beteuerung: »Das Vertrauen zwischen Arzt und Patient muß gesichert, muß klar sein. Es darf nicht zu einem Vertrauensbruch kommen, so daß der Patient mißtrauisch wird.« Im Klartext hieß das, dass die »fromme Lüge«, wie Gietzelt es nannte, in enger Absprache aller Beteiligten zu erfolgen hatte. Diese Einschätzung teilten durchaus auch Angehörige von Krebskranken. Dies zeigen etwa die 1968 verfassten Briefe eines Maschinenbauers aus Gera an das *Ministerium für Gesundheitswesen der DDR* und an den sowjetischen Botschafter Abrassimov, in denen er um die Erlaubnis bat, dass seine Frau zur Behandlung in die Sowjetunion ausreisen dürfe. Obwohl seiner Frau ein Jahr zuvor die rechte Brust amputiert worden war und nun Metastasen aufgetreten waren, bat er am Ende aller seiner Briefe darum, die Antwort an seinen Betrieb zu schicken und verschwieg deshalb seine Privatadresse. Zur Begründung schrieb er: »Meine Frau darf auf keinen Fall erfahren, was sie für eine Krankheit hat.«[240]

Ob dies überhaupt langfristig gelingen konnte, war die Frage, der zwei Hallenser Strahlenmediziner zum gleichen Zeitpunkt mit einer Umfrage unter Ärzten, Studenten und Patienten nachgingen. Ihre Antwort fiel eindeutig aus: Von 628 wegen einer Krebserkrankung im Raum Halle behandelten Menschen wussten zwei Drittel (= 412), dass sie wegen eines malignen Tumors behandelt worden waren. Die wenigsten (135) hatten ihre Diagnose allerdings von ihrem behandelnden Arzt erfahren. Von den 17 wegen einer gutartigen Geschwulst behandelten Patienten nahmen dagegen zwölf an, sie seien wegen einer Krebserkrankung behandelt worden, das heißt, sie schenkten der beruhigenden und in ihrem Fall korrekten Diagnose keinen Glauben.[241] Die Studienautoren Hans-Wolfgang Becker und Hans-Lothar Kölling kritisierten auf dieser Grundlage die Praxis ihrer Kollegen, die im Rahmen der Studie ebenfalls befragt worden waren und zu 85 Prozent erklärt hatten, bei einer ungünstigen Prognose den Patienten gegenüber die Krebserkrankung zu verschweigen.[242] Diese Entscheidung erschien Becker und Kölling als »leichtfertig«, da sie »das Vertrauensverhältnis zwischen Arzt und Patienten belasten oder gar aufheben« könne.[243]

Tatsächlich scheint sich in der DDR auf längere Sicht an der Praxis, die Krebsdiagnose selten und dann nur bei günstiger Prognose mitzuteilen, wenig geändert zu haben. Dies lässt sich etwa an den Tagebüchern der Schriftstellerin Brigitte Reimann ablesen, die Ende der 1960er Jahre an Brustkrebs erkrankte und 1973 starb. Bei einer im Spätsommer 1968 in Hoyerswerda durchgeführten Biopsie war ihre Brustkrebserkrankung entdeckt worden, sie selbst befürchtete Krebs. Der behandelnde Arzt teilte ihr offenbar ohne Umschweife mit, dass sie an Krebs leide und die Brust amputiert werden müsse.[244] Nach der in der Berliner *Robert-Rössle-Klinik* durchgeführten Operation versicherte ihr der Chirurg, dass »alles weggeschnitten«, sie also gesund sei.[245] Im Februar 1970 ließ sich Reimann wegen Schmerzen in Bauch und Rücken erneut untersuchen. Ihr wurde mitgeteilt, dass sie eine Geschwulst im Bauch habe, »vermutlich gutartig«, dass an der Wirbelsäule aber keine Metastasen zu entdecken seien.[246] Die Ärzte in Neubrandenburg erklärten ihr die zunehmenden Rückenbeschwerden mit der Diagnose Bandscheibenvorfall, und auch als sie schließlich erneut zur Bestrahlung in die *Robert-Rössle-Klinik* nach Berlin-Buch überwiesen wurde, blieb man dabei.[247] Sie selbst bekam nun allerdings Zweifel und vertraute ihrem Tagebuch an: »Manchmal denke ich, daß ich in Wirklichkeit Krebs habe oder so eine ähnliche Scheußlichkeit, das läßt sich aus allen möglichen Andeutungen oder den ›ich darf Ihnen nicht sagen‹ und aus der sehr hohen R-Dosis [Strahlendosis] erraten.«[248]

Nicht viel anders erging es der in Österreich geborenen, in der DDR lebenden Schriftstellerin Maxie Wander, als sie im Herbst 1976 die Frauenklinik der Charité aufsuchte, um einen Knoten in der Brust abklären zu lassen. Nach den ersten Untersuchungen erklärte ihr die Stationsärztin, dass ihr Tumor auffällig sei und sie operiert werden müsse, das bedeute allerdings nicht, »daß Sie Krebs haben«.[249] Nach der Operation, bei der ihr eine Brust amputiert wurde, befragte Maxie Wander die Stationsärztin erneut, und diese gab ihr zur Auskunft: »Das war kein Krebs, sondern Unruheherde, die sehr verstreut waren und zur Vermehrung neigen. Bestrahlung muß aus Vorsicht gemacht werden!« Maxie Wander kommentierte diese Auskunft in ihrem Tagebuch mit den Worten: »Natürlich lügt sie.«[250] Dieses Misstrauen bewog sie im Juli 1977, als sie wegen Leberbeschwerden untersucht werden sollte, den verschlossenen ärztlichen Überweisungsbrief zu öffnen. Diesem entnahm sie, dass Verdacht auf Lebermetastasen bestand. Offiziell wurde ihr als Befund mitgeteilt, dass es sich um eine chronische Entzündung handele – »angeblich«, wie sie skeptisch festhielt.[251] Dennoch schrieb sie zwei Monate vor ihrem Tod, als sie nunmehr regelmäßig zur Chemotherapie in die Klinik musste: »Was mich irritiert – auf dem Krankenschein, den ich mitbekomme, steht immer wieder die Diagnose-Nummer für Krebs ...«[252] Von ärztlicher Seite hielt man ihr gegenüber also daran fest, dass ihre Krebskrankheit geheilt sei. Statt eindeutiger Skepsis herrschte bei ihr deshalb kurz vor ihrem Tod offenbar Unsicherheit über die wahre Diagnose.

Zu dieser Zeit setzte sich bereits in einigen Kliniken der DDR ein gewandeltes Verständnis vom Umgang mit der Krebsdiagnose durch. So hatte der Radiologe Roland Jacob ein Jahr vor Maxie Wanders Tod den Chefarztposten der strahlentherapeutischen Klinik in Berlin-Buch übernommen. Jacob entschied, dass die Patienten in einem zu Beginn ihrer Behandlung geführten Gespräch erfahren sollten, dass sie an einer »bösartigen Geschwulst« litten.[253] Das Wort »Krebs« wollte er allerdings vermeiden und darum empfahl er, auf die Patientenfrage nach einer Krebserkrankung mit der Gegenfrage zu antworten, was der Patient unter Krebs verstehe, um so die mit diesem Wort evozierten Patientenängste in Erfahrung zu bringen. Im Anschluss sollte der Arzt das Gespräch auf die therapeutischen Möglichkeiten lenken, um die Hoffnung des Patienten zu stärken.[254]

Zur Begründung für diese Neuorientierung verwies Jacob sowohl auf die Hallenser Studie von Becker und Kölling als auch auf Walter Brednow. Daneben bezog er sich auf den Heidelberger Psychosomatiker Richard Siebeck und auf die amerikanischen Veröffentlichungen von Feifel und Kübler-Ross.[255] Dementsprechend argumentierte er, dass das frühzeitige offene Miteinander-Reden es einem an Krebs erkrankten Menschen erleichtere, über seine Sorgen, seine Depression und Angst zu sprechen anstatt Zuversicht zu heucheln. Nur so konnten die Ärzte nach den Erfahrungen Jacobs den Sterbenden wirklich helfen, für die die Gesprächsbereitschaft der Ärzte eine wesentliche Form der Unterstützung und Begleitung darstelle.[256] Nachdem in den Jahrzehnten zuvor die Frage der Diagnosemitteilung in der DDR immer im Blick auf Gesundheit und Heilung und den auf diesem Weg notwendigen Optimismus diskutiert, die Bedürfnisse von Sterbenden dagegen nur selten thematisiert worden waren, wandte sich Jacob ausdrücklich den Sterbenden zu. Er gehörte damit zu einer ersten Generation von Ärzten und Medizinethikern in der DDR, die sich konkret mit der Situation

Sterbender in der DDR auseinandersetzte und danach fragte, wie deren Betreuung humaner gestaltet werden konnte.[257]

In der Bundesrepublik setzte ebenfalls gegen Ende der 1970er Jahre eine intensive Auseinandersetzung mit dem Thema Sterben und Tod ein, die auf die gleichen amerikanischen Studien zurückgriff, die auch Jacob zitierte. Allerdings wurde dieses Thema in der Bundesrepublik stärker als Kritik an den mechanisierten, auf Effizienz und Ökonomie zielenden Abläufen des modernen Krankenhausbetriebes diskutiert. Gleichzeitig wurde die Auseinandersetzung mit dem Sterben zu einer umfassenden Gesellschaftskritik ausgeweitet.

»Die Einsamkeit der Sterbenden in unseren Tagen« erschien, wie es der Soziologe Norbert Elias 1982 formulierte, eben nicht nur als Folge der »institutionalisierten Routinen der Krankenhäuser«, sondern auch als Konsequenz eines »überhöhten Zivilisationstabus gegen den Ausdruck starker, spontaner Empfindungen«.[258] Damit knüpfte Elias an Argumente an, die im Rahmen der Neuen Sozialen Bewegungen der 1970er Jahre formuliert worden waren. Dort war die Forderung nach gesellschaftlicher Teilhabe und emotionaler »Wärme« sowie nach einer Fokussierung auf Lebensqualität anstelle von Lebensstandard erhoben und mit einer Infragestellung patriarchaler Lebensverhältnisse verbunden worden. Im Blick auf das Gesundheitssystem ging dies mit dem Verlangen nach Patientenautonomie und scharfer Kritik an einer paternalistisch geprägten, die Therapiemaschine über das subjektive Empfinden der Patienten setzenden Medizin einher. Dass das Krankenhaus zum Ziel gesellschaftlicher Kritik wurde, hatte auch damit zu tun, dass das Gesundheitssystem als überlastet und reformbedürftig galt.

In diesem Kontext wurden die Selbsterfahrungsberichte krebskranker Menschen politischer. Die ersten um 1970 veröffentlichten Erzählungen hatten noch ganz im Zeichen der Hoffnungsdiskussion gestanden. Es ging darum zu zeigen, dass und wie eine Krebserkrankung überlebt werden konnte. »Ich habe den Krebs überwunden« betitelte denn auch die österreichische Journalistin Elisabeth Keller ihr »Tagebuch einer Mutter«, das mit einem Vorwort von Käte Strobel, der Bundesministerin für Gesundheitswesen, 1969 herausgegeben wurde.[259] Auch eine im April 1970 unter dem Titel »Ich hatte Krebs« ausgestrahlte Dokumentation, die zur besten Sendezeit als Beitrag des populären »Gesundheitsmagazins Praxis« gezeigt wurde, diente letztlich der gesundheitspolitisch propagierten Früherkennung. So erklärte eine Stimme aus dem Off am Ende des Beitrags:

Menschen unter uns. Sie haben den Krebs überwunden und sie sprachen fast
selbstverständlich darüber, um uns anderen die Angst zu nehmen: Früh-
erkennung als einzige aussichtsreiche Möglichkeit: für die Hoffnung, nach
Jahren der Ungewissheit sagen zu können: Ich hatte Krebs.[260]

Tabubruch und die zweite Chance

Mit einer ganz anderen Stimme sprach dagegen fünf Jahre später die Schau-
spielerin Hildegard Knef, die die Geschichte ihrer Brustkrebstherapie 1975
in einem Buch veröffentlichte, das sie in Anspielung auf die Art, wie die
Ärzte ihr die Diagnose mitgeteilt und sie behandelt hatten, mit dem Titel
»Das Urteil« versah.[261] Während sich die Medien bereits vor Erscheinen des
Buches in der Erwartung intimer Details förmlich überschlugen, erklärte
Hildegard Knef in einem Exklusivinterview den *Stern*-Lesern, warum sie
dieses Buch geschrieben habe:

Ich wollte ein paar heilige Kühe schlachten. Da ist einmal diese heilige Kuh,
das Krankenhaus. Ich fand, es mußte einmal gesagt werden, welche Hölle
sich hinter den geputzten Mauern abspielt. Warum wird ein Kranker schon
an der Pforte entmündigt, behandelt wie ein Idiot? [...] Wie es dem Pa-
tienten geht, ist egal. [Stern-Frage: Welche heilige Kuh meinten Sie noch?]
Die Diktatur der Ärzte. [...] Ich finde, Ärzte sollten sich hin und wieder prü-
fen, inwieweit sie dem Größenwahn der Stehenden verfallen. Dieses ewige
Niedergucken auf Liegende tut denen nicht gut. [...] Sie [die Medien] wer-
den mir alles unterstellen – daß ich eine Exhibitionistin bin, eine Masochis-
tin, warum? Weil ich ein Tabu angreife. [Stern-Frage: Welches Tabu?] Die
Mystifikation der Krankheit Krebs. Wo zu Großmutters Zeiten Sex tabu
war, sind heute Sterben, Tod und Krebs tabu, das ist unsere moderne Porno-
graphie.[262]

Bei diesem Generalangriff gegen die moderne Medizin ging es nicht mehr
darum, ein Zeichen der Hoffnung zu setzen, sondern um Selbstbehauptung
gegenüber den Zumutungen des »modernen« Krankenhausbetriebs. Dass
Knef dabei Krebs zum Tabu der Moderne erklärte, zeigt eine aufschlussreiche Verschiebung des Tabubegriffs: Denn ihr war das »Urteil«, die Krebsdiagnose, gerade nicht von den Ärzten verschwiegen worden. Ungeschickt,

zögernd und medizinisch verklausuliert hatte ihr einer der Ärzte ihrem eigenen Bericht zufolge mitgeteilt: »Es ist ein Carcinom, kirschgroß.«[263] Das von Knef identifizierte Tabu bezog sich dagegen auf den krebskranken Menschen, der als Negation von Erfolg und Machbarkeitsphantasien gerne übersehen würde, denn: »Wen es dann trifft, der ist ein aus der Leistungsgesellschaft ausgestoßenes Wesen, ein störendes Objekt, das man wie alte Leute bitte doch lieber wegräumt.«[264]

Auch der Züricher Fabrikantensohn und Lehrer Fritz Zorn, der – wie bereits an anderer Stelle erwähnt – seine Krebserkrankung 1977 in einem nach dem Kriegsgott »Mars« benannten, postum publizierten Buch öffentlich thematisiert, interpretiert seine Krankheitserfahrung politisch.[265] Allerdings richtet sich seine Kritik gegen die »bürgerliche« Gesellschaft, die ihn gelehrt habe, sich seinem wahren Ich, seinen »wirklichen« Gefühlen zu entfremden, sie vor anderen und vor sich selbst hinter einer wohl geordneten Fassade zu verstecken. Diese Degeneration des authentischen Selbst, wie es zeitgenössisch hieß, habe den Boden für seine Krebserkrankung bereitet. »Mars« avancierte zum Kultbuch des alternativen Milieus der 1980er Jahre und verschob abermals den Fokus des Tabus: Denn hier erschien das »authentische« Gefühl als Tabu einer um Schein und Wohlanständigkeit bemühten Gesellschaft.

Obwohl es bei dieser neuartigen Thematisierung von Krebs also nicht mehr darum ging, das Tabu in der konkreten Arzt-Patienten-Beziehung einzureißen, trug die Politisierung dazu bei, die Diskussion um das Verschweigen der Krebsdiagnose zum öffentlichen Thema zu machen. Der ärztliche Umgang mit der Krebsdiagnose wurde nun als ein Indikator dafür verstanden, wie ehrlich und »authentisch« die Mediziner den Patienten als Menschen begegneten. Die Aporien des Verschweigens wurden in dieser Diskussion immer stärker zugespitzt, wie etwa eine Geschichte zeigt, mit der Fritz Meerwein, einer der Wegbereiter der deutschsprachigen Psychoonkologie, seine »Bemerkungen zur Arzt-Patientenbeziehung bei Krebskranken« 1976 einleitete:

Ein 35jähriger Mann, Vater von fünf Kindern, suchte 31jährig erstmals seinen Hausarzt wegen Oberbauchbeschwerden auf. Eine Laparotomie ergab Verdacht auf Pancreas-Carcinom. Der Tumor wurde reseziert, die Histologie ergab damals jedoch keine Malignität. [...] Vier Jahre später und nach der Geburt seines fünften Kindes hat der Mann erneut Beschwerden. Eine

Laparotomie ergibt ein weit metastasierendes, inoperables Pancreas-Carcinom.

Zu Beginn der klinischen Vorstellung, noch in Abwesenheit des Patienten, fordert der Dozent das Auditorium auf, mit dem nun vorzustellenden Patienten Mitleid zu empfinden und während der Vorstellung nicht zu reden. Daraufhin wird der Patient in den Hörsaal gefahren, wo er eine kurze Darstellung seiner Anamnese abliefert. Der Dozent versichert daraufhin dem Mann, daß nun bald alles wieder gut werde und daß er ihm gute Besserung wünsche. Nachdem der Patient wieder aus dem Hörsaal gefahren worden ist und der Dozent sich vergewissert hat, daß die Tür geschlossen wurde, erklärt er den Studenten, daß die Lebenserwartung des Kranken noch höchstens sechs Monate betrage.

Hierauf will ein Student wissen, wer die Verantwortung dafür trage, daß der Patient über seine Diagnose und seine Lebenserwartung richtig informiert werde. In seiner Antwort betont der Dozent die Notwendigkeit, den Patienten in eine optimistische Stimmung zu versetzen. Er schlägt jedoch vor, die Ehegattin des Mannes kommen zu lassen, um sie aufzuklären. Es handle sich um ein intrafamiliäres Problem. [...]

Ein anderer Student weiß aus eigener, familiärer Erfahrung, daß es etwas Entsetzliches für einen Sterbenden sei, zu erkennen, daß er während langer Zeit von seinen Ärzten belogen worden ist und bringt dies dem Auditorium zur Kenntnis. Er wird von Buh-Rufen der Mitstudenten unterbrochen, die die Auffassung vertreten, es stelle keine Lüge dar, einem Menschen die Wahrheit vorzuenthalten. Hier müsse differenziert werden. In seinem Schlußwort unterstreicht der Dozent die Notwendigkeit, im Umgang mit den Kranken Menschlichkeit walten zu lassen.[266]

Ob sich diese Szene tatsächlich so zugetragen hat oder von Fritz Meerwein als prägnantes Beispiel für den ärztlichen Umgang mit an Krebs erkrankten Patienten konstruiert wurde, geht aus dem Kontext des Aufsatzes nicht zweifelsfrei hervor. Es fällt jedoch auf, dass die Täuschung hier in vielerlei Hinsicht auf die Spitze getrieben wurde: Nicht nur wussten Arzt, Krankenschwestern und nächste Angehörige Bescheid, sondern sämtliche im Hörsaal versammelte Studenten. Sie blickten aus den Stuhlreihen auf den ahnungslosen Patienten herab, dessen Täuschung wie ein Theaterstück vor ihren wissenden Augen dargeboten und dessen »Todesurteil« nach seinem »Abgang« von der Bühne des Auditoriums verkündet wurde. Dieser theatrale Charakter der Szenerie bekam schließlich noch einen Zug ins Schauprozesshafte, als der bedenkentragende Student von seinen Kommilitonen ausgebuht wurde.

Ob wahr oder konstruiert: Meerwein und seine Co-Autoren werden diese Szene mit Bedacht ausgewählt haben, gerade weil das Herablassende, den Patienten zum Objekt Degradierende so offensichtlich zutage trat und in der Struktur des Raumes und der Situation einen greifbaren Ausdruck fand. Dass der Einwand des einzigen Studenten, der aus persönlicher leidvoller Erfahrung sprechen konnte, nicht nur überhört, sondern aggressiv niedergebuht wurde, verschärft diesen Eindruck, deutet aber – wie Meerwein im Verlauf des Aufsatzes ausführte – an, dass hinter der Herablassung mehr steckte: Hinter der souveränen Fassade lauerte die angstvolle Abwehr des Todes. Diese Situation war für Meerwein eine Urszene der Spaltung zwischen Denken und Fühlen, wie sie nicht nur für die Arzt-Patienten-Beziehung kennzeichnend war – eine Spaltung, die dazu führte, dass der Arzt, der Mensch, in seiner inneren Haltung und seinem Handeln nicht »echt« war.[267] Die großen Dichotomien – Innen und Außen, Fühlen und Denken – wurden hier aufgehoben, Echtheit als vollständige Übereinstimmung mit sich selbst definiert.

Meerwein griff damit die Idee des authentischen Selbst als neues Ideal einer alternativen Gesellschaft auf. So formulierten es zeitgleich auch andere Psychotherapeuten und Psychologen ebenso wie Gruppen aus dem alternativen Milieu als Anspruch und konkrete Utopie, die durch kontinuierliche Arbeit am eigenen Selbst verwirklicht werden sollte.[268] Die moderne Spaltung des Individuums war in dieser Sicht nicht spezifisch für Ärzte oder Patienten, sondern gleichbedeutend mit der Krankheit des Individuums in der Gesellschaft schlechthin, wie es der Psychoanalytiker Horst-Eberhard Richter, Inhaber des ersten Lehrstuhls für Psychotherapie und psychosomatische Medizin in der Bundesrepublik, ausdrückte.[269] Krank waren also alle. Aber die ernsthaft körperlich Kranken wurden aus ihrem Alltag und ihren Routinen herausgerissen, waren existentiell bedroht – das erschien auf den ersten Blick als Bürde, konnte sich aber auch als Chance erweisen. Denn die sichtbare Krankheit war in dieser Lesart manifester Ausdruck der allgemeinen Pathologie und bot damit einen greifbaren Anlass, »Fragen nach einem neuen Sinn des Lebens zu stellen« oder die »Wiedergeburt« eines verlorengegangenen »echten« Lebens einzuleiten.[270]

Voraussetzung dafür war die »Wahrhaftigkeit« des Arztes. Erst sie gab den

Weg frei, um an einem »Neubeginn« zu arbeiten. Im Unterschied zu den theologisch-philosophischen Diskussionen der 1950er und frühen 1960er Jahre ging es hier nicht mehr um die (Neu-)Belebung der Hoffnung aus einer Situation der Hoffnungslosigkeit heraus, die psychosomatisch gewendet zu Heilung und Weiterleben beitragen konnte. Vielmehr stand das Ziel im Vordergrund, die Spaltung in innere und äußere Person, in fühlendes und denkendes Subjekt zu überwinden. Auf diesem Weg musste über die verleugneten oder verdrängten Gefühle, vor allem über die Angst gesprochen werden, um in dieser Auseinandersetzung Kräfte der Heilung und Gesundung im eigenen Selbst zu entdecken.

Diese Konzepte wurden in der Bundesrepublik anfänglich vor allem von der Gesprächspsychotherapie vertreten.[271] Wie eine solche Gesprächstherapie aussehen konnte, führte das Psychologenehepaar Reinhard und Anne-Marie Tausch ab 1978 viermal im Jahr im »Psychotreff« vor, der im SWR ausgestrahlt, aber auch von anderen Fernsehsendern übernommen wurde. Ein absolutes Novum bot sich hier den Zuschauern: Sie verfolgten live am Bildschirm eine Gruppenpsychotherapie und erlebten, wie die Gruppenteilnehmer Gefühle und psychische Leiden thematisierten, um durch das Sprechen über diese Gefühle Zugang zu ihrem »echten« und gesunden Selbst zu bekommen.[272]

Ging es hier zunächst um psychisch leidende Menschen, wandte sich Anne-Marie Tausch wenig später auch an Krebs erkrankten Menschen zu. Bei dieser Arbeit agierte sie sowohl als Psychologin als auch als Patientin, da bei ihr kurz nach Beginn dieser Arbeit Krebs diagnostiziert wurde. Ihre Erfahrungen publizierte sie 1981 unter dem Titel »Gespräche gegen die Angst«.[273] Krebskranken die Wahrheit über ihre Krankheit zu sagen, stellte Tausch hier in Anlehnung an Kübler-Ross als Zustimmung zu einer »Philosophie des Lebens« dar, bei der es zwar auch um das Weiterleben ging, mehr noch aber darum, überhaupt erst leben zu lernen, »intensiv«, »echt« und »selbstbestimmt«, warum sie ihrem Buch auch den Untertitel »Krankheit als ein Weg zum Leben« gab.[274] Sie konnte dabei auf eine Reihe von amerikanischen Psychologen verweisen, die die Diagnose Krebs ebenfalls als »Wendepunkt und Neubeginn« verstanden wissen und Anleitung zu einem ganzheitlichen »Wieder gesund werden« geben wollten, indem sie Krebspatienten ermutigten, ihre Gefühle und ihren Körper wahrzunehmen und zu erforschen.[275]

Wie dieser Weg aussehen sollte, welche Therapien und Körpertechniken dabei genutzt werden mussten – darüber gingen die Meinungen auseinander. Gemeinsam war allen die Konzentration auf Ganzheitlichkeit, die alle modernen Zergliederungen zusammenführen sollte – Körper und Psyche, Denken und Fühlen, Ich und Gesellschaft, aufgehoben in einer Form des Allumfassenden, die Gott, das Göttliche oder das Universum heißen konnte. Aus dieser niemals abschließbaren Verbindungsanstrengung, bei der die Wahrnehmung der eigenen Gefühle, insbesondere die Akzeptanz der Angst, eine wesentliche Rolle spielte, sollte sich die Identität mit dem eigenen, authentischen und heilen Selbst ergeben. Die eigenen Kräfte zu mobilisieren, positive Gefühle durch Visualisierung, durch eine bewusste »Arbeit« am Gefühl zu modellieren, gehörte zum Common Sense der unterschiedlichen Konzepte, die sich in die immer populärere *New-Age*-Bewegung einfügten.[276]

Auch wenn sich keineswegs alle und nicht einmal die Mehrheit der an Krebs erkrankten Menschen den Praktiken des *New Age* zuwandten: Die Idee, dass die Krebsdiagnose zu einer intensiven Auseinandersetzung mit dem bisherigen Leben, mit den eigenen Gefühlen und der Art und Weise, diese wahrzunehmen, führen konnte, der Gedanke, dass sich auf diese Weise die Chance auf ein neues, »echteres« Leben ergab, fand enormen Widerhall. Ob dieser Wendepunkt des Lebens in jedem Fall zur körperlichen Heilung führen würde, blieb unsicher. Aber möglicherweise war das auch nicht der alles entscheidende Punkt, selbst wenn das Überleben unendlich kostbar schien: Zu dieser Schlussfolgerung gelangte die an Brustkrebs erkrankte Amerikanerin Treya Wilber in einem Gespräch mit ihrem Mann Ken, das dieser postum veröffentlichte und das bald auch ins Deutsche übersetzt wurde. Nachdem Treya Wilber eine Liste aller Faktoren erstellt hatte, die die Krebsentstehung gefördert haben mochten und die sie deshalb in ihrem Leben verändern wollte, kamen beide zu der Überzeugung, dass es letztlich nur wenig Beweise dafür gebe, ob etwa das Zulassen ihrer zuvor unterdrückten Wut und Traurigkeit ihre Heilung fördern würde. Und genau diese Erkenntnis empfand Treya Wilber als Befreiung zu einem selbstbestimmten Handeln an sich selbst, so wie ihr Mann es in die Worte fasste:

> »Du mußt nicht vom Krebs gesagt bekommen, was du zu tun hast, du weißt es schon. Also los. Machen wir einen neuen Anfang. Ich helfe mit. Wird ein Heidenspaß. Ehrlich. Rede ich Blödsinn? Wir nennen es ›Spaß mit dem Krebs‹«. Wir mußten beide laut lachen. Aber die Sache leuchtete mir völlig ein [...]. Ich wollte – und brauchte – einen Sinn und Zweck dieser Erfahrung.

Und das konnte für mich nur dadurch geschehen, daß ich so tat, als hätte sie diesen Sinn, indem ich sie durch mein Denken und Handeln mit diesem Sinn erfüllte.[277]

Das Verschweigen der Krebsdiagnose erschien dadurch in einem neuen Licht: Es verwehrte den an Krebs erkrankten Menschen die Chance, das ihnen verbleibende Leben neu zu gestalten, in der ihnen verbleibenden Zeit zu ihrem »echten« Selbst zu finden, dieses Leben intensiv und sinnvoll zu leben. Und es hinderte sie daran, eigene Entscheidungen darüber zu treffen, welchen Weg der Heilung sie beschreiten wollten in einer Zeit, in der die Skepsis gegenüber der Schulmedizin wuchs und viele jahrelang gültige Dogmen innerhalb der Schulmedizin in Frage gestellt wurden. Die Vermeidung von Verzweiflung, Hoffnungslosigkeit und Angst als Reaktion auf die Diagnosemitteilung verlor ihre positive Bedeutung: Denn diese Gefühle waren notwendig und angemessen und zugleich überwindbar oder zumindest ertragbar durch »Arbeit« am Selbst, die zu einem inneren Neubeginn führen konnte.

GESPRÄCHSSTRATEGIEN IM ZEITALTER DER EMPATHIE

Damit änderte sich die öffentliche Wahrnehmung des Problems ebenso wie die medizinische Praxis. Wie eine Emnid-Umfrage 1980 zeigte, erfuhren in den bundesdeutschen Kliniken zwei von drei Patienten ohne ausdrückliche Nachfrage, dass sie an Krebs erkrankt waren. Praktische Ärzte taten sich da schwerer: Sie gaben oft nur dann Auskunft, wenn sie direkt gefragt wurden.[278] Der Trend war jedoch eindeutig: Die Zahl der Ärzte, die die Diagnose von sich aus mitteilten, nahm stetig zu.[279] Für die DDR liegen keine vergleichbaren Umfrageergebnisse vor. Die historische Forschung ist sich hier uneins. Für eine vorsichtige Trendwende in der DDR spricht allerdings, dass seit den späten 1970er Jahren einige namhafte Ärzte öffentlich für die Diagnosemitteilung eintraten und einen entsprechenden Umgang an den von ihnen geleiteten Kliniken durchsetzten.[280] In der Bundesrepublik spielten bei dieser Entwicklung jene Organisationen eine große Rolle, die die Interessen der an Krebs erkrankten Menschen in den Mittelpunkt rückten: Dazu zählte die 1974 von Mildred Scheel, Ehefrau des damaligen Bundespräsidenten Walter Scheel, gegründete *Deutsche Krebshilfe*. Dazu gehörten aber auch und vor allem die immer zahlreicheren Selbsthilfegruppen, deren Anliegen es war, »Krebs aus der Tabuzone« zu holen, und die bei diesem Unterfangen oft von Ärzten unterstützt wurden.[281]

Gleichzeitig begann sich die Psychoonkologie als eigenständiges Fachgebiet innerhalb der Medizin zu etablieren: Erste Forschungsprojekte zur psychosozialen Betreuung Krebskranker wurden an ausgewählten Kliniken seit 1978 durchgeführt und von der *Deutschen Krebshilfe* gefördert. 1983 wurde die *Deutsche Arbeitsgemeinschaft für Psychoonkologie e.V.* (*dapo*) gegründet, 1988 die *Arbeitsgemeinschaft Psychoonkologie* (*PSO*) *in der Deutschen Krebsgesellschaft*. Dass dementsprechende Gedanken auch von engagierten Bürgerinnen und Bürgern ebenso wie von Medizinern innerhalb der DDR registriert wurden, machte nicht zuletzt Christa Wolf mit einem Vortrag deutlich, den sie 1991 auf der Jahrestagung der *Deutschen Krebsgesellschaft* hielt. Gegen Ende ihrer Rede über »Krebs und Gesellschaft« verwies sie auf die Erfahrung einer an Brustkrebs erkrankten Bekannten und gab deren Deutung ihrer Erkrankung wieder:

Ich »brauchte« die Bedrohung des Todes, um Kontakte zu wagen, in denen ich fragil, verletzt, ausgeliefert war, was ich sonst nicht zugelassen hätte, und ich war gezwungen, die totale Verantwortung für meinen Weg selbst zu übernehmen. Ich entdeckte in mir die Überzeugung, daß erst angesichts des Todes eine tiefe Nähe zu anderen möglich wird.[282]

Nach 1990 herrschte damit weitgehend Konsens in Deutschland, dass an Krebs erkrankten Menschen ihre Diagnose mitgeteilt werden sollte. Dieser Konsens wurde in verschiedenen Verlautbarungen als schützenswertes Recht bestätigt.[283] Die Diskussion konzentrierte sich seitdem vor allem auf die Frage des Wie. Einerseits spielten dabei die rechtlichen Rahmenbedingungen eine große Rolle, die eine weitgehende Risikoaufklärung verlangten. Die Betonung des (haftungs-)rechtlichen Aspekts, dem durch umfangreiche und dokumentierte Aufklärung Genüge getan werden muss, steht in der klinischen Praxis seitdem oft im Vordergrund – unter der nun gültigen Prämisse, dass ein ethischer Zweifel am Ob der Diagnosemitteilung kaum zulässig ist.[284]

Seit einigen Jahren gibt es außerdem Bestrebungen, Techniken der Diagnosemitteilung in der medizinischen Aus- und Fortbildung an (angehende)

Ärzte zu vermitteln. Diese orientieren sich an Kommunikationsmodellen, die das Gespräch als eine formalisierte Technik der Gesprächsführung in einzelne Schritte zerlegen. Ob SPIKES oder NURSE – wie zwei einflussreiche Modelle als Akronyme gefasst werden:[285] Die Techniken versprechen, dass die Gefühle der Patienten mithilfe erlernter Strategien von Seiten des Arztes gesteuert werden können. Sie werden Medizinstudenten und Ärzten in Leitfäden und Seminarskripts vermittelt, die zusätzlich Hinweise geben, wie viel Zeit für ein solches Gespräch eingeplant, welcher Raum gewählt werden müsse, welche Tageszeit günstig sei und welche Körperposition der Arzt einnehmen sollte.[286] Einige Universitätskliniken setzen mittlerweile professionelle oder Laienschauspieler ein, um die Kommunikationsstrategien in einer Simulationssituation zu erproben und den Studierenden die Möglichkeit zu geben, von ihren Kommilitonen ebenso wie von den Schauspielpatienten ein Feedback darüber zu bekommen, wie sie die Gefühle ihres Gegenübers entsprechend der zuvor gelernten Strategie wahrgenommen, gespiegelt und gelenkt hätten.[287]

Die Empathie fungiert hier oft als das zentrale Gefühl. Eine Haltung der Empathie soll den Arzt dazu bringen, Gefühle, Gedanken und den inneren Zustand des Patienten zu erkennen, Verständnis zu signalisieren, eine Verbindung herzustellen. Hoffnung wird dagegen ambivalent beurteilt, denn als eine der wesentlichen Gefahren des *Breaking Bad News* gilt, dass der Arzt um seiner eigenen Stressreduktion willen »vorschnell Trost« spendet oder die Prognose hoffnungsvoller klingen lässt als der Diagnose angemessen.[288] Im Unterschied zur Hoffnung wird Empathie als Emotion der Gegenwart und Präsenz verstanden, die an die Stelle eines Zukunftsszenarios das momentane Befinden des Patienten in den Mittelpunkt rückt. In ihrer heute populären Fassung, in der sie auch in Management- und Erziehungsratgebern auftaucht, gilt Empathie als wesentliches Instrument einer erfolgversprechenden, »emotional intelligenten« Kommunikation.[289] Doch kann sie mit einer Vielzahl unterschiedlicher Gefühle und Interessen einhergehen, die durch die eingeübte empathische Haltung der gesprächsführenden Person überdeckt werden können.[290] In diesem Fall wird die empathiebasierte Gesprächsstrategie leicht zur bloßen Emotions*technik*. Dies wird in einigen Schriften zur ärztlichen Kommunikation durchaus als Gefahr benannt:

Techniken alleine machen also die Qualität eines Gesprächs nicht aus; entscheidend ist auch, ob die Ärztin von der Patientin als authentisch erlebt

wird. Authentizität im Sinne von »Stimmigkeit« und Bewahren von Indivi-
dualität – auch als Fachperson – resultiert wesentlich aus der Übereinstim-
mung von Inhalt und Kommunikation.[291]

Inwiefern das Bemühen um Authentizität hier tatsächlich einen Ausweg
bieten kann, bleibt fraglich, denn: Kann eine Person nicht auch »authentisch« emotionslos gegenüber einer Patientin sein? Müsste es nicht vielmehr darum gehen, wie eine emotionale Haltung herzustellen ist, auf der
Empathie ruht? Ein ganz anderes Problem ist, wie zu gewährleisten ist, dass
unter dem ökonomischen Druck des klinischen Alltags von der empathi-
schen Gesprächstechnik mehr als die Technik übrig bleibt. Die eingangs
berichtete, von der Schwester Charlotte Links durchlittene Situation ist,
das wird hier deutlich, nicht das Ende der langen und windungsreichen Geschichte über das Sprechen und Verschweigen, über die Angst und die Verzweiflung, über das Hoffen und über das Einfühlen.

KAPITEL 5
KREBS ERFAHREN

Bedenkt man, wie allgemein Krankheit ist,
wie gewaltig die geistige Veränderung, die sie bringt,
wie erstaunlich, wenn das Licht der Gesundheit schwindet,
die unentdeckten Länder sind, die sich dann erschließen,
[…] wenn wir das alles bedenken, und wir sind
so häufig dazu gezwungen,
dann erscheint es wahrlich seltsam,
dass nicht die Krankheit mit der Liebe und dem Kampf
und der Eifersucht zusammen
ihren Platz eingenommen hat unter den Hauptthemen der Literatur.
Virginia Woolf, Über das Kranksein, 1926

Begreifen sie denn nicht, dass ich alles kaputtrede,
wenn ich darüber erzählen muss.
Dann ist es verschwunden,
und wenn ich daran zurückdenke,
erinnere ich mich nur noch an meine eigene Erzählung.
Tove Jansson, Gedanken des Schnupferich, 1963

An Krebs erkranken. Krebs bekommen. An Krebs leiden. Mit Krebs leben. Sterben an Krebs. Wie soll dieses Kapitel heißen? Jeder Ausdruck transportiert je eigene Bedeutungen, evoziert Bilder, weckt Assoziationen und gibt dem Kapitel eine andere Färbung. Steht das Leiden im Vordergrund oder der distanzierende Blick auf die Erkrankung? Lässt sich mit Krebs leben, gut leben sogar? Ist es tatsächlich immer die Entscheidung zwischen Überleben und Sterben, die vom Moment der Diagnose an die Existenz bestimmt? Und wenn: Steht das Überleben an erster Stelle und das Sterben am Schluss – ist das unangebrachter Pessimismus oder einfach Realismus? Könnte man das nicht auch umdrehen – so dass das Überleben am Ende dieser Geschichte steht, als hoffnungsvolles Zeichen? Aber erscheint dann das Sterben als Niederlage?

Auf diese Fragen gibt es keine zufriedenstellende Antwort, keine Antwort, die nicht wertet und damit auch entwertet, die einen Weg vorgibt, obwohl in diesem Moment seiner Geschichte jeder Mensch jeden Moment frei sein sollte zu entscheiden, was für sie oder ihn im Vordergrund steht. Darum also: Krebs erfahren? Klingt das nicht zu harmlos? In unserem Leben reiht sich Erfahrung an Erfahrung, viele sind banal, manche tiefgreifend, schwierig, solche, die Spuren hinterlassen, die uns verändern. Für viele schwingt im Begriff der Erfahrung mit, dass diese selbstgewählt ist, ein Erlebnis oder eine Herausforderung, in jedem Fall eine Episode mit einem klar definierten Ende, das es uns erlaubt, Bilanz zu ziehen, daraus zu lernen und mit der Erfahrung abzuschließen. All dies trifft auf die Erfahrung »Krebs« nicht zu: Niemand wählt diese Erfahrung und nur wenige können sie ganz hinter sich lassen, für immer damit abschließen. Aber der Begriff der Erfahrung ist offen und unbestimmt, er umschließt Leben und Sterben, ohne das Leben und das Sterben vor- oder gegeneinanderzustellen. Er umfasst Leid, Trauer und Schmerz ebenso wie Liebe und den intensiven Genuss des Lebens, ohne diese unterschiedlichen Gefühle, von denen Krebskranke, deren Angehörige und Freunde erzählen, in Licht oder Schatten zu rücken. Darum also trägt dieses Kapitel den Titel: Krebs erfahren.

Doch wenn es mein einziges Anliegen wäre, die Offenheit von Erfahrung zu betonen, hätte ich mich wohl an den Rat des freiheitsliebenden Schnupferich aus dem Mumin-Kosmos der finnisch-schwedischen Autorin Tove Jansson gehalten und dieses Kapitel gar nicht erst geschrieben: Denn jede Erzählung bringt unweigerlich Form, Ordnung und Deutung – eine narrative Struktur – in die Erfahrung, so dass die ursprüngliche Erfahrung bis zu einem gewissen Grad hinter der Erzählung verschwindet. Die Erzählung ist damit aber auch ein Weg, die Erfahrung zu beherrschen, ihr einen Sinn zu geben oder sie erträglicher zu machen.[1] Erzählung ist in ihrem Ton, ihren Momenten des Verweilens und ihren Auslassungen eine gestaltete Form, um Erfahrung für sich selbst und andere greifbar, mitteilbar zu machen. Doch so wie sich die Erzählung an Erzählstrukturen und -strategien orientiert, ist auch die dahinterliegende Erfahrung nicht vollkommen frei. Sie wird bestimmt durch Bedingungen, die zum Teil außerhalb der Gestaltungsmöglichkeiten des an Krebs erkrankten Menschen liegen. Wie die Krankheit Krebs erfahren wurde und wird, hängt keineswegs nur davon ab, wie der Mensch ihr begegnet. Sie wird geprägt von den Therapien, die zur Verfügung stehen, von Techniken und Praktiken, die für die Anwendung dieser Therapien entwickelt wurden, von Räumen und Verhältnissen zwischen Menschen und Dingen, die durch therapeutische »Notwendigkeiten« und gesundheitspolitische Entscheidungen gestaltet wurden.

Diese im Laufe des 20. Jahrhunderts immer wieder veränderte Architektur des Erfahrungsraums Krebskrankheit soll hier freigelegt werden, um danach zu fragen, wie dessen dynamische Struktur die Erfahrungen und Gefühle von an Krebs erkrankten Menschen und deren Angehörigen veränderte, aber auch ihrerseits durch die Gefühle und gedeutete Erfahrung der Menschen umgestaltet wurde, die sich in diesem Raum bewegten.[2] So werden zwar nicht die unentdeckten Länder der inneren Krankheitserfahrung enthüllt, die Virginia Woolf vor fast 100 Jahren der Literatur anempfahl, wohl aber – um in diesem Bild zu bleiben – deren morphologische Struktur, auf der sich die subjektiv erfahrene innere Welt erhebt, die sich in ihrer Individualität der historischen Generalisierung entzieht.

Der Erfahrungsraum, um dessen Rekonstruktion es in diesem Kapitel geht, ist ein umfassender Raum, verallgemeinert durch den historisch entstandenen Sammelbegriff Krebs, der jenseits der unterschiedlichen Lokalisationen, Krankheitsstadien und genetischen Dispositionen die Einheit der Krebskrankheit voraussetzte und damit bis zu einem gewissen Grad schuf. Dennoch blieben gravierende Unterschiede bestehen: Lungen- und Magenkrebs verursach(t)en nicht nur unterschiedliche Symptome, diese konnten und können auch zu andersartigen Schmerzen, Einschränkungen und Versehrungen führen, die jeweils anders emotional besetzt sein, unterschiedliche Schwierigkeiten im Alltag und im sozialen Miteinander verursachen können. Ob ein Brustkrebs »radikal« operiert oder ein Gebärmutterhalskrebs bestrahlt wird, ist nicht einfach nur eine andere therapeutische Option, sondern bringt eine in vieler Hinsicht andersgeartete Therapiesituation mit sich. Ob eine Frau oder ein Mann an Krebs erkrankten, bedeutete nicht zwangsläufig, dass sie ihre Erkrankung anders erlebten – in vielen Kontexten spielte der Geschlechtsunterschied allerdings sehr wohl eine bedeutende Rolle. Abhängig davon, in welchem Stadium die Krebskrankheit diagnostiziert wurde und welche Heilungschance Ärzte sahen, fühlte sich die Erfahrung Krebs anders an. Auch die soziale Herkunft und das verfügbare Einkommen oder Vermögen konnten das Krankheitserleben stark beeinflussen, ebenso wie die regionale Herkunft nicht nur im

Hinblick auf die Avanciertheit therapeutischer Optionen von Belang war, sondern auch dafür, ob lange Fahrten in Kauf genommen werden mussten oder Familie und Freunde während der Behandlungszeit in der Nähe sein konnten.

Viele historische Studien tragen diesen Differenzen insofern Rechnung, als sie die Geschichte einer spezifischen Krebskrankheit verstanden als spezifische Tumorlokalisation erzählen. Sie schließen damit einerseits an die von der klinischen Medizin im 20. Jahrhundert vorgenommenen Kategorisierungen der Krebskrankheit an, andererseits an die von Patienten selbst getroffenen Unterscheidungen und Identifikationsmuster, wie sie seit den 1950er Jahren zunächst in den USA, später auch in anderen westlichen Ländern die Gründung von Selbsthilfegruppen mitbestimmten. Dies lässt sich insbesondere daran ablesen, dass es inzwischen eine Vielzahl von historischen Studien zum Brustkrebs von Frauen gibt, denn es waren an Brustkrebs erkrankte Frauen, die sich früh und bis heute in besonders großer Zahl zu Selbsthilfegruppen zusammenschlossen.[3] In den vergangenen Jahren gerieten auch andere Krebserkrankungen in den Blick der Historiker, wie etwa Gebärmutterhalskrebs, Leukämie und Lungenkrebs.[4] Allen diesen Studien ist gemein, dass sie die Krebslokalisation und daran geknüpft das Geschlecht als den die Gemeinsamkeit der Erfahrung konstituierenden Faktor bestimmen. Alle anderen Differenzen werden dem nachgeordnet oder gänzlich übersehen. Von dieser Form der historischen Kategorisierung von Krebserfahrung gibt es bislang nur zwei Ausnahmen, die das Alter respektive die Hautfarbe als wesentliche Kategorien der Erfahrung mit Krebs in den Mittelpunkt stellen.[5]

Dass die Krebslokalisation die Erfahrung wesentlich mitbestimmt und namentlich in körperhistorischer Perspektive bedeutsam ist, soll keineswegs bestritten werden. Doch zielt die hier beabsichtigte historische Rekonstruktion des Erfahrungsraums Krebs sowohl auf eine der Krebslokalisation übergeordnete Ebene wie darauf, Differenzen sichtbar zu machen, die unterhalb beziehungsweise quer zur üblichen und oft als quasi »natürlich«, da körperlich angesehenen Kategorisierung nach Lokalisation liegen. Es geht also darum, die wechselnden historischen Gestalten eines Erfahrungsraums zu erforschen, der das Erleben und Erleiden *der* Krebskrankheit im 20. Jahrhundert wesentlich mitbestimmte, wenn auch nicht für jede Krebserkrankung in exakt gleicher Weise. Indem aber die über die spezifischen Krebslokalisationen hinausgehende Gemeinsamkeit der Erfahrung in den Vordergrund gestellt wird, treten zugleich diejenigen Faktoren deutlicher hervor, die – wie etwa die soziale Herkunft oder die ärztlicherseits getroffene Unterscheidung zwischen heilbarer und unheilbarer Krebserkrankung – ebenfalls daran mitwirkten, diesen Erfahrungsraum zu schaffen.

VERSCHWIEGENE ANGST, VERBORGENER EKEL

Ein Mensch, bei dem um 1880 ein Tumor gefunden wurde, traf auf einen Arzt, der mit diagnostischem Blick zwei Entscheidungen traf: Ist es Krebs? Und wenn ja: Ist der Krebs operabel? Ob ein Tumor als operabel eingestuft wurde, hing im Wesentlichen von zwei Faktoren ab. Erstens: Konnte man da, wo der Tumor saß, überhaupt operieren? Und zweitens: War der Tumor so klein und abgegrenzt, dass er vollständig herausoperiert werden konnte, so dass keine einzige Krebszelle zurückbleiben, der Patient aber dennoch die Operation überleben würde? War die Operation machbar, bedeutete das, dass es eine Chance auf Heilung gab.

Damit fällten die Ärzte bereits sehr früh in der Geschichte eines an Krebs erkrankten Menschen ein existentielles Urteil: ein kirschgroßer Brusttumor? Operabel, also möglicherweise heilbar. Ein Lungentumor: inoperabel, da die Lungenchirurgie noch ganz in ihren Anfängen steckte. Der Patient musste während der Operation selbständig weiteratmen, und nur zu leicht kollabierte die Lunge, sobald der Brustkorb geöffnet wurde.[6] Also unheilbar.

Diese an der Operabilität des Tumors bemessene Dichotomie von Heilung ermöglichen und Sterben müssen verlor kurz nach der Jahrhundertwende ein wenig von ihrer Eindeutigkeit. Neue Hoffnung auf Heilung für die »Inoperablen« verbreiteten zwei gerade erst entdeckte Strahlenquellen: Röntgen und Radium. Die Entdeckung der Strahlentherapie brachte für die Architektur des Erfahrungsraums Krebs wesentliche Veränderungen mit sich. Inoperabel hieß möglicherweise nicht mehr unheilbar. Schmerzen, Verstümmelung und unmittelbare Lebensgefahr durch Operation waren vielleicht nicht mehr der Preis, der für die Aussicht auf Heilung gezahlt werden musste. Ließen sich Tumoren durch Bestrahlung so weit verkleinern, dass sie operabel wurden, oder ließen sich die Heilungsaussichten durch eine Kombination von »Stahl und Strahl« verbessern? Aber der Einsatz der Strahlen war begrenzt: ökonomisch, technisch und medizinisch. So blieb also zwischen den Operablen und den Unheilbaren ein schmaler Grat für die Bestrahlung und nach wie vor die große Frage: Wohin mit den Unheilbaren?

Herausgeschnitten: radikal entfernt, geheilt zurück?

Die meisten Menschen suchten bei den ersten Beschwerden einen Hausarzt auf, Frauen mit Unterleibs- oder Brustbeschwerden einen niedergelassenen Gynäkologen. Diese ließen sich die Symptome schildern, tasteten, horchten ab, prüften die Ausscheidungen oder schauten mit den zur Verfügung stehenden Instrumenten in die von außen zugänglichen Körperhöhlen. So gab etwa das Speculum und seit 1925 auch das Kolposkop den Blick frei auf den Gebärmutterhals. Spezialpraxen setzten die im 19. Jahrhundert entwickelten Endoskope ein, die die Schleimhäute von Schlund, Magen und Darm sichtbar machten.

In den Früherkennungskampagnen der Zeit wurde lauthals beklagt, dass zahlreiche Patienten viel zu spät in der Klinik eintrafen, sei es, dass sie selbst den Gang zum Arzt vor sich hergeschoben hätten, sei es, dass die niedergelassenen Ärzte zu lange gezögert hätten, die bei den Patienten offensichtlich unbeliebten diagnostischen Instrumente einzusetzen. Dass diese Situationsbeschreibung nicht nur ein Schreckgespenst war, lässt sich an den Statistiken einzelner Kliniken ablesen. Diese zeigten, dass Krebserkrankungen der inneren Organe oft bereits bei der ersten klinischen Diagnose als inoperabel eingestuft wurden: 1903 etwa stellte sich bei einem Vergleich verschiedener Kliniken im Deutschen Reich heraus, dass im günstigsten Fall die Hälfte aller Frauen, die in den chirurgischen oder gynäkologischen Abteilungen mit einem Krebs der inneren Geschlechtsorgane eintrafen, noch operiert werden konnte.[7] Bei der anderen Hälfte der Frauen war der Tumor entweder zu groß und bereits in den Bauchraum hineingewachsen oder ihr Allgemeinzustand zu schlecht, um eine Operation wagen zu können. An diesen Zahlen änderte sich auch in den folgenden Jahrzehnten wenig.[8] Noch düsterer sah die Situation für Patienten aus, die sich mit einem Magenkarzinom in einer Klinik vorstellten: In der Berliner Chirurgischen Universitätsklinik, einer der namhaftesten im Deutschen Reich, wurden zwischen 1914 und 1930 410 Patienten nach endoskopischer und röntgenologischer

Untersuchung als grundsätzlich operabel eingestuft – wie viele Patienten als unheilbar wieder weggeschickt wurden, gaben die veröffentlichten Zahlen gar nicht erst preis. Alle 410 Patienten wurden in den Operationssaal gebracht – doch nur ein Drittel wurde schließlich tatsächlich am Tumor operiert. Alle anderen mindestens 260 Patienten wurden nach einem Blick in den geöffneten Bauchraum als inoperabel eingestuft. Mehr Handlungsoptionen sahen die Chirurgen dagegen bei Tumorerkrankungen der Brust: In den großen Kliniken wurden Anfang der 1930er Jahre etwa 90 Prozent der an Brustkrebs erkrankten Frauen operiert – damit war die Zahl der operablen »Fälle« sogar deutlich höher als beim äußerlich erkennbaren Hautkrebs.

Ob die Tatsache, dass bei fast allen anderen Krebserkrankungen nur selten mehr als 50 Prozent der Patienten operiert werden konnten, tatsächlich auf die »Krankheitsverschleppung« und »Indolenz« von Patienten und Hausärzten zurückzuführen war, wie es die Früherkennungskampagnen nicht zu betonen müde wurden, war eine ungeklärte Frage. Um statistisch relevantes Material zu erhalten, wurden Patienten und niedergelassene Ärzte befragt, wann die ersten Beschwerden aufgetreten seien und wie viel Zeit zwischen dem ersten Arztbesuch und der Überweisung an die Klinik vergangen sei. Es zeigte sich, dass gut die Hälfte aller Krebspatienten spätestens sechs Monate, nachdem sie die ersten Beschwerden registriert hatte, in einer Klinik vorstellig wurde, viele auch bedeutend früher.[9] Diese Zeitspanne erschien keineswegs übermäßig lang.

Nahmen die Patienten also erst schwerwiegendere Symptome wahr?[10] Die Statistiken legten jedoch noch eine andere, beunruhigendere Erklärung nahe. Denn die Tumoren derjenigen, die sehr schnell nach Auftreten der ersten Symptome in die Klinik kamen, waren keineswegs immer am kleinsten. Bereits 1906 hatte Ismar Boas, der in Berlin eine Spezialpraxis für Magen-Darm-Krankheiten betrieb, seine Kollegen auf seltsame Befunde hingewiesen: Er hatte 116 Patienten untersucht, die spätestens sechs Monate nach Auftreten der Beschwerden gekommen waren: Nur bei zwei Prozent dieser Patienten konnte er das Karzinom komplett herausoperieren. Von den 127 Patienten dagegen, die den Arztbesuch länger als sechs Monate hinausgezögert hatten, konnten überraschenderweise noch sechs Prozent operiert werden. Boas, dem diese Diskrepanz vermutlich gerade wegen seiner damals unüblichen Spezialisierung auf Magen-Darm-Erkrankungen aufgefallen war, zog daraus den Schluss, dass die Frühdiagnose nicht zwangsläufig eine gute Prognose bedeute, sondern die spezifische Malignität des Tumors der wesentliche prognostische Faktor sei. Kaum einer der angesehenen Chirurgen seiner Zeit mochte das glauben. Vielmehr vermuteten diese, dass die Patienten sich nicht richtig erinnert hätten oder die Vorgeschichte im Anamnesegespräch nicht sorgfältig erhoben worden sei.[11]

20 Jahre später waren die Stimmen der Zweifler allerdings zahlreicher geworden. Ein Grund dafür war, dass Chirurgen immer sorgfältiger dokumentierten, wie lange Patienten nach der Operation gesund blieben. So konnten sie Wirksamkeit und Sicherheit unterschiedlicher Operationsmethoden gegeneinander abwägen und die Effektivität von Operation und Bestrahlung vergleichen. Ein Ergebnis stach hervor: Unter denjenigen, die innerhalb der ersten drei Monate nach Auftreten der Symptome kamen, waren besonders viele Patienten mit inoperablen Tumoren.[12]

Was diese Zahlen besonders brisant machte, war die Erkenntnis, dass unter den als operabel angesehenen Patienten diejenigen am längsten überlebten, die erst nach längerem Bestehen ihrer Beschwerden den Arzt aufgesucht hatten. Dies ließ aus Sicht der meisten Chirurgen nur einen Schluss zu, den Boas schon 1906 vorweggenommen hatte: Es gab offenbar Tumoren, die ungewöhnlich schnell wuchsen, während andere sich ausgesprochen langsam ausbreiteten – diese Unterscheidung war zuvor bereits beim Hautkrebs bekannt gewesen, bei dem die Pathologen den langsam wachsenden und spät metastasierenden Basalzellentumor vom frühzeitig metastasierenden Plattenepithelkarzinom zu differenzieren gelernt hatten. Auch der Chirurg Karl Friedrich Steinthal grenzte in seiner seit 1905 weithin benutzten Klassifikation langsame von schneller wachsenden Brusttumoren ab, die er allerdings als aufeinanderfolgende Stadien einer Erkrankung verstand.[13]

Wenn die Patienten frühzeitig in die Klinik kamen, so also oft deshalb, weil ihr Tumor schnell wuchs und dementsprechend früher gravierende Beschwerden verursachte. Für den Kieler Chirurgen Wilhelm Anschütz ergab sich daraus die bittere Erkenntnis, dass man bei manchen Krebserkrankungen »wohl immer zu spät« komme.[14] Von diesen Debatten, die die eindeutige Botschaft der Früherkennungskampagnen in Frage gestellt hätten, erfuhr die breitere Öffentlichkeit nichts. Medizinische Laien mussten also annehmen, dass jeder, dessen Tumor bereits am Anfang seiner Krankengeschichte nicht mehr operiert werden konnte, für dieses »zu spät« selbst verantwortlich war.

Doch einige Lokalisationen waren per se mehr oder weniger inoperabel, weil das betreffende Organ unverzichtbar und nicht chirurgisch ersetzbar war oder weil das Operationsrisiko so hoch war, dass man es nur in wenigen Fällen einzugehen bereit war.[15] So waren Chirurgen bis weit in die 1930er Jahre hinein fast immer machtlos, wenn sie einen Tumor der Speiseröhre, der Bronchien, der Lunge oder der Harnblase diagnostizieren mussten. In diesen Fällen blieb die Möglichkeit, endoskopisch den Tumor mit Elektro-koagulation zu entfernen, das heißt durch Wechselstrom zu zerstören, oder den Patienten an einen Radiologen zu überweisen. Kleinere Hirntumore wurden zwar durchaus operiert, aber die Operation wurde wegen ihrer vor-hersehbaren Komplikationen und hohen Operationsmortalität oft von den Betroffenen oder deren Angehörigen abgelehnt.[16]

Alle anderen Krebslokalisationen galten grundsätzlich als operabel. Da Krebs als eine Krankheit verstanden wurde, die von einzelnen Krebszel-len ihren Ausgang nahm und sich erst später über Blut- und Lymphbahnen verbreitete, erschien es angebracht, nicht nur den sichtbaren Tumor zu ent-fernen, sondern auch noch ein Stück des ihn umgebenden gesund erschei-nenden Gewebes, da in diesem einzelne, makroskopisch nicht sichtbare Krebszellen versteckt sein könnten. Zudem galten die dem Tumor nächstge-legenen Lymphdrüsen als gefährdet. Ob sie in jedem Fall mit herausoperiert werden sollten oder nur, wenn sie geschwollen waren, ob unter Umständen auch angrenzende Muskelstränge und umliegendes Binde- und Fettgewebe reseziert werden sollten, blieb umstritten.

Solche zeitgenössisch als »radikal« bezeichnete Techniken waren im spä-ten 19. Jahrhundert entwickelt worden. Dazu zählte der sogenannte Wert-heim, eine 1898 erstmals von dem österreichischen Gynäkologen Ernst Wertheim angewandte Technik, bei der der Bauch der erkrankten Frau auf-geschnitten wurde, um das gesamte Becken übersehen zu können und gege-benenfalls das die Gebärmutter umgebende Binde- und Fettgewebe sowie die entsprechenden Lymphbahnen und -knoten zu entfernen. Der Züricher Chirurg Carl Schlatter hatte 1897 die erste von einem Patienten überlebte Gastrektomie durchgeführt. Dabei wurde dem Mann der vom Krebs durch-wucherte Magen nach einem Bauchschnitt komplett entfernt und dann die Speiseröhre mit dem Dünndarm zu einem Ersatzmagen verbunden, so dass der Mann Nahrung zu sich nehmen konnte.[17] Der Amerikaner William Ste-wart Halsted erfand 1882 eine Form der Brustkrebsoperation, bei der nicht nur die erkrankte Brust amputiert wurde, sondern auch der bis zum Ober-arm reichende große Brustmuskel, später auch der darunter liegende kleine Brustmuskel sowie die Lymphknoten bis zur Achsel.

In Deutschland setzten sich die besonders »radikalen« Methoden jedoch nicht in der gleichen Weise durch wie in den USA. Ein Grund dafür war, dass sich im Deutschen Reich – wie in Europa insgesamt – die Strahlenbehandlung zunehmend als ernstzunehmende Konkurrenz zur Operation etablierte.[18] Die Bestrahlung besaß gegenüber der Operation, vor allem der Radikaloperation, zwei augenfällige Vorteile: Sie war – zumindest auf kurze Sicht – weit weniger gefahrvoll, denn niemand starb unmittelbar nach der Bestrahlung, während bei den ausgedehnten Krebsoperationen die Sterblichkeit während und in den ersten Tagen nach der Operation bis in die 1940er Jahre bei 10 bis 50 Prozent lag. Und zweitens hinterließ die Bestrahlung – zunächst – kaum bleibende Spuren, manche an der Hautoberfläche gelegene Tumoren verheilten sogar narbenlos, während die radikalen Operationen die Körper der Operierten für immer sichtbar zeichneten.

Vor diesem Hintergrund mussten die Chirurgen nachweisen, dass die Operation langfristig bessere Überlebenschancen eröffnete, und sie mussten genau abwägen, welche Risiken als hinnehmbar, welche Einschränkungen als zumutbar erschienen. So führten die Chirurgen schon früh Statistiken darüber, wie lange Patienten nach welcher Operationsmethode lebten und definierten Dauerheilung meist als fünfjährige Überlebenszeit, da sie beobachtet hatten, dass nach dieser Frist nur bei wenigen Rezidive am Operationsort oder Metastasen an anderen Stellen des Körpers auftraten.

Dass für das schonendere Vorgehen der deutschen Chirurgen eine höhere Wertschätzung der weiblichen Brust verantwortlich gewesen sein könnte, erscheint zweifelhaft, zumal auch im Zuge weniger radikaler Operationsverfahren meist die Brust amputiert wurde. Dass dieser Verlust angesichts des dadurch ermöglichten Lebensgewinns aus ärztlicher Sicht gering wog, zeigt etwa eine Äußerung Arthur Hintzes, Direktor des *Röntgen-Radium-Instituts* der Chirurgischen Universitäts-Klinik Berlin und seit 1935 stellvertretender Direktor des *Allgemeinen Instituts gegen die Geschwulstkrankheiten*. Hintze zählte an dieser Stelle die operablen, da entbehrlichen Organe auf und konzedierte, dass es Organe gebe, deren

Verlust nicht unerhebliche physische oder psychische Nachteile mit sich bringt (Geschlechtsorgane, Mastdarm), bei wieder anderen hat der Verlust eigentlich nur kosmetische Nachteile, wie bei der weiblichen Brust.[19]

Dass eine Brustamputation schwer zu verkraften sein könnte, erschien Hintze als wenig plausibel, weil das Fehlen der Brust versteckt werden konnte, während Stuhlinkontinenz oder fehlende Gebär- beziehungsweise Zeugungsfähigkeit gesellschaftlichen Ausschluss oder Stigmatisierung bedeuten konnten.

Operationsfolgen und mögliche Komplikationen wurden im Informationsmaterial von Früherkennungskampagnen allerdings ebensowenig erwähnt wie die Möglichkeit, zwischen unterschiedlichen Operations- und Bestrahlungsmethoden wählen zu können, über deren Erfolgsaussichten unter Medizinern keineswegs Einigkeit bestand. Die öffentlich präsentierten Bilder zeigten Aufnahmen leerer Operationssäle oder – ein Novum des umstrittenen Filmes *Krebs* von 1930 – den Blick auf das Operationsfeld. Fotos von durch Operation geheilten Krebspatienten fehlten völlig, während Vorher-Nacher-Fotos von bestrahlten Hautkrebspatienten oft abgedruckt wurden.

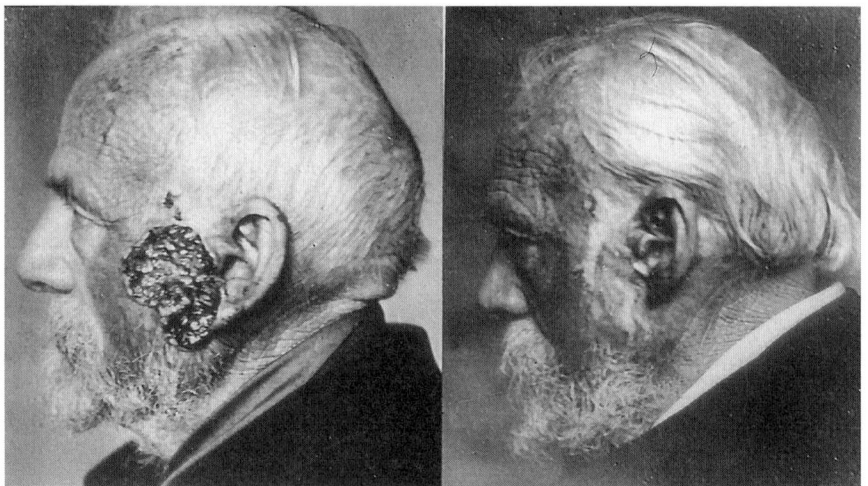

Abb. 23: Hautkrebspatient vor und nach der Bestrahlung: Lichtbildreihe DHMD (1929)

Es gibt jedoch Hinweise darauf, dass die Patienten mehr wussten, als die Kampagnen vermitteln wollten. So empfahl der Gynäkologe und Rektor der Bonner Universität Otto von Franqué 1922 seinen Kollegen:

Für das Seelenleben und das Gesundheitsgefühl mancher Kranken aber wird es wohl besser sein, wenn sie die Gewissheit haben, daß das erkrankte Organ vollständig entfernt ist: trotz der Ergebnisse der Statistik, die densel-

ben oder einen noch grösseren Prozentsatz der Heilungen bei Bestrahlung allein aufweisen, wird bei Zurückbleiben des Uterus bei manchen Kranken die seelische Ruhe stärker beeinträchtigt, die Angst vor dem Rezidiv grösser sein.[20]

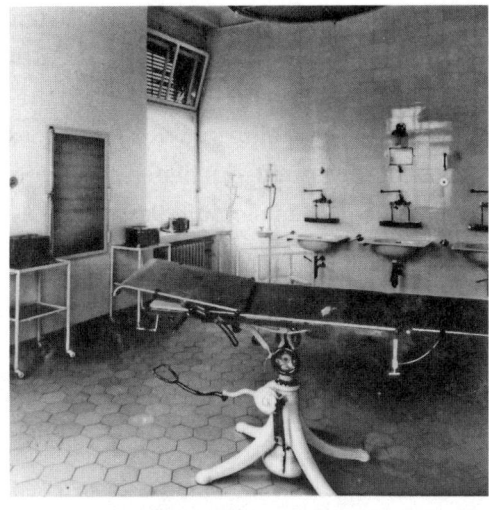

Abb. 24: Ausschnitt aus einem Plakat der Wanderausstellung »Kampf dem Krebs« (1931)

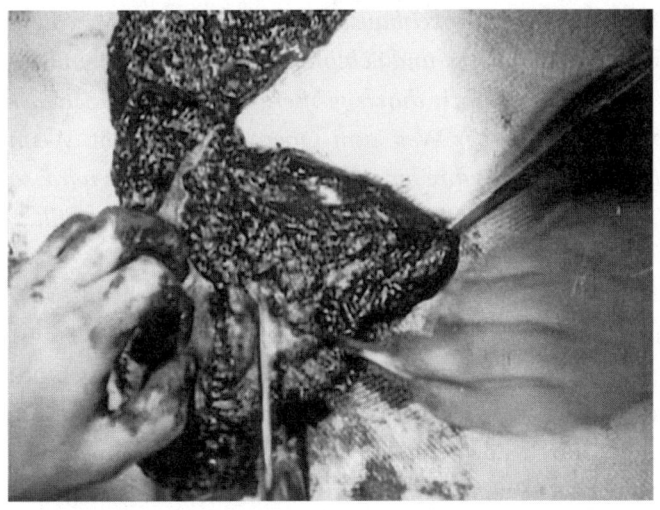

Abb. 25: Blick auf das Operationsfeld. Still aus dem Film *Krebs* (1930)

En passant lässt diese Passage erkennen, dass einige Patientinnen wussten, dass nach einer Krebstherapie Rezidive auftreten konnten – ein Wissen, das in den Kampagnen nicht vermittelt wurde. Dass manche Patientinnen die Gebärmutteramputation der zunächst gefahrloser erscheinenden Bestrahlung vorzogen, lässt zudem vermuten, dass sie mitbekommen hatten, dass sich die Operationsmortalität bei dieser Art von Operationen seit Anfang der 1920er Jahre deutlich verringert hatte. Dennoch war eine solche Operation zu dieser Zeit alles andere als Routine.

Mit welchen Gedanken und Gefühlen sich Patienten in den chirurgischen Stationen der Kliniken einfanden, darüber gibt es für die erste Hälfte des 20. Jahrhunderts fast gar keine Aufzeichnungen aus deren eigener Hand. Allerdings lässt sich rekonstruieren, welche Wege sie gingen, wie die Räume, Prozeduren und therapeutischen Utensilien aussahen, mit denen sie zu tun hatten. Für die meisten Krebsoperationen mussten sich die Patienten bereits einige Tage im Voraus in der Klinik einfinden. Die chirurgischen Kliniken lagen, ihrer Stellung innerhalb der Medizin gemäß, meist im Zentrum des Krankenhausgeländes. Fast immer handelte es sich um mehrgeschossige Bauten. Der Münchner Chirurg Albert Krecke versetzte sich 1927 in seine Patienten hinein und vermutete:

> *Die langen, oft 100 Meter und mehr sich hinziehenden kahlen Gänge lassen ein niederdrückendes Gefühl der Oede aufkommen. Beim Eintritt empfängt den Besucher die eigentümliche Krankenhausluft, die eine seltsame Mischung von Lysol, Jodoform, Wasserdampf und Schlimmerem darstellt. Dem Eingang gegenüber wird man vielfach durch größere und kleinere Schilder darauf hingewiesen, daß hier der Weg zum Operationssaal geht. Wenn gar noch ein Kranker auf einer Bahre hinein- oder herausgetragen wird, so ist das Maß der Unlustgefühle für die Neuankommenden reichlich gefüllt.*[21]

Die chirurgischen Kliniken schüchterten demnach allein durch ihre »kasernenartige« Größe, Bauweise und Gestaltung ein. Gefühle der Angst und Aufregung steigerten sich durch alles, was auf die bevorstehende Operation vorausdeutete: durch den Geruch nach Desinfektionsmitteln, die Hinweisschilder sowie durch den Anblick der bereits für die Operation vorbereiteten oder abgedeckt aus dem Operationssaal herausgetragenen bewusstlosen Patienten. Krecke wollte dagegen möglichst alle auf die Operation hindeutenden Eindrücke vom Patienten fernhalten, damit er oder sie möglichst ahnungslos und dementsprechend beruhigt in den Operationssaal gefahren werden könnte. So empfahl er, Krebskranke nicht mit anderen Krebskranken in einen Krankensaal zu legen, insbesondere nicht mit bereits operierten Krebspatienten, da diese »eine Befriedigung darin [finden würden], die Unannehmlichkeiten und Schmerzen ihrer Operation dem Neuen möglichst schlimm darzustellen«.[22] Sehr schwer dürfte diese Absicht nicht umzusetzen gewesen sein, da in den chirurgischen Kliniken die an Krebs erkrankten Patienten eine Minderheit unter der großen Mehrheit von Patienten darstellten, die wegen Knochenbrüchen und anderen Verletzungen, Leistenbrüchen, Blinddarmentzündungen, Geschwüren, Amputationen oder gutartigen Wucherungen im Krankensaal lagen.

Weder vom Arzt noch von den Krankenschwestern und -wärtern sollten die Krebskranken erfahren, was ihnen konkret bevorstand. Deshalb teilte Krecke wie viele seiner Kollegen den Patienten lediglich mit, welches Organ operiert werden sollte, nicht aber, wie die Operation konkret aussehen würde, noch mit welchen Versehrtheiten die Patienten im Anschluss rechnen müssten. Allerdings wussten auch die Operateure nicht immer im Vorhinein, wie umfangreich die geplante Operation ausfallen würde, da die zur Verfügung stehenden diagnostischen Instrumente eine genaue Vorhersage oft nicht zuließen. So wurde bei Brustkrebsverdacht in der Regel während der Operation eine Gewebeprobe aus dem verdächtigen Knoten entnommen und vom Pathologen untersucht, während die Patientin narkotisiert blieb. Erkannte der Pathologe Krebs, nahm der Chirurg sofort eine Brustamputation vor.[23] In kleineren Kliniken, in denen die Möglichkeit einer schnellen histopathologischen Untersuchung nicht gegeben war, entschieden die Chirurgen während der Operation, ob der Tumor nach Aussehen und Art seines Wachstums einen bösartigen Eindruck machte. Auch bei den meisten Operationen wegen Magen-, Darm- oder Gebärmutter(hals)krebs war durch die röntgenologische Untersuchung allein oftmals nicht zu erkennen, wie und ob der Tumor zu operieren sein würde. Darum begannen nicht wenige dieser Operationen mit einer sogenannten Probelaparotomie, bei der der Bauch geöffnet wurde, um einen diagnostischen Blick auf Lage und Umfang des Tumors zu werfen. Dann erst wurde entschieden, wie die Operation weiter verlaufen würde. Doch auch wenn die Operateure nicht immer vor Beginn der Operation wussten, wie diese im Detail verlaufen würde – welche Folgen die Operation für den Patienten haben würde, war im Grundsatz vorhersehbar. Doch um den Patienten nicht zu verängstigen, schwiegen sich die meisten Ärzte darüber aus. Krecke bemerkte dazu fast lapidar:

Wird bei einer Mastdarmoperation voraussichtlich die Anlegung eines künstlichen Afters notwendig sein, so soll man auch damit den Kranken

nicht erschrecken. Der Kranke stellt sich vorher den Zustand immer viel ent-
setzlicher vor, als er in Wirklichkeit ist; mit der vollzogenen Tatsache hat sich
später noch jeder abgefunden.[24]

Welche anderen Möglichkeiten es denn überhaupt geben konnte, als sich schließlich mit der »vollzogenen Tatsache« eines künstlichen Afters abzufinden, überlegte Krecke an dieser Stelle nicht, denn aus seiner ärztlichen Logik heraus gab es zur radikalen Darmoperation, die eine kleine Chance auf Heilung bot, keine Alternative. Diese minimale Chance auf Heilung oder Lebensverlängerung erschien ihm in jedem Fall wünschenswerter als ein Weiterleben mit Darmtumor und vorerst intaktem After, auf das ein schmerzvolles Sterben folgen würde.

Doch das Verschweigen der Operationsfolgen diente nicht nur dazu, die Furcht des Patienten zu besänftigen, damit er sein Einverständnis gab, sondern auch dazu, dass er die Vorbereitungen zur Operation möglichst ruhig durchstand.[25] In der Regel wurden die Patienten ein oder zwei Tage vorher in die Klinik aufgenommen. Stand eine Magen- oder Darmoperation bevor, wurden Magen und Darm am Tag vor der Operation durch mehrmalige Spülungen so weit wie möglich entleert, bei Operationen am Mund wurden die Zähne zuvor gründlich gereinigt und eventuell vorhandene kariöse Zähne gezogen. Alle Patienten bekamen am Tag vor der Operation nur noch flüssige Nahrung. Außerdem wurden die Patienten an diesem Tag gründlich gebadet und das Operationsfeld rasiert.

Einige Zeit vor der Operation wurden die Patienten in die Wartezimmer der Operationssäle gefahren, die nach Geschlechtern getrennt eingerichtet waren, um die Gebote der Schicklichkeit nicht zu verletzen. Die unmittelbare Vorbereitung auf die Operation erfolgte im Allgemeinen in einem separaten Vorbereitungsraum, damit der eigentliche Operationssaal so kahl und damit aseptisch wie möglich ausgestattet sein konnte, aber auch, damit der Patient vom Operationssaal nur wenig oder gar nichts zu sehen bekam.[26] In einigen Kliniken zog man dem Patienten vor der Operation einen eigens angefertigten Operationsanzug an, der den Körper warmhalten sollte und zugleich das Operationsfeld freigab.

Nun wurde das Operationsfeld mit desinfizierenden Mitteln wie Seifenspiritus, Jodbenzin, Alkohol oder Jodtinktur abgerieben und wieder abgedeckt. Daraufhin wurde mit der Einleitung der Narkose begonnen. War der Patient bereits im Krankensaal sehr aufgeregt gewesen, hatte er schon dort etwa eine Stunde vor Operationsbeginn eine Morphiuminjektion bekommen und befand sich bereits in einer Art Dämmerschlaf, während er in den Operationstrakt geschoben wurde.[27] Dieses Verfahren wandte man allerdings nur ungern bei schmalen und geschwächten Personen an, da das Morphium den Blutdruck und die Körpertemperatur herabsetzen konnte, so dass die eigentliche Narkose schwerer zu kontrollieren war. Außerdem ließen sich aufgeregte Personen nur mit größeren Mengen an Äther oder Chloroform narkotisieren, die ihrerseits zu Komplikationen während des Operationsverlaufs führen konnten. Auch aus diesem Grund bemühte man sich auf den chirurgischen Stationen, die Patienten angesichts der ihnen bevorstehenden Operation mit allen Mitteln zu beruhigen.

Ein Blick auf das Operationshaus in Berlin-Moabit zeigt, dass dort der größte Operationssaal den aseptischen Operationen vorbehalten war. Viele dieser Operationssäle waren um die Wende zum 20. Jahrhundert neu errichtet worden, weil die Erkenntnisse der Antisepsis (Keimreduktion), später auch der Asepsis (Keimfreiheit) eine Neugestaltung der Operationsräume und -ausstattung notwendig machten. Hatte man Ende des 19. Jahrhunderts noch oft in Hörsälen vor den Augen der Studenten operiert, fanden die Operationen nach 1900 zumeist in separaten Operationssälen statt. Immer dann, wenn das Operationsgebiet entzündet oder infiziert war, was bei vielen Krebsoperationen der Fall war, fand die Operation in einem speziellen, häufig kleineren Saal statt, in dem ausschließlich die sogenannten septischen Fälle operiert wurden, damit keine Infektionen den Erfolg der aseptischen Operation gefährden konnten.

Häufig wurde zur Applikation einer Vollnarkose eine Atemmaske verwendet, die dem Patienten über Mund und Nase gelegt wurde und auf die das Narkosemittel getropft oder mittels unterschiedlicher Narkoseapparate gedampft wurde. Diese Maske rief bei den meisten Patienten zunächst ein Erstickungsgefühl hervor, von dem man die Patienten durch langsames Zählen abzulenken suchte.[28] Während viele der Patienten also bereits bewusstlos waren, bevor man sie in den Operationssaal brachte, wurden andere wach in den Operationssaal gebracht, auf den Operationstisch gelegt und festgeschnallt, bevor man mit der Narkose begann. Diese Patienten sahen dann noch den Operationssaal, der nach 1900 meist vollkommen gefliest oder gekachelt war und zur ausreichenden Belichtung über große Fenster und ein Oberlicht verfügte.[29]

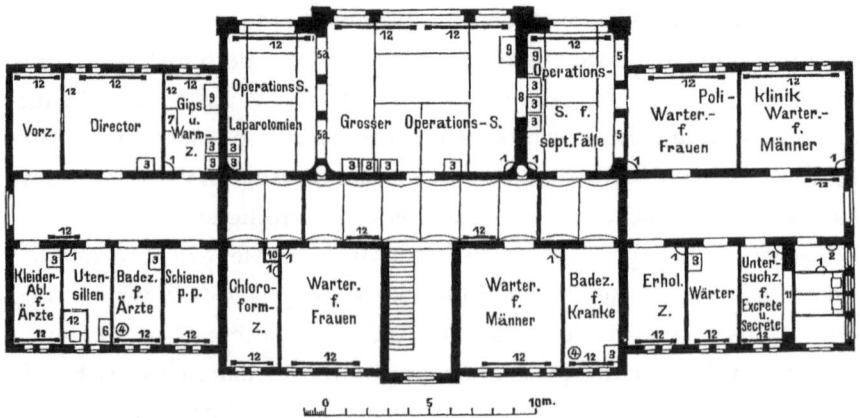

Abb. 26: Grundriss des Operationshauses/*Krankenhaus Moabit* (1893–1896 gebaut)

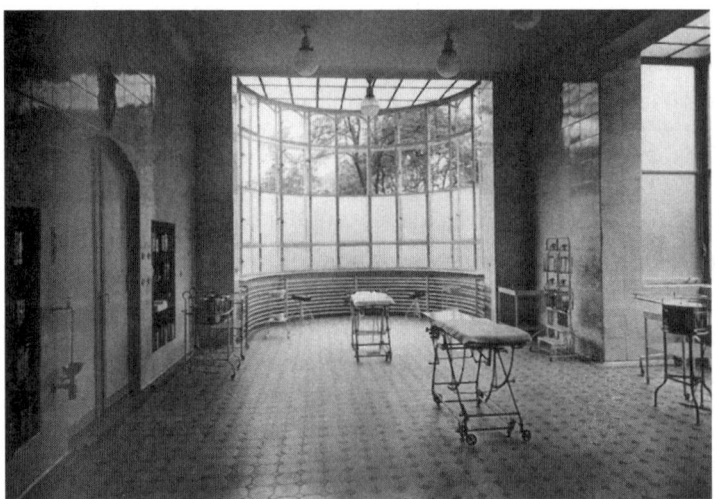

Abb. 27: Operationszimmer des Berliner *St. Hedwig Krankenhauses* (1927)

Waren die Patienten noch wach, sahen sie den Operateur, der bereits eine Haube, einen Mundschutz, einen Kittel und vielleicht auch teure, wiederverwendbare Gummihandschuhe trug, über deren Verwendung auch nach 1900 noch keine Einigkeit unter Chirurgen herrschte.[30] Spätestens in diesem Moment wurde die Narkose eingeleitet. Die chirurgischen Lehrbücher empfahlen, die Narkose möglichst flach zu halten, um Nebenwirkungen und Komplikationen wie Atemprobleme, Herzstillstand und Erbrechen zu minimieren – auch auf die Gefahr hin, dass die Patienten sich unter der Narkose zeitweilig zu bewegen begannen oder fast aufwachten.[31]

War die Operation beendet, wurden die noch schlafenden Patienten zurück in den Krankensaal gefahren, denn besondere Aufwachzimmer gab es zu dieser Zeit noch nicht. Konnten die Patienten sich keine Unterbringung erster Klasse leisten, wachten sie in einem der langgestreckten hohen Krankensäle auf, die Platz für 20 und mehr Betten boten. Während sie am ersten Tag danach fast immer liegen bleiben mussten und keinen Besuch bekommen durften, sollten viele bereits am zweiten Tag mit kleinen Bewegungen beginnen oder sogar aufstehen. Dies hatte man im 19. Jahrhundert anders gehandhabt, doch waren die Chirurgen Anfang des 20. Jahrhunderts zu der Erkenntnis gelangt, dass frühes Aufstehen die Heilung förderte und das Risiko einer Lungenentzündung, einer Darmlähmung oder des unstillbaren Magenerbrechens verminderte.

Eine andere gefürchtete Operationsfolge war die Sepsis. Um diese frühzeitig zu entdecken, hatte man im 19. Jahrhundert schnell und oft nach einer Operation den Verband gewechselt. Mit der Antisepsis hatten die Chirurgen den Verbandswechsel als potentielle Infektionsquelle erkannt und waren dazu übergegangen, später und seltener den Verband zu wechseln. Oft mussten Bauch- oder Brustwunden jedoch zunächst mit einem Drain versehen werden, um Wundflüssigkeit abzuleiten. Manchmal – vor allem bei weitgehenden Brustkrebsoperationen – war die Wunde so groß, dass sie erst durch ein aus dem Oberschenkel oder Lendenbereich entnommenes Hautstück bedeckt werden musste. Diese Transplantation konnte nicht immer während der ersten Operation erfolgen und machte so weitere Operationen erforderlich. Wie groß der durch die Operation dem Patienten zugefügte »Defekt« wirklich war, erfuhren die Patienten nicht selten erst beim ersten Verbandswechsel. Zu diesem Zweck war es üblich, das Bett des Patienten mit Bettschirmen zu umstellen.[32]

In diesem Moment sahen die Patienten die Wunde das erste Mal, und da ihnen üblicherweise vor der Operation nur wenig über deren Verlauf mitgeteilt worden war, begriffen manche erst jetzt, was sie verloren hatten. Insbesondere nach der Operation von Brusttumoren, bei denen die eigentliche Krebsdiagnose oft erst durch eine Biopsie zu Beginn der Operation gesichert und die Wunde nach der Operation dick mit Verband abgedeckt wurde, kam es oft vor, dass die Patientinnen erst jetzt erkannten, dass ihnen eine Brust amputiert worden war. Von dem Schock dieser Erkenntnis geben ei-

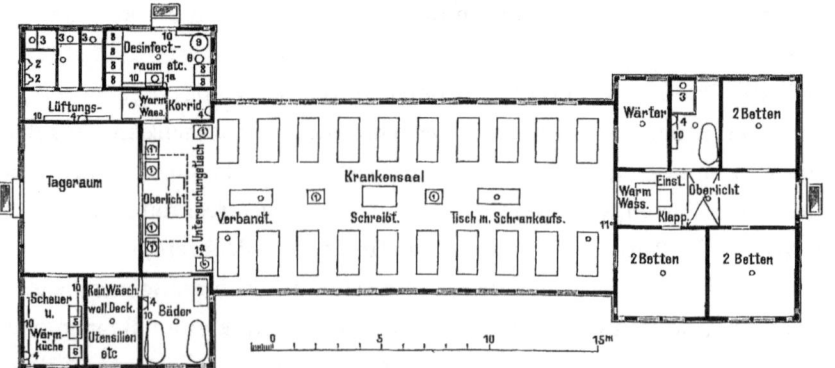

Abb. 28: Grundriss einer typischen Krankenbaracke, *Krankenhaus Moabit* (1896)

nige wenige Prozesse Zeugnis, die in den 1920er und 1930er Jahren von Patientinnen angestrengt wurden, weil sie sich mit der »vollzogenen Tatsache« der Brustamputation nicht abfinden wollten.[33]

Andere Patienten verstanden erst nach ihrer Entlassung aus dem Krankenhaus, in welcher Weise ihr Körper nun versehrt war. Patienten, denen ein Darmtumor entfernt worden war, mussten unter Umständen lernen, mit einem künstlichen Darmausgang zu leben. Je nach Lage ihres Tumors und damit des herausoperierten Darmabschnitts konnte das bedeuten, dass sie weder Stuhl noch Gase kontrollieren konnten. Die Stuhlinkontinenz ließ sich einigermaßen beherrschen, indem sie nach einer genau festgelegten Diät lebten und jeden Tag ein- oder zweimal zu einer bestimmten Zeit einen Einlauf vornahmen, woraufhin sich der Stuhl entleerte, so dass sie in der übrigen Zeit nicht unter Inkontinenz litten. Nach Beobachtung der Chirurgen waren die Betroffenen über diesen Zustand »ganz befriedigt«, aber: »Unangenehm war ihnen nur die Unfähigkeit, die Flatus zurückzuhalten, wodurch ihnen der Aufenthalt in Gesellschaft unmöglich gemacht wurde.«[34] Dieser Ausschluss aus der Gesellschaft wurde von den Ärzten zwar bedauert, aber angesichts der aus ihrer Sicht bestehenden Alternativlosigkeit als hinnehmbar angesehen.

Ähnlich reagierten Gynäkologen auf Frauen, die nach einer Gebärmutterentfernung über Einschränkungen oder den Verlust ihres Sexuallebens klagten. Der Berliner Gynäkologe Walter Stoeckel schrieb an seine Kollegen gerichtet:

Die Vulva ist völlig normal rekonstruiert, aber die Vagina ist ausnahmslos stark verkürzt, so daß die Kohabitation nicht mehr in befriedigender Weise durchführbar ist. Man ist geneigt, diesen Nachteil mit Rücksicht auf das gewöhnlich hohe Alter der Operierten und im Hinblick auf die Bekämpfung des gefährlichen Leidens gering anzuschlagen. In praxi aber liegen die Verhältnisse ganz anders. Erstens sind viele Frauen noch nicht alt, sondern stehen zwischen dem 30. und 40. Jahr, sind also sexuell vollwertig und oft auch sexuell besonders anspruchsvoll. Sodann sind sie als Laien durchaus nicht darauf eingestellt, daß ihre Gesundheit so gefährdet war und ist, daß zu ihrer Sicherung kein Preis zu hoch und kein Verzicht zu groß sein kann und konnte; endlich leidet auch bei entsprechender Brutalität und Rücksichtslosigkeit des Ehemannes das eheliche Leben, da der Mann anderweitig sexuelle Befriedigung sucht. So kommt es, daß radikal operierte Frauen, die der Operateur beglückwünschen muß und von denen er besondere Dankbarkeit erwartet, todunglücklich sind, den Tag der Operation verfluchen und sich mit Suizidgedanken tragen.[35]

Erkennbar prallen in der Argumentation Stoeckels zwei Logiken aufeinander: Auf der einen Seite steht hier die Logik des Arztes, dem die Rettung vor dem sicheren Krebstod jedes Opfer wert scheint, zumal im Falle einer Gebärmutterhalskrebspatientin, da das Sterben an dieser Krebserkrankung ein besonders schmerzvolles und wegen des im späteren Stadium der Krankheit auftretenden übelriechenden Ausflusses auch ein besonders abschreckendes sein konnte.[36] Auf der anderen Seite – vom Gynäkologen Stoeckel quasi kopfschüttelnd geschildert – die Logik der Patientin, die möglicherweise keine konkreten Bilder des Sterbens an Gebärmutterhalskrebs vor Augen hatte, die nicht in die Entscheidung über die Operationsmethode und ihre Folgen einbezogen worden war und diese ungewarnt nach der Operation »entdeckte«.

Diese Patientenperspektive des erlittenen Verlusts einzunehmen oder auch nur anzuerkennen, hätte bedeutet, das ärztliche Selbstverständnis als Heiler zu relativieren und mit der Frage nach der »Qualität« des verbleibenden Lebens zu konfrontieren. Diese Frage lag den meisten Chirurgen dieser Zeit fern. Sie definierten sich angesichts der medizinischen Errungenschaften des 19. Jahrhunderts und insbesondere angesichts der in der Chirurgie stark erweiterten Spielräume des Machbaren als selbstbewusste medizinische Experten, die ihre ärztliche Kunst voll ausschöpfen wollten. Dabei spielte auch eine Rolle, dass nicht-chirurgische Möglichkeiten, Schmerzen und andere belastende Begleiterscheinungen der Krebserkrankung medizinisch zu behandeln, begrenzt geblieben waren. Wo Heilung nicht mehr möglich schien, sahen viele Ärzte nur noch wenig, was sie hätten tun können. Genau diese Frage aber stellte sich in dem Moment, in dem bei einem Patienten Wochen, Monate oder Jahre nach der Operation ein Rezidiv oder eine Metastase auftrat.

Dass bei der Mehrzahl der von ihnen operierten Krebspatienten Rezidive oder Metastasen auftreten würden, wussten die Chirurgen aus den von ihnen akribisch geführten Heilungsstatistiken. Und dass diese Statistiken eher ein zu optimistisches Bild der Heilung zeichneten, wussten sie ebenfalls, denn sie hatten ja selbst Patienten, über deren Verbleib die Kliniken nichts herausfinden konnten, aus der Statistik herausgerechnet – obwohl sie annahmen, dass die Mehrzahl solcher Patienten verstorben war.

Um Rezidive und Metastasen schnell zu entdecken, wurden die Patienten zu regelmäßigen Nachsorgeuntersuchungen mit dem Hinweis einbestellt, dass sich im alten Operationsgebiet neue zunächst gutartige Geschwülste bilden konnten. Wie oft nachuntersucht werden sollte und ab wann die Heilung als so endgültig angesehen werden konnte, dass Nachuntersuchungen überflüssig waren, darüber gingen die Meinungen auseinander. Manche forderten ihre Patienten im ersten Jahr alle vier Monate zur Nachuntersuchung auf, andere sogar alle zwei Monate über einen Zeitraum von zwei Jahren. Die meisten verzichteten nach der Fünf-Jahres-Grenze, die den Statistiken zur endgültigen Heilung zugrunde lag, auf Nachuntersuchungen, wenige hielten auch danach noch halbjährliche Nachuntersuchungen für erforderlich.[37]

Mit der Nachuntersuchung blieb die Operation nicht nur mit ihren tagtäglich sicht- und fühlbaren Narben und Versehrungen im Leben der an Krebs operierten Menschen präsent, sondern auch mit der Frage danach, ob die Heilung sicher war.

Sobald Rezidive oder Metastasen gefunden wurden, überschritt der Patient eine unsichtbare Schwelle. Aus einem Menschen, den der Arzt mit der Hoffnung betrachtete, er könne vom Krebs geheilt werden, wurde ein unheilbarer Patient, bei dessen Behandlung es aus Sicht des Arztes nur noch um Lebensverlängerung und Schmerz- beziehungsweise Symptomlinderung gehen konnte. Denn Rezidive oder Metastasen wurden nur selten operiert, da nach den Erfahrungen der Chirurgen oft kurz nach der Operation eines Rezidivs ein neues auftrat, manchmal sogar, bevor die Operationswunde überhaupt verheilt war.

In einigen Fällen geschah dies dennoch: Manchmal ging es bei einer solchen Operation allein um die Hoffnung, denn die Operation konnte ein letzter Versuch sein, »die grausam zerstörte Hoffnung« desjenigen wiederzubeleben, der sich durch die erste Operation geheilt geglaubt hatte – und dem gegenüber es dem Chirurgen schwerfiel einzugestehen, dass er nicht mehr zu heilen war.[38] Im Allgemeinen ging es nach der Entdeckung von Rezidiven jedoch um die Linderung von Symptomen. So wurde insbesondere dann, wenn Tumoren den Magen oder Darm blockierten und die Nahrungsaufnahme beziehungsweise Stuhlentleerung erschwerten, erneut operiert, der betreffende Magen- oder Darmausschnitt entfernt oder durch eine »Umleitung« umgangen. Manchmal verursachten Tumoren Schmerzen, weil sie auf das umliegende Gewebe drückten, und auch in diesem Fall versuchten einige Operateure, Abhilfe zu schaffen, indem sie Teile des Tumors entfernten. Und noch in einem dritten, allerdings seltenen Fall griffen die Chirurgen zum Skalpell: Wenn alle Mittel der Schmerzbekämpfung versagten, konnte die in Lokalanästhesie ausgeführte Durchtrennung der Schmerzbahnen im Rückenmark Linderung oder sogar Befreiung von den Schmerzen bringen.[39] Diese 1912 in Deutschland erstmals durch den Breslauer Neurologen Otfried Forster ausgeführte sogenannte Chordotomie war allerdings nicht ungefährlich – mehr als 10 von 100 Patienten starben wenige Tage nach der Operation.[40] Außerdem wurden dabei oft die für die Bewegungsleitung zuständigen Nervenbahnen verletzt, so dass eine vorübergehende oder sogar dauerhafte Lähmung der Beine die Folge war. Deshalb wurde die Chordotomie nur bei als unheilbar geltenden Krebskranken durchgeführt, die sehr schwach und bettlägerig waren.

Doch die Chirurgie verstand sich als Heilkunst. Außerdem benötigten chirurgische Kliniken seit der Einführung der unterschiedlichen Desinfektionstechniken, -instrumente und -materialien immer größere Budgets und standen dementsprechend unter ökonomischem Druck. Aus diesen Gründen lehnten die meisten Chirurgen die längerfristige Behandlung von Rezidivpatienten ab.[41]

Erleichtert wurde diese »Abweisung« den Chirurgen dadurch, dass bei einigen Rezidiven die Bestrahlung eine wenn auch kleine Chance auf Heilung zu bieten schien, zumindest aber das Tumorwachstum vorübergehend zum Stillstand zu bringen vermochte – so konnte diesen Kranken eine Alternative geboten werden, die sowohl dem Kranken als auch dem »abweisenden« Chirurgen signalisierte, dass es noch Hoffnung gab.[42]

Bestrahlung: Hoffnung der Inoperablen

Wie wichtig diese Hoffnung für Mediziner war, zeigte sich im Mai 1913 in Halle: Dort trafen sich die Mitglieder der *Deutschen Gesellschaft für Gynäkologie* zu ihrer jährlichen Versammlung. Als Hauptthema sollte der Einfluss von Herz- und Nierenerkrankungen auf Schwangerschaft, Geburt und Wochenbett diskutiert werden.[43] Unerwartet Sensation machte allerdings ein ganz anderes Thema: die Ergebnisse der Bestrahlung von Kollum- und Uteruskarzinomen, über die Bernhard Krönig und Carl Joseph Gauß von der Freiburger Frauenklinik sowie der Direktor der Münchner Universitäts-Frauenklinik Alfred Döderlein berichteten. Der Berliner Gynäkologieprofessor Walter Stoeckel beschrieb die Szenerie viele Jahre später mit den Worten:

> *Ich erinnere mich noch heute der Erregung im Saal, als die Vertreter der Freiburger Frauenklinik ihren Vortrag mit Bekanntgabe erster Primärerfolge beendet hatten. Alles diskutierte wild durcheinander. Ein sehr bekannter Operateur sprang auf, hochrot im Gesicht, und rief pathetisch: »Gestern habe ich zum letztenmal ein Messer angefasst! Nie wieder werde ich es in die Hand nehmen!« Würdige Herren umarmten sich. Ein Dozent, der hinter mir saß, verkündete feierlich: »Die Krebsgefahr ist gebannt, die Menschheit darf aufatmen!« Noch nie hatte uns, so schien es, ein Mittel von so starker Zerstörungskraft auf Karzinomzellen zur Verfügung gestanden.[44]*

Der »Strahlentaumel« der in Halle versammelten Ärzte wird nur verständlich vor dem Hintergrund der damaligen Situation:[45] Es ging um den Gebärmutterhalskrebs, eine der damals häufigsten Krebserkrankungen, an der auch jüngere Frauen und Mütter erkrankten, ein Krebs, der nicht selten ein besonders qualvolles Sterben mit sich brachte. Eine Krebserkrankung zudem, deren einzige bekannte Therapie, die Radikaloperation der Gebärmutter, hoch riskant war – diese Krebserkrankung schien nun fast gefahrlos heilbar. Mehr noch: das »Todesurteil« inoperabel galt nicht mehr, wie Ernst von Seuffert, Assistent Döderleins in München 1914 schrieb.[46]

Damit erreichte die Faszination für die therapeutischen Möglichkeiten der Bestrahlung ein neues Niveau, denn zuvor hatten Ärzte fast nur über Erfolge bei der Bestrahlung oberflächlicher Tumoren berichten können. Tiefer gelegene Tumoren hatten dagegen nicht bestrahlt werden können, ohne schwere Strahlenschäden zu verursachen, da von außen bestrahlt wurde und die Strahlen also zunächst die Haut und das gesunde Gewebe durchdringen mussten, dabei an Stärke einbüßten und dann erst den im Körper gelegenen Tumor erreichten. Auf dieses für die bestrahlten Frauen und Männer unter Umständen tödliche Problem hatten vereinzelte therapeutische Versuche zur Bestrahlung von Gebärmutterhals-, Magen- oder Darmkrebs hingewiesen, die Mediziner in Deutschland, Frankreich, Großbritannien, Schweden und den USA unternommen hatten.[47]

Die Schwierigkeit bestand darin, eine Strahlendosis zu bestimmen, die das Leiden kurieren, den Körper aber höchstens vorübergehend schädigen würde. Für eine exaktere Dosierung fehlte jedoch das zur Berechnung notwendige Wissen über den Zusammenhang von Bestrahlungsstärke und biologischer Wirkung. Auch die erforderliche Technik, um die am Karzinom eintreffende Strahlendosis zu bestimmen, war noch nicht vorhanden. Solange solche Dosimeter fehlten, behalf man sich mit den sichtbaren Effekten der Strahlung und bestrahlte so lange, bis sich entweder die gewünschte Wirkung zeigte oder sich die Haut zu röten begann – dann war es aber bereits zur Röntgenverbrennung gekommen, die zwar in einigen Fällen schnell abklang, in anderen jedoch potentiell tödliche Langzeitschäden verursachte. Zudem waren die ersten zur Verfügung stehenden Röntgengeräte technisch nicht in der Lage, kontinuierlich Strahlen gleicher Qualität und Quantität zu erzeugen, so dass die Strahlenintensität während einer Bestrahlungssitzung ständig schwankte.[48]

An der Lösung dieser Probleme hatten Mediziner, Physiker und Elektrotechniker in der ersten Dekade des 20. Jahrhunderts in der gesamten westlichen Welt gearbeitet, so dass schließlich verschiedene dosimetrische Instrumente, Definitionen von Dosiseinheiten ebenso wie unterschiedliche Modelle von gasfreien Röntgenröhren zur Verfügung standen, die eine kontrolliertere Anwendung der Bestrahlung erlaubten.[49] Doch auch damit war das Problem nicht gelöst, wie in der Tiefe des Körpers eine ausreichend hohe Strahlenintensität und -härte erreicht werden konnte, ohne die sogenannte Hauteinheitsdosis um ein Vielfaches zu überschreiten. Dieses Problem schienen die Freiburger Gynäkologen um Krönig und Gauß gelöst zu haben und genau diese Lösung stellten sie den versammelten Gynäkologen aus dem Deutschen Reich sowie den Gästen aus Österreich, Großbritannien und Schweden auf dem Hallenser Kongress 1913 vor.

Sie hatten erstens einen Aluminiumfilter entwickelt, der die Strahlen bündelte und damit zugleich weiter entfernte Hautareale vor Streustrahlung schützte. Zweitens hatten sie ein Bestrahlungssystem entwickelt, das bei einem verhältnismäßig geringen Fokus-Haut-Abstand die Haut dadurch schützte, dass verschiedene sich überschneidende Felder bestrahlt wurden, so dass das Überschneidungsfeld von einer vielfachen Menge an Strahlung im Vergleich zu den anderen Hautarealen getroffen wurde – eine Technik, die nach dem Ersten Weltkrieg dadurch verbessert wurde, dass aus verschiedenen Positionen bestrahlt wurde, wie die hier abgebildete Illustration der in der Berliner Universitäts-Frauenklinik praktizierten Bestrahlungsmethode zeigt.[50]

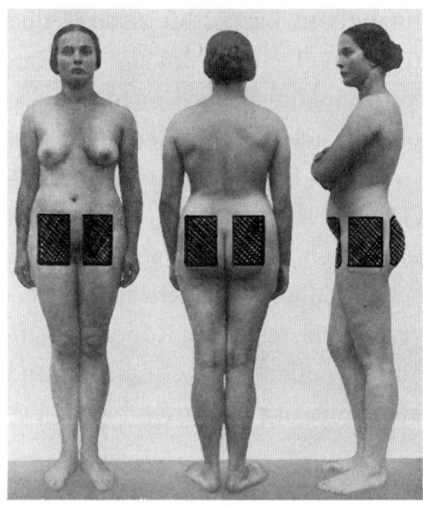

Abb. 29: Technik der Kreuzfeuer-bestrahlung, *Universitäts-Frauenklinik Berlin* (1928)

Zeitgleich entwickelten die Radiologen Techniken, um mit radioaktiven Substanzen Tumoren des Bauchraums aus der Nähe zu bestrahlen. Dafür wurden diese Substanzen in Kapseln verschlossen oder radioaktive Gase beziehungsweise Salze in kleinste Kapillaren eingebracht, die wie Nadeln geformt waren. Damit wurde das Tumorgewebe »gespickt«, die Kapseln dagegen in vom Tumor befallene Körperhöhlen eingelegt. Zum Schutz des gesunden Gewebes wurden kleine Bleiplatten benutzt, die mit einer sogenannten Stenzmasse fixiert wurden. Durch diese technischen Neuerungen und die Entwicklung leistungsfähigerer Apparate wurde die Röntgen- und Radium- beziehungsweise Mesothoriumbestrahlung seit den 1920er Jahren zum festen Bestandteil der Krebstherapie.

Allerdings wurde die Bestrahlung von den Chirurgen nun oft nicht mehr so enthusiastisch begrüßt wie noch 1913, da die Radiologie sich als selbständige Disziplin zu etablieren begann und damit die Frage im Raum stand, ob die Krebstherapie wie zuvor unter der Ägide von Chirurgen, Gynäkologen und anderen Fachärzten bleiben sollte oder ob die Radiologen mit ihren Spezialkenntnissen und teuren Arbeitsmaterialien die Krebstherapie übernehmen und in zentralisierten Instituten zusammenfassen sollten. Dieser Konkurrenzkampf, bei dem es um die Leistungsfähigkeit der jeweiligen Therapie ebenso ging wie um Fragen von Macht und Einfluss, wurde in vielen Ländern Europas ebenso wie in den USA geführt, flammte allerdings in Deutschland bis in die 1950er Jahre immer wieder auf, weil die etablierten medizinischen Disziplinen rund um die Chirurgie eine weitergehende Zentralisierung verhinderten, wie sie etwa in Schweden mit der Gründung des Stockholmer *Radiumhemmet* früh gelang.[51]

Dennoch wurden die in den 1920er und 1930er Jahren neu eingerichteten Bestrahlungsabteilungen räumlich und bis zu einem gewissen Grad auch organisatorisch separiert: So richtete die Chirurgische Universitäts-Klinik Berlin ein eigenes *Röntgen-Radium-Institut* ein, das zwar August Bier, dem Direktor der Chirurgischen Klinik unterstand, aber seit 1927 im klinischen Alltag von dem Radiologen Arthur Hintze geleitet wurde. Auch Hans Holfelder, einer der damals renommiertesten deutschen Radiologen, leitete seit 1926 ein Röntgeninstitut, das zur chirurgischen Universitätsklinik in Frankfurt am Main gehörte.[52] Unter der Hand gab es also einen gewissen Grad an Zentralisierung, da nur die Bestrahlungsabteilungen der großen Kliniken über leistungsstarke Röntgenapparate verfügten und auch nur dort einigermaßen ausreichende Mengen an Radium oder Mesothorium vorhanden waren, um eine wirksame Bestrahlung von Karzinomen und Sarkomen zu gewährleisten.[53]

Hauptursache dafür waren die enorm hohen Kosten für den Erwerb der radioaktiven Substanzen. Radium, das aus Uranerzen gewonnen wird, war zum Zeitpunkt seiner Entdeckung ein extrem selten auffindbares Element. Das einzige vor 1900 bekannte Radiumvorkommen lag im böhmischen Joachimsthal. Nachdem bekannt geworden war, dass Radium zur Bestrahlung benutzt werden konnte, schossen die Weltmarktpreise in die Höhe.[54] 1911, mit der Entdeckung eines weiteren Vorkommens im amerikanischen Colorado, gingen die Preise etwas zurück, spürbare Entspannung brachte schließlich 1922 die Erschließung reichhaltiger Uranvorkommen im damaligen Belgisch-Kongo.[55] Deutschland verfügte allerdings über kein eigenes

Radiumvorkommen, so dass Radium zu Weltmarktpreisen gekauft werden musste. Deshalb benutzten die Radiologen in Deutschland vielfach das weniger stabile, aber ebenfalls radioaktive Mesothorium, das Otto Hahn 1907 entdeckt hatte. Mesothorium war ein Nebenprodukt der Glühstrumpfproduktion und wurde aus brasilianischem Monazitsand gewonnen. Im Unterschied zum Radium konnte Mesothorium allerdings aufgrund seiner geringeren Halbwertzeit nach etwa zwei Jahren therapeutisch nicht mehr genutzt werden und musste ausgetauscht werden.[56] Doch auch die Produktion von Mesothorium war nicht billig. Die Kosten für 1 mg Mesothorium beliefen sich 1913 auf 160 bis 200 Mark.[57]

Für die Patienten hatte diese einerseits ökonomisch-politisch, andererseits standespolitisch-medizinisch entstandene Situation zwei Konsequenzen: Um wirksam bestrahlt zu werden, mussten sie eine große Klinik aufsuchen, die über leistungsstarke Röntgengeräte und ausreichend Radium/Mesothorium verfügte. Das bedeutete für viele eine längere Fahrtstrecke und womöglich einen ausgedehnten Aufenthalt in einer fremden Stadt, wenn die Therapie ambulant durchgeführt wurde. Außerdem musste die teure Therapie bezahlt werden.

Ferdinand Blumenthal, Direktor des Berliner *Instituts für Krebsforschung* an der Charité, berechnete in einem Bericht für die Charité-Direktion die bei einer Bestrahlungsbehandlung 1921/22 durchschnittlich entstehenden Kosten wie folgt:

> *Man bedenke, daß ein Kranker, der das Krebsinstitut besucht und der dies gewöhnlich nur in Begleitung eines Gesunden tun kann, allein ca. 60,– Mark Fahrgeld jedesmal gebraucht, so daß es heute schon für die weniger bemittelten nicht Kassen Patienten [sic], schwer wird, sich bei uns behandeln zu lassen. Nehmen wir an, daß eine 6malige Bestrahlung nötig ist, so würde das Fahrgeld allein gegen 480 Mark kosten. Die 6 Bestrahlungen nach dem Kassensatz würden ca. 2000 Mark ausmachen.*[58]

Blumenthal machte damit auf eine Versorgungslücke aufmerksam, die mit der Röntgen- und Radiumtherapie für viele unüberbrückbar wurde und die sich mit dem allgemeinen Absinken des Einkommensniveaus nach Kriegsende 1918, den kriegsbedingten Vermögensverlusten und der Inflation immer weiter vergrößerte. Denn die gesetzlichen Krankenkassen übernahmen für ihre Mitglieder nur die Kosten für ärztliche Konsultation und Krankenhausbehandlung.[59] Fahrt- und Unterbringungskosten für ambulant behandelte Patienten wurden in der Regel nicht bezahlt – ein Umstand, der für viele eine unüberwindliche finanzielle Hürde darstellte, da sie während ihrer Krankheitszeit nur die Hälfte ihres versicherungspflichtigen Einkommens als Krankengeld ausbezahlt bekamen.[60] Zudem waren überhaupt nur etwa 30 Prozent der Bevölkerung Mitglied der gesetzlichen Krankenversicherung und hatten dementsprechend Anspruch auf diese Leistungen.[61] Die Mitversicherung von Familienangehörigen wurde erst 1930 Regelleistung der gesetzlichen Krankenkassen.[62]

Wer nicht zum Kreis der pflichtversicherten Arbeiter und Angestellten zählte, musste entweder sämtliche Kosten aus eigener Tasche bezahlen oder war vor Beginn der Erkrankung Mitglied einer Ersatzkasse beziehungsweise einer privaten Krankenkasse geworden.[63] Dies betraf überwiegend Selbständige und Angehörige der freien Berufe, wie etwa Anwälte, Architekten, Ärzte und Unternehmer, aber auch Beamte. Diese hatten vor dem Ersten Weltkrieg die Kosten einer Krankenhausbehandlung oft selbst tragen können und waren deshalb keiner privaten Krankenversicherung beigetreten. Für viele Unternehmer blieben auch nach 1918 die Kosten einer Strahlentherapie privat bezahlbar, für die Mehrheit der Selbständigen, Freiberufler und Beamten jedoch nicht. Deshalb traten viele Beamte und Selbständige nach 1923 in die privaten Krankenversicherungen ein. Nicht alle konnten jedoch die Beiträge bezahlen. Manche der privaten Krankenversicherungen verlangten außerdem Zuzahlungen, so dass eine Strahlentherapie für Patienten aus dem Mittelstand nicht selten eine schwere finanzielle Bürde darstellte. Nach Blumenthals Beobachtungen entschieden sich die Angehörigen in solchen Fällen oft gegen eine Strahlenbehandlung, »wenn wir nicht mit grösserer Wahrscheinlichkeit den Angehörigen Heilung oder erhebliche Besserung des Kranken in Aussicht stellen können«.[64]

Aber auch für Mitglieder der gesetzlichen Krankenkassen konnte ein finanzielles Problem entstehen: die sogenannte Aussteuerung. Zwar waren die gesetzlichen Krankenversicherungen seit 1903 dazu verpflichtet, 26 Wochen lang Krankengeld und Krankenbehandlung zu bezahlen. Eine Strahlentherapie, die in der Regel mehrere Bestrahlungsserien erforderte, konnte jedoch länger dauern. Dazu kam, dass es üblich war, an Krebs erkrankte Arbeiter oder Angestellte für ein Jahr arbeitsunfähig zu schreiben. Vielen fiel es schwer, im Anschluss eine neue Arbeit zu finden, zumal sie nicht selten durch die Folgen der Krebstherapien in ihrer Arbeitsfähigkeit eingeschränkt waren. Diese Krebspatienten wurden genauso aus der Krankenversicherung »ausgesteuert« wie diejenigen, bei denen die Ärzte von vorneherein eine Wiederherstellung der Arbeitsfähigkeit ausschlossen. Für all diese Menschen waren schon die »Nebenkosten« einer Strahlentherapie kaum bezahlbar, noch weniger die Behandlungskosten selbst, die die Krankenkassen für sie, die nie mehr arbeitsfähig werden würden, nicht bezahlten. Um dennoch Zugang zur Strahlentherapie zu bekommen, blieb diesen Menschen nur noch eine einzige Möglichkeit: nämlich eines der sogenannten Freibetten zu bekommen, die in begrenzter Zahl in Kliniken vorhanden waren und oft bevorzugt an solche Patienten vergeben wurden, die für die an der jeweiligen Klinik durchgeführte Forschung interessant waren.[65]

Als im frühen 20. Jahrhundert erste Strahlenabteilungen eingerichtet worden waren, hatte man nicht vorausgesehen, wie rasant sich die Strahlentherapie entwickeln würde. So waren die ersten strahlentherapeutischen Einrichtungen oft mehr oder weniger provisorisch in die Krankenhäuser »eingepasst« worden. Schnell wurden die Räumlichkeiten zu klein. Um der gestiegenen Bedeutung der Strahlentherapie Rechnung zu tragen, wurden in den 1920er und 1930er Jahren an vielen Orten neue Strahleninstitute gebaut oder zumindest geplant, da die bauliche Ausführung im Zweiten Weltkrieg vielfach fallengelassen wurde.

Das 1924 eröffnete *Werner-Siemens-Institut für Röntgenforschung am Krankenhaus Moabit/Berlin* kann als Beispiel für eine solche neu eingerichtete Bestrahlungsabteilung herangezogen werden. Dieses Institut verfügte über eine im Vergleich zu anderen Bestrahlungsabteilungen hervorragende technische Ausstattung, da das Institut durch einen Vertrag zwischen der Stadt Berlin und der Firma *Siemens & Halske* zustande gekommen war. In diesem Vertrag garantierte *Siemens & Halske*, kostenlos die gesamte technische Ausstattung zu liefern, um im Gegenzug Zugriff auf die dort gesammelten Erfahrungen in der klinischen Anwendung der gelieferten Geräte zu bekommen.[66]

Das *Werner-Siemens-Institut* wurde in den Krankenbaracken 17, 18 und 19 des Krankenhauses Moabit untergebracht. Diese drei Baracken wurden durch Gänge verbunden, so dass Ärzte und Röntgenschwestern von der nördlich gelegenen Diagnostikbaracke durch einen Verbindungsflur in die mittlere Therapiebaracke und von dort in die Verwaltungsbaracke gelangen konnten, ohne das Gebäude verlassen zu müssen.[67] Einen repräsentativen Eingang für

Patienten hatte das Institut nicht. Die ambulanten Patienten betraten das Gebäude durch den Eingang der nördlich gelegenen Diagnostikbaracke und warteten gemeinsam mit den zur Röntgendiagnose überwiesenen Patienten in einem spärlich durch ein einziges Fenster belichteten, 9 qm großen Raum, während sie auf umlaufenden Holzbänken saßen, die zwei Seiten des Raumes einnahmen. Für die bettlägerigen Patienten gab es angesichts der räumlichen Enge keinen separaten Warteraum. Sie wurden von den beiden weiter entfernt liegenden Bettenbaracken der Bestrahlungsabteilung oder aus den anderen Abteilungen über das Krankenhausgelände getragen und durch die Eingänge der Verbindungsflure in das *Werner-Siemens-Institut* gebracht. Eine echte Trennung zwischen Diagnostik- und Therapiepatienten gab es hier ebenfalls nicht: Die Tragen derjenigen Patienten, die lediglich zur Untersuchung kamen, wurden in den Flur der Diagnostikbaracke gestellt, diejenigen der Therapiepatienten in den etwas breiteren, zugigen und unbeheizten Verbindungsflur. Dessen eine Hälfte war den Männern, die andere Hälfte den Frauen vorbehalten, weil sie von ihrer jeweiligen Hälfte aus schneller die Herren- beziehungsweise Damentoilette erreichen konnten. Diese Gegebenheiten waren zwar nicht unüblich, veranlassten aber doch schließlich 1935/36 Karl Frik, den Direktor des Instituts, zu einer an das Bezirksamt Tiergarten gerichteten Beschwerde, in der er beklagte, dass diese Zustände den »Kranken gegenüber […] nicht mehr länger verantwortet werden« könnten. Sein Hinweis, dass auch die vielen ausländischen Wissenschaftler, die das renommierte Institut besuchten, daran Anstoß nähmen, verhalf seiner Beschwerde schließlich zum Erfolg und es wurde ein Neubau ins Auge gefasst, der rechtzeitig zum für 1940 geplanten Internationalen Röntgenologenkongress in Berlin fertiggestellt werden sollte.[68]

Doch die Flure und der kleine Warteraum des *Werner-Siemens-Instituts* waren für die Patienten auch in anderer Hinsicht ein trauriger Ort: Denn die an operablen Tumoren leidenden Kranken, die zur Vor- oder Nachbestrahlung kamen, sahen hier möglicherweise das erste Mal Menschen, die trotz Operation an Rezidiven oder Metastasen litten oder deren Krebserkrankung so weit fortgeschritten war, dass sie nur noch aus palliativen Gründen bestrahlt wurden. Diese Patienten waren schwach, blass und schmerzgeplagt und einige litten unter sichtbaren Wucherungen. Manche, deren Tumoren geschwürig zerfielen, verbreiteten einen durchdringenden, schwer erträglichen Geruch. Denjenigen, deren Erkrankung erst kurz zuvor diagnostiziert worden war, wurde in diesen Fluren und Warteräumen also

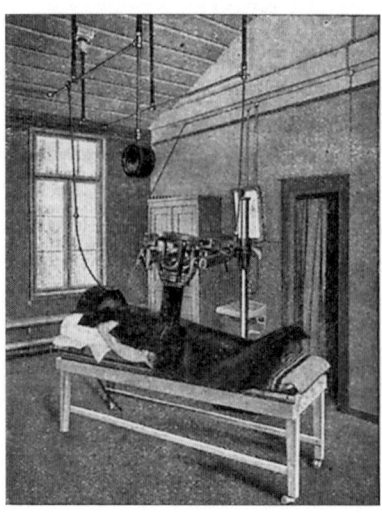

Abb. 30: Behandlungsraum des *Werner-Siemens-Instituts für Röntgenforschung* Berlin (1924)

das Scheitern der Hoffnung auf Heilung unübersehbar vor Augen gebracht. Und wenn auch beileibe nicht alle Patienten in der Bestrahlungsabteilung an Krebs litten, waren hier doch mehr Krebspatienten auf engem Raum versammelt als auf irgendeiner anderen Station der Krankenhäuser, so dass die möglicherweise bis dahin noch akzeptierte Täuschung über den eigenen Krankheitszustand ins Wanken geraten konnte.

Die Röntgenbestrahlung fand in der mittleren Baracke statt, in deren Flur keine Krankentragen standen. Beim Betreten dieser Baracke wird den Bestrahlungspatienten vermutlich als Erstes der eigentümlich stechende Geruch aufgefallen sein: Denn bei der damals meistbenutzten Technik zur Erzeugung der Röntgenstrahlen, wie sie eines der drei Moabiter Bestrahlungsgeräte noch benutzte, entstanden Ozon und Stickoxide, die nicht nur unangenehm rochen, sondern bei längerem Aufenthalt auch zu einer Reizung der Schleimhäute und anderen Atemproblemen führen konnten.[69] Die Räumlichkeiten selbst waren spärlich eingerichtet: Mitten im Raum standen die Lagerungstische für die Patienten. Darüber waren die Bestrahlungsgeräte aufgehängt, deren Spannung durch eine im Keller der Baracke verborgene Stabivoltanlage hergestellt wurde. In einem der Bestrahlungsräume war eine bewegliche Röntgenröhre angebracht, die direkt auf die zu bestrahlende Körperregion aufgesetzt wurde. Da diese Art von Röntgenröhre Streustrahlung abgab, wurden die Patienten für die Dauer der Bestrahlung vollständig mit Bleigummi abgedeckt – nur das Bestrahlungsfeld blieb frei. Einige Strahleninstitute verwendeten für den Schutz des Kopfes

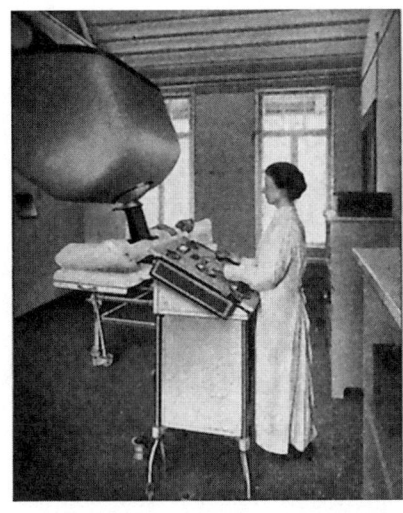

Abb. 31: Behandlungsraum des *Werner-Siemens-Instituts für Röntgenforschung* Berlin (1924)

auch einen bleibeschlagenen Schirm, in dem »sich ein Fenster aus Bleiglas [befand]; denn es trägt wesentlich zur Beruhigung von ängstlichen Patienten bei, wenn sie während des Betriebes die Röhre beobachten können.«[70] Die Röntgenschwester, die das Gerät bediente, stand aus Strahlenschutzgründen entweder hinter einer Art Paravent oder bediente das Gerät aus einem separaten, mit einem Fenster zum Behandlungsraum versehenen Bedienungsraum, so dass sie jederzeit eingreifen konnte, wenn sich der Patient während der halb- bis ganzstündigen Bestrahlung bewegte.[71]

Im zweiten Behandlungsraum hatte man dagegen ein unbewegliches Röntgenbestrahlungsgerät platziert, das in einem mit Bleiblech ausgekleideten Kasten untergebracht war und nur an der blendenförmigen Öffnung Strahlung abgab. So konnte die Röntgenschwester direkt neben dem Patienten stehen, der nicht mit schwerem Bleigummi abgedeckt werden und dementsprechend besser atmen und sehen konnte. Dieses modernere Gerät trug also vermutlich weniger »den geheimnisvollen Stempel einer Dunkelkammer« und vermittelte den Patienten dementsprechend nicht so stark den Eindruck des »Unheimlichen«, wie es Heinrich Cramer 1935 rückblickend den älteren Strahleninstituten attestierte – um damit allerdings zugleich die Vorzüge des von ihm geplanten, neuen Röntgeninstituts herauszustreichen.[72]

Im Anschluss an die Bestrahlung mussten die sogenannten »Auf-Patienten« einige Stunden ausruhen und konnten dann nach Hause gehen. Die bettlägerigen Patienten wurden dagegen zu den nach Geschlechtern getrennten Bettenbaracken des *Werner-Siemens-Instituts* zurückgebracht, die jede über einen Saal mit 19 Betten verfügten. Insgesamt 15 Betten waren als Geschwulstabteilung ausschließlich für Krebskranke reserviert.[73] Dieses Prozedere wurde mehrere Tage hintereinander wiederholt, bis die (erste) Bestrahlungsserie abgeschlossen war.[74] In den Bettenbaracken fand auch die Mesothorium-/Radiumbestrahlung statt.[75] Dass diese Form der Bestrahlung im Krankensaal des Instituts stattfand, war allerdings ein vollkommen unübliches Verfahren, das der dortigen räumlichen Bedrängtheit geschuldet war und seit Mitte der 1930er Jahre mit Vorgaben des Berliner Magistrats zur Radiumanwendung kollidierte.[76]

Um die in der Radiumbehandlung üblichen Bedingungen zu verdeutlichen, geht es nun in den Berliner Norden zum *Rudolf-Virchow-Krankenhaus*, in dem das Verfahren der Radiumbestrahlung dem im Deutschland der Zwischenkriegszeit praktizierten Standard entsprach.[77] Da, wie zuvor erwähnt, Radium ebenso wie Mesothorium kostbar war, hatten alle Krankenhausverwaltungen Sorge, ihre Bestände könnten verloren gehen oder gestohlen werden. Außerdem wussten die Radiologen, dass die radioaktive Strahlung für Personen, die sich in der Nähe der bestrahlten Kranken aufhielten, gesundheitsschädigend sein konnte. Aus diesen Gründen schrieben die Krankenhausverwaltungen minutiös vor, unter welchen Umständen eine Radium- oder Mesothoriumeinlage zu erfolgen hatte.

Im *Rudolf-Virchow-Krankenhaus* gab es deshalb – so wie in vielen anderen deutschen Bestrahlungsabteilungen – ein besonderes »Strahlenzimmer«, in dem nicht nur das Radium aufbewahrt wurde, sondern in dem die Behandlung stattzufinden hatte.[78] Wenn der Patient dorthin gebracht wurde, befand er sich oft in einem durch Beruhigungs- und Narkosemittel herbeigeführten Dämmerzustand, weil das Einlegen der Radiumpräparate schmerzhaft war und manchmal der Tumorherd vor Beginn der Bestrahlung durch Elektrokoagulation oder durch einen scharfen Operationslöffel abgetragen werden musste.[79] Dann wurden Radiumröhrchen oder -nadeln vom Arzt so nahe wie möglich an den Tumor gebracht und mit Gaze und Tupfern fixiert, damit der Radiumträger nicht verrutschte. Mit kleinen Bleiplatten, die in einer knetartigen sogenannten Stenzmasse festgesteckt wurden, versuchte man, die umliegenden Organe zu schützen.

Beim Einlegen des Radiums ebenso wie der Schutzplatten musste der Arzt vorsichtig vorgehen, um nicht das Gewebe zu verletzen. Dadurch verursachte Infektionen und hohes Fieber zählten zu den häufigsten unmittelbaren Komplikationen der Radiumtherapie. Sie hatten vielfach den vorzeitigen Abbruch der Therapie zur Folge, da sie tödlich enden konnten. Aus diesem Grund musste die Strahlenschwester bei den Bestrahlungspatienten regelmäßig Fieber messen, denn hatte sich erst eine Bauchfellentzündung entwickelt, war der Verlauf – wie ein Gynäkologe 1933 schrieb – »meist ein aussichtsloser, mit dem Tod endigender«.[80]

War die Radiumeinlage fixiert, mussten die Patienten während der ganzen Behandlungsdauer so still wie möglich liegenbleiben, damit die Einlage nicht verrutschte und dadurch ihr Therapieziel verfehlte oder gesundes Gewebe schädigte. Dies war für die Patienten eine große Herausforderung, da die Bestrahlung oft zwei bis drei Tage dauerte.[81] Sie durften während dieser Zeit ihr Zimmer nicht verlassen und keinen Besuch bekommen. Versorgt wurden sie von einer speziell für die Radiumtherapie zuständigen Strahlenschwester, die für den Schutz des Radiums beziehungsweise Mesothoriums vor Verlust oder Diebstahl persönlich verantwortlich war. Darum hatte sie das Zimmer zu verschließen, sobald sie es verließ. Musste der Patient auf die Toilette, hatte er in Anwesenheit der Strahlenschwester ein Steckbecken oder einen Nachtstuhl zu benutzen. Bevor die Schwester diesen entleerte, war sie im Falle einer Radiumeinlage im Mastdarm, in der Scheide oder Harnröhre verpflichtet zu prüfen, ob die Radiumeinlage sich noch an der dafür vorgesehenen Stelle befand. Wollte der Patient einen Brief schreiben, musste die Strahlenschwester diesen Brief der Oberschwester übergeben, damit diese prüfte, ob im Briefumschlag das kostbare Radium hinausgeschmuggelt wurde.

Die Patienten blieben im Anschluss an die Bestrahlung zur Beobachtung einige Tage im Krankenhaus, da fast alle erhöhte Temperatur oder Fieber hatten und die Gefahr einer Bauchfellentzündung ausgeschlossen werden musste – unabhängig davon, ob sie bettlägerig waren oder nicht.[82] Ebenso wie die röntgenbestrahlten Patienten litten sie unter einem »Kater«: Ihnen war übel und sie mussten sich erbrechen. Vielen war schwindelig, sie fühlten sich sehr matt, hatten keinen Appetit und konnten schlecht schlafen.[83] Zudem hatten fast alle bestrahlten Patienten mit Durchfällen und ständigem starken Harn- oder Stuhldrang zu kämpfen. Während der »Kater« nach einer Radiumbestrahlung verhältnismäßig rasch abklang, konnte der Röntgenkater in Einzelfällen wochenlang andauern. Eine der Ursachen, die ozon- und stickoxidgeschwängerte Luft, wurde durch die Verwendung von stabilen, in Bleikästen geschützten Röhren, von denen ein Exemplar auch im *Werner-Siemens-Institut* stand, mehr oder weniger vermieden, so dass Intensität und Dauer des Röntgenkaters in den 1930er Jahren abnahmen.[84]

Einige Tage nach der Therapie bemerkten zahlreiche Patienten eine Rötung der Haut, die sich entzündete und anschwoll, während sie juckte, stechende Schmerzen auftraten und die Haare an der betroffenen Stelle ausfielen. Oft dauerte es einen guten Monat, bis diese Beschwerden nachließen und schließlich eine braun pigmentierte Stelle zurückblieb, die mit der Zeit verblasste. Nur wenige Patienten blieben davon verschont – abhängig von der Strahlendosis, aber auch von individuellen Faktoren, die sich die Ärzte nicht immer zu erklären wussten.[85]

Einige röntgenbestrahlte Patienten erlitten weitaus heftigere Hautreaktionen, selbst wenn sie den Ratschlägen der Ärzte entsprechend die Haut mit Vaseline oder Röntgensalbe eincremten und vor einer Reizung durch Korsettstangen und Hosenträger schützten. Bei manchen bildeten sich an der bestrahlten Stelle flüssigkeitsgefüllte Blasen, die unter starken Schmerzen nach zwei bis drei Monaten schließlich platzten und vernarbten. Allerdings blieb die Haut dort dauerhaft trocken, spröde und empfindlich, denn die lokalen Schweiß- und Talgdrüsen waren für immer zerstört, häufig schrumpfte das Gewebe. In der Frühzeit der Strahlentherapie heilten manche dieser Hautgeschwüre gar nicht. Das Gewebe starb schließlich ab, so dass nur die Hauttransplantation blieb, um die Stelle zu verschließen. Solche schwerwiegenden Nachwirkungen waren allerdings im Laufe der 1920er Jahre selten geworden, da die neuentwickelten Filter, Dosimeter und Bestrahlungstechniken eine Verbrennung dritten Grades in der Regel verhinderten.

Innerlich mit Radium oder Mesothorium bestrahlte Patienten hatten zwar keine Hautbeschwerden, litten dafür aber einige Tage lang unter blutigem, krampfartig sich entleerenden Durchfall, der äußerst schmerzhaft war. In einigen Fällen traten Monate später Darm- und Unterleibsbeschwerden auf, die auf Entzündungen und Geschwürbildung in Darm, Blase oder Vagina zurückgingen. Ein potentiell tödlicher Darmverschluss konnte die Folge sein.

Noch mehr gefürchtet und nicht direkt dosisabhängig war die sogenannte Fistelbildung zwischen Darm und Scheide oder Blase und Scheide, die zu Stuhl- oder Harninkontinenz führte, mit einer Entzündung der gesamten umliegenden Haut einherging, ein sehr hohes Infektionsrisiko barg und ausgesprochen schmerzhaft für die Patientin war. Operativ konnte oft nicht geholfen werden und auch die Schmerzen waren mit den üblichen Schmerzmitteln kaum zu beherrschen, ebensowenig wie der mit der Fistel-bildung einhergehende Geruch unter den vielerorts üblichen hygienischen Bedingungen gemindert werden konnte.[86]

Eine größere Zahl von Frauen und Männern litt allerdings nach der Be-strahlung »nur« unter den leichteren Nachwirkungen wie Röntgen- und Radiumkater, Röntgendermatitis ersten Grades oder schmerzhaftem Harn- und Stuhldrang. Doch auch diese Beschwerden erlebten viele als so schlimm, dass sie sich »nur widerwillig und recht deprimiert« einer zwei-ten, ärztlicherseits für notwendig gehaltenen Bestrahlungsserie unterzie-hen wollten.[87] Die Mehrzahl der wegen Gebärmutterhalskrebs bestrahlten Frauen vermied in der Folgezeit das Krankenhaus, kam weder zu Nachsor-geuntersuchungen noch zu weiteren Bestrahlungen, was sich einige Ärzte auch damit erklärten, dass Symptome, wie etwa Blutungen nach der Be-strahlung, aufhörten, die Frauen sich dann für geheilt hielten und das Fahr-geld nicht mehr aufbringen wollten.[88]

Zu Hause erwartete die bestrahlten ebenso wie die operierten Krebs-patienten wenig zusätzliche Hilfe. Einige bekamen von ihren Krankenkas-sen oder den Wohlfahrtseinrichtungen Ernährungsbeihilfen bezahlt, weil die Mediziner eine stärkende Diät für hilfreich hielten. Nicht selten wurden diese Hilfen ebenso wie eine etwaige Haushaltshilfe von der Einschätzung des Arztes abhängig gemacht, ob die Arbeitsfähigkeit des ehemaligen Pati-enten wiederhergestellt werden würde.[89] Dies traf auch für die Bewilligung einer Kur zu.[90]

Warum Krebskranke so wenig nachsorgende und pflegerische Unter-stützung erhielten, ist vor allem im Blick auf die in dieser Zeit große Zahl an Lungensanatorien für Tuberkulosekranke erklärungsbedürftig. Nicht nur erhielten diese von staatlicher Seite mehr Unterstützung, sondern es gab auch eine deutlich größere Zahl privater Initiativen, die die Spenden-bereitschaft der Bürger mobilisierten. Sicherlich gingen diese Initiativen in der Regel auf das späte 19. Jahrhundert zurück, hatten also möglicherweise einfach vorher schon einen Platz in der philanthropischen Spenden- und Hilfsökonomie erobert, der nun für die Unterstützung von Krebskran-ken fehlte. Viele Ärzte vermuteten jedoch, dass zwei andere Ursachen für diese geringere Unterstützungsbereitschaft verantwortlich seien: Erstens hielten die allermeisten Menschen Krebs für letztlich unheilbar, während die Tuberkulose diesen »Makel« verloren hatte, obwohl nach wie vor viele daran starben. Warum aber in Zeiten knapper Kassen die Behandlung einer Krankheit mit größeren Beträgen unterstützen, wenn die an ihr Erkrankten sowieso sterben und dementsprechend keinen Beitrag mehr zur Volksökonomie leisten würden?[91]

Auch die zweite Ursache war aus Sicht der Mediziner Folge einer nicht ganz zutreffenden, in der Bevölkerung gleichwohl verbreiteten Wahrnehmung: Denn allgemein herrschte die Ansicht vor, dass überwiegend alte Menschen an Krebs erkranken würden, viele Menschen glaubten zudem, dass arme Menschen öfter Krebs bekämen, und auch in diesem Zusammenhang spielte der angenommene »Wirtschaftswert« der Krebspatienten eine Rolle.[92] Für beide Einschätzungen gab es gewisse Belege, denn statistisch betrachtet erkrankten tatsächlich deutlich mehr ältere Menschen an Krebs, und es gab außerdem zumindest *eine* besonders sichtbare Krebserkrankung, die unter der bäuerlichen Landbevölkerung deutlich häufiger zu beobachten war als im Bildungsbürgertum: der Hautkrebs. Genau gegen diese beiden Ansichten wandten sich – wie bereits ausgeführt – die Früherkennungskampagnen.

Neben diesen zeitgenössisch diskutierten Gründen gab es vermutlich noch einen weiteren, der nicht öffentlich thematisiert wurde, weil er auch die Haltung des medizinischen Personals betraf: Die Krebskranken waren in Kliniken und Privathaushalten oft nicht gern gesehen. Viele fürchteten sich vor der Gegenwart oder Berührung von Krebskranken, weil sie überzeugt waren, sie könnten sich anstecken. Zur Angst vor Ansteckung kam manchmal der Ekel, der selbst Angehörigen zu schaffen machen konnte. So wandte sich 1909 ein Mann an das *Königlich-Preußische Institut für Infektionskrankheiten*, um sich nach Möglichkeiten zu erkundigen, seiner 55-jährigen, an Gebärmutterkrebs in fortgeschrittenem Stadium erkrankten Mutter zu helfen. Nachdem er eine abschlägige Antwort erhalten hatte, schrieb er erneut mit einem Unterton der Verzweiflung an das Institut:

Ferner wäre ich Ihnen sehr dankbar, wenn Sie mir [...] mitteilen wollten, ob es nicht ein Desinfiziermittel giebt, um den lästigen Geruch, welcher die Kranke ständig umgiebt und die Zimmerluft manchmal geradezu verpestet, erfolgreich zu beseitigen; einige Aerzte, welche ich dieserhalb schon zu Rate zog, waren nicht in der Lage, mir ein Desinfiziermittel zu geben.[93]

Dieser Geruch trat nicht bei jeder Krebskrankheit auf und oft auch erst in einem späteren Stadium. Außerdem konnte er durch die Radiumbestrahlung seit den 1920er Jahren in vielen Fällen zumindest zeitweise zum Verschwinden gebracht werden. Aber der Geruch – mehr noch als der in manchen Dokumenten erwähnte Anblick der durch Krebs verursachten »Entstellungen« – löste bei vielen Menschen offenbar einen fast unüberwindlichen Ekel aus. Dementsprechend berichteten Ärzte davon, dass Verwandte ihre aus den Kliniken zurückkehrenden, an einer fortgeschrittenen Krebskrankheit leidenden Angehörigen nicht mehr aufnehmen wollten – eine Weigerung, für die sie durchaus Verständnis aufbrachten.[94]

Denn auch das medizinische Personal hielt die Gegenwart von Krebspatienten auf ihren Stationen nicht selten für problematisch. Hier ging es nicht allein um das verhältnismäßig neue Selbstverständnis der Kliniken als Stätten der Heilung. Dies wird aus einem Beitrag August Mayers, des Chefarztes der Tübinger Gynäkologie, deutlich, den er 1941 in der Zeitschrift *Strahlentherapie* veröffentlichte:

Isolierung ist aber nötig, da einesteils der vom zerfallenden Karzinom ausgehende üble Geruch und andernteils die große Unruhe der unheilbar Kranken die Zimmergenossen schwer belästigen und ihre Nachtruhe stören. Eine ausreichende häusliche Pflege stößt fast immer auf die größten Schwierigkeiten.[95]

Diese Einstellung war nicht spezifisch für die durch den Krieg verschärfte Situation. Schon vor 1933 finden sich ähnliche Äußerungen.[96] Selbst Patienten beschwerten sich in Briefen und Eingaben darüber.[97] Karl Frik, Leiter des *Werner-Siemens-Instituts* für Röntgenforschung, begründete dementsprechend 1936 seinen Antrag auf kleinere Krankenzimmer mit dem anspielungsreichen Satz: »Die Unterbringung von Krebskranken in Sälen hat auch sonst allerlei Misshelligkeiten [sic] die ich im einzelnen nicht erörtern will.«[98] Was er damit konkret meinte, geht aus einer zwei Jahre zuvor von den Vertretern von Chirurgie und Innerer Medizin in Moabit verfassten Stellungnahme hervor:

Krebskranke [sind] durch ihre schweren Entstellungen, die auftretenden üblen Gerüche, die zahlreichen Todesfälle, [sic] für die von anderen Kliniken des Hauses kommenden Kranken eine so peinliche Zugabe, dass eine vollkommene räumliche Trennung auch der Zugänge der Abteilung, selbst bei gleicher Unterbringung in einem Zentralgebäude, gefordert werden müsste.[99]

Dass Krebskranke auch von Seiten der Krankenschwestern nicht auf Verständnis zählen konnten, zeigt eine 1935 vom Ehemann einer an Krebs erkrankten Frau verfasste Beschwerde, in der dieser bemängelte:

Sie [seine Frau] klagte ständig über heftigste Brust- sowie äußere Schmerzen in Brust-Bauch-Rücken, konnte keinerlei Nahrung aufnehmen und hatte ständig Erbrechen von grüner Galle. 20 Tage vergingen, ohne daß irgendwelche Maßnahmen gegen diesen Zustand unternommen wurden – weder von Seiten der Ärztin noch der Oberschwester! Das Stöhnen und Seufzen meiner Frau wurde von der Oberschwester als »haltlose Person« [...] bezeichnet – überhaupt jedes Seufzen der schwerkranken Frau nur als haltlos – in's Krankenhaus nicht passend bezeichnet.[100]

Wohin aber sollten Krebskranke gebracht werden, wenn sie als nicht mehr heilbar angesehen wurden? Wenn sie in den großen Krankensälen der Kliniken als Belästigung und Belastung wahrgenommen wurden und die Krankenhausverwaltungen auf Freigabe der für heilbare Patienten vorgesehenen Betten drängten?

Orte der letzten Hoffnung, Orte des Sterbens

Die Pflege krebskranker Menschen stellte für die Angehörigen eine große Herausforderung dar. Waren die Tumoren offen, mussten sie regelmäßig gesäubert und verbunden werden.[101] Pflegeratgeber empfahlen, das Verbandszeug nach jedem Wechsel zu verbrennen, da eine zufriedenstellende Desinfektion im Privathaushalt nicht möglich sei. Innerliche Tumoren sonderten oft Eiter und Ausfluss ab, begannen leicht zu bluten, und wenn die Blutung dann nicht schnell gestillt wurde, verblutete der Patient – das bedeutete, dass ein zu Blutungen neigender Patient nie länger alleingelassen werden durfte. Wegen der angenommenen Infektionsgefahr sollten Krebskranke in jedem Fall ein eigenes Bett haben – eine Bedingung, die im Rahmen der bedrängten Wohnverhältnisse von Arbeitern kaum zu erfüllen war, so dass Angehörige trotz des unangenehmen Geruchs das Bett mit ihrem krebskranken Angehörigen teilen mussten. Darüber berichtete rückblickend der Schriftsteller Hans Frick, der als nicht ehelicher Sohn einer Fabrikarbeiterin in ärmlichen Verhältnissen aufwuchs und dessen Großmutter während des Zweiten Weltkriegs an Krebs erkrankte und starb. Er schrieb:

Der Zustand meiner Großmutter verschlechterte sich zusehends. Ihre letzte Kraft war ausschließlich darauf gerichtet, mir Widerstand zu leisten, wenn ich sie bei [Bomben-]Alarm zum Aufstehen bewegen wollte. [...] [D]em Todesbegehren meiner Großmutter [...] war ich ständig ausgesetzt. Ich fing an, mich dafür an ihr zu rächen, indem ich oft vergaß, mich um ihr Essen zu kümmern. [...] In den letzten Kriegsjahren duldete meine Mutter, daß ich auf einer Matratze in der Küche schlief. Sie hatte wohl begriffen, daß sie es mir nicht länger zumuten konnte, zwischen ihr und ihrer krebskranken und stinkenden Mutter zu liegen.[102]

Diese Passage macht deutlich, dass sich jemand tagsüber um das Essen für den krebskranken Menschen kümmern musste, wenn dieser selbst dazu nicht mehr in der Lage war. Darüber hinaus war bei Menschen, die an einem Krebs der Verdauungsorgane, der Mundhöhle oder Speiseröhre erkrankt waren, eine spezielle Zubereitung in Brei- oder Suppenform erforderlich. Diese Aufgaben konnten in Arbeiterhaushalten nicht von Erwachsenen übernommen werden, da die Erwerbsarbeit aller Erwachsenen unverzichtbar war. Kamen schwere körperliche Einschränkungen und Versehrungen, wie etwa ein künstlicher Darmausgang, die Ernährung durch eine operativ angelegte Magenöffnung durch die Bauchwand, die Bildung von Fisteln oder schlimme Schmerzen, hinzu, waren insbesondere ärmere Angehörige angesichts ihrer Lebens- und Arbeitsverhältnisse mit der Pflege überfordert, selbst wenn sie Hilfe durch eine Krebsfürsorgerin oder ihren Hausarzt erhielten.[103] Im Prinzip war eine häusliche Pflege nur möglich, wenn die Familie über genügend Geld verfügte, um dem an Krebs erkrankten Menschen ein eigenes Zimmer zur Verfügung zu stellen und eine Pflegerin zu bezahlen. Über diese Mittel verfügten in der Regel weder Arbeiter- noch Angestelltenhaushalte, und auch Familien aus dem Kleinbürgertum waren dazu kaum in der Lage.

Darum also wollten und konnten viele Familien ihre Angehörigen nicht aus dem Krankenhaus zurücknehmen, wenn die Ärzte keine Chance auf

Heilung mehr sahen. Für diese Kranken gab es nur noch einen einzigen Ort, an dem sie Aufnahme finden konnten. Das waren die Siechenhäuser und Hospitäler. Die Institution als solches hatte es bereits seit der Frühen Neuzeit gegeben, aber die frühen Hospitäler hatten noch anders ausgesehen und hatten unterschiedlichen Gruppen von Menschen eine Art von Heimat gegeben: verarmten alten Menschen, obdachlosen Familien, chronisch Kranken und allen Schwerkranken oder Sterbenden, die nicht zu Hause versorgt werden konnten.[104] Aus dieser Sammelinstitution hatte sich im Verlauf des 19. Jahrhunderts das Krankenhaus als spezifische medizinische Einrichtung herausgebildet, die sich nun nur noch der Heilung akut Kranker widmen sollte. Unheilbar oder chronisch Kranke hatten hier eigentlich keinen Platz mehr. In einigen frühen Krankenhäusern wurde allerdings auch weiterhin die medizinisch-pflegerische Versorgung unheilbar Kranker übernommen, nicht selten auf Druck der Bevölkerung, aber gegen den Willen der Krankenhausverwaltungen.[105] Daneben bemühten sich einzelne Stadträte, religiöse Gemeinschaften und private Wohltäter um die Einrichtung von Häusern für Unheilbare, zu denen etwa das Augsburger *Incurabelnhaus* (1718), das *Unheilbarenhaus* in Bamberg (1806) oder das *Armen Kranken Versorgungshaus* des Bamberger Katharinenspitals (1821) zählten.[106]

In den allermeisten Städten blieben allerdings die »alten« Hospitäler die einzigen Einrichtungen, in die unheilbar Krebskranke von den Krankenhäusern eingewiesen werden konnten. Dabei spielte der in den 1920er Jahren zunehmende Druck der städtischen Träger von Krankenhäusern eine Rolle, die immer wieder darauf hinwiesen, dass die Krankenhäuser für »pflegebedürftige Kranke, die nicht in häusliche Pflege entlassen werden« könnten, nach möglichst kurzer Krankenhausliegedauer Hospitalisierungsanträge stellen sollten.[107] Mit der von den Verwaltungen gewünschten frühzeitigen Überweisung von unheilbaren Kranken an die Hospitäler bot sich den Ärzten zudem ein Mittel, die Sterbeziffer ihrer Station beziehungsweise ihres Krankenhauses so niedrig wie möglich zu halten, da diese immer öfter als Indikator für die medizinische Qualität der dortigen medizinischen Versorgung herangezogen wurde.[108]

Doch bei den Kranken ebenso wie bei deren Angehörigen stieß die geplante Überweisung an ein Hospital auf Widerstand. Die Nennung des Namens »Siechenhaus« war für die meisten gleichbedeutend damit, zum Sterben abgeschoben zu werden.[109] Da die Überweisung in Siechenhäuser von den Städten und Gemeinden oft zentral organisiert wurde, konnte eine solche Überweisung bedeuten, dass die an Krebs erkrankten Menschen nicht mehr wohnortnah im Krankenhaus, sondern in einem anderen Stadtteil oder am Rande der Stadt untergebracht wurden.[110] Doch auch von ärztlicher Seite gab es Kritik an der Hospitalisierungspraxis, weil die Siechenhäuser und Hospitäler auf die medizinisch anspruchsvolle Pflege krebskranker Menschen nicht eingerichtet waren.[111]

Was die Hospitalisierung bedeuten konnte, zeigt ein Blick auf die in Berlin übliche Praxis. Alle dortigen Krankenhäuser wurden in den 1920er Jahren von der städtischen Gesundheitsverwaltung angewiesen, nicht mehr heilbare Krebskranke, die nicht zu Hause gepflegt werden konnten, an das städtische *Hufeland-Hospital* mit seiner angegliederten Siechenanstalt zu überweisen.[112] Der in den Jahren 1886 bis 1889 unter dem Namen *Friedrich-Wilhelm-Hospital* errichtete Gebäudekomplex galt ursprünglich als »Musteranstalt« zur Versorgung und Unterbringung der städtischen Armen und Alten, wurde jedoch wegen chronischer Überbelegung bereits 1897 um ein neues Gebäude erweitert.[113] Der gesamte Komplex aus zwei Hospitalbauten, zwei Siechenhäusern, einem Verwaltungs- und mehreren Wirtschaftsgebäuden sowie einem Leichenhaus mit kleiner Kapelle füllte ein großes, zwischen Prenzlauer Allee, Fröbelstraße, Diesterwegstraße und Stargarder Straße gelegenes Areal im Bezirk Prenzlauer Berg. Das Hospital bot anfangs 1246 Personen, seit Beginn der 1920er Jahre sogar über 1400 Menschen ein Bett.[114] In den meisten Hospitalzimmern standen vier Betten, in den Siechenhäusern waren überwiegend Sechsbettzimmer eingerichtet worden. Daneben gab es einige wenige Zweibettzimmer sowie in jedem Haus zwei größere Säle für zehn oder elf Betten, Baderäume und Toiletten sowie in jedem Geschoss einen Tagesraum für nicht bettlägerige Patienten. Die räumlichen Bedingungen der Unterbringung waren damit also keineswegs schlechter, als es viele Bewohner von ihrem eigentlichen Zuhause gewohnt waren, zumindest sofern sie aus Arbeiterhaushalten stammten. Allerdings zeigte die Tatsache, dass sich das Hospital direkt gegenüber dem vom gleichen Architekten entworfenen und in der Fassade ähnlich gestalteten städtischen Obdachlosenasyl befand, dass der öffentliche Status der Hospitalbewohner nur wenig über dem der Obdachlosen lag.

Die Hospital- und Siechenhausinsassen erhielten Kost, Kleidung, Arzneien und ärztliche Behandlung durch die eigens am Hospital angestellten Ärzte umsonst, bekamen dafür allerdings von einer etwaigen, ihnen zustehenden Rente nur ein Taschengeld ausbezahlt.[115] Und noch in anderer

Weise mussten die Bewohner erhebliche Einschränkungen ihrer persönlichen Freiheit ebenso wie ihres persönlichen Besitzes hinnehmen: Sie durften weder eigene Möbel noch eigene Kissen oder Decken mitbringen. Ein- und ausgehende Pakete wurden von der Anstaltsleitung durchsucht, Aufsteh- und Zubettgehzeiten für die nicht bettlägerigen Bewohner waren festgelegt, und wollten diese das Hospital verlassen, mussten sie vorher schriftlich einen Urlaubstag beantragen. Am meisten geschmerzt haben dürfte viele krebskranke, ans Bett gefesselte Bewohner allerdings die eingeschränkte Besuchszeit: Waren anfangs Besucher noch jeden Tag zwischen 14 und 16 Uhr willkommen, wurden die Besuchszeiten im Verlauf der 1920er Jahre immer weiter eingeschränkt, so dass schließlich nach der am 31. Mai 1934 ergangenen Hausordnung Besucher nur noch mittwochs und samstags zwischen 14 und 16 Uhr Zutritt hatten.[116]

Diese Einschränkungen erschienen auch dem Hauptgesundheitsamt Berlin als zu weitgehend, da damit der »Charakter der Hospitäler als offene Anstalten« zur Makulatur werden würde.[117] Die Hospitalleitung rechtfertigte diese Beschränkungen mit dem Hinweis auf den im *Hufeland-Hospital* bestehenden Pflegenotstand, da das Personal zur Pflege der vielen »Schwerstkranken« nicht ausreiche und jeder Besuchstag »Unruhe« und »Unordnung« und damit eine zusätzliche Belastung für die sowieso bereits überlasteten Pfleger mit sich bringen würde.[118] Dass die Pflege unter diesen Umständen weder sorgfältig noch einfühlsam sein konnte und sich auf die notwendigsten Hygienemaßnahmen beschränken musste, geht auch daraus hervor, dass die nicht bettlägerigen Bewohner beim Waschen und Füttern ihrer schwerkranken Mitbewohner helfen mussten.[119] Diese Zustände waren für Neuankömmlinge eine schlimme Enttäuschung, denn vielen waren im Krankenhaus die »grossartigsten Versprechungen« gemacht worden, um die weit verbreitete »Abneigung gegen die Hospitalbehandlung« zu überwinden: Man hatte ihnen nicht nur »geschultes Pflegepersonal« und für die Behandlung von Krebskranken nützliche »Spezialeinrichtungen« in Aussicht gestellt, sondern auch eine äußerst komfortable Ausstattung: »bequeme Liegestühle, eigene Kopfhörer, viel bessere Verpflegung u. dergl. mehr« sollten angeblich zum Standard des *Hufeland-Hospitals* gehören.[120] Doch auch wenn manche der auf diese Weise getäuschten Schwerkranken in Wut gerieten – an ihrer Situation ändern konnten sie nur noch wenig, denn die Krankenhäuser nahmen die einmal hospitalisierten Krebskranken nicht zurück.

Daran änderte sich auch nichts, als das *Hufeland-Hospital* im März 1934 mit seinen 707 bettlägerigen und 621 noch mobilen Bewohnern in das vorherige *Genesungsheim Buch* zog, das zu den Ende des 19. Jahrhunderts am Berliner Stadtrand erbauten *Heil- und Pflegeanstalten Berlin-Buch* gehörte.[121] Von diesem Zeitpunkt an wurden unheilbare Krebskranke aus sämtlichen Berliner Krankenhäusern nach Buch und damit aus der Stadt heraus verlegt – zusammen mit Tuberkulosekranken und psychisch kranken Menschen, die in Buch ebenfalls Aufnahme fanden. Neben dem *Hufeland-Hospital* konnten männliche Krebskranke auch in das *Hospital Buch-West* (*Dr. Heim-Hospital*) überwiesen werden, Frauen dagegen in das dortige *Ludwig-Hoffmann-Hospital*. Mit Kriegsbeginn wurde die Hospitalversorgung immer stärker eingeschränkt, da innerstädtische Krankenhäuser der Wehrmacht übergeben werden mussten und daraufhin die ausquartierten Patienten in die Bucher Hospitäler gebracht wurden.[122] Im März 1941 zog das *Hufeland-Hospital* in die Gebäude der ehemaligen *Heil- und Pflegeanstalt Buch* um, die freigeworden waren, da die dortigen Psychiatriepatienten im Rahmen der sogenannten T4-Aktion 1940 in andere Heil- und Pflegeanstalten gebracht und dort ermordet worden waren.[123] Im neuen Hospital gab es immer weniger Pflegepersonal. Noch weiter verschlechterte sich die Lage, als das Gebäude wegen der Bombardierung Berlins im Jahr 1943 als Ausweichquartier gebraucht wurde und das Hospital in die Karower Straße verlegt wurde. Die Zahl der Sterbefälle stieg über die Kriegsjahre kontinuierlich an: von 362 (1938) auf 722 (1940) und schließlich auf 2705 (1942). Ob für diesen Anstieg eine Form der »stillen« Euthanasie durch Nahrungsmittelentzug verantwortlich war, wie sie für andere Anstalten nachweisbar ist, lässt sich den vorhandenen Akten nicht entnehmen.[124] Ab 1943 wurden zahlreiche Patienten aus dem Hospital in andere Häuser verlegt, in denen ihre Versorgung kaum gewährleistet war, da – wie eine Patientin in einer Beschwerde schrieb – dort »entsetzlich viele Frauen auf einen Haufen geworfen« seien und sehen müssten, wie sie allein fertig würden.[125]

Außer den Hospitälern und Siechenhäusern gab es in Deutschland in der ersten Hälfte des 20. Jahrhunderts nur äußerst wenige Einrichtungen, in denen unheilbare Krebskranke gepflegt und medizinisch versorgt wurden – für die allermeisten an Krebs sterbenden Menschen blieben diese Einrichtungen unerreichbar und spielten damit für deren Krankheitserfahrung keine konkrete Rolle. Allerdings waren sie nicht nur unter Wissenschaftlern, sondern auch in der breiteren Öffentlichkeit bekannt und galten vielen als Orte der Hoffnung ebenso wie der Verzweiflung und des abgrundtiefen Elends: Hoffnung auf bahnbrechende Ergebnisse der Krebsforschung, Hoffnung auf eine erstklassige medizinische Behandlung, Hoffnung auch deshalb, weil hier unheilbar Krebskranke aufgenommen wurden – und darum eben auch abgrundtiefe Verzweiflung, weil an kaum einem anderen Ort todgeweihte und sterbende Krebspatienten in so großer Zahl beieinander lagen.

Diese Orte waren das 1906 in Heidelberg eröffnete *Samariterhaus*, klinische Abteilung des dortigen *Instituts für experimentelle Krebsforschung*, sowie die in zwei Krankenbaracken untergebrachte klinische Station des 1903 gegründeten *Instituts für Krebsforschung an der I. Medizinischen Klinik zu Berlin* (Charité). Beide Häuser waren Ergebnis des neu erwachten öffentlichen Interesses an der Krebskrankheit, in dem sich Sorge um eine zunehmende Verbreitung dieser Krankheit mit der Hoffnung auf die Entwicklung wirksamerer Therapien vermischte. Im Unterschied zu vielen der schon länger bestehenden englischen oder französischen Krebskrankenhäuser waren sowohl das Heidelberger *Samariterhaus* als auch die Berliner *Krebsbaracken* ausdrücklich als klinische Stationen einer Forschungseinrichtung konzipiert worden.[126] Diese Zweckbestimmung hatte zweierlei Konsequenzen. Erstens wurden beide deshalb auf dem Gelände der jeweiligen Universitätskliniken in Randlage erbaut. Zweitens gehörte zu beiden Instituten ein Laboratorium, in dem nicht nur mit Chemikalien und menschlichem Gewebe experimentiert wurde, sondern auch Tierversuche stattfanden, weshalb in Heidelberg eine große Zahl an Tierställen im hinter dem *Samariterhaus* gelegenen alten Gebäude einer Zigarrenfabrik untergebracht war, während in Berlin erst später eigene Tierställe hinzukamen.

Aus der Anbindung beider Institute an die bestehenden Universitätskliniken folgte jedoch nicht nur ihre topographische Randlage auf dem Klinikgelände, sondern auch eine Art organisatorische: Denn die Ordinarien der etablierten Kliniken waren darauf bedacht, dass die neu gegründeten Krebsinstitute ihnen keine Patienten wegnahmen, die auch sie hätten behandeln können. Aus diesem Grund durften beide Institute in der Anfangszeit keine eigenen Ambulanzen eröffnen, sondern waren darauf angewiesen, dass die anderen Klinikinstitute ihnen Patienten zur Behandlung überwiesen.[127]

Wenig überraschend wurden den beiden Instituten deshalb überwiegend als unheilbar angesehene Patienten zugeteilt.[128]

Zwar hatten sowohl Vinzenz Czerny als auch Ernst von Leyden, der erste Direktor des Berliner Instituts, die Initiative zur Institutsgründung ergriffen, um unheilbaren Krebskranken einen Ort der medizinischen Betreuung bieten und zugleich jungen Ärzten die »schwierige Kunst, unheilbare Kranke zu behandeln«, beibringen zu können.[129] Dennoch sollten beide Institute nicht ausschließlich Häuser für Unheilbare sein. Denn andernfalls sah insbesondere Czerny die Hoffnung der Patienten ebenso wie des medizinischen Personals in Gefahr, wie er 1912 schrieb:

Ich glaube, daß man in ein Krebsinstitut nicht allein unheilbare Carcinome und Sarkome aufnehmen soll [...], damit die Anstalt nicht zu ausschließlich den Charakter einer Siechenanstalt aufgeprägt erhält und damit durch die geheilten Fälle der Mut und die Hoffnung der Pflegebefohlenen und die Arbeitsfreudigkeit des Pflegepersonals aufrecht erhalten wird. Denn es darf nicht vergessen werden, wie deprimierend und lähmend auf die Aerzte und Krankenpfleger ein Saal voll sterbender Todeskandidaten einwirkt. Aerzte und Pflegerinnen müssen selbst Hoffnung haben, um Optimisten bleiben zu können und auch die Hoffnung bei den verzweifelnden Kranken aufrecht zu erhalten.[130]

Deshalb führte das *Samariterhaus* nicht nur palliative Bestrahlungen durch und experimentierte mit verschiedenen medikamentösen Therapien, sondern verfügte auch über einen eigenen Operationssaal, so dass operable Patienten hier ebenfalls adäquat behandelt werden konnten. Darüber hinaus aber bot die Einrichtung einen Komfort und eine Atmosphäre, die es deutlich von einer Siechenanstalt unterschieden.

Ermöglicht hatte dies die hohe Stiftungssumme von gut 900 000 Mark, die Czerny bei 163 Personen hatte einwerben können, darunter Mitglieder der Familien Rothschild und Krupp, Fachkollegen Czernys sowie einige »Kleinspender«.[131] Die Großherzogliche Regierung Badens stellte ein Baugrundstück im Wert von fast 290 000 Mark zur Verfügung, so dass ein dreigeschossiges Gebäude mit zwei Flügeln errichtet werden konnte. Es war den Bedürfnissen des geplanten Krebsinstituts angepasst und seine innere Ausstattung ging »etwas über das sonst in den hiesigen Kliniken übliche Maß« hinausging.[132]

Die Patienten empfing eine mit Bedacht freundlich und »gediegen« gestaltete Atmosphäre: Alle Zimmer und Flure waren nach Entwürfen des Karlsruher Kunstgewerbeprofessors Karl Eyth in unterschiedlichen Farben gestaltet; Wandanstrich und Linoleumbelag waren farblich aufeinander abgestimmt und viele Krankenzimmer mit einem umlaufenden dekorativen Fries wohnlicher gestaltet worden. Diesen Aufwand hatte Czerny auch für die Gestaltung der drei durch große Fenster belichteten Krankensäle dritter Klasse nicht gescheut, die mit jeweils neun Betten im Vergleich zu den in Krankenhäusern üblichen Krankensälen klein waren. Daran angrenzend befand sich ein großzügig bemessener Tagraum, in dem sich die nicht bettlägerigen Patienten aufhalten und sogar Klavier spielen konnten.

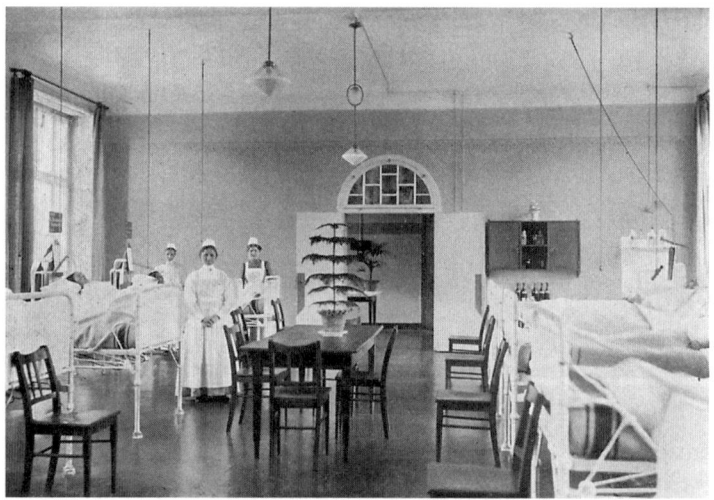

Abb. 32: Krankensaal dritter Klasse im *Samariterhaus* Heidelberg (1912)

Für die besser gestellten Privatpatienten standen im ersten und zweiten Stock des Ostflügels jeweils vier Zweibettzimmer zur Verfügung, denen in jedem Stockwerk ein eigener Tagraum zugeordnet war. Damit verfügte das *Samariterhaus* über 16 Betten für Privatpatienten, 27 Betten für Kassenpatienten sowie zwei in einem Isolierzimmer untergebrachte Betten für schwerstkranke oder sterbende Patienten.

Die im Vergleich zu anderen Kliniken große Zahl an Privatbetten brachte dem *Samariterhaus* höhere Einnahmen und ermöglichte damit einen verhältnismäßig guten Pflegestandard. Zugleich zeigte sich in dieser Form der Ausstattung auch das Konzept des Hauses, das nach Czernys Willen

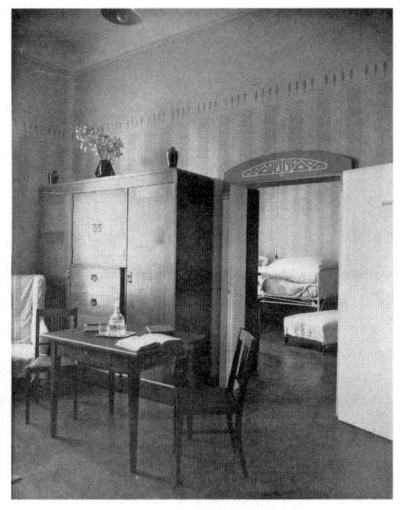

Abb. 33: Blick in ein Privatzimmer des *Samariterhauses* Heidelberg (1912)

keine Siechenanstalt für verarmte Krebskranke sein sollte, sondern auch und gerade unheilbaren Kranken aus den höheren Schichten der Gesellschaft einen Ort zum Leben und Sterben mit Krebs bieten sollte, einen Ort, an dem die Hoffnung auf Heilung oder kompetente Pflege genährt werden sollte.

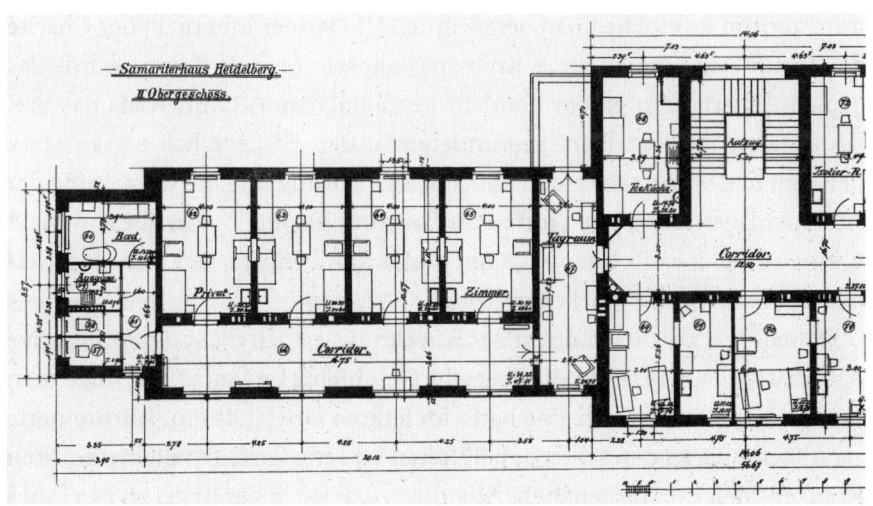

Abb. 34: Grundriss des Ostflügels des *Samariterhauses* mit Privatzimmern, 2. Obergeschoss (1912)

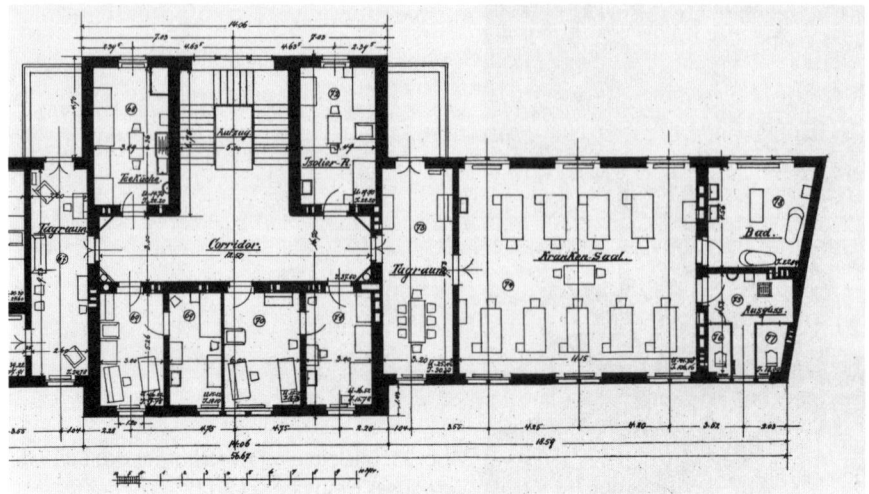

Abb. 35: Grundriss des Westflügels des *Samariterhauses* mit Krankensaal und Isolier-Raum, 2. Obergeschoss (1912)

In Berlin sah die Situation dagegen völlig anders aus. Das dortige Institut für Krebsforschung war zwar auf Initiative einiger Ärzte und Beamter um den namhaften Internisten Ernst von Leyden und den Ministerialdirigenten Friedrich Althoff entstanden, war aber zunächst vom Preußischen Kultusministerium komplett finanziert worden.[133] Da aber innerhalb der Charité die Zweifel am Nutzen eines Krebsspezialinstituts groß waren, wurde das geplante Institut in einem deutlich bescheideneren Rahmen als das drei Jahre später in Heidelberg gegründete realisiert.[134] Lediglich 65 220 Mark ließ sich das Ministerium den Bau, die Einrichtung und die Gestaltung der Außenanlagen des 1903 eröffneten Instituts kosten.[135] Mit diesem Geld wurden zwei jeweils knapp 158 qm große Krankenbaracken und eine kleinere Laboratoriumsbaracke errichtet.[136]

Damals weckte die Bauform der Baracke zwar noch nicht derart negative Assoziationen, wie sie ihr die deutsche Geschichte im Verlauf der folgenden 100 Jahre verleihen sollte. Sie hatte im letzten Drittel des 19. Jahrhunderts als Alternative zu den schlecht belüfteten und mangelhaft belichteten alten Krankensälen Einzug gehalten. Allerdings war sie in der Regel zu zwei spezifischen Zwecken erbaut worden: zum einen als schnell und günstig erbautes und ebenso schnell wieder abgebautes Kriegslazarett, zum anderen als Krankenabteilung für Infektionskrankheiten jeder Art, da die Barackenform es ermöglichte, die infektiösen Patienten abzusondern und die Räume gut zu belüften.[137] Insofern ist davon auszugehen, dass der architektonischen Form der Baracke im Blick der um 1900 lebenden Zeitgenossen etwas Provisorisches ebenso anhaftete wie der Gedanke der Absonderung – ein Gedanke, der im Fall der Krebsbaracken durch die unmittelbare Nachbarschaft zu den Baracken für Tuberkulosekranke auf der einen, den Absonderungs- und Quarantänebaracken für Infektiöse auf der anderen Seite verstärkt wurde.

Die Einrichtung der schmucklosen, ebenerdigen Bauten entsprach zwar den damaligen medizinisch-hygienischen Standards, aber »unter Vermeidung jedes überflüssigen Luxus«, wie Ernst von Leyden geradezu defensiv 1904 in den für die Lektüre seiner Kollegen verfassten *Charité-Annalen* schrieb.[138] Kein überflüssiger Luxus war aus Sicht Leydens die vergleichsweise geringe Zahl der Betten in den beiden gut 71 qm großen Krankensälen der Männer- und der Frauenbaracke, in denen jeweils acht Patientinnen beziehungsweise Patienten aufgenommen werden konnten. Auch der im Vergleich zu anderen Stationen gut bemessene Pflegeschlüssel erschien Leyden angesichts der anspruchsvollen Pflegeaufgabe nicht als luxuriös: So waren in jeder Baracke jeweils eine dort nächtigende Schwester und ein Wärter für insgesamt zehn Patienten zuständig, von denen zwei außerhalb des Saales in einem sogenannten Isolierzimmer mit zwei Betten untergebracht wurden. Schlicht und einzig an den praktischen Notwendigkeiten der Pflege orientiert erschien dagegen die Innenausstattung.[139]

Für besser gestellte Privatpatienten konnten die Krebsbaracken dementsprechend nur eine letzte Zuflucht sein, wenn keine andere Form der Pflege mehr möglich war. Da das Berliner Krebsforschungsinstitut seit 1915 allerdings über eine mit Spendengeldern finanzierte, gut ausgestattete Bestrahlungsabteilung verfügte, kamen auch Krebspatienten, denen die Ärzte noch eine Heilungschance einräumten. Weil in unmittelbarer Nähe der Krebsbaracken jedoch kein Platz war, um die Baracken zu vergrößern oder Erweiterungsbauten zu errichten, entschied sich Ferdinand Blumenthal, der 1915 die Leitung zunächst kommissarisch übernahm, eine Strahlenambulanz aufzubauen, die er schließlich mit Spendengeldern zu einer eigenen Poliklinik ausbaute, die von den Krebsbaracken weit entfernt am Luisenplatz 6 untergebracht wurde.[140] Mit dieser Entscheidung wurde – anders als in Heidelberg – frühzeitig eine mehr oder weniger deutliche Aufteilung der Krebspatienten in heilbare und unheilbare vollzogen.

Die Krebsbaracken waren und blieben damit der Ort, an dem die unheilbaren und sterbenden Patienten medizinisch betreut wurden. Neben

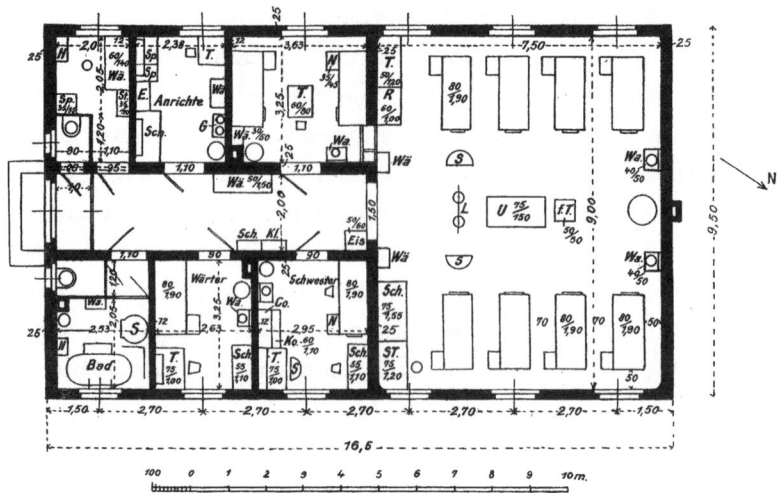

Abb. 36: Grundriss der *Krebsbaracken* der Charité (1910)

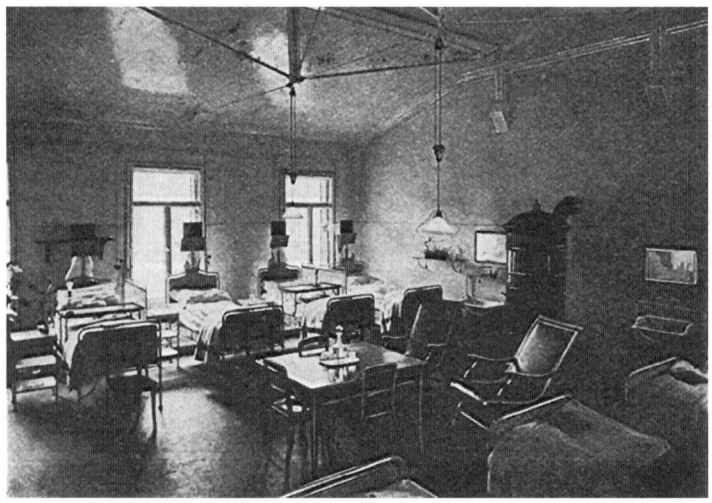

Abb. 37: Blick in den Krankensaal einer der beiden *Krebsbaracken* (1910)

palliativen Bestrahlungen erhielten diese Patienten Schmerz-, Schlaf- und Beruhigungsmittel, ihre Wunden wurden ebenso gewaschen und verbunden, wie die vom Tumor befallenen Körperöffnungen mit Chlorzinkanwendungen gespült wurden, um Infektionen zu verhindern und Entzündungen zu heilen. Viele Krankenschwestern empfanden die Pflege der Patienten in der Krebsbaracke als schwer erträglich und unter den gegebenen Verhältnissen belastend, so dass nur wenige Schwestern freiwillig dort arbeiteten. Die

meisten Stellen wurden durch Strafversetzungen von Schwestern innerhalb der Charité besetzt – ein Zustand, der sicher nicht zu einer sorgfältigen
und den Patienten zugewandten Pflege beigetragen haben wird.[141]

Vielen Patienten, insbesondere den infolge einer längeren Bestrahlung
stark abgemagerten und geschwächten, wurden Arsenpräparate gegeben,
die als Medikamente zur Stärkung des Körpers seit langem in Gebrauch waren. Daneben erhielten die Kranken auch neuartige und unerprobte Stoffe
wie Metallsalze und Selenverbindungen, die im Tierexperiment Tumore
hatten schrumpfen lassen. Auch mit der sogenannten Serum- und Vakzi-
netherapie wurde experimentiert, bei der Extrakte des eigenen oder frem-
der Tumore ebenso wie der eigenen oder fremden Entzündungsflüssigkeit,
des Exsudates, gespritzt wurden – in der Hoffnung, dadurch körpereigene
Abwehrreaktionen in Gang zu setzen oder den Körper gegen die Entwicklung von Rezidiven und Metastasen zu immunisieren.[142]

Diese Praxis, neue Therapien an »hoffnungslosen« Patienten zu erproben,
war an forschungsorientierten Kliniken weit verbreitet.[143] Sofern es sich
dabei um Heilversuche handelte, bei denen angenommen wurde, dass das
Präparat für den Patienten selbst eine Chance auf Heilung oder Besserung
barg, war dieses Vorgehen legal. Ohne Zweifel waren viele Ärzte am Institut für Krebsforschung von humanitären Beweggründen getrieben, aber:
»Moribunde« Krebskranke waren auch deshalb in den Krebsbaracken willkommen, weil sie – wie es Blumenthal 1928 in einem Schreiben an die Charité-Direktion formulierte – »wertvoll für unsere Forschungen« waren.[144]
Wie eng dabei die Grenzen des Heilversuchs gezogen wurden, ob also eine
Therapie tatsächlich nur dann an einem Patienten erprobt wurde, wenn es
für diesen noch eine einigermaßen realistische Chance gab, davon zu pro-
fitieren, ist ausgesprochen schwer zu bestimmen. Diese Schwierigkeit besteht nicht nur im historischen Rückblick, sondern es war vermutlich auch
für die beteiligten Ärzte im Moment der Entscheidung nicht immer leicht,
die Grenze zwischen »Heilversuch« und »Humanexperiment« zu ziehen.
Denn selbst ein fast aussichtsloser Heilversuch konnte von Arzt und Patient
als Zeichen der Hoffnung verstanden werden – »daß, wenn ein Mittel versagt, immer noch etwas Neues parat ist, das ihren [der Patienten] Mut stärkt
und das qualvolle Leiden erträglicher macht«, wie Czerny betonte.[145]

Für den Patienten bestand jedoch die Gefahr, dass der Versuch nicht gut
ausging, dass das qualvolle Leiden nicht erträglicher, sondern schlimmer
wurde. Wegen eines solchen Falles musste sich der am Krankenhaus Mün-

chen-Schwabing angestellte Chefarzt und Chirurg Robert Dax gegenüber dem Münchner Staatsministerium des Innern verantworten: Er gab zu, Krebskranken im präagonalen Stadium ein Serum gespritzt zu haben, das bei diesen zu »turbulente[n] Reaktionen« und schließlich zum Tod geführt habe – ein Vorgehen, das Dax für die Zukunft auszuschließen versprach.[146] Hier, mit dem Experiment an sterbenden Menschen, wurden die Grenzen des Heilversuchs deutlich überschritten. Dies machten auch die 1931 in Preußen erlassenen Richtlinien unmissverständlich klar, indem sie unter Punkt 12d festhielten: »Versuche an Sterbenden sind mit den Grundsätzen der ärztlichen Ethik unvereinbar und daher unzulässig.«[147]

Dass Patienten um solche Experimente wussten und sich fürchteten, als Sterbende in einem Institut für Krebsforschung zum Objekt eines solchen Experiments zu werden, dafür gibt es eine Reihe von Hinweisen. Czerny berichtete 1912, dass insbesondere Kassenpatienten, die aus anderen Stationen an das *Samariterhaus* überwiesen werden sollten, dagegen protestierten, weil sie »glaubten, als Versuchsobjekt dienen zu müssen«.[148] Und 1935, als das Berliner Institut infolge der rassistisch motivierten Entlassungen der meisten dort tätigen Ärzte fast vor dem Aus stand und durch ein neues *Allgemeines Institut gegen die Geschwulstkrankheiten* ersetzt werden sollte, begründete der *Völkische Beobachter* diesen Plan gegenüber der Öffentlichkeit mit dem Verweis auf genau diese in der Gesellschaft kursierenden Ängste:

> *300 Betten stehen im neuen Institut den Kranken zur Verfügung, die hier eine sachgemäße Behandlung erfahren und keine Angst zu haben brauchen, hier vielleicht Versuchsobjekte zu sein; denn im nationalsozialistischen Deutschland gibt es so etwas nicht mehr.*[149]

Ob der Journalist des *Völkischen Beobachters* hier seine eigene, im Jahr 1935 aufrichtig empfundene Ablehnung von Menschenversuchen zum Ausdruck brachte, muss offenbleiben. Kein Zweifel kann allerdings daran bestehen, dass hinter dieser Argumentation auch der antisemitisch begründete, zynische Versuch stand, das Berliner Institut für Krebsforschung zu diffamieren. Dennoch lässt das Zitat den Rückschluss zu, dass solche Ängste tatsächlich in der Gesellschaft existierten. Und sie entbehrten keineswegs jeglicher Grundlage, denn es wurden in den Krebsforschungsinstituten ja durchaus Versuche an Menschen mit neuartigen Therapien durchgeführt. Ob diese, wie im Münchner Fall, die Grenze des Erlaubten und Erträglichen überschritten oder ob sie in jedem Fall mit Zustimmung der Patienten und im Blick auf einen für diesen Menschen möglichen positiven Effekt erfolgten, lässt sich aus den erhalten gebliebenen Akten und Dokumenten nicht zweifelsfrei erschließen.[150]

Für die Erfahrung der Patienten aber spielten nicht nur die Ängste vor dem, was passieren könnte, eine Rolle, sondern auch das, was sie an tagtäglicher Realität vorfanden. Was Gottfried Benn sah, als er die Krebsbaracken vermutlich mit Mitte 20 als junger Unterarzt der Charité das erste Mal betrat, beschrieb er 1912 in einem aufsehenerregenden Gedicht unter dem Titel »Mann und Frau gehn durch die Krebsbaracke«:[151]

Der Mann:
Hier diese Reihe sind zerfallene Schöße
und diese Reihe ist zerfallene Brust.
Bett stinkt bei Bett. Die Schwestern wechseln stündlich.

Komm, hebe ruhig diese Decke auf.
Sieh, dieser Klumpen Fett und faule Säfte,
das war einst irgendeinem Mann groß
und hieß auch Rausch und Heimat.

Komm, sieh auf diese Narbe an der Brust.
Fühlst du den Rosenkranz von weichen Knoten?
Fühl ruhig hin. Das Fleisch ist weich und schmerzt nicht.

Hier diese blutet wie aus dreißig Leibern.
Kein Mensch hat soviel Blut.
Hier dieser schnitt man
erst noch ein Kind aus dem verkrebsten Schoß.

Man läßt sie schlafen. Tag und Nacht. – Den Neuen
sagt man: hier schläft man sich gesund. – Nur sonntags
für den Besuch läßt man sie etwas wacher.

Nahrung wird wenig noch verzehrt. Die Rücken
sind wund. Du siehst die Fliegen. Manchmal
wäscht sie die Schwester. Wie man Bänke wäscht.

Hier schwillt der Acker schon um jedes Bett.
Fleisch ebnet sich zu Land. Glut gibt sich fort,
Saft schickt sich an zu rinnen. Erde ruft.[152]

Benn schilderte hier die Eindrücke aus der Sicht eines männlichen Arztes, der die in der Baracke liegenden Frauen nur über ihre vom Krebs befallenen Körperteile wahrnahm und als solche der im Gedicht stumm bleibenden, lediglich im Titel genannten Frau präsentierte. Der optische und olfaktorische Eindruck des Zerfalls beherrschte die Szene, so dass die noch lebenden Frauen als Personen und fühlende Subjekte dahinter verschwanden. Ob Benn damit seine eigene Perspektive schilderte oder die männlich-ärztliche ausstellen wollte, bleibt fraglich, vor allem angesichts der Tatsache, dass Benns eigene, ihm sehr nahestehende Mutter zu dieser Zeit in seinem Selliner Elternhaus im Sterben lag, an Brustkrebs leidend und schmerzgeplagt, da ihr Mann, Benns Vater, nicht erlaubte, ihr Morphium zu geben.[153]

Im Gegensatz zu dem von Benn vermittelten Eindruck fragten sich die in den Krebsbaracken tätigen Ärzte allerdings sehr wohl, wie die Patienten den Eindruck des sie umgebenden Zerfalls verarbeiteten, der sich auch in den frühen Schilderungen der Ärzte greifbar in den Vordergrund schob.[154] Insbesondere Ferdinand Blumenthal, der sich mit großem Engagement darum bemühte, die Räumlichkeiten des gesamten Instituts für Patienten ansprechender zu gestalten, nahm wahr, wie sehr die Situation in den Baracken die Patienten selbst belastete.[155] In einem Schreiben an die Charité-Direktion beklagte er 1928:

Die Schwere der einzelnen Fälle bringt es mit sich, daß auf den Stationen häufiger Todesfälle vorkommen, als in einer Klinik, in der auch an hoffnungsvolleren Krankheiten leidende Menschen behandelt werden. Wir haben keine Räume, um die Sterbenden rechtzeitig zu isolieren. Da ist es schwer zu verhindern, daß die Kranken manchmal das Gefühl haben, Todeskandidaten zu sein. Wenn das in Wirklichkeit leider für viele Fälle zutrifft, so ist es doch eine unmenschliche Härte, den armen, hoffnungslosen Kranken durch diese Erkenntnis den Rest ihres Daseins zu verbittern. Die Ausbreitung der Krankheit macht ferner häufig große Verbände notwendig, und da auf den Stationen ein Verbandszimmer fehlt, muß jeder einzelne Kranke in Gegenwart der anderen verbunden werden. Weniger Schwerkranke werden hierdurch selbst stark deprimiert, da sie bei der Gleichartigkeit der Erkrankung ohne weiteres Schlüsse auf den weiteren Verlauf ihrer Erkrankung machen.[156]

Um Abhilfe zu schaffen, bat Blumenthal um die Errichtung einer weiteren Baracke mit je zehn Betten für Frauen und Männer, die aber im Unterschied zu den bestehenden Baracken nur Ein- oder Zweibettzimmer beherbergen sollte, damit die schwerkranken oder sterbenden Menschen dort für sich allein untergebracht werden könnten. Dieser Wunsch Blumenthals entsprach einer zeitgenössischen Tendenz, die sich auch bei den Planungen für den Neubau eines Röntgeninstituts in Moabit zeigen sollte, für das der Radiologe Frik ebenfalls einen separaten Sterberaum forderte.[157] Im Vordergrund dieser Überlegungen scheint – wie bei Blumenthal – die Rücksicht auf die (noch) nicht sterbenden Patienten gestanden zu haben, weniger dagegen die Frage, welchen Ort sich der Sterbende selbst wünschen würde. Allerdings wurden Sterbende zu dieser Zeit auch in anderen Krankensälen insofern »verborgen«, als ihr Bett mit Bettschirmen umstellt und die Leiche sofort nach Eintritt des Todes mit einem Laken verhüllt wurde.[158]

Der von Blumenthal formulierte Wunsch wurde dementsprechend als gerechtfertigt anerkannt, allerdings ein Barackenneubau von der Charité-Direktion abgelehnt, um eine weitere Zersplitterung des ohnehin auf mehrere Standorte verteilten Instituts zu verhindern. Dahinter stand die Sorge der Verwaltung, die Kontrolle über dieses international renommierte Institut zu verlieren, das infolge der seit 1915 unzureichenden staatlichen Finanzierung von Blumenthal allein durch Spendengelder aufrechterhalten und erweitert worden war, so dass sich im Laufe der 1920er Jahre eine halb private Struktur herausgebildet hatte, die 1929 durch eine Verstaatlichung des gesamten Instituts zurückgenommen wurde.[159] Damit verband sich die Hoffnung, die Raumverhältnisse des Instituts zu verbessern.

Mit dem Regierungsantritt der Nationalsozialisten verschlechterte sich die Situation allerdings sofort dramatisch. Ein wesentlicher Grund dafür war, dass zwölf der dreizehn am Institut tätigen Ärzte und Ärztinnen auf der Grundlage des »Gesetzes zur Wiederherstellung des Berufsbeamtentums« entlassen oder zur Kündigung gedrängt wurden, auch der Direktor Ferdinand Blumenthal.[160] Der einzig verbliebene Arzt, Hans Auler, wurde mit der kommissarischen Leitung des Instituts betraut, das es ärztlicherseits eigentlich nicht mehr gab. Die damit eröffnete »Chance«, die Krebsforschung und -behandlung in Berlin neu zu organisieren, wurde von unterschiedlichen Interessengruppen sofort aufgegriffen: ein Erhalt und Ausbau des Instituts an der Charité wurde ebenso diskutiert wie seine Unterordnung unter die von Ferdinand Sauerbruch geleitete Chirurgie oder die Verlegung an eines der bestehenden radiologischen Krebsbehandlungszentren am Krankenhaus Moabit, am Rudolf-Virchow-Krankenhaus oder an die von den Krankenkassen verwaltete Charlottenburger Frauenklinik *Cecilienhaus*, die schwerpunktmäßig an Brust- oder Gebärmutter(hals)krebs erkrankte Frauen behandelte.[161]

Nach langen Verhandlungen wurde Ende Juni 1935 der Entschluss gefasst, ein neues *Allgemeines Institut gegen die Geschwulstkrankheiten* am Rudolf-Virchow-Krankenhaus zu eröffnen, das sich um zwei Bestrahlungsabteilungen mit insgesamt 100 Betten gruppieren sollte.[162] Das Institut für Krebsforschung wurde weder Teil dieses neuen Instituts noch wurde es aufgelöst. Stattdessen wurde das Institut, wie von Ferdinand Sauerbruch gewünscht, der von ihm geleiteten Chirurgischen Klinik der Charité unterstellt.[163] Für die in den Krebsbaracken betreuten unheilbaren und sterbenden Patienten hatten diese Entscheidungen Folgen, die nicht nur als Ergebnis von rassistisch-antisemitischer Forschungspolitik einerseits, ärztlichen Machtkämpfen zwischen Chirurgen und Radiologen andererseits gesehen werden sollten. Denn das neu gegründete, von Adolf Hitler persönlich Jahr für Jahr mit einer großzügigen »Führerspende« von zunächst 50 000, später 100 000 Reichsmark bedachte Institut sollte andere Akzente setzen als das »alte« Institut für Krebsforschung. Arthur Hintze, einer der beiden designierten Leiter, betonte:[164]

Der Gedanke eines Instituts zur Krebsbehandlung ist nicht neu, neu aber ist der Geist, mit dem ich dieses Institut erfüllen möchte: Einstellung des Kompass auf die Heilung des Kranken [...]. Das Institut soll eine Forschungsanstalt sein; es soll [...] [kein] zentralisiertes Sammelbecken für Krebskranke aller Art sein, welche andere vorbehandelnde Krankenhäuser abgeben möchten.[165]

Wenn aber der »Kompass« auf Heilung gestellt werden sollte, was geschah dann mit den nicht mehr heilbaren Patienten, für die das *Allgemeine Institut gegen die Geschwulstkrankheiten* kein »Sammelbecken« bieten wollte? Für diese Krebskranken blieben die Krebsbaracken der Charité zuständig – allerdings unter immer dürftigeren Bedingungen. Schon im November 1934 beschwerte sich Dr. Adam, der die Station übernommen hatte, dass

der Zustand auf der Ca-Baracke, Station 3, [...] derart [ist], daß eine wei-
tere Verwendung für Unterbringung von Kranken nicht mehr geboten er-
scheint. Ganz abgesehen davon, daß es für jedes ärztliche Empfinden auf die
Dauer untragbar ist, Schwerkranke in einer gänzlich ungenügenden Umge-
bung zu lassen, sind auch die technischen Schwierigkeiten der Krankenver-
sorgung so, daß ein regelrechter Betrieb nur unter grösster Mühe notdürftig
durchführbar ist. Für die Krankensäle bestehen für den kommenden Win-
ter grosse Schwierigkeiten hinsichtlich einer zweckmässigen Heizung. Es ist
jetzt schon so, daß die Zimmer entweder zu kalt oder zu warm sind.[166]

Doch obwohl der einflussreiche Chirurg Ferdinand Sauerbruch nun formal
für das Krebsforschungsinstitut zuständig war und Adams Verbesserungsvorschläge durchaus unterstützte, verbesserte sich die Versorgung der unheilbar an Krebs erkrankten Patienten in den folgenden Jahren nicht.

Stattdessen begann eine Odyssee durch immer wieder neue Räumlichkeiten. Mehrfach musste die Station umziehen, weil der durch sie belegte
Raum für dringlichere Zwecke benötigt wurde. Von den Krebsbaracken
zog sie also zunächst in den dritten Stock eines Charité-Gebäudes am
Robert-Koch-Platz 3, den sie 1936 erneut räumen musste, weil der Platz
zur Unterbringung von Krankenschwestern gebraucht wurde. Noch im
August 1936 musste die Schwerkrankenstation des Krebsforschungsinsti-
tuts auch ihr Interimsquartier als Gast der Hautklinik im zweiten Stock des
Robert-Koch-Platzes 3 verlassen und wurde in eine leer stehende Baracke
auf dem Charité-Gelände verlegt. Ende 1939 oder Anfang 1940 sollte diese
Baracke wiederum abgerissen werden und die Station zog zurück an den
Robert-Koch-Platz, nun allerdings in den ersten Stock. Doch auch dieses
Domizil musste die Station verlassen und so kam sie vermutlich Anfang
1942 in der Luisenstraße 2 unter.[167]

Während also mit viel Geld ein neues Behandlungszentrum am Rudolf-
Virchow-Krankenhaus ausgestattet wurde, das die Genesungschancen
heilbarer Krebspatienten verbessern und die Krebsforschung voranbringen
sollte, fehlte der Raum und das Geld, um die kleine Station für unheilbare
und sterbende Krebspatienten dauerhaft und angemessen unterzubringen –
und das bereits lange vor Kriegsbeginn. Was das für die Patienten bedeutet
haben mag, lässt sich ansatzweise zwei Beschwerden entnehmen, die in den
Akten erhalten geblieben sind, allerdings aus der Kriegszeit stammen. Im
Juni 1940 beschrieb der Ministerialrat Dr. Josef M. aus Berlin-Lichterfelde

in einem mehrseitigen Brief an Bernhard Rust, Reichsminister für Wissenschaft, Erziehung und Volksbildung, wie seine an Krebs erkrankte Frau die Schwerkrankenstation im ersten Stock des Robert-Koch-Platzes 3 während der 20 Tage, die sie dort lag, erlebt hatte:

Schon der Eintritt muß den Kranken entsetzen, in welches Verlies er hier gebracht wird. [...] Kein Aufzug im Hause; nur eine schmale Wendeltreppe, über die der Kranke sich entweder mühsam schleppen oder mit größter Behutsamkeit getragen werden muß. [...] Der Abort in der Männerabteilung ist nur durch das für alle Geschlechter gemeinsame Badezimmer zu erreichen. Vor diesem Badezimmer liegt der einzige Wirtschafts- und Abstellraum, in dem die ihrer Krankheit zum Opfer gefallenen Menschen untergebracht werden müssen, bis sie schließlich abgeholt werden. [...] Die Klingelanlage ist ohne Meldekasten, an dem die Schwestern sehen können, welches Zimmer gerufen hat. Die Folge ist, daß die Schwestern unnötig von Zimmer zu Zimmer hin- und herlaufen müssen und daß sie die Kranken unnötig dadurch stören. Wie oft kam es vor, daß meine Frau – eben mühsam etwas eingeschlafen, durch die Schwester geweckt wurde, die lediglich fragen mußte, ob sie geläutet habe. [...] Es fehlt auch der bescheidenste Aufenthaltsraum für Kranke, die nicht dauernd bettlägerig sind, wie überhaupt jeder Versuch zu vermissen ist, in diesen Räumen den Kranken und ihrem Pflegepersonal auch nur etwas Annehmlichkeit und Gefälligkeit zu bieten.[168]

Hans Auler verwies in seiner Stellungnahme darauf, dass es schon viele Patientenbeschwerden gegeben habe und bestätigte sämtliche vom Ministerialrat Dr. M. formulierten Vorwürfe.[169] Seine Verbesserungsvorschläge fanden aber kein Gehör. Im Juli 1942 wandte sich Martha H. aus Kleinmachnow an Leonardo Conti, den Reichsgesundheitsführer, um diesem die »sehr häßliche[n] Zustände« auf der zwischenzeitlich in die Luisenstraße 2 umgezogenen Station zu schildern, auf der sie acht Wochen lang als Patientin gelegen hatte:

Die sehr unzulänglichen Räume – es ist ein altes Haus mit Ofenheizung – lassen wenig Licht und Luft herein. Die Frauenräume haben direkten Zugang zu denen der Männer. Durch ziemlich breiten Spalten [sic] der Türen dringt der Tabaksqualm der Männer stark hindurch, was für mich, namentlich nachts, wo einzelne Männer, wenn sie nicht schlafen konnten, auch rauch-

ten, fast unerträglich war. Ebenso unerträglich ist es, daß Leichtkranke mit Schwerkranken und Sterbenden zusammen liegen müssen, was bei der Besonderheit dieser schweren Krankheit durch den pestilenzartigen Geruch im letzten Stadium nicht dazu beiträgt, gesund zu werden. Ich habe nur mit nassen [sic] Taschentuch auf dem Gesicht einigermassen schlafen können. Eine Magenkranke [sic] Patientin neben mir erbrach des öfteren am Tage vor Ekel über den schlechten Geruch. Die Lüftungsverhältnisse sind durch die intensive Verdunkelung sehr erschwert.[170]

Zwar bestätigte der zuständige Amtsarzt in einer für das Gesundheitsamt Mitte verfassten Stellungnahme vom 3. Oktober 1942 diese Zustände und bezeichnete die »Krankenabteilung des Instituts, wie sie jetzt ist, [als] eine Kulturschande«, aber der ebenfalls in Kenntnis gesetzte Berichterstatter des Polizeipräsidenten, Oberregierungs- und Medizinalrat Dr. Franz Redeker, tat den ganzen Vorgang als eine von Auler lancierte Beschwerde ab und erklärte gegenüber dem Reichsinnenminister Wilhelm Frick: »Mit derartigen unproduktiven Erklärungen ist im Kriege naturgemäß praktisch nicht weiter zu kommen.«[171] Und so blieben die Zustände auf der Station G IV, wie sie nun hieß, so bedrückend und »häßlich«, wie sie die Patientin Martha H. im Sommer 1942 erlebt hatte, bis die Station schließlich im Laufe des Jahres 1943 vermutlich gemeinsam mit der Chirurgischen Klinik vor den Bombenangriffen nach Berlin-Buch evakuiert wurde.

Damit endete die Geschichte eines mit großen Hoffnungen und außerordentlichem Engagement 1903 gegründeten Instituts, das sich erstmals ausdrücklich auch um Krebskranke kümmern wollte, für die es aus medizinischer Sicht keine Chance auf Heilung gab. Doch steht diese Geschichte nicht nur für sich. Der Blick zum *Samariterhaus* nach Heidelberg enthüllt, dass das, was in Berlin geschah, nicht nur einer spezifischen lokalen Logik folgte. Hier wie dort zeigten sich die Folgen einer reichsweit betriebenen Politik, die die Krebsforschung und -behandlung »arisieren« und zugleich fördern wollte, sich aber nicht mehr für die schwerkranken, unheilbaren und sterbenden Krebspatienten verantwortlich fühlte. Auch in Heidelberg musste der Direktor des Instituts für experimentelle Krebsforschung und Leiter des *Samariterhauses* Richard Werner aufgrund der Rassengesetze 1934 kündigen.[172] Sein ehemaliger Oberarzt Otto Ewald übernahm kommissarisch seine Nachfolge, konnte aber nicht verhindern, dass das Institut (wie in Berlin) der Chirurgischen Klinik in Heidelberg angegliedert wurde, der die Bestrahlungsabteilung fortan 60 Reichsmark pro Bestrahlungspatient zu zahlen hatte. Damit verlor das *Samariterhaus* einen beträchtlichen Teil seiner Einnahmen, so dass Ewald sogar Teile des Radiumbestands zur Finanzierung des Instituts verkaufte. Auch nachdem schließlich die Zahlung der Strahlengebühren an die Chirurgie 1939 wieder abgeschafft wurde, musste das Heidelberger Institut eine Vielzahl von Einschränkungen hinnehmen und litt permanent unter Personalmangel, so dass das *Czerny-Krankenhaus* – wie es ab 1942 hieß – nicht mehr dem Willen eben jenes Stifters Czerny gemäß arbeiten konnte und wie in Berlin die Betreuung und Pflege schwerkranker und sterbender Krebspatienten unter immer unzureichenderen Bedingungen erfolgen musste.[173] Den ohnehin wenigen und oft bescheiden eingerichteten Orten, an denen unheilbare Krebskranke in der Hoffnung auf eine medizinisch gute Betreuung sterben konnten, wurde so von der nationalsozialistischen Politik Jahr um Jahr die personelle und ökonomische Grundlage entzogen.

(K)EIN SCHNELLER WEG ZURÜCK

Bei Kriegsende war die Situation der Krankenhäuser und Hospitäler in ganz Deutschland desolat. Krankenhäuser waren teilweise oder ganz zerstört, Betten wurden in Schulen ausgelagert, die hygienische Situation war vielerorts katastrophal. In den ersten Nachkriegsjahren stand darum der Wiederaufbau der Krankenhäuser an den alten Standorten ebenso wie die Akutversorgung der aufgrund von Mangelernährung geschwächten und von Typhus und anderen Epidemien geplagten Bevölkerung im Vordergrund.[174] Die medizinische Versorgung von Krebskranken schien nachrangig, Pflegebedürftigkeit war in der Gesundheitspolitik dieser Jahre kaum Thema.[175] Vor diesem Hintergrund änderte sich bis weit in die 1950er Jahre nur wenig in der Krebstherapie in Deutschland Ost und West.

Spätestens Mitte der 1950er Jahre schob sich allerdings ein Thema auf der gesundheitspolitischen Agenda beider deutscher Staaten nach vorn, das den Erfahrungsraum von Krebspatienten langfristig deutlich verändern sollte: die Frage nach Rehabilitation und Nachsorge. Obwohl durchaus unterschiedlich begründet und umgesetzt, fällt das Momentum ins Auge, mit dem nun der Prozess der Genesung nach abgeschlossener Therapie als spezifisches Problem wahrgenommen wurde. Die deutschen Diskussionen ordnen sich ein in einen breiteren, auch in anderen europäischen Ländern und den USA beobachtbaren »moment of recovery«, wie David Cantor die zwei Jahrzehnte zwischen Ende der 1940er und Anfang der 1970er Jahre tituliert hat.[176]

Rehabilitation und die stumme Begegnung mit Krebskranken

Anfang September 1945 stellte sich die 35-jährige Elisa R., Mutter von sechs Kindern, in der Ambulanz der Chirurgischen Universitätsklinik Heidelberg vor, da sie unter ziehenden Schmerzen in der linken Brust litt, aus der ihr nur wenige Monate zuvor, kurz nach Kriegsende, ein kleiner Knoten und kaum einen Monat später ein Rezidiv entfernt worden war. Auch jetzt ertasteten die Ärzte ein Rezidiv, am 19. September schnitten die Chirurgen einen »derben, kirschgrossen Knoten« heraus. Die histologische Untersuchung ergab Krebs. Aus diesem Grund rieten die Ärzte zur Amputation der linken Brust, die für den 22. September 1945 auf den Operationsplan gesetzt wurde. In Elisa R.s Krankenakte wurde über die Operation festgehalten:

Ovaläre Umschneidung der Mamma. Abpräparieren derselben von der Brustwand unter Mitnahme des Pectoralis maj. nach Durchtrennung am Oberarmansatz. Auch der Pectoralis min. wird zum grössten Teile mit entfernt. Die auffallend starke Blutung wird exact gestillt. Gründliche Ausräumung der Achsellymphknoten, wobei keine vergrösserten Drüsen sichtbar werden. An der lateralen Thoraxwand wird das Fettgewebe soweit wie möglich entfernt, da hier einige Knoten gefunden werden. Trotz stärkerer Spannung kann die Haut über der Wunde geschlossen werden.[177]

Die Operation war also »radikal« ausgeführt worden: Die Chirurgen hatten Elisa R.s Brust amputiert sowie beide Brustmuskeln (*Pectoralis major* und *minor*) ebenso wie die Achsellymphknoten und das Fettgewebe der seitlichen Wand des Brustkorbs entfernt. Die Wundheilung verlief gut, so dass bereits drei Tage später die Wunddrainage entfernt wurde und Elisa R. aufstehen durfte. Am 1. Oktober wurden die ersten Fäden gezogen und das Operationsgebiet erstmals röntgenbestrahlt. Am 11. Oktober, also keine drei Wochen nach der Operation, wurde die sechsfache Mutter »mit glatt verheilter Wunde in gutem Allgemeinbefinden nach Hause entlassen«. Acht

Wochen später musste sie sich zu einer zweiten Bestrahlungsserie einfinden. Von einer Nachkur ist in der Krankenakte ebenso wenig die Rede wie in vielen anderen Krankenakten dieser Zeit, die einen ausschnitthaften Blick auf das Schicksal von Krebspatienten erlauben. Aller Wahrscheinlichkeit nach wird also Elisa R. nach der zweiten Bestrahlungsserie umstandslos nach Hause entlassen worden sein, wo sie – möglicherweise unterstützt von Verwandten oder Freunden – ihre sechs Kinder versorgen und den Haushalt der Familie organisieren musste. Denn als Hausfrau und Mutter hatte sie in der Regel keinen Anspruch auf einen Kuraufenthalt. Aber auch berufstätige Männer und Frauen konnten keinesfalls automatisch Anspruch auf eine Kur erheben oder mit einer unterstützenden Nachbetreuung rechnen, denn weder bezahlten die Krankenkassen dies als Regelleistung noch standen ausreichend Plätze für Krebspatienten in geeigneten Erholungs- und Genesungsheimen zur Verfügung.

Dass diese übergangslose Rückkehr aus dem Krankenhaus in das »normale« Leben nicht nur eine persönliche Härte darstellte, sondern den Erfolg der teuren Krebstherapie in Frage stellen konnte, war eine Erkenntnis, zu der immer mehr Mediziner und Gesundheitspolitiker in Deutschland Ost und West gelangten.[178]

Und sie bezogen sich dabei auf fast gleichlautende Argumente. An erster Stelle stand die Feststellung, dass eine Krebserkrankung nicht allein lokal behandelt werden könne, sondern zwingend durch eine Allgemeinbehandlung ergänzt werden müsse, die den Fokus auf die Stärkung der körperlichen und psychischen Abwehrkräfte legte. Hinter dieser Feststellung verbarg sich ein ganzes Bündel von Beobachtungen und gewandelten Konzepten. Ein wesentlicher Faktor war die ernüchternde Erkenntnis, dass sich die Heilungsraten seit den 1920er Jahren kaum verbessert hatten – allen therapeutischen Innovationen zum Trotz. Insbesondere die chirurgischen Möglichkeiten schienen ausgereizt, ein Mehr an »Radikalität« undenkbar. Etwas anders sah es im Blick auf die Bestrahlung aus, denn immerhin standen hier seit kurzer Zeit leistungsstärkere Geräte bereit.

Dennoch waren viele Krebsmediziner überzeugt, dass der Schlüssel zur langfristigen Heilung in einer allgemeinen Behandlung liegen müsse. Diese Ansicht ging mit den Forschungen zur Wirkung von Vitaminen und Hormonen konform, die vor allem seit den 1930er Jahren im nationalsozialistischen Deutschland, aber auch in der Sowjetunion, den USA oder anderen europäischen Ländern durchgeführt worden waren. Dass auch psychische

Faktoren auf den Allgemeinzustand und dessen Abwehrbereitschaft einwirkten, stellte die Stressforschung etwa zeitgleich auf eine neue, experimentell nachprüfbare Grundlage. Weitere Hinweise gaben Statistiken, wie sie von einigen regionalen Krebsgesellschaften geführt worden waren, die eine Korrelation zwischen der sozialen Herkunft krebskranker Frauen und deren Chancen auf langfristige Heilung herstellten: Wenn aber besser gestellte Frauen bei ähnlicher medizinischer Behandlung höhere Überlebenschancen hatten, schien das darauf hinzudeuten, dass Ernährung, körperliche und seelische Schonung durch die Verfügbarkeit bezahlter Hilfen ebenso wie geringere materielle Sorgen um die Aufrechterhaltung des Haushalts und die Zukunft der Familie im Roulette der Heilungschancen eine Rolle spielten.[179]

Der gesellschaftliche Perspektivwechsel, der die Nachsorge für Krebspatienten nun in den Blick rückte, war allerdings umfassender, als es zunächst scheinen mag. Denn die Tatsache, dass es zuvor nur einzelne lokale Bemühungen um Nachsorge gab, hatte in erster Linie damit zu tun, dass die meisten Ärzte und Gesundheitspolitiker wenig Hoffnung hatten, dass es für Krebspatienten eine längere oder dauerhafte Rückkehr ins Arbeitsleben geben könnte, dass es sich also »lohnen« würde, Geld und Mühe für deren Wiedereingliederung ins Berufsleben aufzuwenden. Nach 1945 war zwar der therapeutische Optimismus der Ärzte nicht unbedingt gewachsen, aber es schien nun weniger akzeptabel, Menschen aus der (arbeitenden) Bevölkerung auszuschließen, weil sie chronisch krank, dauerhaft »versehrt« oder »unheilbar« waren. Dies brachte etwa der Heidelberger Chirurg und Gründungsdirektor des Deutschen Krebsforschungszentrums Karl Heinrich Bauer in einem Vortrag zum Ausdruck, den er 1968 in Wiesbaden auf der Jahrestagung des *Landesverbands Hessen zur Erforschung und Bekämpfung der Krebskrankheiten* hielt. Dort zweifelte er die statistischen Belege dafür an, dass eine Nachkur die Überlebenschancen von Krebskranken verbessern würde, plädierte aber trotzdem dafür, Maßnahmen zur Rehabilitation von Krebskranken zu ergreifen, denn:

Wohl klingt uns Chirurgen das importierte Wort »rehabilitation« im Zusammenhang mit Krebs schlecht in den Ohren, ist ja der so häufig incurable Krebskranke nicht »rehabilitabel«, aber wer könnte sich der geheimen Tyrannis solcher Begriffe entziehen, wenn es sich um Rechtsansprüche in einem Wohlfahrtsstaat handelt![180]

Die »Tyrannis«, vor der Bauer hier rhetorisch kapitulierte, stützte sich auf die sozialpolitische und gesellschaftliche Akzeptanz eines Konzepts, das während des Zweiten Weltkriegs international an Sichtbarkeit gewonnen hatte und nach 1949 in beiden deutschen Staaten unter dem eingedeutschten Begriff Rehabilitation Einzug halten sollte. Das Konzept schloss zwar inhaltlich an viele sozialpolitische Maßnahmen der Weimarer Republik insbesondere auf dem Gebiet der »Krüppelfürsorge« an, grenzte sich aber begrifflich gegen diese Vergangenheit und ihre nationalsozialistische »Nach«-Geschichte ab.[181] Im Mittelpunkt dieser neuen Bemühungen standen zwar Menschen mit körperlichen Behinderungen und – vor allem in der Bundesrepublik – die »Kriegsbeschädigten«, aber das Konzept war breiter angelegt.[182] Der bundesdeutsche *Beirat für die Neuordnung der sozialen Leistungen* definierte Rehabilitation 1954 als ein Bündel von »Maßnahmen zur bestmöglichen Wiederherstellung der verbliebenen Leistungsfähigkeit nach Krankheit oder Verletzung mit dem Ziel einer optimalen Anpassung an die Lebensumstände durch Umschulung und beruflichen Wiedereinsatz«.[183] In der DDR wurde der Begriff noch weiter gefasst und verstanden als »systematische und organisierte ärztliche, psychologische, soziale und ökonomische Behandlung eines jeden kranken, verletzten oder sonstwie körpergeschädigten Menschen«.[184]

Rehabilitation zielte in allererster Linie auf die Wiederherstellung der Arbeitsfähigkeit und damit auf eine (Re-)Integration in den Arbeitsmarkt – in der DDR ebenso wie in der Bundesrepublik. Dafür wurden zwei Begründungen angeführt: Zum einen galt die (Berufs-)Arbeit als Grundlage eines sinnerfüllten und dementsprechend zufriedenen Lebens innerhalb der Gesellschaft, zum anderen aber galt Rehabilitation als ebenso sinnvolle wie dem Wohlfahrtsstaat Kosten ersparende Alternative zur Frühverrentung.[185]

Diese Tendenz prägte bis in die 1970er Jahre die Rehabilitationsmaßnahmen in beiden deutschen Staaten und führte zu einem erneuten Ausschluss derjenigen, deren berufliche Rehabilitation unerreichbar schien.[186] Diese Menschen, die man vor 1945 »unheilbar« genannt hatte, verschwanden nun fast völlig aus dem Blickfeld. Wenn aber doch von ihnen die Rede war, so unter neuem Namen: Fast niemand benutzte mehr den Begriff »unheilbar«, der durch die nationalsozialistische Euthanasiepolitik zum gemiedenen Unwort geworden war. Ohne weitere Erklärungen wurde das anstößige Wort gemieden und stattdessen die latinisierte Form »incurabel« gebraucht, die zuvor in Fachpublikationen benutzt worden war und an den angelsächsischen Sprachgebrauch anknüpfte.[187]

Daneben tauchte der neue Begriff der »Desolaten« auf.[188] Dieser parallelisierte den körperlichen und emotionalen Zustand sterbender Krebskranker und definierte das Elende, Trostlose als ihre wesentliche Eigenschaft. Doch nicht nur der ihnen gegebene Name war neu, auch die Körper sterbender Krebskranker hatten sich verändert. Durch die gezieltere radiologische Behandlung ebenso wie durch die frühzeitigere Diagnose waren Krebspatienten immer seltener von Tumoren äußerlich sichtbar »entstellt«, und es trat auch der spezifische, für viele Außenstehende unerträgliche Geruch zerfallender Tumoren seltener auf. Das Gefühl des Ekels, das das Verhalten gegenüber sterbenden Krebskranken zuvor oft beherrscht hatte, trat zurück. Damit waren diese Sterbenden nun weniger anstößig, leichter zu übersehen und scheinbar problemlos unter dem allgemeinen Rubrum der Pflegebedürftigkeit zu subsumieren.

Pflegebedürftigkeit zählte während der 1950er Jahre in beiden deutschen Staaten nicht zu den »großen« Themen. Allerdings war in der DDR schon frühzeitig mit dem Bau von Pflegeheimen begonnen worden, nicht zuletzt, um die Krankenhäuser von der Pflege der »incurablen« Krebskranken zu entlasten.[189] Bereits mit der Verordnung über Sozialfürsorge vom 22. April 1947 hatte die Sowjetische Militäradministration den Bau von Pflegeheimen angewiesen, die im Gegensatz zur Weimarer Tradition staatlich und zentral verwaltet und weitgehend den freien, vor allem konfessionellen Trägern entzogen werden sollten.[190] Von ungefähr 20 000 Pflegeheimplätzen, die bei Kriegsende auf dem Gebiet der späteren DDR zur Verfügung standen, wuchs deren Zahl bis 1961 auf 37 000 Plätze.[191] In der Bundesrepublik wurde dagegen der häuslichen Pflege durch Angehörige und Nahestehende mit dem Bundessozialhilfegesetz vom 30. Juni 1961 rechtlicher Vorrang gewährt. Dies drückte sich insbesondere in der Erstattung der durch die Pflege verursachten Aufwendungen ebenso wie in der Zahlung eines für die pflegende Person vorgesehenen Pflegegelds von in der Regel 100 DM pro Monat aus.[192]

Aber auch die Umsetzung des in Grundzügen ähnlichen Konzepts der Rehabilitation unterschied sich. In der DDR stand im Zeichen der extremen Mangelwirtschaft bis Mitte der 1950er Jahre die Vergabe von Kohlekarten und Ernährungsbeihilfen durch die lokalen *Geschwulstberatungsstellen* im Vordergrund.[193] Seit Mitte der 1950er Jahre drängte das Ministerium für Gesundheitswesen auf eine unbürokratische und an die medizinische

Therapie unmittelbar anschließende Verschickung von in absehbarer Zeit wieder arbeitsfähigen Krebskranken auf eine sogenannte Genesungskur. Um das Verfahren zu vereinfachen, wurde allen *Betreuungsstellen für Geschwulstkranke* ein bestimmtes Kontingent an sogenannten Kurchecks zur Verfügung gestellt, mit denen Krebskranke ohne speziellen Kurantrag eine mehrwöchige Genesungskur antreten konnten.[194]

Eine Reihe von Klinikärzten befürwortete die Einrichtung von Genesungsheimen ausschließlich für Geschwulstkranke, wie Krebskranke in der DDR offiziell genannt wurden, um mit einem Begriff, der auch gutartige Tumoren bezeichnen konnte, Angst zu reduzieren. Solche Häuser wurden für dringend erforderlich erachtet, weil sie eine auf die speziellen Probleme und Bedürfnisse von ehemaligen Krebspatienten zugeschnittene medizinische Rehabilitation ermöglichten. Dies schien letztlich wichtiger als die nach wie vor verbreitete Skepsis, ob die Zusammenlegung von Krebspatienten deren Stimmung beeinträchtigen und damit Heilung blockieren könnte.

Ein erster, um 1955 angefertigter Entwurf aus den Akten des Ministeriums für Gesundheitswesen präzisierte, wie ein solches Genesungsheim idealerweise auszusehen hatte: Gesucht wurde ein kleines Haus mit höchstens 30 Betten, die in Zweibettzimmern untergebracht sein sollten. Das Haus sollte einsam in der Natur liegen und, »um Besuche zu vermeiden, möglichst fern einer Bahnstation«. Mit einer Liegewiese, Aufenthaltsräumen und einer Bibliothek ausgestattet, sollte es den Krebspatienten für sechs Wochen ein abgeschiedenes Heim bieten, in dem sie mit einer speziellen eiweißreichen Diät gekräftigt wurden – befreit von den Sorgen um ihre Familien, um die sich in der Zeit der Kur die Fürsorgerinnen der Betreuungsstellen für Geschwulstkranke kümmern sollten.[195] Allerdings wurde die durch diese Art von Kur erzwungene Trennung von der Familie nicht von allen als Entlastung empfunden, wie eine Beschwerde über das in einigen Kurheimen gültige Verbot, nach Hause zu telefonieren oder Anrufe entgegenzunehmen, deutlich zeigt. Der Beschwerdeführer, ein Beamter des Innenministeriums, der im Namen seiner krebskranken Frau und deren während der Kur kennengelernten Freundin schrieb, führte aus, dass gerade die durch die Informationssperre verursachte Unsicherheit über das Wohlergehen der Familie die Frauen belaste und ihnen das Gefühl vermittle, wegen der Schwere ihrer Erkrankung von der Welt isoliert und »eingesperrt« zu werden.[196]

In den Jahren 1956 und 1957 wurden schließlich drei Objekte gefunden, die passend erschienen und in denen bis 1990 Tausende von Krebspatienten einen Kuraufenthalt verbringen sollten. Alle Gebäude stammten aus der ersten Hälfte des 20. Jahrhunderts und wurden nun für die Zwecke eines Genesungsheims umgestaltet. Nur eines der Gebäude war zuvor medizinisch genutzt worden: das *Waldkrankenhaus* im uckermärkischen Luftkurort Lychen, in einem großen Seen- und Waldgebiet gelegen, das schon um 1900 Heimat einer großen Heilstättenanlage für Tuberkulosekranke war. Im zuvor als Belegkrankenhaus vom Kreiskrankenhaus Templin zusammen mit dem *Landambulatorium Lychen* genutzten Waldkrankenhaus wurde ohne größere Umbauten am 1. September 1957 eines der ersten *Geschwulstrehabilitationszentren* der DDR mit zunächst 40 Betten eröffnet.[197] Hier sollten überwiegend Krebspatientinnen mit Gebärmutterhals- und Brustkrebserkrankungen aus dem Bezirk Neubrandenburg, aus dem Universitätsklinikum Greifswald und aus dem Bezirkskrankenhaus Berlin-Friedrichshain aufgenommen werden.

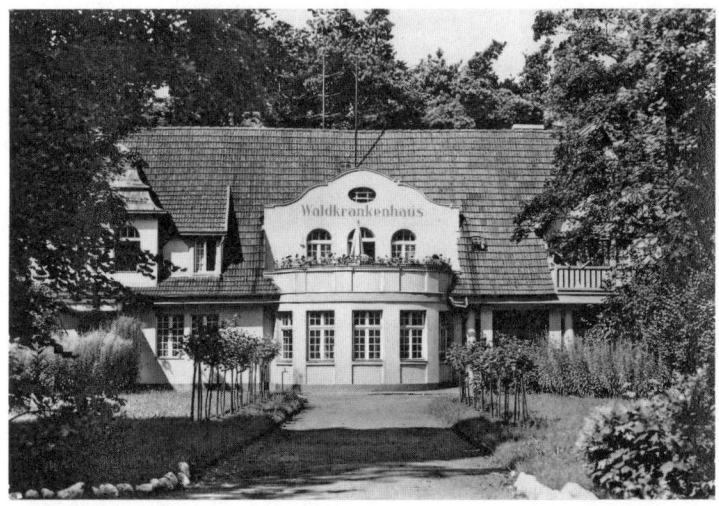

Abb. 38: Ansichtskarte vom *Waldkrankenhaus* in Lychen (vor 1970)

Nur zwei Monate zuvor hatte der zuständige Abteilungsleiter im Ministerium für Gesundheitswesen das Anfang 1957 eröffnete *Genesungsheim »Georgi Dimitroff«* in Augenschein genommen, das maximal 84 Krebspatienten gleichzeitig einen Kurplatz bot. Die meisten Zimmer hier waren größer als in Lychen, handelte es sich doch um ein veritables Schloss, das sich der Gubener Tuchfabrikant Ernst C. Lehmann 1928/29 bei dem nahe dem Ort Guben gelegenen Dorf Bärenklau in der Niederlausitz hatte errichten lassen und das 1945 durch die Sowjetische Militäradministration enteignet und für einige Jahre als Gewerkschaftsschule des *FDGB* genutzt worden war.[198] Auch dieses Haus verfügte über eine Bibliothek, eine Reihe von Aufenthaltsräumen, eine Liegewiese im ehemaligen Schlosspark sowie Spaziermöglichkeiten im nahe gelegenen Wald – und beeindruckte seine zeitweiligen Bewohner mit alten Kaminen und herrschaftlichen Möbeln, die nach der Enteignung im Schloss geblieben waren.

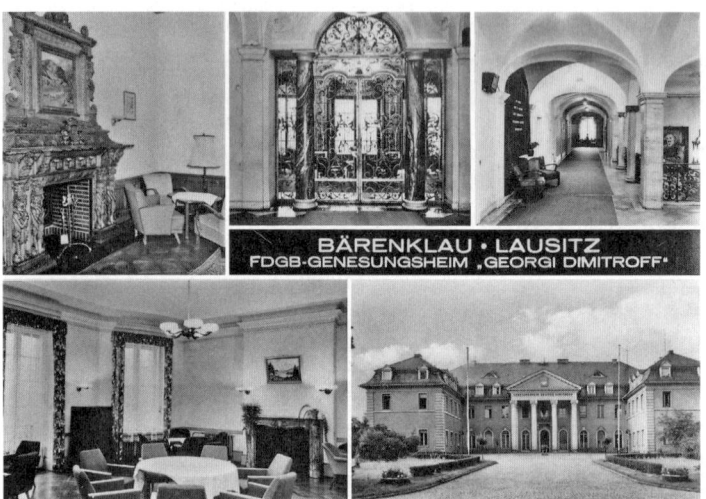

Abb. 39: Ansichtskarte vom *Genesungsheim »Georgi Dimitroff«* in Bärenklau (vor 1971)

Bereits 1956 war die *Rehabilitationsklinik* in Ziegenhals, einem Ortsteil von Wernsdorf/Königs Wusterhausen nahe Berlin eröffnet worden – auch dies ein altes, allerdings weniger prächtiges Gebäude, denn es war 1906 unter dem Namen Schwanenburg als Lokal und Wohnhaus auf einer Landzunge am Übergang vom Krossinsee in den Großen Zug erbaut worden. Dieser modern im Stil der 1950er Jahre ausgestatteten Klinik wurden seit 1960 die Betreuungsstellen für Geschwulstkranke im Bezirk Groß-Berlin unterstellt. Seit Januar 1965 gehörte die Klinik in Ziegenhals zum neu gegründeten *Onkologischen Zentralinstitut zu Berlin*, das Vor- und Nachsorge, insbesondere die Arbeit sämtlicher Genesungsheime für Geschwulstkranke in der DDR koordinierte.

Der neue Name wurde öffentlich gebraucht und sogar auf die Frontseite der Ansichtskarten gedruckt, die Patienten an Verwandte oder Freunde

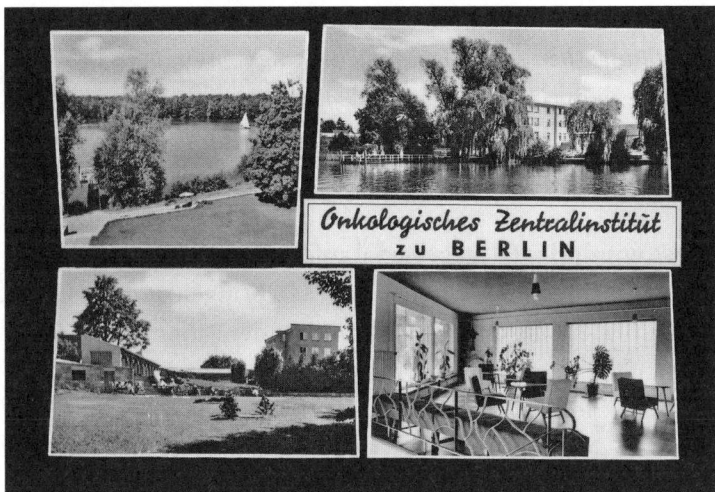

Abb. 40: Ansichtskarte vom *Onkologischen Zentralinstitut zu Berlin* in Ziegenhals
(um 1970)

schicken konnten. Dies war jedoch nicht Ausdruck eines geänderten Umgangs mit der Diagnose Krebs, die noch immer verschwiegen wurde. Der Name »Onkologisches Zentralinstitut« sollte vielmehr Wissenschaftlichkeit, Kompetenz und staatliche Organisationsfähigkeit signalisieren. Dass medizinische Laien wissen würden, dass die Onkologie der Fachbegriff für die Behandlung von Krebserkrankungen war, galt als unwahrscheinlich, da der Begriff auch in der Medizin noch neu war.

Der laienverständliche Begriff »Krebs« wurde dagegen streng vermieden, wie etwa der Chefarzt der Wittenberger Hufeland-Klinik Winfried Herberger im nicht öffentlichen Jahresbericht seiner Klinik betonte, die sich auf die Behandlung von Krebspatienten durch eine spezielle Diät, Bewegungsangebote und andere innerlich wirkende Behandlungen spezialisiert hatte.[199] Die Patienten wurden zu diesem Zweck in der Hausordnung ausdrücklich darauf hingewiesen, dass es unerwünscht sei, »im Krankenzimmer mit den Mitpatienten über sein eigenes Leiden zu sprechen«.[200] Hintergrund war nicht nur die Sorge, das Unwort »Krebs« könne hier zur Sprache kommen, sondern auch die Überzeugung, dass sich die Patienten durch Gespräche über ihre Krankheit in Angst und Hoffnungslosigkeit hineinsteigern würden. Darum lasen die Patienten der Hufeland-Klinik unter Punkt 2 der Hausordnung:

Bei aller Ruhe, die erstrebt wird, soll durchaus Freude und Fröhlichkeit in Ihrem Krankenzimmer herrschen. Freundliche Patienten sind uns lieber als ewig unzufriedene, nörgelnde, finstere Patienten. Vergessen Sie nicht, daß eine fröhliche Stimmung für die Genesung wertvoller ist als Tabletten und Injektionen![201]

In ähnlicher Weise wurde das Pflegepersonal aufgefordert, den »oft trübsinnig[en] und unfreundlich[en]« Patienten »Sonne« zu bringen und alle Redewendungen zu vermeiden, die die Aufmerksamkeit der Patienten auf ihren möglicherweise sich verschlechternden Gesundheitszustand lenken könnten. Konkret sollten sie folgende Sätze und Fragen vermeiden: »Können Sie NOCH stehen, laufen? Na, geht es denn NOCH? Haben Sie SCHON Kreuzschmerzen, Morphium erhalten? Es wird schon NOCH gehen! Sie sehen ja blaß, elend aus! Haben Sie WIEDER abgenommen?«[202]

Diese Sprechverbote waren jedoch nicht gleichbedeutend mit einem von der ärztlichen Leitung verordneten allgemeinen Zwangsoptimismus, unter dessen Regime Sorgen generell negiert worden wären. Denn hier ging es um ein sehr spezifisches Sprechverbot: Der kranke und sterbende Körper stellte das Tabu dar – ebenso wie die an Sterben und Tod geknüpften Gefühle der Traurigkeit, Angst und Verzweiflung. Die auf das Weiterleben gerichteten »Sorgen und Nöte«, wie die verharmlosende Sprachformel lautete, sollten dagegen dem Arzt oder der betreuenden Fürsorgerin gegenüber offen geäußert werden. Als Lösungen standen »Schonarbeit«, Schwerbehindertenausweise sowie Haushalts- und Ernährungshilfen bereit.[203]

Zudem stand seit den 1960er Jahren eine »Erziehung zur Solidarität und Mithilfe« auf dem Programm der Krebstherapie und -nachsorge. Zu diesem Zweck gründeten Ärzte »Klubs ehemaliger Patienten« und leiteten gruppenpsychotherapeutische Sitzungen.[204] Ziel dieser Bemühungen war es, aus den (ehemaligen) Krebspatienten »ein positives Kollektiv aktiver Leidensgenossen voller Hoffnung und Willen zu bewußtem Leben« zu bilden.[205]

Dass sich das Gefühl, Teil eines »Kollektivs« zu sein, nicht so leicht einstellen wollte, bemängelte etwa Lotte B., die Anfang 1970 ungefähr sechs Wochen im Waldkrankenhaus Lychen verbrachte. An die Familie ihres Neffen schrieb sie gegen Ende ihres Aufenthalts: »Wir sind hier 36 Geschwulstkranke, davon 14 Männer, sogar 1 Professor aus Berlin. [...] Ich hab [...] noch keine Gemeinschaft gefunden u. bin darum zur Kirche gegangen.«[206] Eine junge Frau, die um 1965 zur Kur nach Bärenklau kam, schrieb dagegen an ihren Vater: »Bereits in Guben war der Wartesaal voll ›Bärklauer‹. Wir mußten dort bis abends warten und saßen schon tischweise zusammen. [...] Es sind eine ganze Menge junge Frauen hier, auch nette, intelligente.«[207]

Wie auch immer im Einzelfall die Zimmergenossen zusammenpassten: Mit den sogenannten *Genesungsheimen für Geschwulstrekonvaleszenten* wurden erstmals Orte geschaffen, an denen Krebspatienten für mehrere Wochen zusammenlebten. Zwar waren sie auch zuvor während der Therapie auf den jeweiligen klinischen Stationen anderen an Krebs erkrankten Menschen begegnet. Aber diese Begegnung fand zu einer Zeit statt, als Schmerzen, Schwäche und andere körperliche Beschwerden ihr Erleben stark bestimmten und die Möglichkeiten des Miteinanderredens beschränkten. Dies war anders während der Zeit, die ehemalige Krebspatienten in den spezialisierten Genesungsheimen verbrachten. Und auch wenn nicht alle dort wussten, dass sie an Krebs litten, hatten doch alle vergleichbare Therapien hinter sich und sahen viele ähnlich gelagerte Probleme vor sich, zu denen zunächst auch die Schwierigkeiten gehörten, auf die sie in den rigide geführten Genesungsheimen für Geschwulstkranke trafen.[208] Trotz aller Sprechverbote existierten so erstmals Räume, in denen an Krebs erkrankte Menschen auf Menschen mit vergleichbaren Erfahrungen trafen. Damit hatte sich der Erfahrungsraum Krebs deutlich verändert.

Auch in der Bundesrepublik plädierten Ärzte und Gesundheitspolitiker, allen voran der nach dem Krieg neu gegründete *Deutsche Zentralausschuss für Krebsbekämpfung und Krebsforschung*, für die Einrichtung von speziellen Genesungskrankenhäusern.[209] Im Unterschied zu den Nachkurheimen der DDR, die in ein zentral organisiertes Gesundheitssystem mit klar zugeordneten regionalen Zuständigkeiten eingegliedert waren, lag die Nachsorge in der Bundesrepublik zunächst in der Obhut der behandelnden Ärzte, die die Nachkurüberweisungsscheine auszustellen hatten, sowie in der Verantwortung von Krankenkassen und regionalen Krebsbekämpfungsvereinen, die Träger der Kurheime waren. Einige dieser Vereine konnten auf in den 1920er Jahren erbaute Nachkurheime zurückgreifen, die nach der vorübergehenden Nutzung als Lazarette nun wieder zur Verfügung standen.

Ein solches Haus war der *Deisterhort* im niedersächsischen Bad Münder, einem zwischen den bewaldeten Höhenzügen Deister und Süntel im Weserbergland gelegenen Luftkurort. Deisterhort war 1920 als Lungenheilanstalt erbaut worden. In den 1950er Jahren wurde der schlossartig anmutende, viergeschossige Bau zum ersten und für viele Jahre einzigen Nachsorgekrankenhaus Niedersachsens, getragen von der niedersächsischen *Landesarbeitsgemeinschaft für Krebsbekämpfung* sowie von den gesetzlichen Krankenkassen in Niedersachsen. Deisterhort wurde 1967 durch einen vom Sozialministerium der Regierung Niedersachsen finanzierten Erweiterungsbau vergrößert, so dass ungefähr 200 Menschen dort eine Kur antreten konnten.[210]

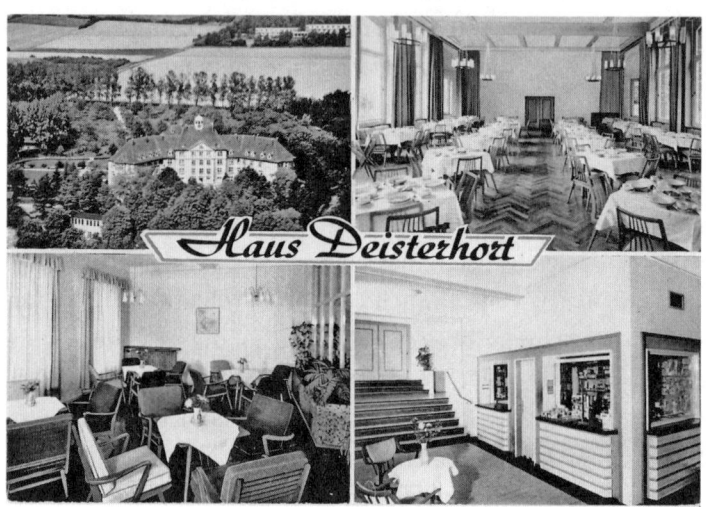

Abb. 41: Ansichtskarte vom *Haus Deisterhort* in Bad Münder/Niedersachen (vor 1971)

Auch in anderen Bundesländern wurden Nachsorgekliniken eröffnet. In Nordrhein-Westfalen war 1951 einer der ersten regionalen Vereine nach dem Krieg neu gegründet worden: die *Gesellschaft zur Bekämpfung der Krebskrankheiten Nordrhein-Westfalen*, deren erster Vorsitzender Wilhelm Flaskamp seit 1935 als Chefarzt die Frauenklinik und das Röntgeninstitut des Evangelischen Krankenhauses in Oberhausen leitete und über enge Verbindungen in das Düsseldorfer Sozialministerium verfügte.[211] 1954 wandten sich auch die nordrhein-westfälischen Kranken- und Rentenversicherungen dem Problem der Krebsbehandlung und -nachsorge zu und gründeten die *Arbeitsgemeinschaft für Krebsbekämpfung der Träger der gesetzlichen Kranken- und Rentenversicherung im Lande Nordrhein-Westfalen* (Arge), die bis Mitte der 1970er Jahre bereits 20 Nachsorgekliniken in der ganzen Bundesrepublik betrieb.[212]

Trotz dieser ersten Gründungswelle beklagte der *Deutsche Zentralausschuss für Krebsbekämpfung* 1958 in einer öffentlich publizierten Denkschrift die unzureichende Nachsorgesituation in der Bundesrepublik.[213] Nicht nur die Zahl der zur Verfügung stehenden Plätze war Gegenstand der Kritik, sondern vor allem die Tatsache, dass nicht berufstätige Frauen, insbesondere Mütter und (Soldaten-)Witwen, keinen Anspruch auf eine von der Krankenkasse finanzierte Genesungskur hatten.[214] Einzig das 1950 von Elly Heuss-Knapp, der Frau des damaligen Bundespräsidenten Theodor Heuss, gegründete *Müttergenesungswerk* ermöglichte in einzelnen Fällen krebskranken Frauen eine Nachkur in einem seiner Heime.[215] Darüber hinaus bemängelte der Zentralausschuss, dass eine einzige vier- bis sechswöchige Genesungskur nicht ausreiche. Diese müsse durch eine weitere, nach mehreren Monaten der relativen häuslichen Schonung angebotene »Sicherungskur« ergänzt werden. Während einer solchen Sicherungskur sollten nicht nur eine spezielle Diät, Frischluftbehandlung und Bewegung auf dem Programm stehen, sondern auch eine unter ärztlicher Aufsicht erfolgende Behandlung mit Vitaminen, Hormonen und verschiedensten unterstützenden und aktivierenden Medikamenten.[216]

Diese Forderungen wurden von der parlamentarischen *Kommission für die wirtschaftliche Sicherung der Krebskranken* aufgegriffen und schließlich als gesetzlich garantierter Anspruch auf Nach- und Festigungskuren festgeschrieben.[217] Die Kuren, die in den 1950er Jahren zunächst Schonung und Stärkung durch allgemeine Kurmaßnahmen versprachen, wurden auf diese Weise immer stärker medikalisiert. Die stetige Kontrolle des Körpers, der während der Kur ständig vermessen und durchleuchtet wurde, war ein Grund dafür, dass Gefühle und psychischer Zustand der Patienten während der Kuraufenthalte in der Bundesrepublik viel stärker als in der DDR thematisiert wurden. Eine weitere Ursache war die Betonung von Angst in der bundesdeutschen Psychosomatik ebenso wie in den Bürgerbewegungen der 1970er Jahre.

So führte die nordrhein-westfälische *Arbeitsgemeinschaft für Krebsbekämpfung* Anfang der 1960er Jahre eine erste Auswertung der Nachkuren durch, in der explizit nach den »psychischen Auswirkungen einer Nachkur bei Geschwulstkranken« gefragt wurde. Die Evaluation kam zu dem Ergebnis, dass

das psychische Trauma durch die offenkundige Manifestation des Malig-
noms [...] eine starke psychische Belastung [bewirkte], die sich durch De-
pressivität, Steigerung der affektiven Erregbarkeit, Beeinträchtigung des
Selbstwertgefühls äußert[e] und unter den Symptomen von Minderwertig-
keitsgefühlen, Mißtrauen, seelischen Hemmungen auch der Umgebung der
Geschwulstkranken auffällig [wurde].[218]

Auch in den Nachkurformularen, die die betreuenden Ärzte auszufüllen
hatten, wurde nach der »Stimmungslage« der Patienten während der Kur
gefragt. Angekreuzt werden konnten: »unauffällig, unruhig, ängstlich, de-
pressiv, erschöpft, mißtrauisch, widerstrebend«.[219] Auffällig aus ärztlicher
Sicht war es demnach, wenn Patienten unausgeglichen schienen, wenn sie
Angst hatten, niedergedrückt und erschöpft waren oder sich den ärztlichen Anweisungen gegenüber nicht kooperativ zeigten. Dementsprechend
betonte etwa der Chefarzt vom Deisterhort auf die Nachfrage einer *Stern*-
Reporterin:

Hier kann jeder über seine Ängste sprechen. Natürlich ist jeder, der zum ers-
tenmal hier herkommt, mutlos. Wenn er aber sieht, wie zuversichtlich und
fröhlich andere sind, die vor gar nicht langer Zeit die gleiche Operation hat-
ten, fühlt er sich gleich besser.[220]

Durch Gespräche in kleineren Patientengruppen, moderiert von Arzt oder
Ärztin, sollte die »seelische Umstimmung« der Patienten gelingen. Große
Bedeutung maßen die Ärzte dem Beispiel anderer Patienten bei, deren Genesung weiter vorangeschritten war und die möglicherweise bereits ihre
zweite oder dritte Kur in einem »Haus, das Mut macht« – wie Deisterhort
im *Stern* tituliert wurde –, angetreten hatten.

Auch wenn niemand in der Bundesrepublik eine solche Gruppe von
Patientinnen als »Kollektiv von Leidensgenossinnen« bezeichnet hätte:
Letztlich kamen hüben wie drüben in den Genesungs- und Nachkurhei-
men Krebspatienten zusammen, die sich dort erstmals als Gruppe von
Menschen mit ähnlichem Schicksal erlebten und dort ein gewisses Gefühl
von Gemeinschaft entwickelten, in bewusstem Gegensatz zu dem histo-
risch älteren Gefühl des Ausschlusses und der Isolation durch die Krankheit
Krebs.

IM »STRAHLENBUNKER«

Doch nicht nur Konzepte, Praktiken und Räume der Nachsorge veränderten sich. Auch die Bestrahlungstechniken wandelten sich grundlegend, und dieser technische Wandel machte eine Neugestaltung der Bestrahlungsräume notwendig – mit weitreichenden Auswirkungen.

Anstoß waren technologische Innovationen, an denen Strahlenphysiker seit den 1920er Jahren gearbeitet hatten, die aber erst um 1950 zur medizinischen Anwendung in Europa, den USA und der Sowjetunion gelangten. Das Problem, für das eine Lösung gesucht worden war, lautete, wie die für die Bestrahlung innerer Tumoren relevante Tiefendosis gesteigert werden könne, ohne dass lebensgefährliche oder unerträgliche Hautschäden die Folge wären. Der Schlüssel zur Lösung lag aus Sicht der Forscher im sogenannten Tiefen- oder Aufbaueffekt, einem physikalischen Wirkungsprinzip, das Folgendes besagt: Da bei energiereicher Strahlung die durch die Primärstrahlung ausgelösten Sekundärelektronen der Strahlungsrichtung folgen, addiert sich deren Wirkung zur Wirkung der Primärstrahlung und erhöht auf diese Weise die Strahlendosis in der Tiefe. Je höher die Quantenenergie, desto tiefer liegt das Dosismaximum – und dieser Effekt fällt bei der Verwendung von Elektronen anstelle von Röntgenphotonen prägnanter aus, wie die Forschung zu Beginn der 1940er Jahre zeigen konnte.[221] Um den gewünschten Tiefeneffekt zu erzielen, mussten demnach Strahlen erzeugt werden, die eine Spannung von mindestens einer Million Volt benötigten. Dies kennzeichnete die sogenannte Mega- oder Supervolttherapie.

Ein Weg zur technischen Lösung dieses Problems, der Erzeugung von Strahlung im Megavoltbereich, wurde Anfang der 1920er Jahre zur Patentreife gebracht: die Mehrfachbeschleunigung von Elektronen in einem magnetischen Wirbelfeld. Dieses Prinzip wurde 1935 erstmals in einem Forschungslabor der *Siemens-Schuckertwerke Berlin* durch den Bau des ersten funktionsfähigen Betatrons erfolgreich realisiert. Ein solcher mit Röntgenstrahlen nicht erreichbarer Energiereichtum der Strahlung zog auch das Interesse militärischer Forschungsabteilungen auf sich, im nationalsozialistischen Deutschland ebenso wie in den USA, so dass die technische Weiterentwicklung des Betatron-Prinzips stark durch dessen vermuteten militärischen Nutzen vorangetrieben wurde.[222] Ebenfalls für die militärische Forschung interessant war das etwa zeitgleich entwickelte Zyklotron, das allerdings im Unterschied zum Betatron Beschleunigungselektroden nutzte.[223]

Neben dem Beta- und dem Zyklotron, die beide auf dem Prinzip der Mehrfachbeschleunigung von Elektronen basierten, stand der Krebsmedizin Anfang der 1950er Jahre ein drittes Gerät zur Verfügung, das Strahlen mit einer Spannung von mehr als einer Million Volt zu erzeugen imstande war: das Gammatron. Dieses nutzte im Unterschied zum Betatron eine radioaktive Strahlenquelle: das Radionuklid Kobalt-60. Kobalt-60 ist – anders als Radium – kein in der Natur auffindbares Isotop, sondern es wird künstlich durch die Bestrahlung des natürlichen Elements Kobalt-59 mit Neutronen erzeugt. Erst die Entwicklung des Kernreaktors im Rahmen des vom amerikanischen Militär mit Unterstützung Großbritanniens und Kanadas während des Zweiten Weltkriegs betriebenen *Manhattan Project* erlaubte darum die Herstellung von Kobalt-60, das ebenso wie Radium Gammastrahlen abgibt, die allerdings deutlich energiereicher und darum therapeutisch wirksamer sind.[224] Zudem war die Herstellung von Kobalt-60 erheblich kostengünstiger als der Ankauf des seltenen natürlichen Elements Radium. Diese neue Chance für die Krebstherapie ergriff als Erster der an der University of Saskatchewan forschende Kanadier Harold E. Johns, der 1951 das erste klinische Kobalt-60-Bestrahlungsgerät in Betrieb nahm.[225]

Die enge Verknüpfung von militärischer und medizinischer Nutzung der neu entwickelten Bestrahlungstechniken hatte mehrere Effekte: Sie führte erstens dazu, dass viel Geld in die Erforschung und Weiterentwicklung der neuen Technologien floss, so dass die ersten nach dem Zweiten Weltkrieg genutzten Geräte mit einer Strahlungsintensität von 15 MeV bald durch immer leistungsstärkere ersetzt wurden. Das militärische Interesse an den Kurz- und Langzeiteffekten dieser Bestrahlungsformen beeinflusste zweitens die Schnelligkeit, mit der die neuen Geräte, insbesondere das Gammatron, für die klinische Anwendung übernommen wurden, sowie die Entscheidungen darüber, wer wie bestrahlt wurde. Dies zeigte sich besonders ausgeprägt in den USA, wo die Geräte seit Anfang der 1950er Jahre von ausgewählten Kliniken in Gebrauch genommen wurden. Dort wurden an Krebs erkrankte Menschen mithilfe von Beta-, Zyklo- oder Gammatrons bestrahlt, obwohl noch unklar war, welche Dosierung therapeutisch wirksam war, ohne verheerende Nebenwirkungen nach sich zu ziehen. Denn der Vorteil der energiereichen Strahlung, die höhere Tiefendosis, stellte im

Hinblick auf die Dosimetrie zunächst ein großes Problem dar. Die für die Röntgenstrahlung entwickelte Form der Dosismessung, die Hauterythemdosis, war für diese neue Technik nicht mehr anwendbar, da eine sichtbare Hautreaktion erst spät auftrat, nämlich dann, wenn die Strahlen im Inneren des Körpers bereits ernsthaften Schaden angerichtet hatten. Dennoch wurden die neuen Geräte im ganz normalen klinischen Betrieb genutzt. Die bestrahlten Patienten wurden damit Teil eines medizinischen Versuchs, ohne dass sie dies selber gewusst hätten oder die Behandlung in der Klinik von den beteiligten Ärzten als Experiment verstanden worden wäre.

Irma Natanson, eine 35-jährige Hausfrau und Mutter, die 1955 im Anschluss an eine Brustkrebsoperation als eine der ersten Patientinnen im US-Bundesstaat Kansas mit dem Gammatron bestrahlt wurde, musste an ihrem eigenen Körper erleiden, was die schnelle und weitgehend ungeprüfte medizinische »Übernahme« der militärischen Technologie bedeuten konnte:[226] Bereits während des ersten Bestrahlungszyklus begannen ihre Rippen stark zu schmerzen und unter ihrem Arm entwickelte sich ein Geschwür. Wie sich bald herausstellte, waren Rippen und darüber liegende Haut so stark geschädigt, dass die Haut nekrotisierte und die Rippen zerstört blieben. Auch mehr als 20 Operationen, bei denen immer wieder Haut transplantiert wurde, konnten das große »Loch« über ihrem Brustkorb kaum schließen. Der linke Lungenflügel funktionierte nicht mehr, sie konnte ihren linken Arm nicht mehr bewegen und litt während ihres monatelangen Krankenhausaufenthalts trotz hoch dosierter Schmerzmittel unter großen Schmerzen.

Im Juni 1957 reichte sie Schadensersatzklage gegen den Radiologen John R. Kline ein, der sie behandelt hatte. In der Anklage warf sie Kline einen medizinischen Kunstfehler vor, da er sie bestrahlt hatte, obwohl die bei der Operation entnommenen Gewebeproben gezeigt hätten, dass ihr Tumor lokal begrenzt gewesen sei und keinerlei Lymphknoten befallen waren, die Bestrahlung also überflüssig gewesen sei. Um den von ihr erlittenen Schaden der Jury zu demonstrieren, wurde Natanson während des Prozesses gebeten, unter Ausschluss der Öffentlichkeit ihren Oberkörper zu zeigen. Einer der damals anwesenden Staatsanwälte beschrieb im Nachhinein, was er sah:

Die Rippen waren durch die Bestrahlung zerstört worden und man hatte nicht mehr erreichen können, als die offene Stelle mit einer Hautschicht zu bedecken. Ich kann mich erinnern, dass ich einige Momente lang den Schlag ihres Herzens an der Bewegung des Hautlappens erkennen konnte.[227]

Dennoch wurde Kline nicht wegen eines Kunstfehlers schuldig gesprochen, da jedwede Krebserkrankung die Anwendung der radikalsten Mittel erfordere, so das Urteil der Jury. Verurteilt wurde er, weil er Irma Natanson nicht über die möglichen Schäden der Bestrahlung aufgeklärt hatte und versäumt habe, ihr »informiertes Einverständnis« einzuholen. Mit diesem Urteil wurde der Prozess Natanson vs. Kline zu einem wichtigen Meilenstein in der Geschichte des sogenannten *informed consent*.

Der militärhistorische Hintergrund dieser Geschichte, das Drängen auf schnelle klinische Anwendung, um die Strahleneffekte zu erforschen, wird dabei leicht übersehen.[228] Wie weitgehend das amerikanische Militär Einfluss auf die Strahlentherapie von Krebspatienten nahm, wurde ansatzweise 1971 bekannt. Denn in diesem Jahr veröffentlichten erste amerikanische Zeitungen Berichte über Experimente, die zwischen 1960 und 1971 an der University of Cincinnatti Medical School unter der Leitung von Eugene L. Saenger stattgefunden hatten. Finanziert vom Verteidigungsministerium hatte Saenger in dieser Zeit 88 überwiegend todkranke Krebspatienten am ganzen Körper bestrahlt – mit dem Versprechen, dass die Ganzkörperbestrahlung eine letzte therapeutische Hoffnung sei oder zumindest einen palliativen Effekt haben könne. Mit dieser Begründung wurden die Ergebnisse der Bestrahlung in der medizinischen Fachliteratur ohne einen Hinweis auf die Geldgeber publiziert. Tatsächlich war von Saenger und den anderen Beteiligten keine therapeutische Wirkung erwartet worden. Das eigentliche Forschungsinteresse richtete sich wie schon in einer früheren, am *M. D. Anderson-Krankenhaus* in Houston durchgeführten Testreihe mit todkranken Krebspatienten darauf zu erfahren, welche körperlichen und psychischen Folgen Ganzkörperbestrahlung unterschiedlicher Intensität verursachen würde – eine Frage von hohem Interesse für den Einsatz von Soldaten nach einem möglichen Atombombenabwurf.[229]

Diese spezifisch amerikanische Geschichte, zu der ein mögliches sowjetisches Pendant bisher nicht bekannt ist, scheint auf den ersten Blick wenig Bedeutung für die Strahlentherapie in den beiden deutschen Staaten gehabt zu haben: Die ersten Gammatrons wurden 1957/58 zunächst in der DDR, kurz darauf in der Bundesrepublik installiert. Zu diesem Zeitpunkt waren erste belastbare Erkenntnisse über die Kurz- und Langzeiteffekte einer lokalen Kobaltbestrahlung bereits bekannt, so dass ähnlich furchtbare Nebenwirkungen, wie sie Irma Natanson erlitten hatte, vermieden werden konnten.[230]

Dennoch war das militärisch-medizinische Doppelgesicht dieser neuen Bestrahlungsgeräte für deren Wahrnehmung in der deutsch-deutschen Öffentlichkeit relevant. Es beeinflusste die Bilder und Gefühle, die Krebspatienten durch Kopf und Körper gingen, während sie auf ihre Bestrahlung warteten und schließlich unter dem leise surrenden Arm des übermannsgroßen Geräts lagen, das sie mit Strahlen »beschoss«, die sie weder sehen noch spüren konnten. Denn insbesondere in den bundesrepublikanischen Medien, aber auch in der DDR wurde den neuen Bestrahlungsgeräten große Aufmerksamkeit geschenkt.

Die militärische Nutzung wurde hier zunächst als Parallelbild eingesetzt, um die unfassbare Zerstörungskraft dieser Strahlen im Kampf gegen den Feind Krebs zu illustrieren. Dies entsprach dem frühen medialen Diskurs über die Atomwaffe, in dem das Bild der pilzförmigen Wolke »als sauberes Symbol politischer Macht und technischen Fortschritts« politisch genutzt wurde und weit in die Alltagskultur hineinreichte.[231] Ob das in den USA genutzte Zyklotron 1948 im *Spiegel* als das »schwerste Geschütz der Atomphysik« firmierte oder ob *Das Ufer* 1951 in dramatischen Worten schilderte, wie in den USA das erste Mal ein Gehirntumor durch eine »Atomexplosion im Kopf« zerstört worden war – das Bild der Strahlen als potente Waffe im Kampf gegen den Krebs wurde in den Medien eher als Symbol der möglichen Hoffnung denn als Objekt der Furcht dargestellt.[232]

Ein im *Ufer*-Artikel abgedrucktes, aus heutiger Sicht beunruhigend wirkendes Bild verwies auf einen Heilversuch, der im *Brookhaven National Laboratory* auf Long Island/New York stattgefunden hatte, einem 1947 auf dem Gelände von *Camp Upton* (US-Army) gegründeten Forschungszentrum, das damals der *United States Atomic Energy Commission* unterstand. Das *Brookhaven National Laboratory* beherbergte eines von vier kleinen, der amerikanischen Atomenergiekommission unterstellten Krebsforschungszentren, in denen neue radioaktive Therapien im Heilversuch an unheilbar kranken Menschen erprobt werden sollten. Die Illustration zeigt eine winzig kleine, auf einer Liege festgeschnallte und in einer Art gemauerten Versenkung isolierte Patientin. Dieses Bild sollte die ungeheure Kraft der therapeutischen »Atomexplosion« demonstrieren – ein gefährliches Experiment, das von der Patientin in ihrer ausweglosen Lage heroisch ein-

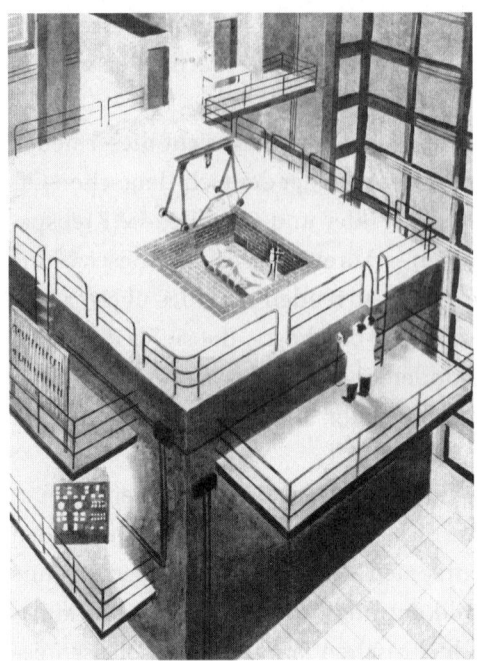

Abb. 42: »Atomexplosion zerstört Gehirntumor« (1951)

gegangen worden sei und zeige, dass »der Mensch [...] begonnen [hat], die furchtbaren Gewalten der Atomexplosion zu zähmen«.[233]

Der Gedanke, dass die Atomkraft »gezähmt« und ebenso kontrolliert wie friedlich genutzt werden könne, wurde von der Politik ebenso wie von den Medien und der Strahlenmedizin energisch gegen mögliche Atomängste in Stellung gebracht – unter dem Slogan »Atomkraft für den Frieden« in der DDR ebenso wie in der Bundesrepublik, etwa mit einem Vortrag des Atomphysikers Otto Hahn über »Atomenergie für den Frieden«. Etwa zeitgleich erfuhr allerdings ein breiteres Publikum, dass die Atomkraft keineswegs so leicht zu kontrollieren war, wie behauptet wurde: Beim Test der ersten einsatzfähigen amerikanischen Wasserstoffbombe auf dem Bikini-Atoll wurde 1954 die Besatzung des japanischen Fischerboots »Glücklicher Drache« verstrahlt, da der nukleare Fallout falsch berechnet worden war. Ein erster Bericht der amerikanischen *National Academy of Science* über die biologischen Folgen eines Fallouts erschien 1956. Die Krebskrankheit als mögliche Folge wurde 1957 bei den zu diesem Thema angesetzten *congressional hearings* thematisiert.[234] Die Gefahren der Radioaktivität waren weder bekannt noch kalkulierbar. Dieses neue Wissen um das atomare Risiko wurde in der zweiten Hälfte der 1950er Jahre filmisch, literarisch, philosophisch und populärwissenschaftlich breit bearbeitet. Die mediale Darstellung der friedlichen Nutzungsmöglichkeiten blieb davon allerdings bis Mitte der 1960er Jahre weitgehend unberührt.[235] So wurden die ersten 1957/58 installierten Gammatrons von der Publikumspresse enthusiastisch als »friedliches Atom« begrüßt, ihnen also die Friedensliebe geradezu als subjekthafte Charaktereigenschaft attestiert.[236] Im Vordergrund der medialen Darstellung stand jedoch der Blick auf das Gammatron als bewundernswertes technisches Objekt, dessen Funktionsweise ausführlich in Ost und West erklärt wurde.[237] Ob die Krebspatienten diese Perspektive der technischen Hoffnung und die Vision der absoluten Kontrolle über die gefährliche Atomkraft übernommen haben, erscheint allerdings fraglich.

Denn dass die radioaktive Strahlung von Gamma-, Beta- oder Zyklotron für Menschen gefährlich werden konnte, war sichtbar den Räumen eingeschrieben, in denen die Bestrahlung stattfand. Diese Geräte wurden hinter starken Betonmauern und mehrere Zentimeter dicken, schweren Türen verborgen. Um den Strahlenschutz möglichst effektiv und verhältnismäßig kostengünstig zu gewährleisten, wurden die neuen Bestrahlungsgeräte fast immer in den Kellergeschossen der Kliniken oder aber in bereits auf den Klinikgeländen vorhandenen Bunkern untergebracht.

Das erste in Deutschland benutzte Gammatron, ein kanadisches Modell, wurde 1957 in der zur *Akademie der Wissenschaften* gehörenden *Klinik für Geschwulstkrankheiten* in Berlin-Buch aufgestellt, die ab 1960 *Robert-Rössle-Klinik* hieß.[238] Für dieses Gerät wurde, im Unterschied zu den allermeisten späteren Geräten, ein oberirdischer Anbau errichtet, in den angesichts der verhältnismäßig geringen Strahlenleistung von 1,3 MeV im eigentlichen Bestrahlungsraum noch ein Bleiglasfenster eingebaut werden konnte, so dass der Patient während der etwa 13-minütigen Bestrahlung nicht gänzlich in die für den Blick undurchdringlichen Betonmauern des Bestrahlungsraums eingeschlossen war. Vom kanadischen Hersteller mitgeliefert wurde standardmäßig ein Wandbild, das eine kanadische Landschaft zeigte und das der liegende Patient während der Bestrahlung im Gammatron betrachten konnte. Ansonsten blieb der Raum leer und kahl.[239]

Ähnlich sahen die Räume aus, die für Gamma- oder Betatrons in den späten 1950er und den 1960er Jahren erbaut wurden – in Ost wie in West. 1957 wurde zum Beispiel in Düsseldorf eine Strahlenklinik eröffnet, die zwar über kein Gammatron, wohl aber über ein leistungsstarkes Betatron der Siemens-Reiniger-Werke verfügte. Deswegen wurden die strahlentherapeutischen Einrichtungen der Klinik halb in der Erde versenkt. Die Mauern waren mehr als doppelt so dick wie die der anderen Bestrahlungsräume. Die Architekten hatten den Betatron-Raum aus Strahlenschutzgründen an die Bestrahlungsabteilung angebaut, so dass er im Prinzip außerhalb des Gebäudes lag und nur durch eine Tür am Flurende der Bestrahlungsabteilung zu erreichen war. Diese bleiummantelte Tür war so schwer, dass sie per Hand nicht bewegt werden konnte.

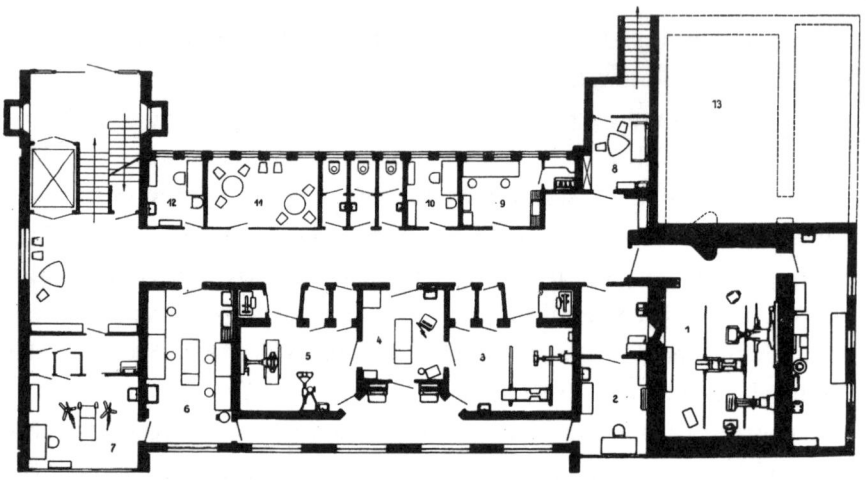

Abb. 43: Grundriss der *Klinik für Medizinische Strahlenkunde der Medizinischen Akademie Düsseldorf* (1959)[240]

Durch diese Tür wurde der Patient in den hell gestrichenen Raum geführt, in dessen Mitte das übermannshohe Betatron stand. Wie die meisten Beta- und Gammatrons dieser Zeit verfügte es über einen beweglichen Bestrahlungskopf, der in einem gewissen Radius um den liegenden, mit einem weißen Tuch bis zum Hals abgedeckten Patienten rotierte, sobald hinter dem Arzt die schwere Tür geschlossen wurde und der Patient allein im Raum zurückblieb. In Düsseldorf gab es offenbar noch ein Sichtfenster zwischen Betatron- und Bedienungsraum. Bei den nur wenig später eingeführten, noch leistungsstärkeren Geräten war der Einbau eines Fensters nicht mehr möglich. Stattdessen konnten die Ärzte den Patienten über Fernsehkameras beobachten, die aber nur den Sichtkontakt von Seiten der Ärzte ermöglichten, nicht den rückversichernden Blick des Patienten zu den Ärzten.

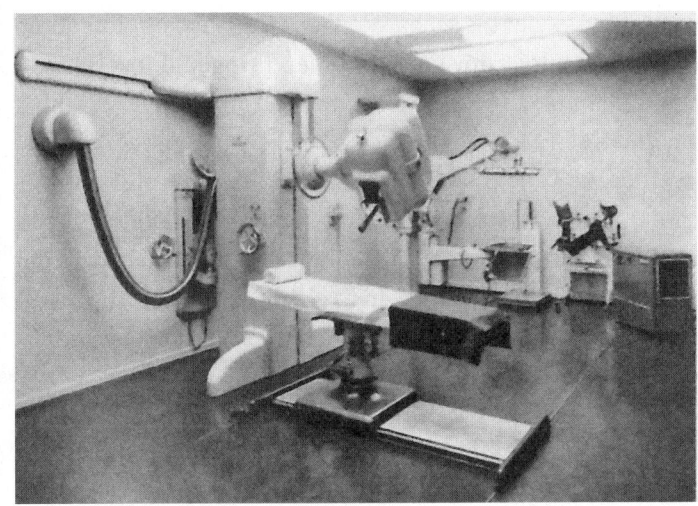

Abb. 44: Betatron in der *Klinik für Medizinische Strahlenkunde der Medizinischen Akademie Düsseldorf* (1959)

Ähnlich wie bei einem Gammatron öffnete sich zu Beginn der Betatron-Bestrahlung ein Schlitz im Rotationskopf, durch den die Strahlen hindurchtraten, und der Rotationskopf setzte sich mit einem leisen Surren für wenige Minuten in Bewegung. Von der Bestrahlung selbst würde der Patient nichts spüren, auch der für die Vorkriegsröntgengeräte typische, unangenehme und Übelkeit erregende Geruch würde fehlen. Diese Unmerklichkeit der wie von Geisterhand bewegten Bestrahlungsgeräte wurde von den Medien als großer Vorteil gegenüber den älteren Verfahren gepriesen. Der *Bunte*-Arzt Dr. med. Fabian fasste am Ende einer 1961 erschienenen Kolumne zusammen: »Die Hauptvorteile des neuen Gerätes sind also: kein Strahlenkater, keine Knochenzerstörung, keine Hautschädigung, große Tiefenwirkung.«[241] Ganz ähnlich, wenn auch etwas vorsichtiger hatte schon der Dresdner Radiologe Fritz 1958 die Vorteile des Gammatrons in der Frauenzeitschrift *Für Dich* geschildert und hervorgehoben, dass die im gleichen Jahr von der Sowjetunion gekauften Geräte sich durch »Schonung der Haut und des darunterliegenden Gewebes« auszeichneten.[242]

Abgesehen davon, dass die Bestrahlung keineswegs immer für Haut und Knochen folgenlos blieb, war den Bestrahlungsräumen und -geräten damit eine völlig neue und sehr spezifische, spannungsreiche Signatur aus Gefahr und Sicherheit, machtvoller Wirksamkeit und sinnlicher Unmerklichkeit eigen. Nur wenige Minuten einer weder sicht- noch fühlbaren, geruchs- und geräuschlosen Bestrahlung, vier bis sechs Wochen lang wiederholt, sollten den lebensgefährlichen Tumor zum Verschwinden bringen. Eine Technologie, die in einem anderen Kontext nur schwer vollständig beherrschbar schien und vielen gesunden Menschen einen plötzlichen Tod oder ein erst später offenbar werdendes Leiden brachte, sollte im Bestrahlungsraum angemessen dosiert den Krebs zerstören und das Leben retten. Dennoch waren diese Strahlen auch im medizinischen Gebrauch so gefährlich, dass der Kranke während der Bestrahlung ganz allein in einem fensterlosen, von dicken Betonmauern umschlossenen Raum liegen musste – und dies zumeist im Souterrain wie in einem Bunker.

Diesen sprachlichen Vergleich zogen bereits die Zeitgenossen.[243] Damit wurde der aus Kriegszeiten gewohnte Begriff des Bunkers halb verdreht: Denn der Bunker im Krieg diente dazu, Personen im Inneren vor einer äußeren Gefahr zu schützen. Der »Strahlenbunker« wurde gebaut, um die Personen außerhalb des Bunkers vor einer in seinem Innern eingeschlossenen Gefahr abzuschirmen, während der Patient im Innern des Bunkers, im Raum der Gefahr, allein zurückblieb. Auf diese Weise verdoppelte der »Strahlenbunker« die erzwungene Verinnerlichung der Gefahr, die schon die im Körper des Patienten verborgene, zunächst für ihn unsichtbare Krebserkrankung darstellte. Dieses Bewusstsein von einem gefährlichen Instrument, das sich gegen die Krebserkrankung richtete, zugleich aber auf den Körper des Krebskranken zielte, prägte auch die Bezeichnung des Geräts selbst. Nicht nur in den Publikumsmedien, sondern auch in den Fachzeitschriften wurde der Name Gammatron selten gebraucht. Stattdessen wurden zwei Begriffe benutzt, die das Gerät eindeutig als Waffe identifizierten: In der DDR war der Begriff »Kobaltkanone« verbreitet, während in der Bundesrepublik auch von der »Kobaltbombe« die Rede war.

Doch bleibt vorerst die Frage offen: Haben die Krebspatienten der späten 1950er Jahre diese Räume, diese technischen Gegebenheiten und die militärisch hochgerüstete Sprache der neuen Megavoltbestrahlungstherapie als angstauslösend erfahren? Haben sie sich durch die Bestrahlung als ihrer Krankheit *und* einer gefährlichen Maschine ausgeliefert, von anderen Menschen emotional isoliert erlebt? Oder suggeriert das nur der Blick zurück von jenseits der 1970er Jahre, in denen diese Technik für viele zum Symbol der bedrohlichen, unkontrollierbaren, »kalten« Technikgläubigkeit mitsamt ihrer entmenschlichenden Effekte wurde? Könnte es nicht sein, dass die Krebspatienten bis in die Mitte der 1960er Jahre weitgehend die mediale Darstellung der friedlichen und nützlichen Atomenergie für sich übernahmen? Haben sie sich möglicherweise voller Hoffnung auf eine technisch avancierte Therapie auf die Liege unter den Pendelkopf von Beta- oder Gammatron gelegt? Haben sie in der dem Raum eingeschriebenen Gefährlichkeit dieses Geräts die ihrer lebensbedrohlichen Krankheit angemessene »Waffe« erkannt und darauf vertraut, dass die Professoren »dosiert« und »elegant« mit den »modernen Geräten« zu bestrahlen wussten, wie es der Schriftstellerin Maxie Wander in der Ost-Berliner *Robert-Rössle-Klinik* 1976 versprochen wurde?[244]

Dies ist nur schwer zu beantworten, da es aus dieser Zeit nur wenige Selbstzeugnisse gibt. Die Art der Gestaltung der Räume, in denen Weiß und Grau auf kahlen Wänden dominierten und die manchmal wie Operationsräume gekachelt waren, legt nahe, dass die während der Bestrahlung von den Patienten empfundenen Gefühle von ärztlicher Seite nicht für relevant erachtet wurden. In den strahlenmedizinischen Fachzeitschriften wurde die Frage, wie Patienten den Bestrahlungsraum und das Gerät empfinden würden, kaum thematisiert.

Hinweise geben dagegen Patientenakten. Unter den Akten der Heidelberger *Czerny-Klinik* etwa finden sich einige wenige Fälle, in denen Patienten die ihnen dringend angeratene Operation ablehnten. Zumindest in zwei der Fälle lässt sich vermuten, dass die Patienten deshalb gegen eine Operation votierten, weil sie die Nachwirkungen einer Krebsoperation bei ihren Eltern miterlebt hatten – ebenso wie die letztendliche Vergeblichkeit der Operation, denn in beiden Fällen starben die Eltern an ihrer Krebserkrankung.[245] Statt einer Operation wünschten sie eine Bestrahlung im Gammatron, obwohl diese von den Ärzten nicht für die therapeutisch empfehlenswerteste Option gehalten wurde. Sie fürchteten also eine Bestrahlung mit der neuartigen radioaktiven Strahlentechnik weniger als die Operation, deren Effekte sie aus dem persönlichen Miterleben kannten. In den Akten der Heidelberger Strahlenklinik ließ sich dagegen für diesen Zeitraum kein Patient finden, der eine ihm empfohlene Bestrahlung abgelehnt hätte – auch dies ein Indiz dafür, dass die mögliche Angst vor einer Megavoltbestrahlung in den ersten Jahren nach Einführung von Gamma- und Betatron von der Hoffnung auf Heilung »überstimmt« worden war.

Auch in einem der frühesten deutschsprachigen Selbstberichte über eine Strahlenbehandlung, einem 1969 veröffentlichten Tagebuch der Österreicherin Elisabeth Keller, erscheint diese Therapie in eher positivem Licht.

Keller schildert hier ihre Eindrücke und Empfindungen während ihrer Kobaltbestrahlung:

Wieder komme ich, wie beim Röntgen, auf eine leicht verschiebbare Liege, die fixiert wird. Es geht auf winzige Einheiten genau. Ich beobachte die kleine, schmale Schwester, die bis zu achtzig Frauen und Männer täglich bestrahlt, die verschiedensten Körperteile. [...] Ihre Verantwortung ist groß, denn von ihrer Gewissenhaftigkeit hängt es ab, daß jeder genau die verschriebene Strahlendosis erhält. Hier ist jedes Versehen eine Katastrophe, die zum Tod führen kann. Ich beobachte die Arbeit dieser Schwester mit Bewunderung.[246]

Wenn auch im Begriff der Verantwortung positiv gewendet, trat in dieser Passage ein klares Bewusstsein davon zutage, dass die Bestrahlung gefährlich, unter Umständen sogar tödlich enden könnte. Indem Elisabeth Keller die große Zahl der von der Radiologieschwester vorzubereitenden Bestrahlungen nannte, verwies sie zugleich auf die Wahrscheinlichkeit der Ermüdung und der daraus folgenden Unaufmerksamkeit bei Dosierung und Ausrichtung der Strahlen. Darin lässt sich ein Unbehagen erkennen, das sich weniger an der Technik festmachte denn an der menschlichen Fehlerhaftigkeit. Wenige Monate nach der Bestrahlung, als Keller sich zur Erholung in einem Sanatorium befand, wuchs jedoch ihre Skepsis gegenüber der Bestrahlung, deren körperliche Nachwirkungen ihr zu schaffen machten. Nach der Lektüre von Johannes Kuhls alternativmedizinischem Buch »Schach dem Krebs« vertraute sie ihrem Tagebuch an, dass sie »sehr deprimiert« sei: »[...] hier werden die Schäden so kraß aufgezeigt, daß einem beinahe Angst wird. Aber es gibt wohl keine Wahl, wenn es so wie bei mir heißt: invasive Formationen von Plattenepithel-Karzinom.«[247]

Ihre »Beinahe-Angst« ergab sich also nicht direkt aus Raum und Technik der Bestrahlung, sondern aus ihrem selbst erfahrenen und durch die Lektüre bestätigten Wissen um die unangenehmen, schmerzhaften und gefährlichen Neben- und Nachwirkungen einer ordnungsgemäß verabreichten Therapie, von denen sie vorher nichts gewusst hatte. Dass sie mit dieser Angst in der zweiten Hälfte der 1960er Jahre nicht alleine stand, deutet ein Film an, der im August 1965 unter dem Titel *Jeder Fünfte ... Ein Bericht über den Stand der Krebsforschung in der Bundesrepublik* im bundesdeutschen Fernsehen ausgestrahlt wurde. Mit dieser Sendung wollte die Regisseurin

Marianne von Arnim den Stand der Krebsforschung dokumentieren, um in der Bevölkerung für Früherkennung zu werben. Gegen Ende des Filmes befragt sie Werner Lorenz, Radiologieprofessor und Direktor der *Klinik für Strahlentherapie und Nuklearmedizin* der Universität Frankfurt, wie seine Patienten auf die Empfehlung zur Strahlenbehandlung reagierten. Lorenz erwidert:

Dieser Strahlenbehandlung [...] begegnen die meisten unserer Patienten und deren Angehörige mit grosser Besorgnis. Sehen sie doch in der Behandlung [...] eine Bestätigung für das Vorliegen einer Krebserkrankung. Dies trifft jedoch nicht zu. Auch der weitere Angstkomplex der Bevölkerung, die Anwendung der unsichtbaren, energiereichen Strahlen sei höchst gefährlich, ist völlig unbegründet. Modernste Behandlungsmethoden unter Einsatz neuzeitlichster Bestrahlungsquellen lassen uns heutzutage die Risiken früherer Jahrzehnte weitgehend bannen.[248]

Diese Aussage eines Mannes, der tagtäglich mit Bestrahlungspatienten zu tun hatte, gibt nicht nur einen Hinweis darauf, dass die Angst vor einer als gefährlich angesehenen Bestrahlung in der Bevölkerung um 1965 weiter verbreitet war, als die Heidelberger Patientenakten und die veröffentlichten Tagebucheinträge Elisabeth Kellers vermuten lassen, sondern sie deutet auch an, warum sich nur so spärliche Hinweise darauf finden lassen. Denn wer diese Angst öffentlich äußerte, lief Gefahr, als irrational und uninformiert zu erscheinen, als jemand, dessen Gefühle nicht Ausdruck eines legitimen und nachvollziehbaren Empfindens von Gefahr, sondern Ergebnis eines geradezu pathologischen »Angstkomplexes« waren.

Es ist also anzunehmen, dass viele Bestrahlungspatienten bereits in den späten 1950er Jahren in dem Moment Angst empfanden, als ihre Ärzte von der Notwendigkeit einer Bestrahlung sprachen. Vieles spricht dafür, dass sie ängstlich und unbehaglich auf der Liege unter dem Pendelkopf ausharrten, Bilder von Atomexplosionen im Kopf, die nicht – wie in der Zeichnung des *Brookhaven*-Heilexperiments – lebensbewahrend, sondern gefährlich und vernichtend waren. Diese Einschätzung relativiert die gängigen Zäsuren einer Krebsgeschichte ebenso wie einer Geschichte der Atomkraft, im Zuge derer argumentiert wird, dass Ängste vor der »friedlich« genutzten Atomkraft erst in den späten 1960er Jahren entstanden seien.[249]

Möglicherweise trifft diese Periodisierung auf die Nutzung der Atomkraft zur Energieerzeugung zu, nicht aber auf die Strahlentherapie, die mit den ihr zugedachten Metaphern (»Kanone«, »Bombe«, »Kampf«, »Kreuzfeuerbestrahlung«) und den für ihren Gebrauch benutzten Räumen (Bunker, Strahlenschutz) der militärischen Anwendung näher lag. Hier lassen sich bereits etwa zehn Jahre früher Hinweise auf spezifische, auf die Strahlentechnologie bezogene Ängste finden, die ihrerseits zu einem Wandel des allgemeinen Technikverständnisses beigetragen haben könnten. Allerdings wurden (und konnten) diese Ängste kaum öffentlich formuliert werden, waren nur andeutungsweise »sagbar«. Dies änderte sich mit den späten 1960er Jahren, als Technologie- und Fortschrittskritik zum öffentlichen Thema wurden. Der »Strahlenbunker« und die »Kobaltkanone« gerieten nun in den immer zahlreicher veröffentlichten Selbstberichten und Romanen zu einem Topos, an dem und durch den Menschen die entmenschlichende, vereinzelnde Gewalt einer »kalten« Technik erleiden mussten. In dieser Hinsicht gab es nur graduelle Unterschiede zwischen den vielen in der Bundesrepublik publizierten Autobiographien und Tagebüchern und den wenigen in der DDR veröffentlichten.

Die Schriftstellerin Brigitte Reimann etwa, die in der *Robert-Rössle-Klinik* wegen ihrer 1968 diagnostizierten Brustkrebserkrankung behandelt wurde, notierte im Juli 1970 in ihr Tagebuch:

Die ersten Male hatte ich gräßliche Angst unter dieser Kobald-Kanone [sic]. Es war gemütlich wie in einem Inquisitionskeller, lauter fremde und bedrohlich summende Maschinen, und Ärztin und Physiker mit Bleischürzen, während ich nackt und bloß dem Beschuß ausgesetzt war.[250]

Maxie Wander, die gut sechs Jahre später in der gleichen Klinik lag, dachte in ihrem Tagebuch darüber nach, warum es ihr so schlecht ging, und vermutete schließlich: »Vielleicht sind es die Beschwerden, weil ich eine Woche gehungert habe, mit dem Grauen vor den kommenden Bestrahlungen aus der Kobaltkanone.«[251] Bei beiden Schriftstellerinnen standen Angst und Schmerz deutlich im Vordergrund. Reimann allerdings fügte diesen Gefühlen eine begründende Beschreibung der Situation hinzu, die das Bestrahlungsgerät als Folterinstrument erscheinen ließ, während sie ihr Gefühl des Ausgeliefertseins im Bild der Nacktheit konkretisierte, mit dem sie sich auf ihren schutzlosen Körper reduziert sah.

Die in der Bundesrepublik entstandenen Berichte beschrieben die räumliche Situation und die technischen Gegebenheiten oft deutlich detailreicher. So schilderte Wolfdietrich Schnurre im »Schattenfotograf«, wie er die Räume wahrnahm, in denen seine Frau Marina um 1978 bestrahlt wurde:

> *Der Kobaltbunker. Steile Treppen. Feuchtigkeit, Kühle. Verbannt unter die Erde. Schimmelflecke. Abplatzender Putz von den Wänden. Heiz- und Luftschutzkeller in Warteraum umfunktioniert. Abgewetztes Stuhlkarree, Wasserrohre, Eisentür. Vergilbte Zeitungsdrucke: Kolibris, exotische Blumen. [...] Das Personal verläßt den Raum, in dem der Patient unterm Kobaltstrahler liegt, rennend. Sinnfälliger kann die Isolation und innere Verlorenheit des Kranken kaum dargestellt werden. Dazu: »Kobaltbunker«, »Kobaltbombe«. Was für eine machtvolle Krankheit muß ich haben, wenn man sich gegen sie derart kriegerischer Mittel bedient. Denkbar unpsychologisch, jene Wortbildungen, denkbar logisch: Immerhin befinden wir uns an der vordersten Front, wo die meisten Gefallenen liegen.*[252]

Verfall, das verlorene Paradies, die Unterwelt, eine lebensentleerte Gräue fand Schnurre hier in den Räumen der Bestrahlungsabteilung vor – Motive des Todes, die die Schriftstellerin Ilse van Heyst ebenfalls mit den Räumlichkeiten der von ihr zunächst vehement abgelehnten »Todesstrahlen« in Verbindung brachte, bevor sie diese überhaupt gesehen hatte.[253] Denn:

> *Ich träumte gräßliche Träume. Jede Nacht ging ich durch lange, unterirdische Gänge, inmitten eines Stromes von Menschen. Rechts und links führten Türen in dunkle Kammern, die sich öffneten, und wie von magischer Gewalt angezogen, verschwand einer nach dem anderen in einer solchen Kammer. Lautlos schloß sich hinter einem jeden die Tür. Und ich wußte, wie man im Traum solche Dinge weiß, daß keiner mehr herauskommen würde. Oder ich erlebte Explosionen, Verwüstungen, düstere Landschaften mit Eingängen zu bunkerartigen Höhlen, aus denen dicker Qualm brodelte. Nein, ich wollte mich nicht bestrahlen lassen. Ich fühlte, es wäre mein Untergang.*[254]

Kontrollverlust und apokalyptische Visionen einer zerstörten Welt verbanden sich für sie mit der Vorstellung einer Strahlentherapie. Doch nahm sie in dieser Schilderung Details der konkreten Räumlichkeiten einer typischen strahlentherapeutischen Abteilung auf, die ihr aus Erzählungen wie der Schnurres oder vielleicht auch aus dem im *Stern* 1975 veröffentlichten

Bericht Hildegard Knefs bekannt gewesen sein müssen. Diese im Traum verdichteten angstvollen Erwartungen prägten die Art und Weise, wie sie ihren ersten Besuch einer tatsächlichen Bestrahlungsabteilung erlebte: »Was ich in K. – in der Nähe großer Autostraßen – fand, war genau das, was ich im Traum gesehen hatte: lange, graue, triste unterirdische Gänge.«[255] Die eigentlichen Bestrahlungen erlebte sie in Angst davor, dass das Gerät außer Kontrolle geraten und sie zermalmen könnte:

Ich sollte Kobald-[sic]-Pendelbestrahlungen bekommen. Es war aber kein eigentliches Pendeln, nicht wie man sich das vorstellt, wenn man an das Perpendikel einer Uhr denkt, sondern die Bestrahlungslampe drehte sich langsam über einen hinweg und verschwand in die Tiefe zu seiten des Behandlungstisches, auf dem man lag. Währenddessen kam auf der anderen Seite langsam und bedrohlich und für mein Gefühl viel zu nahe an meinem Körper ein »Mühlstein« herauf; die große bleierne Strahlenschutzscheibe. Das war unheimlich, und ich fürchtete, gestreift, ja zerquetscht zu werden. Ich atmete jedesmal erleichtert auf, wenn der Mühlstein wieder in die Tiefe ging und die Strahlenlampe zurückkam.[256]

Ähnliche Schilderungen finden sich in vielen Selbstberichten, Tagebüchern und Briefen, die zwischen 1970 und dem Ende der 1990er Jahre in der Bundesrepublik erschienen. Wie das Beispiel Ilse van Heysts deutlich macht, wurde damit nicht nur eine öffentliche Sprache für zuvor bestehende Ängste gefunden, sondern auch Erwartungen geprägt, wie eine Strahlenabteilung aussehen und sich anfühlen würde. Bereits vorhandene Ängste wurden damit unter Umständen intensiviert und mit für diese Zeit spezifischen technikkritisch-apokalyptischen Bildern und Visionen verbunden.

Laut und öffentlich vorgetragen, wurden diese Ängste jetzt auch von einigen Ärzten ernstgenommen, und zwar keineswegs nur in der Bundesrepublik, sondern auch in der DDR. Als etwa Ende der 1970er Jahre im strahlentherapeutischen Institut des Klinikums Berlin-Buch erstmalig ein Gammatron angeschafft werden konnte, wurde der vorgesehene Raum – ein ehemaliger Luftschutzbunker – vom Chefarzt Roland Jacob als problematisch angesehen, obwohl er aus der Perspektive des Strahlenschutzes gut geeignet war. Die Betonwände wie vielerorts üblich zu fliesen, lehnte er ab, da der »Strahlenbunker« sonst wie ein »Schlachthaus« gewirkt hätte. Stattdessen bemühte er sich um eine grüne Holzvertäfelung und überzeugte den DDR-Kulturminister, ihm 100 000 Mark zur Verfügung zu stellen, mit denen er den Bestrahlungstrakt so ausstatten konnte, wie er sich eine lebenszugewandte Atmosphäre der Hoffnung vorstellte. Dass die Patientenperspektive eine andere sein konnte, stellte Jacob fest, nachdem er die Decke im Bestrahlungsraum mit Blumen hatte verzieren lassen. Denn manche Patienten hatten angesichts der Blumendecke, die sie minutenlang betrachteten, das Gefühl, bereits tot unter der Erde zu liegen. Als Jacob davon erfuhr, ließ er die Blumen entfernen und beauftragte stattdessen einen Künstler damit, die Decke mit abstrakten Figuren zu bemalen, über deren Bedeutung die Patienten während der Bestrahlung spekulieren konnten.[257]

Viele strahlentherapeutische Einrichtungen blieben aber auch in den 1980er Jahren so, wie sie in den Berichten von Wolfdietrich Schnurre, Ilse van Heyst und anderen beschrieben worden waren. Der »Strahlenbunker« war für viele ein Ort der emotionalen Isolation, ein dunkler Ort unter der Erde, an dem der einzelne Mensch der gefährlichen Maschine und den unsichtbaren Strahlen ausgeliefert war, die Tod und Leben bringen konnten. In den 1960er Jahren etablierte sich in der Krebstherapie schließlich ein neuer, dritter Ort, der nun als letzter Erfahrungsraum dieser Krebsgeschichte vorgestellt werden soll.

GEFÜHLSLOGIKEN DER CHEMOTHERAPIE

Die Chemotherapie ist nicht erst eine Erfindung der Nachkriegszeit. Schon zu Beginn des 20. Jahrhunderts bezeichnete Paul Ehrlich die von ihm entwickelte medikamentöse Therapie der Syphilis als Chemotherapie: die Behandlung einer Krankheit mit Medikamenten, die sich direkt gegen den Krankheitserreger richten. Diese Idee stieß auch in der Krebsforschung auf Interesse. Der unter Ferdinand Blumenthals Ägide arbeitende Hämatologe Hans Hirschfeld forschte in den Berliner Laboratorien ebenso nach chemotherapeutisch gegen Krebszellen wirksamen Stoffen, wie in Paul Ehrlichs *Institut für experimentelle Therapie* in Frankfurt am Main danach gesucht wurde.

Seit den 1960er Jahren geriet die ursprünglich breitere Bedeutung des Begriffs Chemotherapie im allgemeinen Sprachgebrauch allmählich in Vergessenheit und der Wortgebrauch verengte sich auf Medikamente, die ge-

gen eine ganz spezifische Krankheit wirken: gegen Krebs. Dieser Sprach-
wandel ist ein Indikator dafür, wie viel Aufmerksamkeit die Chemotherapeutika gegen Krebs seit dieser Zeit erregt haben: als eine Therapie, die
endlich nicht mehr nur lokal gegen den Tumor zu wirken versprach, sondern auch einzelne, vom Primärtumor unabhängige Krebszellen aufspüren
und zerstören konnte. Sie beflügelte Hoffnungen auf die Entdeckung einer
»Wunderdroge«, galt und gilt wegen ihrer schwerwiegenden Nebenwirkungen vielen aber auch als Inbegriff des Unerträglichen in der modernen
Medizin.

Das erste Chemotherapeutikum, das gegen eine Krebserkrankung eingesetzt wurde und eine nachweisbare Wirkung erzielte, war Stickstofflost,
chemisch nah mit dem sogenannten Senfgas (Schwefellost) verwandt. Seit
dem Ersten Weltkrieg war bekannt, dass Senfgas das Blutbild veränderte.
1941 begann schließlich ein Team um die Pharmakologen Alfred Gilman
und Louis Goodman an der Yale University mit der systematischen Erforschung der biologischen Wirkung von Senfgas und anderen Losten.[258] Diese
Studien wurden vom *Office of Scientific Research and Development* (ORSD)
finanziert, das im Juni 1941 von der amerikanischen Bundesregierung gegründet worden war, um die wissenschaftliche Forschung im Dienst militärischer Zwecke in den USA zu koordinieren. Hintergrund der Forschungen von Gilman und Goodman war die Sorge, dass einer der kriegführenden
Staaten Senfgas einsetzen würde.[259] Nach ersten erfolgreichen Versuchen
mit Mäusen, die an einem malignen Lymphom litten, testeten Gilman und
Goodman 1942 an einem lymphomkranken Menschen die Wirkung von
Stickstofflost. Das Lymphom bildete sich kurzzeitig zurück, kehrte aber
bald wieder, und der Mann verstarb. Dieses Experiment wurde während des
Krieges nicht publik, da es der militärischen Geheimhaltungspflicht unterlag, wurde aber bereits während des Krieges auf medizinischen Tagungen
diskutiert.[260]

Weitere Nahrung erhielt die Hoffnung auf therapeutische Wirkungen des Stickstofflosts durch einen Zufall: Bei einem deutschen Luftan-
griff auf den Hafen von Bari wurde am 2. Dezember 1943 auch ein amerikanischer Frachter getroffen, der Schwefellostgranaten geladen hatte. Das
Schwefellost lief ins Hafenbecken und verursachte schwere Verätzungen
bei den Besatzungsmitgliedern der getroffenen Schiffe – führte aber auch
zu einer außerordentlich starken Reduktion der Zahl weißer Blutkörper-
chen.[261]

Im nationalsozialistischen Deutschland wurde ebenfalls intensiv an chemischen Kampfstoffen und damit auch an der Wirkung von Senfgas geforscht. Nach 1933 entwickelte sich eine enge Kooperation zwischen dem Militär, den sieben an der Kampfstoffforschung beteiligten *Kaiser-Wilhelm-Instituten*, einigen Industrieunternehmen wie der *Auergesellschaft* sowie schließlich auch dem von Heinrich Himmler geführten *Institut für wehrwissenschaftliche Zwecke* in der *Forschungsgemeinschaft Deutsches Ahnenerbe* der SS.[262] Ein Großteil der Projekte diente der Erforschung und Weiterentwicklung der zu diesem Zeitpunkt neuartigen Nervenkampfstoffe, wie etwa Sarin. Die Senfgas/Lostforschung konzentrierte sich überwiegend auf die Frage, wie Lostschäden durch Gasmasken und speziell imprägnierte Schuhleder verhindert oder wie Hautverletzungen durch die Berührung mit dem bei normaler Temperatur flüssigen Lost minimiert werden konnten. Anders als in der amerikanischen Forschung scheint es deshalb nur in wenigen Fällen Berührungspunkte zwischen der Kampfgas- und der Krebsforschung gegeben zu haben.[263] Warum dieser Zusammenhang von der NS-Forschung nicht verfolgt wurde, lässt sich nur vermuten. Ein Grund mag gewesen sein, dass sich die deutsche Krebsforschung dieser Jahre auf die Erforschung der Wirkung von Vitaminen, Hormonen und berufsbedingt auftretenden krebserregenden Stoffen konzentrierte und nach Möglichkeiten suchte, Krebs durch Bluttests frühzeitig zu erkennen. Zweitens legte die unter nationalsozialistischer Ägide unternommene Kampfstoffforschung ihren Schwerpunkt auf die Erforschung von Nervengiften, die Lostforschung galt dagegen fast ausschließlich der Prophylaxe oder frühzeitigen Heilung der möglichen Wirkung dieses Kampfstoffs bei Berührung mit der Haut, weniger den Effekten von Lost auf den Stoffwechsel und auf das Blut. Und drittens liegt es nahe anzunehmen, dass Krebspatienten auch deshalb kaum von der deutschen militärischen Chemiewaffenforschung als Testpersonen in Erwägung gezogen wurden, weil es den Wissenschaftlern möglich war, Versuche an KZ-Häftlingen durchzuführen.[264] Festzustellen bleibt damit, dass die ersten Impulse zur Entwicklung einer zytostatischen Krebstherapie aus den USA kamen.

Dort erforschten Wissenschaftler im Auftrag des Militärs nicht nur chemische Kampfstoffe, sondern sie suchten auch nach Mitteln, um verwundete Soldaten vor den häufig tödlichen Wundinfektionen zu schützen oder sie davon zu heilen. In diesem Rahmen entwickelten amerikanische Forscher geeignete Verfahren, um das bereits vorher bekannte, aber klinisch nicht verfügbare Penicillin massenhaft herzustellen, und begannen, in umfangreichen Testreihen nach neuen, antibiotisch wirksamen Substanzen zu suchen. Die mit dieser Methode erzielten Erfolge weckten die Hoffnung, man könne mit ähnlich groß angelegten, von der Pharmaindustrie unterstützten Studien chemotherapeutisch wirksame Stoffe gegen die Krebskrankheit finden.[265] Zu diesem Zweck legte die amerikanische Regierung zwei Forschungsprogramme auf, in deren Rahmen zwischen 1945 und 1954 tausende natürlicher und synthetischer Substanzen auf ihre krebszellenschädigende Wirkung getestet wurden. Schauplatz dieser Tests waren die besten Adressen der Krebsbehandlung in den USA: das *Sloan Kettering Institute* in New York und das *National Cancer Institute* in Bethesda bei Washington. Mit diesen beiden Programmen im industriellen Maßstab, die ab 1955 mit rasant steigenden Millionenetats gefördert und unter der Ägide des neu gegründeten *Cancer Chemotherapy National Service Center* (CCNSC) ausgebaut wurden, verlagerte sich der Schwerpunkt der weltweiten Krebsforschung in die USA.[266]

Das Hauptaugenmerk richtete sich auf Stoffe, die das Wachstum von Zellen hemmen konnten, die also antiproliferativ wirkten – eine Stoffgruppe, für die der Freiburger Internist Ludwig Heilmeyer 1947 den Namen »Zytostatika« erfand.[267] Die Chemotherapie basierte damit also genau wie zuvor bereits die Strahlentherapie auf dem Epistem, dass Krebs als eine Erkrankung rasch sich teilender Zellen zu verstehen sei.[268] Eine der bis heute wichtigsten, in der Chemotherapie gebräuchlichen Stoffgruppen mit antiproliferativer Wirkung sind die sogenannten Alkylanzien, zu denen das Stickstofflost und dessen Derivate gehören. Schon bald geriet eine weitere chemische Gruppe in das Visier der Chemotherapieforschung: die sogenannten Antimetaboliten, die den Zellstoffwechsel während der Zellteilung stören. Ebenfalls in den Prozess der Zellteilung greifen die Mitosehemmer ein, eine dritte wichtige Gruppe von Chemotherapeutika, die schon in der Nachkriegszeit auf ihre zytostatischen Wirkungen hin untersucht wurde. Die letzte, seit den 1950er Jahren erforschte Gruppe von Zytostatika waren Antibiotika, die anders als Penicillin nicht Krankheitserreger, sondern menschliche Zellen angreifen.[269]

Erforscht wurden diese Stoffe zunächst überwiegend in der Therapie von Leukämien und Lymphomen, wie etwa dem Morbus Hodgkin. Diese Auswahl hatte zwei Gründe: Erstens konnten beide Arten von Krebserkrankungen anders als die mit Tumorbildung einhergehenden Karzinome und

Sarkome nicht lokal begrenzt behandelt werden. Darum schien eine Therapie mit Chemotherapeutika, die im ganzen Körper wirkten, besonders geeignet. Zweitens aber gab es zu diesem Zeitpunkt für Leukämien keine Heilungsmöglichkeit, sie endeten immer tödlich – das traf auch auf die meisten Lymphome zu. Die Chemotherapie schien also endlich Hoffnung zu bieten für Krankheiten, die unbehandelt innerhalb weniger Wochen nach der Diagnose unausweichlich zum Tod führten, auch und besonders schnell zum Tod von Kindern, bei denen Leukämie im Unterschied zu allen anderen Krebserkrankungen nicht ganz selten auftritt. Angesichts dieser traurigen Prognose schien vielen Ärzten, Patienten und Angehörigen das Risiko hinnehmbar, diese am Menschen zuvor nur wenig erprobten Stoffe experimentell anzuwenden und deren schwere Nebenwirkungen zu akzeptieren.

Vollständige Heilung allerdings war vorerst auch durch die neuen Chemotherapeutika nicht möglich. Sidney Farber, Pathologe am *Children's Medical Center* in Boston und einer der Pioniere in der chemotherapeutischen Behandlung von an Leukämie erkrankten Kindern, beschrieb 1949 in einem Aufsatz, was er im besten Fall hatte erreichen können: Ein achtjähriger Junge, der im Februar 1947 in der Bostoner Kinderklinik mit einer akuten Leukämie aufgenommen worden war, hatte seitdem kontinuierlich verschiedene Folsäureantagonisten bekommen. Farber konstatierte: »Die Leukämie ist immer noch da, und es gab eine Vielzahl von Komplikationen, aber er ist 23 Monate nach der Diagnose immer noch am Leben.« Damit hatte dieser Junge die sechs Monate, die damals als maximale Lebenserwartung eines leukämiekranken Kindes galten, um 17 Monate überlebt. Dennoch wusste Farber, dass auch für diesen Jungen galt: »Kein Anhaltspunkt liegt vor, der es erlauben würde, von einer ›Heilung‹ der akuten Leukämie zu sprechen.«[270]

Noch 14 Jahre später hatte sich an dieser Einschätzung nichts geändert. So schickte der Marburger Kinderarzt Johannes Oehme einem Aufsatz zur »Therapie der Leukämien im Kindesalter« die kategorische Einschätzung voraus: »Ein Mittel, das eine echte Heilung bewirkt, gibt es noch nicht.«[271] Auch im Blick auf die Therapie fortgeschrittener oder metastasierender solider Tumoren, für die Chemotherapeutika immer öfter angewandt wurden, hielt der Regensburger Gynäkologe Schärtl noch 1966 fest, dass der Erfolg nur »vorübergehend« sein könne.[272]

In den 1970er Jahren stiegen schließlich die Überlebenszeiten leukämiekranker Kinder deutlich: Einige waren noch mehrere Jahre nach ihrer Diagnose am Leben. Vorsichtig formulierten führende Kinderonkologen die Hoffnung, dass manche dieser Kinder endgültig geheilt sein könnten.[273] Ähnlich große Erfolge bei der chemotherapeutischen Behandlung von Erwachsenen mit soliden Tumoren blieben allerdings vorerst aus.[274] Heilung lag also in diesen ersten Jahrzehnten der Chemotherapie nicht im Bereich des Möglichen. Es ging um Remission, die zeitlich befristete Zurückbildung von Symptomen, die also den Tod hinauszögerte, ihn aber nicht würde verhindern können. Die Chemotherapie war damit (zunächst) eine ganz neue Art von Krebstherapie: Denn auch wenn Operation und Bestrahlung ebenfalls oft nicht zur Heilung führten, wurde doch mehrheitlich in der Hoffnung auf Heilung operiert und bestrahlt, erlitten Patienten diese Therapien, weil sie glaubten, sie hätten eine reale Chance, dadurch geheilt zu werden. Bei der Chemotherapie wussten zumindest die Ärzte in diesen ersten Jahren, dass es »nur« um Aufschub gehen konnte – und dieses hier in Anführungszeichen gesetzte »nur« stellte an die Mediziner eine Reihe von Fragen, die zu beantworten, die Entwicklung und Einführung neuer Verfahren und Praktiken anstießen, die wiederum ärztliche Perspektiven auf die Krebskrankheit ebenso veränderten wie den Blick auf und das Verhältnis zu den Patienten.

Bereits die ersten chemotherapeutischen Versuche in den USA zeigten, dass die therapeutisch effektive und die für den betreffenden Menschen tödliche Dosis sehr nah beieinander lagen.[275] Aus diesem Grund schien es notwendig, die Wirkung der neu gefundenen Mittel in umfangreichen klinischen Studien zu überprüfen. Dies führte zu einer engen Verzahnung von pharmakologischer Grundlagenforschung, präklinischer und klinischer Forschung, die es in dieser Weise und in diesem Umfang zuvor nicht gegeben hatte. Damit die Ergebnisse der klinischen Forschung allerdings überhaupt erhoben und verglichen werden konnten, mussten die Forscher versuchen, die am Versuch beteiligten Variablen zu kontrollieren. Eine wesentliche Variable war der Tumor selbst. Da er nicht – wie beim Tierexperiment – künstlich erzeugt worden, sondern »unkontrolliert« gewachsen war, musste nach Kategorien gesucht werden, um Vergleichbarkeit herzustellen. Das Kriterium der Inoperabilität, die vorher gültige Annahme der Unheilbarkeit oder auch die schlichte Unterscheidung zwischen lokalem Tumor und generalisierter Krebserkrankung schien dafür ungeeignet. Für einzelne Krebserkrankungen hatte es schon im frühen 20. Jahrhundert Klassifikationsversuche gegeben – wie etwa die bereits erwähnte Steinthal-Klassifikation für Brustkrebs. Die Suche nach Vergleichbarkeit für die Evaluation chemotherapeutischer Krebsbehandlung führte nun dazu, dass sich ein Klassifikationssystem zügig durchsetzte, das erst 1943 von dem französischen Pathologen Pierre Denoix entwickelt worden war: das sogenannte TNM-System. Dieses System fragt nach der regionalen Ausdehnung des Tumors (T), nach der Beteiligung der nahe gelegenen Lymphknoten (N für lat. *nodus*) sowie nach dem Vorhandensein von Metastasen (M).[276] Ab 1953 arbeitete eine Forschungskommission der *Union Internationale Contre le Cancer* daran, die TNM-Klassifikation für jedwede bekannte Krebserkrankung auszubuchstabieren.[277] Damit wurde eine Stadieneinteilung der Krebserkrankung festgeschrieben, auf deren Grundlage nun Prognosen formuliert und Therapieentscheidungen getroffen wurden.

Mit der Definition von aufeinanderfolgenden Stadien, die den »natürlichen«, das heißt therapeutisch unbeeinflussten Verlauf jeder Krebserkrankung darstellten, sollte es möglich werden, die Wirkung der Chemotherapie zu messen und zu bewerten, da Heilung als Gradmesser des Erfolgs (vorerst) ausschied.[278] Auf den ersten Blick schien nun die Wirkung einer Chemotherapie leicht zu entscheiden: Schrumpfte der Tumor, gab es eine sogenannte Remission? Was aber, wenn der Tumor zwar kleiner wurde, dann aber rasant wuchs und der Patient schnell starb? Hatte er durch die Chemotherapie länger gelebt? Wie lang wäre seine Lebenszeit ohne Chemotherapie gewesen? Und wenn der Tumor weiter wuchs: Bedeutete das, dass die Chemotherapie nicht anschlug? Vielleicht wäre der Tumor noch schneller gewachsen, wenn man keine Zytostatika gegeben hätte? War es auch ein Erfolg, wenn Symptome, wie etwa die Bauchwassersucht (Aszites), zurückgingen und die Atmung dadurch leichter wurde, obwohl der Tumor unverändert weiterwuchs? Was, wenn der Tumor schrumpfte, der Patient sich aber genauso schlecht wie vorher fühlte und keinen Zugewinn an Bewegungsmöglichkeiten hatte, vielleicht aber länger lebte?

Um Antworten auf diese Fragen zu finden, mussten weitere Kriterien für den »Erfolg« festgelegt werden. In den deutschen Kliniken in West und Ost, in denen seit Ende der 1950er Jahre Chemotherapeutika angewandt wurden, orientierte man sich an Kriterien, die zuvor in den USA festgelegt worden waren. Ein wesentliches Kriterium war die tast- und sichtbare Verkleinerung von Tumor und Metastasen. Zusätzlich wurden Röntgenaufnahmen angefertigt, um den klinischen Tastbefund zu sichern und durch weitere Befunde, etwa über den Rückgang einer durch den Krebs hervorgerufenen

Aszites, zu ergänzen. Ließen sich klinisch oder röntgenologisch Verkleinerungen feststellen, so wurde dies als objektive Remission gewertet.[279] Dabei konnte es sich um eine Vollremission handeln, bei der sämtliche Krankheitszeichen für mindestens vier Wochen verschwanden, oder um eine Teilremission, bei der vier Wochen lang 50 Prozent der zuvor beobachtbaren Symptome verschwunden blieben.[280] Als Teilversagen wurde es bezeichnet, wenn die Symptome gleich blieben oder einige abnahmen, andere dagegen zunahmen. Ganz versagte die Therapie, wenn der Tumor weiter wuchs und weitere Symptome oder Metastasen auftraten. Diese Definitionen zeigen deutlich, dass in der Chemotherapie Erfolg in einem verhältnismäßig kurzen Zeithorizont definiert wurde, da für das statistisch relevante Resultat »Vollremission« bereits ein Monat der Besserung ausreichte.

Neben diesen »objektiven« Kriterien wurden auch sogenannte subjektive Kriterien herangezogen. Dies konnte durch eine schlichte Befragung der Patienten geschehen, die allerdings nicht in die statistische Auswertung der Therapie einging. Daneben wurden Kriterienkataloge benutzt, die objektive und subjektive Kriterien kombinierten und für die statistische Auswertung kodierten.[281] Diese Kriterienkataloge orientierten sich an einer Evaluationstabelle, die der amerikanische Mediziner David Karnofsky 1948 vorgeschlagen hatte, als er die ersten am *Sloan Kettering Institute* durchgeführten Versuche einem breiteren Fachpublikum vorstellte.[282] Karnofsky hatte die Versuchspersonen nach ihrer subjektiv empfundenen Besserung befragt (G = good, F = fair, 0 = none). Ein drittes Kriterium war der von Karnofsky sogenannte »performance status«. Darunter verstand er die (Un-)Fähigkeit der Patienten, zu arbeiten und sich selbst zu versorgen. Diese Bewertung wurde vielfach im deutschen Kontext der 1950er bis frühen 1970er Jahre übernommen. Die Einbeziehung subjektiver Faktoren blieb allerdings noch lange international umstritten.[283]

Doch genau hier lag das größte Rechtfertigungsproblem der Chemotherapie: War sie erfolgreich, konnte sie für eine gewisse Zeit Primärtumor und Metastasen zum Schrumpfen bringen und auf diese Weise Schmerzen und andere Symptome lindern, eventuell auch den Allgemeinzustand so weit verbessern, dass die Patienten wieder aufstehen, sich selbst versorgen oder arbeiten konnten, vielleicht auch länger lebten. Zugleich aber brachte jede Chemotherapie schwere und manchmal auch lebensbedrohliche Nebenwirkungen mit sich.[284]

Dosierungen, Anwendungsintervalle und Wirkstoffkombinationen zu ermitteln, die nicht zu starke Nebenwirkungen hatten, war deshalb ein vorrangiges Ziel. Dies schien nur in klinischen Studien möglich, die für Patienten mit einer bestimmten Krebserkrankung in einem spezifischen Stadium die Gabe von Chemotherapeutika nach einem festgelegten Protokoll vorschrieben. Dieses Protokoll legte unter anderem fest, wie viel Milligramm dieses oder jenes Stoffes pro Kilogramm Körpergewicht im Laufe eines Therapiezyklus gegeben werden sollte, ob das Zytostatikum täglich oder wöchentlich, als Transfusion oder Tablette verabreicht werden sollte, ob zunächst eine hoch dosierte Stoßtherapie zu erfolgen hatte, die von einer niedrig dosierten Erhaltungsdosis abgelöst werden würde, oder ob im Intervall zwischen zwei Therapiezyklen keine Zytostatika gegeben werden sollten. Obwohl Anfang der 1960er Jahre nur wenige Substanzen breitere Anwendung fanden, gab es somit bereits eine Vielzahl von Variablen, die sich mit der Entdeckung weiterer Zytostatika in den folgenden Jahren laufend erhöhte. Insofern blieb der Unterschied zwischen dem experimentellen klinischen Protokoll und einem sogenannten Standardprotokoll oft klein.[285]

Die Grenzziehung zwischen experimenteller und gesicherter klinischer Anwendung wurde zudem dadurch erschwert, dass Patienten mit scheinbar gleicher und nach der TNM-Skala ähnlich weit fortgeschrittener Krebserkrankung unterschiedlich auf die nach Protokoll verabreichten Chemotherapeutika reagierten. Das bedeutete, dass in vielen Fällen eine Veränderung von Dosis oder Wirkstoffkombination erforderlich wurde, weil entweder der Tumor nicht reagierte oder sich der Allgemeinzustand des Patienten bedrohlich verschlechterte. Eine Ursache dafür war, dass sich die Körper der Patienten einer vollständigen Klassifizierung entzogen. Doch das erklärte nicht alles: Durch die unterschiedlichen Reaktionen scheinbar gleichartiger Tumoren auf den gleichen Wirkstoff lernten die Ärzte, dass es Unterschiede zwischen diesen Tumoren geben musste, die klinisch und histologisch bisher nicht zu erfassen gewesen waren. Der therapeutische Wirkstoff wurde damit zugleich zum diagnostischen Instrument. Diese neue Form der »Diagnosetherapie« stellte eine erhebliche Belastung für die Patienten dar: Sie mussten nicht nur fürchten, dass sie zu den sogenannten *non-responders* gehörten und sich damit ihre Chance auf Remission verkleinern würde, sondern sie ertrugen unter Umständen die Nebenwirkungen der Chemotherapie, ohne einen Nutzen davon zu haben. Wie eine Zusammenstellung gebräuchlicher Chemotherapeutika zu Beginn der 1970er Jahre zeigte, betraf dies günstigenfalls 10 Prozent derjenigen, die eine Chemotherapie erhielten, in anderen Fällen erhielten sieben von zehn Patienten das Medikament, ohne dass ihr Tumor darauf ansprach.[286] Um genau dies zu vermeiden, griffen einige Krebsforscher ein bereits bei der Antibiotikatherapie erprobtes Verfahren auf und versuchten, die Wirksamkeit des Zytostatikums vor Therapiebeginn an Zell- oder Gewebskulturen zu überprüfen.[287] Die Züchtung von Tumorgewebskulturen erwies sich jedoch bei einigen Krebserkrankungen als außerordentlich schwierig. Für andere Krebserkrankungen wurden jedoch erfolgreich Tests entwickelt, die zeigten, welche Tumoren auf einen Wirkstoff mit Sicherheit nicht reagieren würden. Die umgekehrte Voraussage, ob ein Tumor auf den gegebenen Wirkstoff reagieren würde, gelang allerdings nur in eingeschränktem Maße. Dennoch war damit die Idee geboren, man müsse auf der Grundlage von Labortests eine individualisierte Therapie *vor* Therapiebeginn entwerfen. Auch in dieser Hinsicht kam es zu einer zuvor nicht gekannten engen Verzahnung zwischen Labor und Klinik, Experiment und klinischer Standardpraxis. Vor diesem Hintergrund schienen die Unterschiede zwischen einer Therapie nach Standardprotokoll und einer Therapie im Rahmen einer Arzneimittelstudie der Phasen II (Dosisfindung) und III (Wirksamkeitsprüfung) für Ärzte wie Patienten oft gering.

In der DDR wurden zwischen 1961 und 1990 nachweislich 44 von der westdeutschen Pharmaindustrie in Auftrag gegebene Studien im Bereich der Onkologie durchgeführt.[288] Die große Mehrzahl dieser von westdeutschen Pharmafirmen in Auftrag gegebenen Studien waren Phase-II- oder Phase-III-Studien.[289] Allerdings wurden durchaus auch Studien durchgeführt, in deren Rahmen Wirkstoffe nach Abschluss der vorgeschriebenen Tierversuche erstmalig am Menschen erprobt wurden, sogenannte Phase-I-Studien. Eine solche Studie führte die Ärztin Helgard Lenk zwischen Februar 1986 und März 1987 an der von Stephan Tanneberger geleiteten *Robert-Rössle-Klinik* durch.[290] Getestet wurde die Wirkung des Tumornekrosefaktors rhTNF (PAC-4D), den die japanische Pharmafirma *Asahi Chemical Company Co., Ltd.* entwickelt hatte. Dieser sollte als immunologisch wirksamer Stoff die Rückbildung oder Heilung von Krebstumoren veranlassen. Lenk wählte 17 Patienten aus, die alle an Krebserkrankungen litten, für deren Therapie keine klinisch zugelassenen Mittel existierten oder bei denen alle verfügbaren bereits erfolglos angewandt worden waren. Alle Patienten hatten unterschrieben, dass sie über den Ablauf der Studie und mögliche Komplikationen informiert worden waren und dennoch teilzunehmen wünschten.[291]

Die Patienten erhielten kontinuierlich steigende Dosen des Tumornekrosefaktors, um die maximal verträgliche Dosis herauszufinden. Sie litten unter Übelkeit, Erbrechen, Fieber, Schüttelfrost, starken Schmerzen in den Tumoren, Schläfrigkeit und Benommenheit. Eine Patientin starb an einer Bauchfellentzündung, weil eine Darmmetastase – wie eigentlich gewünscht – zerfiel (nekrotisierte) und sich das nekrotische Gewebe in den Bauch entleerte. Alle anderen Patienten überlebten. Die meisten Komplikationen bildeten sich 48 bis 72 Stunden nach Gabe des Tumornekrosefaktors zurück. Da der getestete Tumornekrosefaktor in einigen Fällen tatsächlich das Tumorgewebe angegriffen zu haben schien, führte Helgard Lenk im Anschluss eine Phase-II-Studie mit diesem Wirkstoff durch.

Diese Studie war es, die der *Spiegel* im Februar 1991 als Aufmacher wählte, um den »Pharmastrich« DDR anzuprangern, der von »Freiern aus dem Westen« gerne für andernorts undurchführbare Arzneimitteltests benutzt worden sei.[292] Tatsächlich entsprach aber auch diese Studie, soweit die von Lenk publizierten Ergebnisse und Informationen zum Studiendesign darüber Aufschluss geben, den damals in der DDR gültigen Teststandards, die nicht wesentlich von den in der Bundesrepublik oder anderen westlichen Ländern gültigen Vorschriften abwichen.[293] Eine fast zeitgleich in den USA durchgeführte Phase-I-Studie, die einen von der amerikanischen Firma *Genentech Inc., San Francisco*, entwickelten Tumornekrosefaktor an 39 Patienten testete, folgte einem fast identischen Studiendesign, die Patienten erlitten ähnlich schwerwiegende Komplikationen, ein Patient blieb infolge des Tests blind, allerdings starb niemand.[294] Insofern ist die Empörung über den DDR-Skandal womöglich eher ein Zeichen dafür, wie wenig die potentielle Nähe zwischen Chemotherapie und Experiment zumindest zu diesem Zeitpunkt, Anfang der 1990er Jahre, in der öffentlichen Diskussion reflektiert wurde.

Die Frage, warum die westdeutsche Pharmaindustrie überhaupt Anstrengungen unternahm, DDR-Kliniken für ihre Arzneimittelstudien zu rekrutieren, findet andere Erklärungen. So bot die DDR vor allem den Vorteil eines stark zentralisierten Gesundheitssystems, so dass Durchführung und Auswertung der Studien beschleunigt werden konnten – ein Vorteil, der sich unmittelbar bezahlt machte.[295] Die DDR-Regierung konnte sich durch die Studien Devisen beschaffen, da sie und nicht die beteiligten Ärzte und Patienten die Studienhonorare erhielten.[296] Die beteiligten Ärzte konnten mit Einladungen zu Tagungen im Westen ebenso wie mit der Möglichkeit, in einer westdeutschen Fachzeitschrift zu publizieren, rechnen.[297] Außerdem erhielten die an den Studien beteiligten Kliniken kostenlose Prüfmedikamente westdeutscher Herkunft, um die Wirksamkeit der neuen, noch nicht zugelassenen Medikamente mit der Wirkung bereits eingeführter Chemotherapeutika zu vergleichen. In einigen Fällen wurde das Honorar zumindest teilweise in Form von in der DDR nicht verfügbarer Medizintechnik gezahlt, die die Prüfklinik für die Dauer der Studie oder sogar darüber hinaus nutzen konnte.[298]

Und – nicht zuletzt – eröffneten die Studien den Zugriff auf neu entwickelte Chemotherapeutika, die in der DDR nicht verfügbar waren. Davon gab es einige, wie eine von Stephan Tanneberger, Chefarzt der chemotherapeutischen Abteilung am Ost-Berliner Institut für Krebsforschung, und seinen Mitarbeitern in einem 1980 publizierten Lehrbuch zusammengestellte Liste bekannter Zytostatika zeigte, in der angegeben wurde, wo die entsprechenden Präparate produziert wurden und ob sie in der DDR verfügbar waren.[299] Diese Möglichkeiten erschienen nicht nur den behandelnden Ärzten als therapeutische Chance. Die Hoffnung, dass eine gerade erst gefundene neue Substanz den entscheidenden Durchbruch bringen könnte, bewog viele Patienten, der Teilnahme an solchen Studien zuzustimmen.[300] Diese Hoffnung war es auch, die in der Bundesrepublik Patienten mit fortgeschrittenen, »austherapierten« Tumoren dazu brachte, an Arzneimittelstudien teilzunehmen, die in einigen Fällen ähnlichen Studiendesigns folgten.[301]

Fast alle Patienten, die in den 1960er und 1970er Jahren eine Chemotherapie bekamen – ob nun als Studienteilnehmer oder nach einem Standardprotokoll – waren zuvor operiert und bestrahlt worden, denn es wagte noch kaum jemand, Zytostatika zur begleitenden (adjuvanten) Therapie von Frühstadien einzusetzen.[302] Diesen Patienten waren die Abläufe im Krankenhaus bekannt, doch das, was sie während der Chemotherapie erlebten, unterschied sich deutlich von ihren vorangegangenen Erfahrungen. Bevor die Chemotherapie begann, wurden umfangreiche Tests durchgeführt, um sicherzustellen, dass der Allgemeinzustand des Patienten und vor allem dessen Blutwerte einigermaßen stabil waren. Die meisten Chemotherapeutika wurden zunächst hoch dosiert intravenös gegeben. Damit die Infusionsnadel nicht immer wieder neu gelegt werden musste, erhielten einige Patienten einen Dauerkatheter, der als Fremdkörper ständig an die Chemotherapie erinnerte, zudem als potentielle Infektionsquelle besonders gepflegt werden musste.

In den meisten Fällen erfolgte die Infusion mithilfe eines Tropfes, durch den zwischendurch Medikamente zur Linderung der Nebenwirkungen gegeben wurden, vor allem gegen Übelkeit und Erbrechen, oft auch kombiniert mit Beruhigungsmitteln, deren erwünschter Nebeneffekt Schläfrigkeit sein konnte. Die Infusion dauerte in den meisten Fällen etwa eine Stunde. Je nach Präparat und Erkrankung wurden manche Chemotherapeutika aber auch über mehrere Stunden verteilt gegeben. Während der Infusion lagen die Patienten meistens auf einer Liege oder im Krankenzimmerbett, einige konnten und wollten sitzenbleiben. Wurde die Infusion während eines Krankenhausaufenthalts gegeben, lagen die Patienten oft mit anderen Krebspatienten auf einem Zimmer, die zur gleichen Zeit eine Chemotherapie bekamen oder zuvor bereits bekommen hatten. Bei einer ambulant verabreichten Therapie konnten Verwandte oder Freunde die Patienten begleiten und während der Infusion mit ihnen sprechen – das war neu im Vergleich zu Operation und Bestrahlung, wo die Begleitung spätestens im Warteraum endete.

Die ersten Nebenwirkungen, die viele Chemotherapiepatienten erlitten, begannen kurz nach oder – bei längeren Infusionszeiten – bereits während der Infusion. Fast alle Zytostatika verursachten Übelkeit und Erbrechen, die mehrere Stunden anhalten und so intensiv sein konnten, dass bei manchen Patienten schließlich der Anblick der Infusion genügte, um Übelkeit zu empfinden oder erbrechen zu müssen.[303] Viele verspürten schon bald nach Beginn der Infusionen einen unangenehmen oder metallischen Geschmack im Mund. Daraus entwickelte sich oft ein allgemeiner Widerwille gegen das Essen sowie Appetitlosigkeit. Das Ringen darum, wenigstens etwas zu essen, um die Chemotherapie durchzustehen, wurde in vielen Berichten zum wiederkehrenden Motiv – ein Ringen, das in erster Linie Verwandte und Freunde ausfochten, die immer wieder kleine Portionen anboten, vormals besonders geliebte Speisen brachten.[304] Doch nicht nur Übelkeit und Appetitlosigkeit machten in vielen Fällen die Nahrungsaufnahme zum ständigen Problem: Chemotherapiepatienten litten oft an Entzündungen der Mundschleimhaut, so dass der Mund bei jeder Nahrungsaufnahme schmerzte. Durchfall oder Verstopfung, die je nach Wirkstoff auftreten konnten, machten die Verdauung zum Problem.

Eine andere, sehr häufige Nebenwirkung der Chemotherapie trat frühestens eine Woche nach der ersten Infusion auf – zu einem Zeitpunkt also, an dem in den meisten Fällen der erste Therapiezyklus, der oft drei bis sechs

Wochen dauerte, noch nicht abgeschlossen war:[305] Die Haare begannen in Büscheln auszufallen. Dieser Moment wurde in vielen Selbstberichten vor allem von Frauen als Moment des Schocks thematisiert. So schrieb etwa 1984 eine an Brustkrebs erkrankte Lehrerin unter dem Pseudonym Christiane Lenker:

> *Aber nach der ersten Nacht, die ich endlich wieder in meiner gewohnten Umgebung verbrachte, fand ich morgens auf meinem Kopfkissen ein feines Netzwerk blonder Haare. Als ich mir entsetzt an den Kopf griff, hielt ich ein ganzes Büschel in der Hand.*[306]

Der Haarverlust war aber nicht nur ein Schock, weil das Haar Vitalität und Schönheit verkörpern mochte und weil der Anblick des Gesichts durch die plötzlich fehlenden Haare vollkommen verändert wurde, insbesondere wenn die Haare länger gewesen waren. Die fehlenden Haare, die trockene Haut, das manchmal durch therapiebedingte Wassereinlagerungen zum »Vollmondgesicht« veränderte eigene Antlitz waren äußere Erkennungszeichen, die sich nur schwer verbergen ließen und die Blicke anderer auf sich zogen.[307] Um den kahlen Kopf zu verstecken, konnten sich Patienten sowohl in der DDR als auch in der Bundesrepublik Perücken als Hilfsmittel verschreiben lassen, die allerdings nicht immer voll von der Krankenkasse bezahlt wurden.[308] Allerdings empfanden viele das Tragen einer Perücke als unangenehm und zogen es vor, die Kahlheit ihres Kopfes unter einem Tuch zu verbergen, auch wenn das Tuch sowohl in der Bundesrepublik als auch in der DDR der 1970er und 1980er Jahre ein selten getragenes Accessoire war, so dass zwar die Kahlheit verborgen blieb, die Frauen aber leicht als Chemotherapiepatientinnen erkennbar blieben.[309]

Aus Sicht der Ärzte waren andere Nebenwirkungen besorgniserregender: Dazu zählten vor allem die Blutbildveränderungen und mögliche Auswirkungen der Zytostatika auf andere Organe, vor allem auf die Nieren, das Herz und das Nervensystem. Aus diesem Grund gehörten nicht nur Infusionen zum Alltag der Chemotherapie, sondern auch ständige Blutentnahmen, oft wöchentlich, manchmal auch täglich. Zusätzlich wurde durch Tastuntersuchungen, Röntgenaufnahmen und seit Mitte der 1970er Jahre zunehmend auch durch Computertomographie überprüft, ob und, wenn ja, wie Tumoren und Metastasen auf die verabreichte Chemotherapie reagierten. Ständig stand damit ein medizinisch begründeter Therapieabbruch zur Disposition, bestimmten die Werte, ob die Therapie als Hoffnung auf gewonnene Zeit Erfolg hatte und fortgeführt werden konnte. Darum notierten einige Patienten etwa die Thrombo- und Leukozytenwerte wie ein tägliches Urteil über ihr Schicksal in ihren Tagebüchern.[310]

Diese Werte standen jedoch in keinem direkten Verhältnis zu Wohlbefinden und Körpergefühl: Zwar ließen sich schlechte Blutwerte auch durch Müdigkeit, Schwäche und Kopfschmerzen fühlen, aber für die Chemotherapie ausreichend gute Blutwerte mussten sich nicht besser anfühlen. Viele Patienten befanden sich damit in einem Zwiespalt zwischen einem von außen gemessenen Körperzustand und einem von ihnen selbst empfundenen Körperbefinden: auf der einen Seite Hoffnung auf gute »objektive« Werte, die die Fortführung der Therapie erlauben würden, auf der anderen Seite ihr eigenes Körperempfinden, das sie eine vorher nie gekannte Schwäche, Erschöpfung, Ekel und Schmerzen fühlen ließ, ein Empfinden, das durch die Chemotherapie verursacht wurde und durch die erhoffte Weiterführung der Therapie bleiben oder noch schlimmer werden würde.[311]

Damit erlebten Chemotherapiepatienten *während* der laufenden Therapie eine dramatische Verschlechterung ihres Befindens, wohingegen Krebspatienten in den Jahrzehnten zuvor eine solche (manchmal nur temporäre) Verschlechterung erst *nach* der Therapie (Operation oder Bestrahlung) erlebt hatten – zu einem Zeitpunkt also, als sie ihre Therapieentscheidung nicht mehr rückgängig machen konnten. Darum konnten Nebenwirkungen, die medizinisch als nicht bedrohlich galten, nun zum medizinischen Problem werden. So hielt ein 1984 in der *Münchner Medizinischen Wochenschrift* veröffentlichter Bericht über den Stand der Chemotherapie fest: »Teilweise sehr unangenehme Nebenwirkungen der Zytostatika wie auch ein unzureichendes Arzt-Patienten-Verhältnis führen nicht selten zum *Abbruch* einer *grundsätzlich erfolgversprechenden Therapie*.«[312] Aus diesem Grund – so folgerten die Autoren – sei »die Behandlung akuter Leukämien, aber auch die Chemotherapie solider Tumoren [...] heute nicht mehr ohne supportive Behandlungsmaßnahmen denkbar«, die eine Verbesserung der »Lebensqualität« des Patienten zum Ziel haben müssten.[313]

»Lebensqualität« bemaß sich in dieser Perspektive rein körperlich und sollte schulmedizinisch hergestellt werden: durch Gabe von Schmerzmitteln, durch verbesserte Medikamente gegen die Übelkeit, durch die frühzeitige Bekämpfung von Infekten und Entzündungen. Aber: Mit dem Begriff der Lebensqualität, der vor allem in der Bundesrepublik die im *Karnofsky*

Scale erfasste Idee der »performance« ablöste, knüpften die Onkologen an ein Konzept an, das auch in anderen Bereichen der Medizin, etwa der Sozialmedizin und Stressforschung, an Bedeutung gewonnen hatte und von unterschiedlichen Patientenbewegungen aufgegriffen worden war.[314] Von den Onkologen wurde »Lebensqualität« zwar nach wie vor überwiegend in von außen gemessenen Parametern verstanden und statistisch in einem nun umgedeuteten Index erfasst.[315] Aber dieser Begriff, der die subjektiv empfundene Dimension des Patienten als bedeutsam anerkannte, eröffnete den Patienten sprachlich einen Weg, sich selbst die Definition ihres Befindens in der Auseinandersetzung mit der für sie vorgeschlagenen Therapie anzueignen.

Lebenszeitgewinn musste sich also an Lebensqualität messen lassen, und diese zu definieren, beanspruchten in der Bundesrepublik vor dem Hintergrund einer weit verbreiteten Kritik an den Zumutungen einer anonymen und technisierten Medizin immer öfter Patienten selbst. Die bereits erwähnte 32-jährige Lehrerin, die ihre Therapieerfahrungen in einem *Fischer*-Taschenbuch unter dem Pseudonym Christiane Lenker veröffentlichte, urteilte rückblickend über ihre Chemotherapie:

Niemals mehr würde ich es auf mich nehmen, denn die Chemotherapie, zumindest bei Brustkrebspatientinnen, ist eine menschenunwürdige Behandlung. Erfolgreiche Laborversuche mit Ratten sind wohl keine Legitimation für die Anwendung der gleichen Behandlung bei Menschen.[316]

Obwohl sie möglicherweise geheilt war, obwohl also die begleitende Chemotherapie vielleicht nicht nur Remission, sondern auch langfristige Gesundung gebracht hatte, fühlte sie sich durch die Chemotherapie auf ein Labortier reduziert, wurde sie – wie sie an anderer Stelle schrieb – in ein »verängstigtes Kaninchen« verwandelt, da ihr diese Therapie nach ihrem Empfinden die menschliche Würde nahm.[317] Auch die noch nicht 30-jährige Schweizerin Dora Hauri fühlte sich durch die Chemotherapie einer nicht mehr lebenswerten Existenz ausgeliefert und kritisierte ihre Ärzte hart: »Als Kobolde erscheinen mir die Ärzte, welche ein böses Spiel mit mir treiben. Sie vergiften mich, sie täuschen mich. Sie reden mir ein, ein Leben ohne Haare sei noch lebenswert.«[318] Der Schriftsteller Dieter Wellershoff vergleicht die äußerst aggressive Chemotherapie, die sein leukämiekranker Bruder erhielt, in seinem 1991 publizierten Bericht mit einem »Giftkrieg« und stellt sie schließlich gänzlich in Frage:

Diese Behandlungsmethode glich der brutalsten Militärstrategie, dem »Krieg der verbrannten Erde«, der eine Defensivform der unterlegenen Partei darstellt. [...] Selbstverständlich ist ein solcher Generalangriff auf das Leben nicht das Ziel der Chemotherapie, aber er ist ihre unvermeidbare Folge. [...] Das Ende ist nicht selten genauso katastrophal wie beim Krieg der verbrannten Erde: Man hat den Krebs nur besiegt, indem man seinen Wirtskörper zerstörte. Genarrt von allmählich schwindender Hoffnung, ist der Patient durch ein Tal der Tränen gegangen, um am Ende zu sterben.[319]

Die Kriegsmetapher, die auch von den Ärzten des Bruders selbst gebraucht wurde, benutzt Wellershoff hier also, um den Nutzen einer Therapie in Frage zu stellen, die gegen den Körper »Krieg« führt – eine Frage, die endgültig zu beantworten er sich jedoch nicht zutraut.

Eine ähnliche Infragestellung der Chemotherapie im Namen der Lebensqualität findet sich in den wenigen publizierten ostdeutschen Selbstberichten nicht. Maxie Wander, die Mitte der 1970er Jahre in der Robert-Rössle-Klinik wegen ihrer Brustkrebserkrankung behandelt wurde, erwähnt die Chemotherapie zwar mehrmals in ihren von ihrem Mann postum veröffentlichten Tagebucheinträgen und Briefen. Meist schreibt sie allerdings nur lapidar, dass sie wieder in die Klinik an den Tropf müsse, auch wenn sie die Chemotherapie wie Wellershoff als »Gift« bezeichnet und berichtet: »Danach ist mir mies, aber das giftige Zeugs in mir verflüchtigt sich wieder, es geht mir schon wohler.«[320] An keiner Stelle stellt sie dagegen den Sinn oder möglichen »Gewinn« dieser Therapie in Frage, auch wenn sie sehr wohl wusste, dass »das giftige Zeug einige Schäden anrichten wird, Herz, Knochen, Magen. Aber schließlich muß man nicht 120 Jahre alt werden.«[321] Ohne Klage und nur am Rande erwähnte sie in einem kurz vor ihrem Tod an ihre Schwester gerichteten Brief eine weitere ihr bevorstehende Chemotherapie.[322]

Doch auch in der Bundesrepublik unterzogen sich zur gleichen Zeit Krebspatienten einer Chemotherapie und erlitten die Nebenwirkungen im vollen Einverständnis mit dem Konzept, dass nur eine äußerst radikale, ihren Körper bis an seine Grenzen führende Therapie die Krebserkrankung zurückdrängen könnte.[323] Nach dem Zeugnis von Wellershoff stimmte sein Bruder dieser »Strategie« voller Hoffnung zu:

Sicher ist jedenfalls, daß der Chefarzt am letzten Tag vor dem Beginn der Chemotherapie bei der Visite zu ihm gesagt hatte: »Sie kommen morgen in den tiefsten Keller, den ich habe. Und dann holen wir Sie Schritt für Schritt wieder herauf.« [...] Der Arzt war, umgeben von seinem Stab, an das Bett des Kranken getreten und hatte sich zu ihm hinabgebeugt. Und indem er leicht die auf der Decke liegende Hand ergriff, sagte er die beiden Sätze. Es war eine mutmachende solidarische Geste, und auch eine Auszeichnung und, ich glaube, eine unbewußt vollzogene Weihehandlung. Denn ohne daß er es ausdrücklich so gedacht haben wird, sagte er zu dem Kranken: Du bist jetzt der auserwählte Held, der sieben Tage und sieben Nächte immer tiefer hinabsteigen muß in die Totenwelt. Und dann kannst Du versuchen, von dort ins Leben zurückzukehren. [...] Meinen Bruder jedenfalls schienen diese Worte mehr ermutigt als erschreckt zu haben.[324]

Der kanadische Medizinsoziologe Arthur W. Frank, der in einem 1991 in deutscher Übersetzung publizierten Buch über die »existenzielle Erfahrung« nachdenkt, die seine eigene Krebserkrankung für ihn bedeutete, beschreibt seine in vielem ähnliche Haltung als »Mythos der Krankheit als Abenteuer« und kommt zu dem Schluss:

Mein Körper war eine giftverseuchte Müllkippe, aber er war auch ein lebendes Wunder. Zwanzig Jahre zuvor, vielleicht sogar nur zehn, wäre ich lieber gestorben, als mich einer Chemotherapie zu unterziehen. Jetzt zeigte die Zeitlupe der CAT-Kamera, daß die Tumore schrumpften. Mein Leben war ein Wunder; es zu erfahren ein Abenteuer. Ich konnte daran glauben, die Nacht zu überstehen, bis die Sonne aufging.[325]

Franks Bericht deutet eine Entwicklung an, die in den 1990er Jahren beide hier beschriebenen Tendenzen ein Stück weit aufeinander zuführte: die an subjektiv empfundener Lebensqualität orientierte radikale Kritik an der Chemotherapie und die Hoffnung auf die Chemotherapie, so schwer erträglich ihre Nebenwirkungen auch sein mochten. Denn nur sehr wenige Krebspatienten lehnten eine ihnen von den Ärzten angeratene Chemotherapie von vornherein kategorisch ab.[326] Stattdessen aber gewann die subjektive Dimension von Lebensqualität ein größeres Gewicht in der Krebsbehandlung, und das bedeutete, dass aus dem sogenannten alternativmedizinischen Spektrum entlehnte Techniken und Verfahren nun auch von schulmedizinischer Seite als sinnvolle Begleitung erkannt wurden, um die seelischen Belastungen und das Gefühl des Ausgeliefertseins zu vermindern. Ratgeber, die von der *Deutschen Krebshilfe* unterstützt und von Selbsthilfegruppen empfohlen wurden, rieten zu Entspannungs- und Visualisierungstechniken, mit deren Hilfe die Chemotherapie erträglicher und die Heilung unterstützt werden sollte.[327]

Die Chemotherapie hatte also mehr als die Bestrahlung oder die Operation Anteil daran, dass sich Ärzte gegenüber diesen »alternativen« Methoden aufgeschlossener zeigten. Dies ist einerseits darauf zurückzuführen, dass das Problem des Therapieabbruchs nur durch eine stärkere Berücksichtigung subjektiver Faktoren beherrschbar schien. Zeitgleich wurden Begriffe wie Lebensqualität ebenso wie psychosomatische Konzepte einer im Heilungsprozess notwendigen Berücksichtigung von Gefühlen und psychischen Faktoren breit öffentlich diskutiert. Andererseits spielte bei diesem Prozess der Öffnung aber auch die Zeit eine Rolle: die Zeit nämlich, die Patienten während und zwischen ihren Infusionen im Krankenhaus verbringen mussten, ebenso wie die Wochen und Monate, die eine solche Therapie im Unterschied zu Operation und Bestrahlung dauerte.

In diesen Wochen oder Monaten wurden die Patienten geradezu auf ihren Körper zurückgezwungen. Ihr Leben war zu einem guten Teil beherrscht von einem medizinischen Alltag, der ihren Körper immer wieder als Objekt medizinischer Parameter vermaß. Unablässig wurde ihnen die Intaktheit, der Besitz des eigenen Körpers genommen, indem Infusionsnadeln oder Blutentnahmespritzen in ihn hineingestochen und Medikamente in ihre Adern gespritzt wurden, Katheterschläuche an ihrem Körper verblieben. Schmerzen, Übelkeit, Schwäche, Müdigkeit, Verdauungsprobleme, Essensaufnahme, Haut- und Haarveränderungen verlangten ihre Aufmerksamkeit und stellten einen fremd gewordenen Körper in den Mittelpunkt ihres Alltags. Die Chemotherapie zwang, so haben es einige beschrieben, die Patienten über Wochen hinweg in die Gegenwart ihres kranken Körpers – unter Umständen so, dass nur Apathie und ein Gefühl des Ausgebranntseins zurückblieben.[328] Während der Nachmittage, der Tage oder der einen Woche, die zwischen zwei Infusionen vergehen konnten, gab es für viele jedoch auch Zeiten, in denen sie zu schwach waren, etwas »Richtiges« zu tun, zugleich aber der Körper zurücktrat. Diese freie, irgendwie zu füllende Zeit tauchte in vielen Selbstberichten auf. Viele gerieten in dieser Zeit ins Grübeln über sich oder über ihre Mitpatienten, deren Anblick sie an die Vergänglichkeit, die mögliche Vergeblichkeit der Therapie gemahnte, deren allzu alltägliche Gespräche sie anhören mussten oder mit denen sie selbst ins Gespräch kamen.[329]

Dass diese Zeit eine Zeit des Nachdenkens sein konnte, des Einübens in das bewusste Erleben des gegenwärtigen Moments, war ein Modell, das diese Geschichten ihren Lesern vor Augen stellten. Ähnlich argumentierten Patientenratgeber, die seit den 1990er Jahren in immer größerer Zahl von der *Deutschen Krebshilfe* ebenso wie von Selbsthilfegruppen oder Krankenkassen herausgegeben wurden. Dort hieß es zum Beispiel, an Männer mit Hodenkrebs adressiert: »Sie stehen vor der Herausforderung, sich selbst aktiv mit den Folgen der Erkrankung auseinanderzusetzen. Das heißt in der Regel auch, ein neues Körpergefühl und möglicherweise eine neue Lebenseinstellung zu entwickeln.«[330] Diese neue Lebenseinstellung sollte, so empfahl beispielsweise die *AOK*, den gegenwärtigen Moment als Genuss entdecken, ihn mit Lachen füllen, um zugleich die Selbstheilungskräfte des Körpers zu aktivieren und Lebensqualität wiederzugewinnen.[331] Damit griffen die Patientenratgeber Konzepte auf, die ursprünglich aus dem Kontext der Psychotherapie und Psychosomatik in einem weit gefassten Sinne stammten und im Verlauf der 1970er Jahre an Popularität gewonnen hatten. Diese hatten die Bedeutung der Psyche für den Heilungsprozess ebenso wie die Aktivierung der Selbstheilungskräfte durch unterschiedliche Körpertechniken betont. Nun aber wurde die Bedeutung positiver Vorstellungen, Bilder und Emotionen zunehmend in den Mittelpunkt gestellt – und zwar keineswegs in Konkurrenz zu schulmedizinischen Methoden, sondern als deren erwünschte und notwendige Ergänzung. Krebs als Wendepunkt oder Chance wurde zum wiederkehrenden Motiv in Selbsterfahrungsberichten, Patientenleitfäden und Selbsthilferatgebern.

Visualisierung, Entspannung und Stressreduktion sollten die Chemotherapie begleiten und erträglicher machen, sie konnten und sollten aber auch in der Zeit nach der Therapie bedeutsam bleiben. Denn mit der Chemotherapie hatte sich auch ein verändertes Verständnis von Heilung und Remission unter Ärzten und Patienten durchgesetzt. Heilung blieb das Ziel. Aber wenn Heilung nicht möglich war, blieb noch etwas anderes als Aufgeben oder Sterben. Remission wurde von den Ärzten nicht mehr als gescheiterte Heilung, sondern als gewonnene Zeit verstanden. Zudem verlängerten sich insbesondere seit den 1990er Jahren für viele Krebserkrankungen die möglichen Remissionszeiten. Nun ging es oft nicht mehr nur um Wochen oder vielleicht Monate, sondern um Jahre.

HOFFNUNG: VERSPRECHEN ODER LAST?

Damit wurde Remission ein neuer Lebenszustand zwischen Gesundheit und Krankheit. Operation und Bestrahlung waren den Patienten gegenüber als Episode dargestellt worden: Entweder scheiterte die Therapie und der Patient starb oder sie gelang und der Patient konnte seine Krebserkrankung als eine Episode hinter sich lassen und war geheilt. Dass diese Heilung in vielen Fällen nicht endgültig war, später Rezidive oder Metastasen auftreten würden, die keine Heilung mehr zuließen, wussten die Ärzte, aber dieses Wissen wurde nur selten an Patienten weitergegeben. Regelmäßige Nachsorgeuntersuchungen, zu denen Patienten zunächst halbjährlich, später jährlich erscheinen sollten und die mindestens fünf Jahre lang, bei Brustkrebserkrankungen sogar deutlich länger, durchgeführt werden sollten, gehörten zwar schon in den 1950er Jahren zum erwünschten, jedoch nicht immer realisierten Standard in der Krebsbehandlung. Insofern gab es auch zuvor eine Praxis, die Patienten das unausgesprochene Wissen vermitteln konnte, dass ihre Heilung möglicherweise nicht endgültig war und es einen Rückfall geben konnte. Dennoch galten sie bis zur Entdeckung eines »Rückfalls« als geheilt, und tatsächlich scheinen viele Krebspatienten sich selbst auch als geheilt betrachtet zu haben.[332]

»Remission« war insofern keine in jeder Hinsicht neue Erfahrung für Krebspatienten, sie bedeutete aber dennoch einen deutlichen Unterschied. Aus einer Therapie, die selten mehr als wenige Wochen Krankenhausaufenthalt bedeutet hatte, wurde nun für viele eine Abfolge von Therapiezyklen, die insgesamt viele Monate, unter Umständen ein Jahr oder länger in Anspruch nehmen konnte. Ob dadurch Remission oder Heilung erlangt worden war, blieb lange, für manche ihr Leben lang unklar. Sich gesund fühlen und doch nicht geheilt wissen, wurde so in den Augen Arthur W. Franks zum Lebensgefühl von Menschen, die wie er selbst nach einer eigenen Krebserkrankung oder der Krebserkrankung eines nahestehenden Menschen zum Bürger einer »Remissionsgesellschaft« geworden waren. Sie sind nicht mehr, wie es Susan Sontag noch 1978 formulierte, zeitweise Bürger im Königreich der Kranken, um dann wieder ins Reich der Gesunden zurückzukehren, sondern sie bewegen sich beständig zwischen diesen Reichen hin und her, angewiesen auf ein Visum, das regelmäßig erneuert werden muss.[333]

Diese Visumerteilung bleibt einerseits angewiesen auf den Verlauf der

Krebserkrankung ebenso wie auf die regelmäßigen Kontrolluntersuchungen. Andererseits verstanden und verstehen manche diesen Visumstatus auch als Ergebnis einer persönlichen Entscheidung. Lebe ich mit dem Bewusstsein der Remission oder trete ich diesem mit Gleichgültigkeit gegenüber?[334] Entscheide ich mich, auch medizinisch mit der Krebserkrankung ganz und gar abzuschließen und verzichte auf weitere Kontrolluntersuchungen, so wie die 1969 bei Beginn ihrer Erkrankung 20-jährige Gerda A., die zehn Jahre lang alle Kontrolltermine wahrnahm und immer wieder von Schmerzen und ihrer Sorge vor Metastasen berichtete, schließlich aber die Nachsorgetermine nicht mehr wahrnahm und stattdessen die Klinik über ihre Schwangerschaft informierte sowie drei Jahre später noch einmal eine Weihnachtskarte schrieb?[335]

Ob diese junge Frau und Mutter geheilt blieb und ganz ins Reich der Gesundheit zurückkehren konnte? Viele blieben und bleiben zwischen den Reichen von Gesundheit und Krankheit oder verlieren ihr Visum, weil der Tumor wieder zu wachsen beginnt oder ein Rezidiv entdeckt wird. Doch die Chemotherapie in ihrer spezifischen Struktur an der Grenzlinie zwischen Standardtherapie und Experiment verschiebt den Zeitpunkt, an dem die Ärzte von »unheilbar« und nicht mehr behandelbar sprechen, immer weiter. Trafen die Ärzte Ende des 19. Jahrhunderts diese Entscheidung oft schon bei der Diagnosestellung, hat die Chemotherapie in den vergangenen Jahrzehnten der Hoffnung immer mehr Nahrung gegeben. Angesichts der großen Zahl von bereits zugelassenen Zytostatika ergaben sich für viele Krebserkrankungen nach dem Versagen eines ersten oder zweiten Therapiezyklus weitere Möglichkeiten, selbst wenn Ärzte und Patienten wussten, dass die Chancen immer geringer wurden. Waren mit Operation und Bestrahlung die Möglichkeiten begrenzt, über ein bestimmtes Maß an Therapie hinauszugehen, wurde mit Einführung der Chemotherapie der Therapieabbruch in vielen Fällen zu einer bewussten Entscheidung von Ärzten und Patienten, die noch vorhandenen, aber immer weniger aussichtsreichen therapeutischen Möglichkeiten nicht mehr nutzen zu wollen.

Zu diesen Möglichkeiten gehörte (und gehört) auch die Teilnahme an einer Studie, in deren Rahmen ein noch nicht zugelassener Wirkstoff geprüft wird. Selbsthilfegruppen auf der ganzen Welt haben sich in den vergangenen Jahren dafür stark gemacht, dass solche noch nicht zugelassenen Wirkstoffe auch außerhalb von Zulassungsstudien, an denen nur eine begrenzte, bestimmten Kriterien entsprechende Gruppe von Patienten teilnehmen kann, an Patienten gegeben werden dürfen, bei denen alle zugelassenen Medikamente versagt haben. Dieser sogenannte »compassionate use« ist seit 2005 in der Bundesrepublik unter bestimmten Voraussetzungen erlaubt.[336] Mit dieser Regelung werden – vielleicht – für einige Patienten neue Möglichkeiten auf Remission oder Heilung eröffnet. Zugleich bekommt damit die Hoffnung ein größeres Gewicht – Hoffnung, die bedeutet, dass es immer noch eine Möglichkeit gibt oder zu geben scheint.[337]

Der amerikanische Autor Rafael Yglesias zeigt diesen inneren Zwang zur Hoffnung in seinem 2009 veröffentlichten Roman »Happy Marriage« in einer Szene, in der die krebskranke Margaret nach dreijähriger Chemotherapie die Entscheidung trifft, keinen weiteren der von ihr anfangs mit großer Energie erkämpften Versuche mehr unternehmen zu wollen. Ihr Onkologe, Spezialist im weltbekannten *Sloan Kettering Institute*, bemüht sich dennoch, sie zu einem weiteren Versuch zu überreden. Margarets Mann, Enrique, beobachtet ihn dabei und notiert:

Der gutaussehende, herrische und – wie Enrique jetzt erkannte – weichherzige Mann argumentierte mit Inbrunst gegen alle bereits gefallenen Entscheidungen. […] »Es gibt immer wieder neue Medikamente«, sagte er. »Sie wissen nicht, wie lange man mit der PE [parenterale Ernährung] auskommt. Ich habe Patienten, die seit Jahren mit metastasierendem Krebs leben, der schlimmer ist als Ihrer. Die Scans zeigen, dass Ihre Tumore nicht wachsen. Wir können für Sie eine Arzneimittelstudie finden …« Enrique wusste, dass dieses Argument Unsinn war. […] Und dennoch. Dennoch verfing bei Enrique die irrationale Beschwörung der Idee, an die Margaret nicht mehr glaubte: die Idee, dass es sich lohne weiterzukämpfen. Er blieb äußerlich ruhig, aber er empfand Scham und Zweifel, als er den Iraker reden hörte. Im September hatte Enrique Margaret darin unterstützt, alles zu tun, um vielleicht doch irgendein Wundermittel zu finden. […] Außerdem hatten die verzweifelten Experimente allen, die sie kannten, insbesondere ihren Söhnen, ihren Eltern und ihren Geschwistern, das Gefühl geben, dass nichts versäumt worden war, um ihr Leben zu retten. Aber Enrique fand, dass diese Phase ihnen Zeit für ihren Abschied genommen hatte. […] Margaret beantwortete diese beschwörende Argumentation [des Arztes] mit äußerster Verzweiflung. Tränenüberströmt rollte sie sich zur Embryonalhaltung zusammen. Sie zuckte unter seinen optimisti-

schen Worten zusammen, als wären es Peitschenhiebe. Mit bebender Stimme flehte sie: »Ich kann das nicht [...]. Bitte, bitte lassen Sie mich gehen [...].«[338]

Die Hoffnung auf einen neuen Wirkstoff wird hier als außerordentlich mächtiges Gefühl präsentiert, das alle – die Patientin, den Ehemann, den Arzt – drei Jahre lang dazu getrieben hat, nach immer neuen, immer weniger aussichtsreichen chemotherapeutischen Protokollen zu suchen. Das Medikament, das zugleich für Margaret Tortur bedeutete, wurde für sie ebenso wie für alle anderen zu einem Symbol der Hoffnung. Erst als Margaret am Ende ihrer Leidensfähigkeit angelangt ist, entscheidet sie sich gegen diese Hoffnung. Doch obwohl sie diese Entscheidung getroffen und ihr Mann ihr Unterstützung zugesichert hat, ist die Macht dieser Hoffnung noch so groß, dass ihr Mann dem Hoffnungsversprechen in den Worten des Arztes kaum widerstehen kann. Für Margaret wird die Hoffnung zum fast körperlich spürbaren Folterinstrument, gegen das sie mit letzter Kraft kämpft. Der Preis, den Margaret und ihr Mann für ihren späten Verzicht auf die Hoffnung zahlen müssen, ist die verlorene Zeit, die sie hätten miteinander verbringen können – nicht im Bemühen um Margarets geschundenen Körper, sondern im Gespräch miteinander, im inneren Abschiednehmen voneinander.

KAPITEL 6
KREBS FÜHLEN IM 20. JAHRHUNDERT

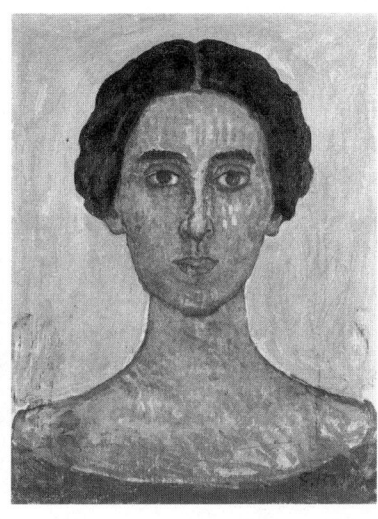

Die Augen der Valentine Godé-Darel schauen uns noch immer an. Was sie fühlte, als Ferdinand Hodler sie vor mehr als 100 Jahren malte, wissen wir immer noch nicht. Wenn wir ihr Porträt in Ruhe betrachten, füllen wir ihren Blick mit unseren Gedanken, mit unserem Wissen über das ihr bevorstehende Schicksal, mit unseren Gefühlen, die an diese vergangene und aus unserer Rückschau nicht mehr offene Zukunft anknüpfen. Ihr Blick fängt unseren Blick. Es scheint, als fordere er uns auf hinzuschauen: sie ebenso anzuschauen wie das ihr und anderen an Krebs Erkrankten Widerfahrene, zu versuchen, dieses Schicksal zu betrachten und es in seiner Gewordenheit, in seiner herausfordernden, prägenden und zu gestaltenden Wirklichkeit zu verstehen.

Viermal hat diese Geschichte darum das 20. Jahrhundert durchschritten. Die Gefühle waren der rote Faden, an dem entlang die Erzählung ihren Weg durch diese 100 Jahre gesucht hat. Dieser Faden ist an manchen Stellen verblasst und fast im Gewebe anderer Fäden verschwunden, aber er ist nicht gerissen. Denn das haben die vier Erzählungen unzweideutig gezeigt: Die Textur der Emotionsgeschichte ist angewiesen auf viele andersfarbige Fäden. Die historische Gestalt der Gefühle kann weder aus sich selbst heraus verstanden, noch können ihre Effekte auf Praktiken, Wissensbestände, Räume und Dinge einzig aus der Wirksamkeit der Gefühle heraus erklärt werden. Während in den vier vorausgegangenen Kapiteln dieser komplexen Verstrickung der Emotionsgeschichte nachgeforscht wurde, soll nun abschließend der rote Faden der Emotionsgeschichte in den Vordergrund geholt werden. Darum stehen hier zunächst vier Antworten auf die Frage, welchen emotionshistorischen Erzählstrang jedes Kapitel hat sichtbar werden lassen. Daran schließt sich eine bilanzierende Reflexion über Gefühlskonjunkturen an, in der Angst, Hoffnung und Ekel im Mittelpunkt stehen. Abschließend diskutiere ich, in welcher Weise diese Gefühle durch Prozesse der Verwissenschaftlichung, Rationalisierung und Therapeutisierung an Bedeutung gewannen, während sich der Umgang mit dem Emotionalen tiefgreifend wandelte.

Gefühlswirkungen – Wissenschaft und Geschichte

Lexikoneinträge aus dem späten 19. Jahrhundert lassen vermuten, dass Gefühle als Ursache einer Krebserkrankung von der medizinischen Forschung zu diesem Zeitpunkt kaum mehr in Betracht gezogen wurden. Dies entspricht gängigen medizinhistorischen Deutungen, das späte 19. Jahrhundert stünde ganz im Zeichen des Aufstiegs von Zellularpathologie und Bakteriologie als medizinischen Leitdisziplinen. Tatsächlich kursierten aber zuvor geläufige Vorstellungen, dass langandauernde niederdrückende Gefühlszustände zur Krebsentstehung beitragen könnten, weiterhin in der ärztlichen Praxis und Lehre.

Die neue Disziplin der Psychoanalyse übernahm die Frage nach der Wirksamkeit psychischer Einflüsse, allerdings auf der Grundlage eines anderen Modells vom Zusammenwirken von Körper, Gefühl und Psyche. Das noch junge Konzept der Psychogenese organischer Krankheiten erklärte, dass ungelöste psychische Konflikte über das vegetative Nervensystem ins Körperliche konvertiert würden. Eine solche Konversion psychischer Einflüsse, zu denen auch konflikthafte Gefühle zählten, rufe reversible funktionelle Störungen hervor, die mit zunehmender Dauer zu irreversiblen materiellen Schädigungen werden könnten. Das Gefühl der Angst stand im Mittelpunkt dieser Diskussion um die Psychogenese von Krankheiten, so dass Felix Deutsch, einer der Pioniere der Psychosomatik, in den 1920er Jahren schließlich postulierte, dass jede Krankheit in ihrem Kern eine Angstkrankheit sei.

Die Krebskrankheit blieb allerdings von den psychoanalytisch geprägten Diskussionen um die Psychogenese ausgenommen, da bei einer lokal beginnenden Krankheit der psychogenetische Umweg über die funktionelle Störung als weniger plausibel erschien. Die Krebskrankheit galt, wie der Heidelberger Neurologe Viktor von Weizsäcker erklärte, als derart materiell, dass ein psychischer Einfluss nicht denkbar erschien. Dabei spielte eine Rolle, dass Krebs zu dieser Zeit fast immer tödlich endete und es den meisten Ärzten kaum vorstellbar war, dass eine solche Krankheit einen »Krankheitssinn« haben sollte, wie er bei anderen psychogenetisch verursachten Krankheiten angenommen wurde. Zugleich stellte sich die Frage, welchen Zweck eine psychoanalytische Erforschung dieser Krankheit überhaupt haben sollte, wenn zu dieser Zeit niemand sie auf psychotherapeutischem Weg für heilbar hielt.

Mit einer Ausnahme: Der in vielem unorthodoxe Psychoanalytiker Georg Groddeck verstand den Krebstumor als körperliche Reaktion auf ein sich selbst versagtes Kind. Komplexe Gefühle von Schmerz und Trauer spielten aus seiner Sicht eine Rolle. Die Annahme einer Psychogenese erschien ihm allerdings als zu simpel und eindimensional. Stattdessen postulierte er, dass Körper und Psyche in einer vorerst nicht näher zu bestimmenden Form im »Es« zusammenwirkten. Groddeck diente der weibliche Körper als Modell, um den pathologischen Zusammenhang von Körper, Psyche und Gefühl zu erkennen – eine Tendenz der geschlechtlichen Zuschreibung, die an historische Traditionen anknüpfte und sich im 20. Jahrhundert fortsetzen sollte.

Zunächst jedoch griff niemand Groddecks psychoanalytische Theorie zur Krebsentstehung auf. Noch in den 1920er Jahren thematisierte indes eine andere Strömung an den Rändern der akademischen Medizin die mögliche Bedeutung von Gefühlen für die Entstehung von Krankheiten: die *Neue Deutsche Heilkunde*. Diese politisch meist im rechten Spektrum verortete, an die Ganzheitsbewegung angelehnte, naturheilkundlich orientierte Medizinbewegung bekräftigte in Opposition zur naturwissenschaftlichen Medizin den Sonderstatus des Menschen, der durch die Laborforschung an Tieren in unzulässiger Weise nivelliert worden sei, so dass ein mechanistisches Verständnis des Menschen die Folge gewesen sei. Vertreter der *Neuen Deutschen Heilkunde* wie der Danziger Arzt Erwin Liek betonten, dass Krankheiten in der Regel nicht auf *eine* Ursache, *einen* Erreger, zurückzuführen seien, sondern Konstitution und Disposition des Körpers eine mindestens ebenso große Rolle spielten. Spezifisch menschliche Umgangsweisen mit Gefühlen kamen als konstitutionelle Faktoren der Krankheits- und auch Krebsentstehung in Betracht. Entsprechend ihrer Ausrichtung an Idealen der Produktivität und Leistungssteigerung, die sie mit der im Nationalsozialismus gegründeten psychotherapeutischen *Deutschen Seelenheilkunde* teilten, definierten die Vertreter der *Neuen Deutschen Heilkunde* bestimmte Gefühle als »falsch«. Dabei handelte es sich um solche, die aus ihrer Sicht die körperliche Konstitution und Arbeitswilligkeit schwächten. Anders als in Groddecks psychoanalytischer Theorie wurden Gefühle in diesem Rahmen zu einer Frage von Wille und Einstellung. Sie konnten durch die »richtige« Haltung ebenso wie durch therapeutische Interventionen, wie etwa das autogene Training, beeinflusst werden.

Zur *Deutschen Seelenheilkunde* hatten sich auch prominente Vertreter der sogenannten *Heidelberger Schule* zählen lassen, die in der Nachkriegszeit unter der Ägide von Viktor von Weizsäcker in Heidelberg als biographische oder anthropologische Medizin fortgeführt wurde. Wilhelm Kütemeyer, ein Schüler Weizsäckers, der sich mit der Psychose beschäftigt hatte, wandte sich nun der Krebskrankheit zu. Er postulierte eine Komplementarität von Psychose und Krebskrankheit, da beide auf ähnlichen krankhaften Mustern beruhten, die aber in jeweils entgegengesetzte Sphären (Geist versus Körper) verlagert worden seien. Ähnlich wie in der zeitgenössischen Schizophreniediskussion führte Kütemeyer die Krebserkrankung auf in der Kindheit geprägte emotionale Fehlentwicklungen zurück. Er erkannte im Krebstumor das Resultat einer inneren Leere und Gefühlsanästhesie, die auf der Unfähigkeit beruhten, eigene Gefühle wahrzunehmen und auszudrücken. Ursache für diese Fehlentwicklung war in seiner Deutung die Unterwerfung unter die gefürchtete brutale Autorität des Vaters – um den Preis der Aufgabe eigener Gefühle von Liebe, Zuneigung und Bindung. Mit dieser Lesart knüpfte Kütemeyer ausdrücklich an Diskussionen aus seinem intellektuellen Umfeld an, zu dem Margret Boveri zählte, die nach der Schuld der Deutschen für die während des Nationalsozialismus begangenen Verbrechen fragten. Aus Kütemeyers Sicht waren hier wie dort die gleichen pathologischen Muster die Ursache für etwas, das er als Schuld *und* Krankheit durch den Verrat an sich selbst verstanden wissen wollte.

Kütemeyers Theorie blieb umstritten und galt bald methodisch als überholt, da er kein allgemeingültiges Modell für die Beziehungen zwischen Körper und Psyche entwickelt und an der Fallgeschichte als einzigem methodischem Instrumentarium festgehalten hatte. Mit der in der Medizin immer nachdrücklicher erhobenen Forderung nach kausal hergeleiteter, wissenschaftlich nachprüfbarer und reproduzierbarer Evidenz war dieses Vorgehen nicht vereinbar. Dieser neue Standard von Wissenschaftlichkeit veränderte den Umgang mit Gefühlen ebenso wie deren Definition.

Aus der amerikanischen Persönlichkeitspsychologie wurden nun Testverfahren übernommen, mit denen die Rolle von psychischen Faktoren im Prozess der Krebsentstehung erfasst werden sollte. Hier stand nicht mehr die biographische Selbsterzählung im Fokus, die vom Arzt zur Fallgeschichte modelliert wurde. Stattdessen wurden den Patienten standardisierte Antworten auf standardisierte Fragen oder Stimuli zur Wahl gestellt. Diese wurden statistisch ausgewertet und dienten dem Ziel herauszufinden, ob das Persönlichkeitsprofil von Menschen mit einer bestimmten Krankheit statistisch signifikant von dem anderer Gruppen abwich. Die auf diese Art und Weise definierten Persönlichkeitstypen von Menschen mit unterschiedlichen Krebserkrankungen galten zwar nicht als in sich krankhaft, aber als potentiell krankheitserzeugend.

In der medialen Diskussion wurden die von der psychosomatischen Forschung benannten psychosozialen Faktoren der Krebsentstehung zu einem für alle Krebskranken gleichermaßen gültigen Persönlichkeitsprofil vereinfacht, der sogenannten Krebs-Persönlichkeit. Dieser »Type C«, so der amerikanische Begriff, war gekennzeichnet durch die Unfähigkeit, negative und konfliktreiche Gefühle zur Sprache zu bringen – Ergebnis mangelnder oder übermäßiger Mutterliebe, die vor allem bei den später an Krebs erkrankten Töchtern einen inneren Zwang zur »Nettigkeit« erzeugt habe, der den Frauen die Wahrnehmung eigener Bedürfnisse erschwert habe.

In der DDR fasste die psychotherapeutisch-psychosomatische Forschung erst langsam in den 1960er Jahren Fuß, nachdem sich die Psychotherapie in den 1950er Jahren aufgrund der politisch-ideologischen Vorgaben stark am sowjetischen Modell des Pawlowismus hatte ausrichten müssen. Im Zuge der schrittweisen Zurücknahme dieser Vorgaben durften Psychotherapeuten in der DDR zwar auch westlich-amerikanisch geprägte Methoden wie die Persönlichkeitstests übernehmen, ihre Ressourcen waren aber begrenzt und der Rechtfertigungsdruck hoch. Unter dieser Prämisse blieb eine psychosomatische Erforschung der Krebskrankheit aus, deren methodische Grundlagen in den USA bereits fachintern umstritten waren. Zudem erschien dieses Modell insofern als politisch heikel, als die »Krebs-Persönlichkeit« in der Bundesrepublik von den entstehenden Bürgerbewegungen der 1970er Jahre als Prototyp der verlogenen Bürgerlichkeit und der krank machenden gesellschaftlichen Verhaltensnormen interpretiert und dementsprechend zur politischen Kritik umgemünzt wurde, wie es Fritz Zorns Autobiographie »Mars« (1977) schließlich exemplarisch ausbuchstabieren sollte. Eine solche politisierte Form der Krebspsychosomatik widersprach den politisch erwünschten gesellschaftlichen Leitbildern in der DDR, fand aber auch in den literarischen oder autobiographischen Auseinandersetzungen von DDR-Autoren wenig Widerhall.

Ungeteilte Zustimmung in Ost und West fand dagegen das zweite »Standbein« der Nachkriegspsychosomatik: die Stressforschung. »Stress« definierte Gefühle als *einen* endokrinologisch wirksamen Faktor unter *vielen* anderen. Damit waren Gefühle derart vage definiert, dass sie unterschiedslos bei Menschen und Tieren in Laborszenarien erforscht werden konnten. Mit der Stressforschung, die an evolutionshistorische Annahmen anschloss und Gefühle folglich als im Laufe der Gattungsgeschichte entstandene, sinnvolle Antworten auf Umweltherausforderungen definierte, wurde die zuvor klare Unterscheidung zwischen »positiven« und »negativen« Emotionen verwischt. Die entscheidende Frage lautete nun, wie Mensch oder Tier mit einer jetzt als grundsätzlich nützlich angesehenen Emotion wie Angst umgingen oder zu welcher Form des Umgangs sie durch die äußeren Umstände gezwungen wurden. Damit wurde der Akzent auf die in der jeweiligen Situation mögliche Form der Verarbeitung von »emotionalem Stress« gelegt. Diese Akzentverschiebung öffnete den Blick dafür, dass gesundheitsfördernde, »salutogenetische« Modi der Gefühlsverarbeitung erlernt, die »Arbeit« an Gefühlen mithin ohne eine langwierige Erforschung und Therapie frühkindlicher Prägungen und Traumata möglich sein könnte. Diese Erkenntnis beförderte einen bereits zuvor begonnenen Wandel der Krebspsychosomatik, die sich angesichts der methodischen Fallstricke einer Ursachenforschung stärker der möglichen Begleitung des Heilungsprozesses zugewandt hatte. In der Bundesrepublik wurde diese Trendwende von der im Zuge des »Psychobooms« der 1970er Jahre entstehenden Ratgeberliteratur aufgenommen, so dass unterschiedliche Formen der »Gefühlsarbeit« in den Kliniken, vor allem aber in den immer zahlreicheren Selbsthilfegruppen zum festen Bestandteil des therapeutischen Prozesses wurden. In der DDR blieb diese Form der »Gefühlsarbeit« dagegen auf das Engagement einiger Ärzte, Psychologen und Psychotherapeuten beschränkt, die in Kliniken, Rehabilitationseinrichtungen und Patientenklubs Gruppentherapien für (ehemalige) Krebspatienten organisierten. Ging es in den Therapiesitzungen der 1970er und 1980er Jahre darum, bedrängende und belastende, aber gleichwohl »authentische« Gefühle zuzulassen und in erträgliche Gefühle zu verwandeln, trat seit den 1990er Jahren eine andere Form der »Gefühlsarbeit« in den Vordergrund: Nun sollten »positive« Emotionen erzeugt werden, denen ein heilungsfördernder Effekt auf den Körper zugeschrieben wurde. Aus den »Gesprächen gegen die Angst« (Anne-Marie Tausch) wurde die Aufforderung »Machen Sie sich ruhig Illusionen« (*Psychologie heute*, 1989).

Körpergefühle – Prävention und Geschichte

Zu Beginn dieser Geschichte wurde die Hoffnung erfunden: die Hoffnung darauf, dass eine Krebserkrankung heilbar sein könnte. Dieser Moment war gekommen, als Chirurgen in der zweiten Hälfte des 19. Jahrhunderts Operationen unter Narkose und antiseptischen Bedingungen durchzuführen begannen, so dass Patienten während der Operation nicht mehr unvorstellbare Schmerzen erlitten und ihr Überleben mehr war als eine unwahrscheinliche Möglichkeit. Erst von diesem Augenblick an erschien die frühzeitige Erkennung einer Krebserkrankung als sinnvoll. Denn je kleiner ein Tumor war, desto weniger riskant war die Operation. Da außerdem die Zellularpathologie Krebs als Krankheit mit lokalem Ursprung definierte, versprach die Frühoperation, die Heilungschancen zu erhöhen.

Eine der ersten Früherkennungskampagnen wurde vom Königsberger Gynäkologen Georg Winter im späten 19. Jahrhundert erdacht. Sein Ziel war es, Frauen darüber aufzuklären, dass schmerzlose und harmlos erscheinende Symptome wie Zwischenblutungen Frühsymptome einer Gebärmutterhalskrebserkrankung sein konnten und vom Arzt abgeklärt werden mussten. Diese Kampagne wurde zum Modell vieler Früherkennungskampagnen im ersten Drittel des 20. Jahrhunderts.

Doch es ging hier nicht allein darum, wie das fehlende Wissen über Frühsymptome vermittelt werden könnte. Ebenso wichtig schien die Frage, welche Haltung zum Körper die Gesundheitserziehung erzeugen sollte und mithilfe welcher Gefühle dieses Ziel erreicht werden könnte. Winter und seine Arztkollegen im neu gegründeten *Comité für Krebssammelforschung* wollten bewirken, dass sich medizinische Laien nicht allein auf ihr intuitives Körpergefühl verließen, das ihnen so lange Gesundheit signalisierte, wie sie keine Schmerzen hatten. Zudem sollten sie ihren Körper nicht mehr als selbstverständliches Arbeitsinstrument betrachten, das sie mit Gleichgültigkeit und Desinteresse behandeln durften, solange es funktionierte. Um sie aus einer solchen Haltung der »Indolenz« gegenüber dem Körper aufzuschrecken, scheuten sich die Gestalter von Früherkennungskampagnen nicht, mit Bildern der Angst zu hantieren und Wachsmodelle von Krebstumoren zu zeigen. Sie waren überzeugt, dass aufrüttelnde anfängliche Angst in eine Haltung der planvollen Sorge umgewandelt werden könne.

Je ausgreifender die Früherkennungsanstrengungen wurden, desto mehr wurde den beteiligten Ausstellungskuratoren, Ärzten und Gesundheitspolitikern deutlich, dass nicht allein die »stumpfsinnige« Haltung vieler Bürger den Erfolg der Kampagnen gefährdete. Drei »Gegenspieler« wurden ausgemacht: erstens die niedergelassenen Ärzte, die die Hoffnung auf Heilung nicht teilten. So würden sie ihre Patienten oft nicht an die Kliniken weiterverweisen – in der Annahme, ihnen so wenigstens die Schmerzen und Versehrungen von Operation und Bestrahlung ersparen zu können. Zweitens galt es aus Sicht der Kampagnengestalter, die »falsche Scham« insbesondere der Frauen zu überwinden, die diese vom »peinlichen« Besuch beim Gynäkologen abhielt. Dementsprechend versuchten die Kampagnen, den Blick auf die weiblichen Geschlechtsorgane durch schematische Darstellungen zu versachlichen. Auch in einer dritten Hinsicht spielte Scham eine Rolle: die Scham, möglicherweise an einer Krankheit zu leiden, die von vielen für ansteckend gehalten wurde und die zu körperlichen Entstellungen führen konnte, so dass verdächtige Symptome aus Angst vor Stigmatisierung lieber versteckt als dem Arzt gezeigt würden.

Gegen diese verschwiegenen emotionalen »Gegenspieler« setzten die Ausstellungen, Broschüren, Vorträge und Theateraufführungen der späten 1920er und frühen 1930er Jahre auf ein Wechselspiel von Angst und Hoffnung. Wiederum wurden Moulagen und Bilder von Krebstumoren gezeigt, die schockieren und ein Moment der Sensations- oder »Angstlust« mobilisieren sollten. Dem gegenübergestellt wurden nun aber Bilder der Hoffnung und das hieß: der gelungenen Heilung. Dass Heilung in vielen Fällen nur vorübergehend war, wurde verschwiegen, um die Hoffnung nicht zu relativieren.

Die in den Vorher-Nachher-Bildern angelegte Temporalität wurde zudem in anschauliche Geschichten eingesponnen, in denen sich die Protagonisten entweder im rechten Augenblick dafür entschieden, den Arzt aufzusuchen, und geheilt wurden oder das kleine Zeitfenster der Hoffnung verpassten und unwiderruflich zugrunde gingen. Eine Möglichkeit der Umkehr gab es nicht. Aus diesem Grund wurden Parallelerzählungen vom einerseits »vernünftigen« und andererseits »törichten« Menschen dargeboten, Letzterer fast immer eine Frau. Die »vernünftige« Sorge und die »törichte« Angst erhielten so eine deutlich moralische und zugleich weibliche Tönung.

Die Moralisierung wurde in den 1930er Jahren zugespitzt. Bereits die 1931 eröffnete, vom Dresdner Hygiene-Museum verantwortete Ausstellung »Kampf dem Krebs« spann den Faden der Moralisierung weiter. Denn der »falsche« Entschluss, dessen Folgen in den Geschichten der 1920er Jahre der »törichte« Mensch selbst zu tragen hatte, wurde hier als Fehlverhalten zu Lasten von Familie, Gesellschaft und »Volk« dargestellt: Weil Mutter oder Vater zu spät zum Arzt gingen, blieben Kinder verwaist und chancenlos zurück, suggerierten einige Plakate. Weil an Krebs erkrankte Menschen sich nicht rechtzeitig um die verdächtigen Frühsymptome kümmerten, musste die Gesellschaft für deren vergebliche Behandlung viel Geld ausgeben, das für den Wohnungsbau fehlte, legten andere Plakate nahe. Seiner Angst zu folgen und Früherkennungsuntersuchungen aus dem Weg zu gehen, wurde ausdrücklich zur Feigheit umdefiniert. Angst durch Mut zu überwinden, erschien dagegen als unzweideutiger Schritt zur Heilung, so als reiche allein der Mut schon aus, um einen therapeutischen Fortschritt zu erzielen. Mut ging hier mit einer Form der sachlichen Sorge für den Körper einher, der nun auch als symptomloser Körper in den Fokus geriet: Die monatliche Selbstuntersuchung der Brust, das Führen eines Regelkalenders sollten sich als »planvolle« Mittel etablieren, den Körper kontinuierlich auf »Unregelmäßigkeiten« zu überprüfen.

Gleichzeitig wurde die Moralisierung der Körpergefühle dadurch vorangetrieben, dass Gesundheit seit den späten 1920er Jahren zunehmend als durch Willensanstrengung herstellbar erschien. Ganz auf dieser Linie legte die nationalsozialistische Gesundheitspolitik großes Gewicht auf Krankheitsprävention durch Lebensstiländerungen. Auf dem Gebiet der Krebsforschung stellten die weltweit ersten epidemiologischen Studien Bezüge zwischen Tabakkonsum und der Entstehung von Lungenkrebs her – ein Bezug, der in den Krebsausstellungen aufgegriffen und in den Kontext grundsätzlicher Empfehlungen zur Kräftigung und Abhärtung des Körpers durch Bewegung, kalte Waschungen und die Vermeidung industriell hergestellter Lebensmittel gestellt wurde. Im Umkehrschluss bedeuteten die Empfehlungen, dass derjenige, der doch an Krebs erkrankte, seiner »Pflicht« zur Gesundheit nicht angemessen nachgekommen war.

Der Gebrauch von »Krebs« als Metapher für politische Gegner oder »den Juden« verschärfte die moralische und ideologische Stigmatisierung. Doch die Ausgrenzung vollzog sich nicht nur in der Sprache. Bei wem keine Therapie mehr wirkte, der war »unheilbar« – und damit kaum noch zu unterscheiden von anderen, deren Existenz der nationalsozialistischen Gesundheitspolitik als »lebensunwert« galt. Dass schwer krebskranke Menschen dazu zählen konnten, musste keineswegs abwegig erscheinen. Denn die Forderung, Krebskranke zu töten, war bereits in den 1920er Jahren von einigen Euthanasiebefürwortern wie dem völkischen Schriftsteller Gerhard Hoffmann erhoben worden, der seine Schriften unter dem Pseudonym Ernst Mann publiziert hatte. Es gibt zudem Hinweise, dass gegen Ende des Zweiten Weltkriegs Krebskranke durch Nahrungsentzug getötet wurden. Diese im Horizont nationalsozialistischer Euthanasiepolitik angelegte Möglichkeit muss als emotionaler Resonanzraum der damaligen Krebsfrüherkennungskampagnen berücksichtigt werden.

In der unmittelbaren Nachkriegszeit standen Früherkennung und Prävention weder im östlichen noch im westlichen Teil Deutschlands im Fokus. Die DDR-Gesundheitspolitik definierte »Prophylaxe« jedoch bald als einen ihrer zentralen Leitwerte. Die Krebsfrüherkennung wurde hier eingeordnet, obwohl sie dem Konzept der Prophylaxe als Krankheitsverhinderung nicht wirklich entsprach. Diese »Vereinnahmung« veränderte die emotionale Färbung der Krebsfrüherkennung. Sie erschien nun als selbstverständliche Fortsetzung der Prophylaxeanstrengungen im Kindesalter: Auf das Wiegen, Messen und Impfen der Kinder folgte im Erwachsenenalter die Krebsfrüherkennung. Damit wurde der Blick von der Krankheit weggelenkt, Bilder menschlicher Tumoren verschwanden aus Filmen und von Plaketen, Therapien wurden nicht im Detail dargestellt. Angstbesetzte Bilder sollten durch optimistische Bilder des sozialistischen Glückes überschrieben werden.

In der Bundesrepublik gewann die Früherkennung von Krebs erst im Laufe der 1960er Jahre Gewicht. Die bundesdeutsche »Vorsorge« wurde im Unterschied zur sozialistischen »Prophylaxe« als Teil der individuellen Verantwortung des Bürgers definiert und in die Hände der niedergelassenen Ärzte und Krankenkassen gelegt. Aus dieser Richtungsentscheidung folgten Strategien, die an die in der ersten Hälfte des 20. Jahrhunderts gebrauchten Formen der Moralisierung anknüpften. Allerdings nahm die Moralisierung deutlicher paternalistische Züge an, der mahnend erhobene Zeigefinger des Arztes wurde zum beliebten Symbol. Ähnlich wie in der DDR verschwanden Bilder der Krankheit zunehmend aus den Früherkennungskampagnen. Sie wurden ersetzt durch Bilder des familiären Glückes – nicht des solidarischen Optimismus. Auch hier blieb Angst der visuell und sprachlich vermiedene Subtext. Dennoch ging es nicht nur um eine Auswechslung der emotionalen Oberfläche: Früherkennung sollte von einer Technik zur *Abwendung* von Krankheitsgefahr umdefiniert werden in eine Technik zur *Herstellung* von Gesundheit und Wohlbefinden. Plausibel erschien diese Verschiebung auch deshalb, weil der symptomlose Körper immer stärker ins Visier genommen wurde.

Zugleich rückte die Möglichkeit einer echten Prävention in den Vordergrund: Die Vermeidung von Risikofaktoren wurde sowohl in der Bundesrepublik als auch in der DDR zu einem Schwerpunkt der Kampagnen. Hier, wo es um langfristige Änderungen des Lebensstils ging, wurde noch in den 1970er Jahren mit Angst und abschreckenden Bildern gearbeitet. Allerdings lässt sich auch in diesem Bereich eine allmähliche Trendwende feststellen: Statt Angst und Moral zu mobilisieren, versuchten immer mehr Kampagnen, das Nichtrauchen mit einem »positiven« Image zu verbinden. Erst die Jahre nach der Jahrtausendwende brachten hier erneut eine Kehrtwende.

(Nicht-)Wissen – Ethik und Geschichte

Im späten 19. Jahrhundert galt der Grundsatz, dass Patienten eine Krebsdiagnose nicht mitgeteilt werden sollte. Dahinter stand einerseits ärztlicher Paternalismus, andererseits spezifische Annahmen über Gefühle und deren Wirkung.

Eine Krebserkrankung war im ausgehenden 19. Jahrhundert selten zu heilen. Vielen Krebskranken stand eine lange Leidenszeit bevor, Schmerzen und andere Symptome konnten oft nur wenig gelindert werden. Vor diesem Hintergrund erschien die Krebsdiagnose nicht nur als fast sicheres Todesurteil, sondern auch als Voraussage eines schrecklichen Sterbens. Deshalb waren Ärzte überzeugt, dass das Wissen um die eigene Krebserkrankung Patienten in Verzweiflung und zerstörerische Hoffnungslosigkeit stürzen würde. Hinzu kam, dass eine große Mehrheit der Ärzte annahm, dass Angst und Hoffnungslosigkeit den körperlichen Zustand ihrer Patienten verschlimmern und damit die ihnen verbleibende erträgliche Zeit verkürzen würden.

Dennoch besaß dieses Sprechtabu nicht überall Gültigkeit. Insbesondere dann, wenn ein männlicher Patient eine besondere berufliche oder familiäre Verantwortung trug, plädierten einige dafür, den Patienten über die Diagnose in Kenntnis zu setzen. In diesem Fall trat ein kompliziertes Regelwerk des verschleiernden und zugleich enthüllenden Redens über Krebs in Aktion. Ziel war es, den Patienten dazu zu bringen, notwendige Vorkehrungen zu treffen, zugleich aber Raum für Zweifel zu lassen. Denn die Ärzte glaubten, dass die Lebenshoffnung der Menschen so vital sei, dass sie im Residuum des Zweifels Platz finden und von dort aus erneut wachsen könne.

Um 1900 wurde vermehrt Kritik an dieser Praxis geäußert. Juristen pochten auf das Selbstbestimmungsrecht des bürgerlichen Individuums und forderten, Patienten müssten vor jedem Eingriff um Einwilligung gebeten werden. Einzelne Ärzte wie der Psychiater und Medizinethiker Albert Moll hielten das Verschleiern nur noch in Ausnahmefällen für legitim. Moll argumentierte, dass die menschliche Hoffnung fast unzerstörbar sei und immer wiederkehre, auch wenn der Patient zuvor eindeutig gehört hatte, dass er an einer potentiell tödlichen Krankheit litt.

Die Mehrheit der Ärzte hielt jedoch auch in den 1920er Jahren daran fest, dass eine Krebsdiagnose nicht mitgeteilt werden dürfe. Ärzteratgeber betonten in vielerlei Variationen, dass das Wissen um eine Krebserkrankung dem Menschen alle Hoffnung nehme und ohne Hoffnung kein Leben möglich sei. Das Fehlen von Hoffnung zerstöre nicht nur Lebenswillen und Lebensfreude, sondern schwäche auch den Körper. Die Angehörigen des Krebskranken wurden jedoch in der Regel über die Krebsdiagnose in Kenntnis gesetzt – damit sie häusliche und berufliche Angelegenheiten regeln konnten, aber auch, damit der Arzt einen Zeugen dafür aufbieten konnte, dass er die Diagnose richtig gestellt hatte. Damit ging die Erwartung einher, dass die Verwandten ihrerseits den an Krebs erkrankten Menschen über seinen Zustand täuschen würden. Dass sie damit unter Umständen Distanz zu ihrem kranken Angehörigen aufbauten, ihn zeitweise wie einen Patienten behandelten, konnte der Preis sein. Wie das Nicht-Reden im Nahverhältnis von Mann und Frau, Kind und Eltern gefühlt wurde, lässt sich den historischen Dokumenten nicht eindeutig entnehmen. Es gibt jedoch Hinweise darauf, dass das Nicht-Reden nicht in jedem Fall als emotionale Isolation erlebt wurde. Stattdessen scheinen zumindest einige das Nicht-Reden als Ausdruck von Würde verstanden zu haben, die den innersten Raum verbarg und gemeinsam gelebte Hoffnung ermöglichte, die zwar als Oberfläche geahnt wurde, aber doch Begegnung erlaubte.

Allerdings wurden die Stimmen der Gegner dieser Praxis immer lauter. In programmatischen Urteilen der 1930er Jahre hielt das Reichsgericht fest, dass das Recht auf Selbstbestimmung ausnahmslos Vorrang habe und dass das Wissen um die Krankheitsdiagnose eine notwendige Voraussetzung dafür sei. Die Richter zeichneten ein von früheren Urteilen abweichendes Bild der emotionalen Effekte dieses Wissens: Nicht Hoffnungslosigkeit oder Verzweiflung, sondern lediglich eine vorübergehende Herabdrückung der Stimmung stünden zu erwarten, da gefestigte Menschen mit dem Verlust der Überlebenshoffnung umzugehen wüssten. Diese Begründung verwies auf Diskussionen, die im Umfeld der *Deutschen Seelenheilkunde* geführt wurden und auf eine Entdramatisierung von Angst und Sterben hinausliefen.

In der frühen Nachkriegszeit wurden diese Gefühlsdefinitionen zurückgenommen. Der Bundesgerichtshof zeichnete in seinen diesbezüglichen Urteilen die Gefühlseffekte des Wissens um die Krebsdiagnose wiederum deutlich dramatischer. Angst wurde in die Nähe von Panik gerückt und erschien als irrationales Gefühl, das Abwägung und Entscheidung verhinderte. Hoffnungslosigkeit wurde dagegen von der frühen bundesdeutschen Psychosomatik als höchst gefährlich identifiziert, da sie den Lebenswillen brechen könne – so wie es der Hamburger Internist Arthur Jores den Erzählungen von Überlebenden aus Konzentrationslagern oder Kriegsgefangenschaft entnahm.

Hoffnung wurde damit in den 1950er Jahren zu einem viel diskutierten Gefühl. Diese Hoffnungsdiskussion stieß in der DDR auf ideologische Vorbehalte. Die sozialistische Gesundheitspolitik war auf Heilung ausgerichtet, und alles, was Heilung erschweren könnte, war dem untergeordnet. Auch im Arztrecht zeigte sich diese Hierarchisierung, denn der Arzt war zwar angehalten, das Einverständnis der Patienten einzuholen, um dessen kooperative Mitarbeit am Heilungsprozess zu mobilisieren, aber auf Information und Einwilligung konnte verzichtet werden, wenn dadurch die Hoffnung auf Heilung gefährdet schien.

Dagegen gab es innerhalb der DDR seit den 1960er Jahren Einwände, die die praktische Unmöglichkeit des Verschweigens im Verlauf einer mehrmonatigen Therapie in den Vordergrund stellten. Wenn aber die Täuschung scheitere, sei auch das Vertrauen des Patienten in den Arzt langfristig beschädigt. Auf Störungen des Arzt-Patienten-Verhältnisses verwiesen zeitgleich überwiegend amerikanische und britische Ärzte, Soziologen und Theologen, deren Argumente in der Bundesrepublik ebenso wie in der DDR wahrgenommen wurden. Während der ungarisch-britische Arzt Michael Balint aufzeigte, dass die unbewussten Gefühle des Arztes sowohl dessen therapeutische Entscheidungen beeinflussten als auch vom Patienten wahrgenommen würden, wiesen die amerikanischen Soziologen Barney Glaser und Anselm Strauss nach, dass Ärzte und Krankenschwestern Sterbende mieden, um deren Nachfragen, der Last der Täuschung sowie einer Begegnung mit der eigenen Furcht vor dem Tod zu entgehen. Angst, so die gemeinsame Annahme dieser Theorien, lasse sich durch Täuschung und Verdrängung nicht kontrollieren, sondern gewinne lediglich eine schwer zu beherrschende Eigendynamik, die eindeutig zu Lasten des Patienten gehe.

Diese Studien fielen in eine Zeit, in der vor allem in der Bundesrepublik die Idee der Therapie boomte. Gefühle erschienen nun als therapeutisch bedeutsames Medium der Arzt-Patienten-Beziehung. Aber auch zwischen Patienten und deren Angehörigen und Freunden bekamen Gefühle eine andere Färbung. Nähe und Intimität wurden nicht mehr durch das schlichte Vorhandensein intensiver Gefühle definiert, sondern darüber, ob intime Gefühle in der Beziehung zur Sprache kamen, intensiv gemeinsam »bearbeitet« wurden. Insofern musste die Diskrepanz zwischen dem Wissen der Angehörigen und dem (Nicht-)Wissen des Patienten als fundamentale Störung der Beziehung erscheinen, die Nähe nicht zuließ. Das Konzept der Gefühlsarbeit hielt Einzug. Während in der Bundesrepublik Ratgeber und neu entstehende Selbsthilfegruppen diesen Gedanken in unzähligen Spielarten aufgriffen, organisierten in der DDR einzelne Ärzte oder Psychologen Gruppentherapiesitzungen für (ehemalige) Krebspatienten, die sich sowohl mit alltäglichen Problemen als auch mit der therapeutischen Bewältigung von Krankheitsängsten beschäftigten.

Das in der Bundesrepublik der 1970er und 1980er Jahre populäre psychosomatische Verständnis der Krebskrankheit als »Krankheit der Seele« veränderte grundlegend den Blick auf die Diagnoseaufklärung. Denn wenn ein bestimmter Umgang mit Gefühlen und spezifische Persönlichkeitszüge die Krankheit (mit-)verursachten, musste der Weg zur Heilung über eine Auseinandersetzung mit eigenen Gefühlshaltungen führen. Krebspatienten konnten diesen Weg nur beschreiten, wenn sie überhaupt wussten, dass sie an Krebs litten. Das verlieh dem Wissen um die Krebsdiagnose eine völlig neue Bedeutung: Es wurde die unabdingbare Voraussetzung für eine innere Auseinandersetzung mit den eigenen, krank machenden Gefühlen, die die Chance auf einen Neubeginn barg.

Seit den 1990er Jahren herrscht mehr oder weniger Konsens darüber, dass eine Krebsdiagnose dem Patienten unter fast allen Umständen mitgeteilt werden muss. Statt des Ob steht das Wie zur Debatte. Unter dem Druck ökonomischer Zwänge und einer Umdefinition des Patienten zum selbstverantwortlichen Medizinkonsumenten breiten manche Ärzte alle Details von Diagnose und Prognose vor dem Patienten aus und entledigen sich so ihrer rechtlich vorgeschriebenen Informationspflicht. Viele suchen jedoch nach besseren Wegen. In den vergangenen Jahren mehren sich Versuche, Kommunikationstechniken zu entwickeln, die in solchen Gesprächen als Leitfaden dienen sollen. Das Gefühl der Empathie steht hier oft im Mittelpunkt. Mit dieser Wendung werden die Gefühle und der moralische Standpunkt des Arztes, die in dieser Geschichte lange eine große Rolle spielten, zugunsten eines Gefühls in den Hintergrund geschoben, das vorrangig dazu dient, die Gefühle des Patienten wahrzunehmen und zu spiegeln. Zugleich gehen die neuen Leitfäden über die frühere Idee der »Gefühlsarbeit« hinaus und konstatieren, dass sich die Gefühle des Gegenübers durch Kommunikationstechnik steuern lassen. Aus der »Gefühlsarbeit« am Selbst wird damit – ansatzweise – ein Gefühlsmanagement durch andere.

Raumgefühle – Erfahrung und Geschichte

Im ausgehenden 19. Jahrhundert gab es eine einzige anerkannte therapeutische Option für Krebserkrankungen: die Operation. Wenn ein Tumor nicht operiert werden konnte, war die Entscheidung gefallen: Die Krankheit war unheilbar.

Für die anderen Patienten bestand noch Hoffnung. Daran hielten insbesondere die Chirurgen selbst fest, die fast immer operierten, wenn der Tumor noch in Gänze herausgeschnitten werden konnte. Doch bei Tumoren der inneren Organe war die Operation gefährlich. Im Durchschnitt verstarben zwischen 15 und 30 Prozent der Patienten während oder kurz nach einer solchen Operation. Die Chirurgen wussten – denn sie führten Statistiken über die Erfolge ihrer Operationen –, dass bei sehr vielen Patienten gegenüber der Krebs wiederkehren würde. Drei Jahre oder fünf Jahre, so wie sie Heilung definierten, überlebten nur wenige. Dennoch operierten sie und schürten die Hoffnung auf Heilung ohne einschränkende Relativierung – einzig das »Frühzeitig erkannt« sollte die Vorbedingung sein.

Gegenüber den Patienten wurden deshalb Rezidive und Metastasen nicht erwähnt. Ebenso wenig deuteten die Operateure ihren Patienten an, auf welche Operationsfolgen sie sich gefasst machen müssten, zu welchen Komplikationen es kommen könnte. Würden die Patienten das alles wissen, bekämen sie Angst und würden sich womöglich gegen die Operation entscheiden. Zudem ließen sich ängstliche Patienten schwerer narkotisieren; man benötigte mehr Narkosemittel und dementsprechend erhöhte sich das Risiko der Operation. Und schließlich waren die Ärzte überzeugt, dass Angst den Organismus schwächen oder aus dem Gleichgewicht bringen und dadurch die Operationsbedingungen verschlechtern würde. Verschweigen erschien als Mittel, diese Angst zu beherrschen. Der Preis für diese Form des »Angstmanagements« waren Schock und Verzweiflung, wenn Patienten nach der Operation erkannten, mit welchen Einschränkungen und Schmerzen sie künftig würden leben müssen. Gewogen gegen das Sterben erschien dieser Preis vielen Ärzten nicht als zu hoch.

Die Krebstherapie wurde als Episode betrachtet, die mit der Heilung der Wunden und der Einübung der möglicherweise notwendig gewordenen neuen Benutzungsweisen des Körpers abgeschlossen war. Zwar forderten Ärzte ihre Patienten bereits in den 1920er Jahren auf, sich regelmäßig nachuntersuchen zu lassen, aber sie verliehen dieser Forderung wenig Nachdruck, da das Auftreten von Rezidiven oder Metastasen nach ihrer Erfahrung in den meisten Fällen bedeutete, dass nur noch Palliativoperationen möglich waren.

Seit dem ersten Jahrzehnt des 20. Jahrhunderts gab es neue Hoffnung: Röntgen- und Radiumstrahlen ließen Tumoren in einigen Fällen so weit schrumpfen, dass sie operiert werden konnten. Auch die Wirksamkeit einer ausschließlichen Strahlentherapie erprobten Radiologen oder Gynäkologen mit teilweise ermutigenden Erfolgen. Radium verringerte die Geschwürbildung und Infektion von Tumorgewebe, so dass der sonst oft schwer erträgliche Geruch offener Tumoren abgeschwächt wurde.

Doch Radium war teuer und auch der schließlich gefundene Ersatz, das Mesothorium, war kostspielig und musste zudem – anders als Radium – wegen der geringen Halbwertzeit regelmäßig ausgetauscht werden. Dadurch wurde die Hoffnung mehr als zuvor eine Frage des Geldes. Die Strahlentherapie selbst wurde Krankenkassenmitgliedern zwar bezahlt, allerdings nur bei ausreichend großer Heilungschance. Zahlreiche Beamte und Selbstständige, die weder gesetzlich noch privat krankenversichert waren, konnten die Kosten kaum tragen. Da nur große Universitätskliniken über ausreichende Mengen an radioaktiven Substanzen verfügten, brachte eine Strahlentherapie oft hohe Reise- und Unterbringungskosten mit sich. Das führte dazu, dass Familien sich diesen »Luxus« nur leisteten, wenn sie noch Hoffnung sahen beziehungsweise überhaupt über das notwendige Geld verfügten.

Die Radium- oder Mesothoriumtherapie bedeutete für die Patienten Isolation. Da radioaktive Stoffe derart teuer waren und Strahlenschutzbestimmungen beachtet werden mussten, wurden die Patienten während der mehrtägigen Therapie in einem separaten Raum untergebracht, den sie nicht verlassen durften und den auch niemand anders als die für sie zuständige Schwester zu betreten berechtigt war. Niemand bereitete sie darauf vor, dass sie im Anschluss an die Therapie an tagelangen Durchfällen, Müdigkeit und Übelkeit leiden würden. Da die Strahlendosimetrie noch nicht ausgereift war, bildeten sich bei einigen nach Abschluss der Therapie Gewebsnekrosen, die schwer, manchmal gar nicht heilten.

In den 1920er Jahren, als Krankenhausbetten knapper wurden, drängten die Verwaltungen darauf, nur noch solche Patienten aufzunehmen oder in der Klinik zu behalten, für die es eine Chance auf Heilung gab. Alle anderen sollten nach Hause oder in ein Hospital entlassen werden. Patienten mit fortgeschrittenen Krebserkrankungen traf dies besonders, da sie auf vielen Stationen nicht gern gesehen waren. Ihre Pflege war anspruchsvoll: Sie benötigten oft besonderes Essen, ihre Verbände mussten laufend gewechselt werden, sie hatten kaum Kraft, bei der Pflege mitzuhelfen. Mit ihren Schmerzensschreien störten sie die Ruhe anderer Patienten. Außerdem sonderten viele Tumoren einen von zahlreichen Zeitgenossen als ekelerregend beschriebenen Geruch ab. Manche waren sichtbar entstellt. Aus diesem Grund beschwerten sich Mit-Patienten über ihre Anwesenheit, mussten Schwestern manchmal zu ihrer Pflege strafversetzt werden und versuchten einige Ärzte, sich dieser Patienten zu entledigen.

Unzählige konnten jedoch nicht nach Hause entlassen werden, weil die häuslichen Verhältnisse zu beengt waren und die Familien schlicht keine Zeit für die erforderliche intensive Pflege hatten. Als letzter Ausweg blieben die alten Hospitäler und Siechenhäuser, die allerdings kaum über das Personal für eine medizinisch profunde Pflege verfügten. Oft lagen sie am Stadtrand und damit weit weg von den Wohnorten der Verwandten und boten eingeschränkte Besuchszeiten, so dass sie eher Verwahrort denn Heim für Sterbende waren.

In Heidelberg und Berlin gab es jedoch zwei spezielle Klinikstationen für Krebskranke, die insbesondere solche Patienten aufnahmen, bei denen die üblichen Heilungsversuche fehlgeschlagen waren. Die chronisch unterfinanzierten *Krebsbaracken* der Berliner Charité ebenso wie das Heidelberger *Samariterhaus* sollten Orte der letzten Hoffnung sein. Sie ermöglichten eine medizinische Betreuung auf dem neuesten Stand der Krebsforschung. Das bedeutete aber auch, dass die dortigen Patienten zum Forschungsobjekt werden konnten. Die Grenze zwischen einem rechtlich zulässigen und vom Patienten mit Hoffnung begrüßten Heilversuch und einem illegitimen Menschenexperiment wurde allerdings nicht immer klar gezogen – weniger in Heidelberg und Berlin selbst als vielmehr an anderen Klinikorten im Deutschen Reich, an denen Sterbende zum Versuchsobjekt wurden. Dass manche Krebspatienten um diese Gefahr wussten und sie fürchteten, lässt sich den Dokumenten entnehmen.

Nach 1933 wurde die Lage der Krebsbaracken und des *Samariterhauses* immer prekärer. Viele der dort beschäftigten Ärzte wurden »als Juden« entlassen oder zur Kündigung gedrängt. Die Institute gerieten aber auch deshalb unter Druck, weil ihr Konzept nicht in die nationalsozialistische Politik passte. Krebsforschung wurde zwar gefördert und neue Kliniken für heilbare Krebskranke geschaffen. Die Situation der Schwerkrankenstationen wurde jedoch schon vor Kriegsbeginn, vollends während des Krieges immer katastrophaler.

Nach dem Krieg konzentrierten sich die Besatzungsmächte zunächst auf den Wiederaufbau von Krankenhäusern und auf die Bekämpfung der grassierenden Infektionskrankheiten wie Typhus und Tuberkulose. Im Verlauf der 1950er Jahre wurde in beiden deutschen Staaten ein neues Konzept auf die gesundheitspolitische Agenda gesetzt, das auch die Erfahrungen von Krebskranken verändern sollte: Rehabilitation erschien als moderner Leitbegriff, mit dem nach der nationalsozialistischen Behindertenpolitik ein Neuanfang gemacht werden sollte, der auch den »Kriegsversehrten« eine Chance bot.

Dass Krebskranke in das Konzept der Rehabilitation einbezogen wurden, hatte damit zu tun, dass Krebsforscher angesichts stagnierender Heilungsziffern entdeckt hatten, dass besser gestellte Patienten, die sich eine Zeit der Schonung leisten und Hilfen für zu Hause bezahlen konnten, langfristig größere Überlebenschancen hatten als diejenigen, die umstandslos ihr altes Leben wieder aufnehmen mussten. Dies wurde mit der Annahme erklärt, dass trotz Operation oder Bestrahlung einzelne Krebszellen im Körper blieben, die das Immunsystem nur in Schach halten könne, wenn es durch Schonung und gezielte Stärkungsmaßnahmen dazu in die Lage versetzt werde.

Da also für die Rehabilitation von Krebspatienten spezielle Maßnahmen erforderlich schienen, wurden nun erstmals Kurheime eingerichtet, in denen ausschließlich oder zumindest überwiegend Menschen nach überstandener Krebstherapie betreut wurden. Die Befürchtung, dass die gemeinsame Anwesenheit vieler Krebskranker eine Atmosphäre der Hoffnungslosigkeit erzeugen werde, schien angesichts des erwarteten medizinischen Nutzens zweitrangig. Dennoch wurde diese Sorge nicht völlig außer Acht gelassen. Hausordnungen mahnten die Kurgäste, mit den anderen Genesenden nicht über ihre Krankheit zu sprechen. Das Pflegepersonal wurde angewiesen, das Wort »Krebs« niemals zu benutzen und auch sonst alle Bemerkungen zu unterlassen, die die Kurgäste an körperliche Einschränkungen oder Verschlechterungen ihres Zustands erinnern würden. Allerdings sollten die Kurheime den genesenden Krebskranken sehr wohl seelische Unterstützung bieten – nicht jedoch durch das Gespräch über die »großen« Ängste, sondern durch die Beratung bei kleinen, auf die Bewältigung des Alltags gerichteten »Sorgen und Nöten«.

Trotz dieser Sprachpolitik lebten in den Kurheimen Menschen mehrere Wochen lang zusammen, die ähnliche Therapien durchlitten hatten und vergleichbare Probleme vor sich sahen – und die vielleicht doch ahnten, dass die herausoperierte oder bestrahlte »Geschwulst« ein Krebstumor gewesen war. Postkarten, einzelne Briefe und erste Selbsterzählungen geben Hinweise darauf, dass viele während der hier verbrachten Zeit das Gefühl bekamen, nicht mehr mit ihrer Krankheit allein dazustehen. Das Konzept der Rehabilitation trug damit dazu bei, dass ehemalige Krebspatienten begannen, sich als Teil einer Gruppe mit spezifischen Erfahrungen zu betrachten, und diese Zugehörigkeit als Grundlage solidarischer Gefühle und konkreter Unterstützung erlebten. Die Nachkurheime sind insofern Vorläufer der Selbsthilfegruppen, die sich seit Mitte der 1970er Jahre zunächst in der Bundesrepublik, später und in kleinerem Maßstab auch in der DDR zusammenfanden.

Dass die solidarische Gemeinschaft der Patienten mehr Gewicht gewann, hatte auch mit einem Wandel der Therapien zu tun. Im Laufe der 1950er Jahre ersetzten raumgroße Megavoltbestrahlungsanlagen wie das Beta- oder Gammatron die Röntgenbestrahlungsgeräte der Vorkriegszeit. Die ungeheure Zerstörungskraft der Strahlung wurde zwar als positive, da dem Krebs angemessene Kraft dargestellt. Aber die weit verbreiteten Bezeichnungen als »Kobaltkanone« oder »Kobaltbombe« erinnerten unaufhörlich an den militärischen Ursprung dieser Technologie. Dass diese »Waffe« nicht nur für Krebszellen gefährlich werden konnte, war den Räumen eingeschrieben, in denen die Strahlentherapie stattfand: Dicke Betonmauern, bleiummantelte schwere Türen, die Platzierung in Kellergeschossen oder ehemaligen Bunkern schützten die »Gesunden« vor der Strahlung. Die Krebskranken wurden dagegen im »Strahlenbunker« eingeschlossen, allein mit der Quelle von Gefahr und Heilung. Dass die Strahlen weder fühl- noch sichtbar waren, dass außer einem Ticken kein Geräusch zu hören, kein Geruch zu riechen war, sich das Gerät wie ein »Tier« über und um die Patienten bewegte, rief bei vielen Angst und ein Gefühl des Ausgeliefertseins hervor. In dem Maße, in dem diese Bilder durch Selbstberichte ehemaliger Patienten Verbreitung fanden und die Skepsis gegenüber der Atomenergie wuchs, wurde das Bestrahlungsgerät zum Symbol des technisierten, emotionslosen Medizinbetriebs.

Die seit den 1960er Jahren in beiden deutschen Staaten in die Krebsbehandlung integrierte Chemotherapie ging ebenfalls aus dem Kontext militärischer Forschung hervor. Die Metapher des »Gaskrieges gegen den Körper« war allerdings weit weniger in der Auseinandersetzung mit der Chemotherapie präsent als die Atomkriegsrhetorik im Umgang mit der Strahlentherapie. Stattdessen war Chemotherapie von ihren Anfängen in den späten 1940er Jahren an mit dem Gedanken der maximal möglichen therapeutischen Radikalität assoziiert. Denn die in der klinischen Forschung tätigen Ärzte waren überzeugt, dass die Zytostatika in der höchsten, vom Patienten noch tolerierbaren Dosis am erfolgreichsten sein würden. Der Grat zwischen therapeutisch erwünschter und tödlicher Dosis wurde dadurch äußerst schmal. Während eines Therapiezyklus musste aus diesem Grund ständig eine Reihe körperlicher Parameter kontrolliert werden, um festzustellen, ob und wann die therapeutischen Effekte in den Graubereich des Lebensbedrohlichen glitten. Dass es ihnen unter und zunächst auch nach der Therapie deutlich schlechter als zuvor ging, wurde für die Patienten zu einem ambivalenten Körpergefühl: Die subjektive Verschlechterung konnte ein Zeichen dafür sein, dass die Therapie anschlug, konnte aber auch andeuten, dass die Therapie abgebrochen werden musste.

Das Chemotherapiestandardprotokoll, das ständige Neujustierungen implizieren konnte, unterschied sich vor allem in den ersten Jahrzehnten der Chemotherapie nur wenig vom experimentellen Protokoll. Die Wirkstoffkombination, die in einem Jahr noch im Rahmen eines experimentellen Protokolls geprüft wurde, konnte sich ein oder zwei Jahre später schon als Standardprotokoll etabliert haben. Die der Chemotherapie eigene Variabilität von Dosisfindung, Wirkstoffzusammensetzung, Applikationsform und -dauer sowie die ständige Entdeckung neuer Stoffe machten aus der Chemotherapie in besonderer Weise eine Praxis der Hoffnung. Auch im Rahmen der etablierten Wirkstoffe wuchs die Zahl der Möglichkeiten, so dass die Erfolglosigkeit des einen Therapieprotokolls nicht – wie im Fall von Operation und Bestrahlung – das Ende der therapeutischen Mittel bedeutete.

Die Überzeugung, dass ein neuer Wirkstoff neue Chancen bringen konnte, teilten Ärzte und Patienten. Der mittlerweile legalisierte »compassionate use« verlängert die Hoffnung ein Stück weiter in die eigene Zukunft. Sie verspricht immer wieder neu Lebensverlängerung, vielleicht sogar Heilung. Dies bringt aber auch die Last einer Entscheidung mit sich, die die Patienten selbst irgendwann gegen diese Hoffnung treffen müssen, wenn die Heilung ausbleibt – um dem ihnen verbliebenen Leben eine andere Gestalt zu geben als die von der Chemotherapie erzwungene.

Die Chemotherapie veränderte aber auch deshalb die Gestalt der Hoffnung, weil sie ihr stärker den Charakter eines Gefühls auf Abruf verlieh. Denn anders als Operation und Strahlentherapie war wirkliche Heilung durch Chemotherapie bis in die 1960er Jahre bei keiner Krebserkrankung möglich. Die damals verwendeten Zytostatika konnten zwar die Blutwerte eines Leukämiekranken deutlich verbessern oder die Größe mancher Tumoren verringern – dies war jedoch immer eine »Remission« auf Zeit. Irgendwann würden die Tumoren unweigerlich wieder zu wachsen beginnen, würde die Zahl der Leukozyten steigen. Bis es in den späten 1960er Jahren erstmals gelang, leukämiekranke Kinder mit Chemotherapie zu heilen, lautete das Ziel Lebenszeitgewinn. Damit spitzte sich die Frage nach den Neben- und Nachwirkungen der Krebsbehandlung allerdings dramatisch zu: Was waren wenige Monate gewonnener Lebenszeit überhaupt wert, wenn sie von den gravierenden Nebenwirkungen der Therapie überschattet wurden? Das subjektive Befinden des Patienten, das früher angesichts der Grundsatzfrage »vielleicht leben« oder »gewiss sterben« nur wenig Gewicht gehabt hatte, gewann nun an Bedeutung. Wenn die Therapie bis zum therapeutischen Maximum ging, musste die gewonnene Zeit auch »Lebensqualität« bieten, wie der Begriff lautete, der schließlich in den 1970er Jahren erfunden und auch in anderen Bereichen zum gesundheitspolitischen Leitwert wurde. Aus dieser Notwendigkeit heraus wuchs die Bereitschaft von Ärzten, auch solche Methoden zu integrieren, die zuvor als alternativ gegolten hatten und belächelt worden waren. Psychoonkologische Betreuung, Gruppentherapie, Entspannungstechniken und Visualisierungsmethoden wurden nun empfohlen und zum Teil von den Kliniken selbst angeboten.

Heute steigt die Zahl derjenigen, die sich als Überlebende einer Krebserkrankung verstehen. Aber auch heute leben viele Menschen, bei denen früher einmal eine Krebserkrankung diagnostiziert wurde, in einem Zustand der Remission, sei es, dass das Wachstum ihres Tumors für unbestimmte Zeit zum Stillstand gebracht worden ist, sei es, weil ihre Körper zwar keinerlei Symptome mehr zeigen, es aber doch in ihren oder den Augen ihrer Ärzte (noch) keine Gewissheit dafür geben kann, dass sie geheilt sind. In solchen Fällen, in denen medizinische Klarheit fehlt, kann Gesundheit zu einer Frage der eigenen Entscheidung und des eigenen Körpergefühls werden. In einem Anfang 2017 erschienenen Artikel der *Süddeutschen Zeitung* beschrieb eine junge Frau, die als Kind Leukämie hatte, ihren Körperzustand mit den Worten: »Ich bin gefühlt gesund.«[1]

Konjunkturen: Angst, Hoffnung, Ekel

Verschwinden manche Emotionen, während andere »entdeckt« werden, kann ein Gefühl eine Zeit so sehr prägen, dass es legitim ist, etwa von einem »Zeitalter der Angst« zu sprechen?

Diese Emotionsgeschichte der Krebskrankheit zeigt, wie problematisch es ist, die Bedeutung einzelner Gefühle für eine bestimmte Epoche mit dem Begriff der Konjunktur zu fassen. Denn woran bemisst sich die Konjunktur eines Gefühls: daran, dass das jeweilige Gefühl in der öffentlichen Debatte besonders oft thematisiert würde? Lässt sich daraus im Umkehrschluss eine Baisse solcher Gefühle folgern, die nur selten öffentlich benannt werden?

Können nicht verschwiegene Gefühle unter Umständen in der Wahrnehmung der Menschen besonders präsent sein und Entscheidungen stärker beeinflussen als manch unablässig beschworenes Gefühl – wie etwa die Auseinandersetzung mit dem Sprechtabu Krebs und den daran geknüpften Gefühlen gezeigt hat? Und werden in manchen Fällen möglicherweise gerade solche bewusst verborgenen Gefühle zur Erreichung von politischen Zielen benutzt – wie etwa der Ekel als Hintergrundgefühl in den Kampagnen der 1920er Jahre? Weiter verkompliziert wird die Frage nach Gefühlskonjunkturen dadurch, dass die öffentliche Thematisierung von Gefühlen von sichtbaren Vorstellungen darüber beeinflusst wird, wie die jeweiligen Gefühle »funktionieren« und wie sie dementsprechend eingesetzt werden sollten. Anders ausgedrückt: Die Angst, die die Gestalter von Früherkennungskampagnen in den 1920er Jahren für ihre Zwecke nutzbar machen wollten, war ein anderes Gefühl als das, dessen Einsatz in den 1950er und 1960er Jahren ob seiner Irrationalität als gefährlich erschien.

Diese jeweils zeitspezifische *Bedeutung* eines Gefühls kann nur erfasst werden, wenn Konjunkturen öffentlicher Thematisierung zurückgebunden werden an die in diesem historischen Moment gültigen Definitionen und Funktionsmodelle des fraglichen Gefühls sowie an dessen ausdrücklich nicht immer benannten, manchmal sogar bewusst verschwiegenen Resonanzraum. Genau diese Art von Zusammenschau soll nun im Blick auf die drei Gefühle erfolgen, die die Krebsgeschichte im 20. Jahrhundert in besonderer Weise geprägt haben: Angst, Hoffnung und Ekel.

Angst

In den um 1900 geführten Debatten über erste Früherkennungskampagnen war Angst ein kontrovers diskutiertes Thema: Erzeugt das Wissen über die Gefährdungen des Körpers Angst? Und sollte man diese Angst als Mittel einsetzen, um Menschen zu einem sorgsameren Umgang mit ihrem Körper zu bewegen? Die maßgeblichen Ärzte, Ausstellungskuratoren und Gesundheitspolitiker waren der Auffassung, dass gesunde Menschen nicht zu einem ängstlichen Umgang mit ihrem Körper neigten, dass überhaupt Angst in diesem Zusammenhang keine problematische Emotion sei. Denn wer eine gute Erziehung genossen habe, wisse mit Angst umzugehen. Angst – so die dominierende Ansicht – sei ein starker, aber nur situativ wirkender Handlungsanreiz. In dieser Form nutzten die ersten Früherkennungskampagnen und Ausstellungen mit Bedacht visuelle und moralische Stimuli von Angst, für deren Überwindung sie das einfach zu befolgende Handlungsgebot der Früherkennungsuntersuchung empfahlen und deren Erfolg sie mit passenden Bildern und Geschichten gelungener Heilung »bewiesen«.

In einem anderen Zusammenhang stellte sich die starke situative Wirkung der Angst allerdings als problematisch heraus, so dass große Anstrengungen unternommen wurden, um hier das Gefühl der Angst so weit wie möglich auszuschalten: Der in vielen zeitgenössischen Tierexperimenten demonstrierte starke physiologische Effekt von Angst galt als hinderlich, wenn es um eine Krebsoperation ging. Darum sollte hier durch Täuschung die Entstehung von Angst verhindert werden.

Auch im Blick auf die Krebsdiagnose und die Vorhersage des Sterbens verfolgten Ärzte eine ähnliche Strategie der Angstvermeidung, da sie dem Wissen über den nahe bevorstehenden Tod mehrheitlich keinen positiven Wert beimaßen, während die durch dieses Wissen verursachte permanente und nicht zu überwindende Angst als belastend für Körper und Psyche galt. Zusammenfassend lässt sich also feststellen, dass Angst um die Wende zum 20. Jahrhundert als evolutionär-physiologisch bestimmte Emotion angesehen wurde, die einer spezifischen, biologisch vorgegebenen Logik der Überwindung durch Handlung gehorchte. Erziehung und Charakterbildung übten diese Logik ein, kamen aber dann an ihre Grenze, wenn keine Handlungsoption offenstand.

Nach dem Ersten Weltkrieg wurden schließlich Meinungen lauter, die die Effekte der Angst auf den Körper als gravierend und langwierig darstellten und deshalb an der Möglichkeit einer unkomplizierten Bewältigung zweifelten. In der Psychoanalyse rückte Angst in den Mittelpunkt der Diskussion um Körperneurosen, die manchen als »Angstkrankheiten« per se erschienen – hervorgerufen durch nicht bewältigte Angstkonflikte, deren zunächst kurzzeitige physiologische Wirkung chronisch geworden war und funktionelle körperliche Störungen verursacht hatte, die schließlich unumkehrbare materielle Spuren am Körper hinterlassen konnten. Dass Früherkennungskampagnen also in der Bevölkerung Krebspsychosen auslösen könnten, erschien nun plausibler. Zwar benutzten Ausstellungen und Kampagnen der 1920er Jahre noch Bilder und Geschichten der Angst, da sie auf diesen starken Handlungsstimulus nicht verzichten mochten und zudem auf die enge Beziehung zwischen Angst und Lust oder Neugier spekulierten. Allerdings achteten Kuratoren und Ärzte nun stärker darauf, Angst maßvoll und nie ohne den direkten Gegenspieler Hoffnung einzusetzen.

Gegen Ende der 1920er Jahre sowie vollends im nationalsozialistischen Deutschland wurde Angst zu einem positiv besetzten Gefühl, während die vorher benannten problematischen Aspekte der Angst eindeutig der moralisch minderwertigen Feigheit zugeschrieben wurden. Der jetzt dominierenden Gefühlslogik folgend entstand Mut aus der offenen Konfrontation mit der eigenen Angst. Es ging hier also wie auf anderen Feldern der *Neuen Deutschen Heil-* und *Seelenkunde* um »Abhärtung«, emotionale Abhärtung gewissermaßen. Während der »feige« Mensch Angst vermied oder verdrängte, begegnete der innerlich gefestigte »deutsche« Mensch aufrecht seiner Angst und bezog daraus Stärke und Mut. Neben den Gedanken der Erziehung durch Eltern und andere Autoritäten trat die Idee der Selbsterziehung als einer Frage des »richtigen« Willens und der angemessenen inneren Haltung.

Diese Verschränkung von Innen und Außen wurde in den Vorstellungen über die Krankheit Krebs verdoppelt: Denn Krebs galt zwar wie zuvor als Krankheit der Zellen und blieb als solche im Innern des Körpers lokalisiert, zugleich aber wurden Krebszellen durch die in Medizin und Politik verwandten Metaphern mit dem politischen oder »rassischen« äußeren Feind gleichgesetzt. Das Innere wurde so zum Schauplatz eines Kampfes gegen den äußeren Feind, der »Sieg« verhalf einem »gereinigten« Selbst zum Durchbruch. Ambivalent und im Unbestimmten blieb dagegen, was die »Niederlage«, das Sterben an Krebs, nach dieser Logik bedeutete. Aber auch dieser Frage sollte niemand aus dem Weg gehen können, indem er oder sie über das Nahen des Todes getäuscht würde. Denn auch hier galt die Logik von Angst, Mut und Feigheit: Das angstvolle Wissen um den eigenen nahen Tod geriet zur letzten Bewährungsprobe auf dem Weg zum Durchbruch des wahren Ich, das nichts für sich allein zählte, alles dagegen in der Gemeinschaft des »Wir«. Angst wurde also von einer biologischen Emotion zu ei-

nem Gefühl der charakterlichen Bewährung in der Konfrontation mit Innen und Außen umgedeutet. Mut und Angst erschienen dementsprechend
als logisch aufeinanderfolgende Gefühle, während Feigheit als eigentlicher
Kontrahent der Angst erkannt wurde und sämtliche negative Effekte zugeschrieben bekam.

Während der Nachkriegszeit trennten sich zunächst die Wege der Angst
in den beiden deutschen Staaten. In der DDR verlor Angst ihr positives öffentliches Gesicht. Optimismus wurde zur offiziellen Staatsemotion. Angst
und der mit ihr nun innig verbunden erscheinende Pessimismus verloren
angesichts der sozialistischen Gegenwart ebenso wie im Blick auf die gemeinsam zu gestaltende bessere Zukunft ihre Berechtigung. Dementsprechend verzichteten die Früherkennungskampagnen des Dresdner Hygiene-
Museums auf eine starke Indienstnahme von Angst. Stattdessen wurde auf
eine positiv besetzte, von Kindheit an geübte Habitualisierung von Prophylaxe gesetzt, in deren Rahmen die Untersuchung mehr als Technik der
Vorbeugung denn als Praxis der Früherkennung einer potentiell lebensbedrohlichen Krankheit erschien. Die mögliche Angst vor einer solchen Untersuchung wurde ausdrücklich adressiert und als unnötig dargestellt, da
die Therapie weder belastend noch die Heilung unwahrscheinlich sei. Insofern knüpfte das Hygiene-Museum an ältere Umgangsweisen an. Allerdings
lagen dem andere Vorstellungen darüber zugrunde, was Angst gefährlich
macht: nicht so sehr nämlich ihre körperlichen Wirkungen, sondern vielmehr ihr machtkritischer Effekt, der die Grenzen der optimistischen Ge-
genwarts- und Zukunftsbeschreibungen aufzeigte.

Auch in der frühen Bundesrepublik verlor die ausdrückliche Evokation
von Angst an Legitimität. Dahinter stand jedoch eine Re-Dramatisierung
von Angst, die Angst in die unmittelbare Nähe von Panik und psychischer
Störung und dadurch auf die Seite des Irrationalen rückte. Mehrere Urteile
des Bundesgerichtshofs betonten die verheerenden körperlichen und seelischen Effekte, die beängstigende Informationen wie die Mitteilung einer
Krebsdiagnose hervorrufen konnten. Vor diesem Hintergrund erschien das
Schweigegebot erneut legitim.

Das Empfinden von Angst konnte persönlichen und politischen Kontrollverlust zur Folge haben, wie Debatten um die NS-Vergangenheit nahelegten. Insofern verwandelte sich Angst in eine mit größter Vorsicht zu
nutzende Emotion. Die Früherkennungskampagnen denunzierten nun
eher moralisierend die Angst derjenigen, die sich entzogen, während die

Untersuchungswilligen als rationale Akteure gezeichnet wurden. Früher-kennung wurde damit von einer Technik im Dienst der Angstabwehr zu einer Technik der rationalen und kontrollierten Herstellung von Sicherheit umgedeutet. Dass die Angst im verschatteten Hintergrund ihren Platz fand, zeigt der Blick auf öffentliche Darstellungen der neuen Strahlentechnolo-gie. Während die Kontrolle über die neuen Bestrahlungsgeräte bildmächtig betont wurde, funktionierte deren Inszenierung als machtvolle »Waffen« im Kampf gegen Krebs nur, weil die gefürchtete Kehrseite der Vernichtung unausgesprochen mitgedacht wurde. Damit drohte permanent die Destabi-lisierung der Kontrollvision.

Im Laufe der 1960er Jahre wurden die »verdrängten« und »unbewussten« Gefühle in der Bundesrepublik zum viel besprochenen Thema in der psy-chologisch-medizinischen Fachdiskussion ebenso wie in gesellschaftlichen Auseinandersetzungen. Angestoßen von amerikanischen und britischen Debatten begannen psychoanalytisch orientierte Ärzte, Psychologen, So-ziologen und Theologen die Effekte verdrängter Gefühle, insbesondere der Angst, auf den Körper sowie auf therapeutische Entscheidungen und Beziehungen zu erforschen. Damit weitete sich der Blick, der vorher fast ausschließlich der möglichen Gefühlswelt der Patienten gegolten hatte. Die Aufmerksamkeit richtete sich nun auf die uneingestandenen Gefühle des medizinischen Personals und wandte sich damit der Beziehungs- und Machtlogik der Gefühle zu, der Frage also, welche Gefühle Ärzte veranlass-ten, Patienten vor Angst schützen zu wollen, und welche Effekte dies auf die Dynamik ihrer Beziehung hatte. Dass die Todesangst der Ärzte dabei im Spiel sei, dass dies vom Patienten erspürt werden und sprachlose Angst auslösen könne, dass die Angst der Ärzte ihre therapeutischen Entschei-dungen ebenso wie ihre Begegnungen mit sterbenden Patienten unkontrol-liert beeinflusse – diese Erkenntnisse der soziologischen, psychiatrischen und psychoanalytischen Forschung veränderten Umgangsweisen mit Angst grundlegend. Zugleich wurde Angst im alternativen Milieu der 1970er Jahre politisiert, verstanden als humanes und »authentisches« Gefühl, das von der Sensibilität des Subjekts für verborgene und »schöngefärbte« Gefahren zeugte.

Angst musste also aus therapeutischen und gesellschaftlichen Gründen adressiert werden. Anders aber als im Modell der offenen Konfrontation und Leidenskrise, das während des Nationalsozialismus Geltung hatte, konnte der psychoanalytisch gewendeten Angst nicht allein durch handelnde Aktion begegnet werden. Angst musste ins Medium der Sprache übersetzt und kommuniziert werden, bevor eine Überwindung möglich wurde. Doch blieb der Wunsch nach Überwindung ambivalent, war doch die Artikulation der Angst ein Akt der Selbstfindung und Machtkritik. Daraus folgte, dass Angst niemals für immer bezwungen werden konnte, sondern ständig neu im therapeutischen Gespräch bearbeitet werden musste. Ein Gefühl, das so viel therapeutischen Aufwand erforderte, eignete sich wenig, um in gesundheitspolitischen Kampagnen eingesetzt zu werden. Dementsprechend versuchten die seit 1971 von den Krankenkassen und von der *Bundeszentrale für gesundheitliche Aufklärung* entworfenen Kampagnen, die Früherkennung zu einer Technik umzudeuten, mit der man den Konnex von Angst und Sicherheit verließ und in den Horizont des Glückes überwechselte.

Einzig die Kampagnen zur Rauchprävention benutzten noch in den 1970er Jahren Bilder der Angst – und das in Ost- wie in Westdeutschland. In diesem Bereich, in dem es um langfristige Lebensstiländerungen ging, schien die »starke« Emotion Angst unverzichtbar. Doch psychologische Studien und Meinungsumfragen stellten die langfristige Wirkung von Angst zunehmend in Frage, so dass auch hier seit den 1980er Jahren beängstigende Bilder von Raucherbeinen und schwarz geteerten Lungen dem Versuch wichen, dem Nichtraucher ein positives Image zu verleihen – bis vor wenigen Jahren die Schockbotschaften der Angst ihren Weg zurück auf die Zigarettenschachteln fanden.

Das Gefühl Angst war also stets im 20. Jahrhundert präsent, insbesondere im Umgang mit Krankheiten. Aber – und das ist das eigentlich interessante Ergebnis – diese Angst war nie dieselbe. Die gefühlte Angst veränderte sich ebenso wie die moralische Bewertung von Angst. Wie Angst begegnet werden sollte, ob und wozu Angst politisch genutzt werden durfte – auch hier gab es im Verlauf des 20. Jahrhunderts gravierende Verschiebungen. Mit einer linearen, das Jahrhundert umspannenden These – etwa einer stetig zunehmenden Verinnerlichung von Angst – lassen sich diese Wandlungen der Angst nur unzureichend beschreiben. Im direkten Vergleich zwischen der Wende zum 20. und der Wende zum 21. Jahrhundert lässt sich zwar feststellen, dass die Instrumentalisierung von Angst heute deutlich stärker problematisiert wird, weil Angst als komplexe und nur aufwendig therapeutisch zu bearbeitende Emotion gilt. Während die Ärzte um 1900 Angstgefühle ihrer Patienten nach Möglichkeit durch Verschweigen wichtiger Informationen zu vermeiden suchten, weil sie die physiologischen Effekte der Angst fürchteten, sind heutige Ärzte und Psychologen in der Regel davon überzeugt, dass Angst nicht durch das Vorenthalten von Information vermieden werden darf, dass über Angst geredet werden muss, weil verdrängte Angst für Psyche und Körper gefährlich ist. Es ließe sich also argumentieren, dass die pathologische Wirkung von Angst heute als höher und weitreichender eingeschätzt wird, während zugleich das Fühlen von Angst kaum noch als moralischer Fehler diffamiert wird und das Reden über Angst weit verbreitet ist, also kurz: Pathologisierung, Entstigmatisierung und zugleich diskursive Aufwertung von Angst als angemessene, fast rationale Reaktion. Doch ist dies – so hat diese Krebsgeschichte gezeigt – eben keine stetig verlaufende Entwicklung. Diese Thesen ergeben sich erst aus der Vogelperspektive auf das ganze Jahrhundert. Aufschlussreiche Abweichungen von dieser Entwicklung werden auf diese Weise jedoch ebenso ignoriert wie heutige Tendenzen, die in Richtung einer erneuten Irrationalisierung von Angst weisen.

Hoffnung

Dem Gefühl der Hoffnung ist eine ähnliche Temporalität eingeschrieben wie der Angst. Hoffnung richtet sich auf das Zukünftige, das allerdings im Unterschied zu dem Befürchteten herbeigesehnt wird. Die Hoffnung umspannt einen gedachten Raum der Zukunft, über die nichts sicher gewusst und die darum mit Vorstellungen und Wünschen gefüllt und durch eigene Handlungen herbeizuführen versucht wird. Trotz dieser strukturellen Ähnlichkeiten wurde Hoffnung bisher kaum in der Emotionsgeschichte thematisiert, so als sei Hoffnung eine Form der passiven Erwartungshaltung, die kaum Auswirkung auf Entscheidungen und Handlungen habe und sich weniger auf konkrete Objekte denn auf politische oder religiöse Visionen richte, mithin also eher Thema für die Ideen- denn für die Emotionsgeschichte ist. Tatsächlich hat Hoffnung in der Krebsgeschichte des 20. Jahrhunderts jedoch eine wesentliche und der Angst durchaus vergleichbare Rolle gespielt, wenn sich auch Hoffnungsbegriffe langsamer änderten und die Verbindung zu medizinischen und biologischen Konzepten deutlich geringer war.

Um die Wende zum 20. Jahrhundert waren zwei Lesarten der Hoffnung im Umgang mit der Krebskrankheit von Bedeutung. An die erste Form der konkreten Hoffnung auf Heilung wollten die neu entworfenen Früherkennungskampagnen appellieren. Diese Hoffnung wurde eng an eine einzige Handlungsoption geknüpft. Sie konnte nur »verdient« werden, indem die Menschen zum Arzt gingen, sobald sie irgendein verdächtiges Symptom an ihrem Körper entdeckten. Da diese Heilungshoffnung aber ganz und gar neu war und nach wie vor von vielen Ärzten bezweifelt wurde, waren die Kampagnengestalter überzeugt, dass sie keinerlei Einschränkung oder Relativierung duldete. So wurde jeder Hinweis auf die statistische Unwahrscheinlichkeit dieser Hoffnung in dem neu kreierten Motto »Rechtzeitig erkannt, heilbar!« verschwiegen. Um die Hoffnung nicht zu schmälern, nahmen die Kampagnengestalter also in Kauf, dass Patienten, die an ihrer Krebskrankheit starben, glauben mussten, dass sie selbst dafür verantwortlich seien, weil sie zu spät einen Arzt aufgesucht hätten.

Genau hier setzte die zweite Variante der Hoffnung an, auch hier ging es um Heilung oder zumindest Überleben. Die Mehrheit der Ärzte war zu diesem Zeitpunkt überzeugt, dass Hoffnung lebensnotwendig sei. Diese Vorstellung bezog sich keineswegs nur darauf, dass ein Leben ohne Hoffnung unerträglich sei. Hoffnung hatte aus Sicht der Ärzte auch Auswirkungen auf den Körper. Diese Effekte wurden allerdings nicht physiologisch verstanden – nicht umsonst spielte Hoffnung im Gegensatz zur Angst keine Rolle in Laboren und Tierexperimenten. Hoffnung wurde hier eher in Fortführung vitalistischer Traditionen als innere Lebenskraft verstanden, als Grundbedingung eines Lebenswillens, ohne den der Körper aufgeben würde. Um diese Hoffnung nicht zu zerstören, schien es geboten, Patienten über eine Krebsdiagnose zu täuschen. Der mühsam geschaffenen Früherkennungshoffnung wurde offenbar nicht zugetraut, die Lebenshoffnung eines Menschen aufrechtzuerhalten, sobald er von seiner Krebserkrankung erfahren hatte. Daraus ergab sich eine paradoxe Spannung zwischen einem öffentlichen Reden über Krebs einerseits und einem privaten Schweigen andererseits.

Doch der Glaube an die Unverzichtbarkeit von Lebenshoffnung hatte einen weiteren Effekt: Es gab kein emotionales Konzept, wie mit Patienten umgegangen werden sollte, die starben und bei denen Täuschung immer schwieriger wurde. Da Hoffnungslosigkeit zudem unter allen Umständen von Krebspatienten ferngehalten werden sollte, erregten die nicht mehr heilbaren Krebskranken Anstoß. Im Namen der Hoffnung der Anderen wurden sie verborgen – durch Bettschirme in Krankensälen, Hospitälern oder Spezialinstituten wie den Berliner Krebsbaracken.

Der Ausschluss der Sterbenden als Schattenseite einer nicht relativierbaren Hoffnung setzte sich bis weit in die 1950er Jahre hinein fort. Schon im Verlauf des Ersten Weltkriegs mehrten sich jedoch Stimmen, die die Hoffnung dem Zugriff des Todes entziehen wollten, indem sie sie neu ausrichteten. Der Psychiater und Medizinethiker Albert Moll plädierte dafür, Hoffnung nicht primär auf das eigene körpergebundene Weiterleben zu setzen, sondern auf die Aufhebung der eigenen Existenz in etwas Größerem, Unzerstörbarem, sei es im Sinne religiöser Transzendenz, sei es im Blick auf die Gemeinschaft des Volkes. Mit dieser Konzeption, die während des Nationalsozialismus radikalisiert wurde, schien Täuschung im Dienste der Hoffnung zwar überflüssig, das individuelle Überleben wurde jedoch entwertet. Aufgehoben in der nationalen, völkischen oder rassischen Hoffnung hatte sich der »Unheilbare« oder Sterbende mit der hoffnungslosen Verlorenheit seiner individuellen Existenz abzufinden. Institutionen, die sich zuvor um sterbende Krebskranke gekümmert hatten, gerieten im Zuge dieser Umwertung unter Druck, Pflege und Versorgung wurden eingeschränkt und im Verlauf des Krieges manchmal vermutlich ganz eingestellt.

In der Nachkriegszeit setzte in der Bundesrepublik ebenso wie in der DDR eine neue Diskussion ein, die erstmals zwei grundlegende Ebenen von Hoffnung unterschied und diese in eine zeitliche Abfolge brachte. Differenziert wurde zwischen einer auf das Überleben gerichteten Hoffnung, die eng an den Körper und dessen Kräfte gebunden war, und einer transzendenten, aber nicht notwendigerweise religiösen Hoffnung, die erst durch das Verlöschen der ersten Hoffnung »befreit« werden konnte. Ob diese »Befreiung« Ergebnis eines Prozesses sei, bei dem die ans Leben gebundene Hoffnung fast automatisch gemeinsam mit den schwindenden Körperkräften verlösche, oder ob die Lebenshoffnung als Illusion vorsichtig entlarvt werden müsse, um den Weg für den Durchbruch der großen Hoffnung zu bereiten, blieb allerdings umstritten.

Doch können Menschen ganz ohne diesseitige Hoffnung leben? Die Psychoonkologie, die in den 1970er Jahren in der Bundesrepublik ankam, durchaus aber auch in der DDR wahrgenommen wurde, bot eine andere Antwort: Die meisten Menschen seien, so lange sie lebten, auf Hoffnung angewiesen. Aber diese Hoffnung kann sich auf Kleines und Naheliegendes richten: darauf, noch einmal an die See fahren zu können, den Beginn des Frühlings zu erleben, keine unerträglichen Schmerzen erleiden zu müssen, am nächsten Tag die Familie sehen zu können. Indem die große Hoffnung auf das Überleben in viele kleine Hoffnungen zerlegt, die Hoffnung von der fernen Zukunft auf das immer näherliegende Morgen gerichtet wurde, bis sie fast die Gegenwart berührte, sollte sie bis zuletzt möglich bleiben. So konnte fast in Vergessenheit geraten, dass die »große« Hoffnung verschwand und der eigene Zeithorizont immer kürzer wurde. Dieses Hoffnungsmanagement zerlegte das Nicht-Erreichbare in viele kleine, realisierbare Hoffnungsfacetten, die das Sterben fast unsichtbar machen können, so wie es der Soziologe Zygmunt Bauman im Hinblick auf die Angst vor der Sterblichkeit konstatierte:

> *Der große Kadaver der Sterblichkeit ist von Kopf bis Fuß in dünne Scheibchen beunruhigender, aber dennoch heilbarer (zumindest potentiell heilbarer) Leiden zerschnitten worden, die sich nun säuberlich in alle Ecken und Winkel des Lebens einfügen. [...] Es mag weiterhin sinnlos sein, den Tod zu bekämpfen, doch gegen die Ursachen des Sterbens anzugehen, wird zum Sinn des Lebens.*[2]

In dieses Konzept der kleinen Hoffnungen des Augenblicks passte sich die Chemotherapie als Praxis der auf lange Sicht immer wieder neu geschöpften Hoffnung auf den Gewinn von Lebenszeit ein. In den 1990er Jahren wurde zudem die illusionäre Hoffnung erneut aufgewertet. In der positiven Psychologie ebenso wie in den therapeutisch genutzten Visualisierungstechniken bekommen Hoffnungsbilder, die von der Person selbst bewusst »hergestellt« werden, Gewicht. Beiden Konzepten zugrunde liegt die Annahme, dass hoffnungsvolle Gedanken und innere Bilder der Heilung den Körper tatsächlich beeinflussen, insbesondere auf das Immunsystem wirken können.

Hoffnung – so lässt sich also festhalten – ist zu Beginn des 21. Jahrhunderts ein fast auf das Gegenwärtige bezogenes Gefühl, mit anderen Worten ausgedrückt: Der Hoffnungshorizont ist ganz nah an die Gegenwart herangerückt und bezieht sich seltener auf große oder gar transzendente Zukunftsvisionen denn auf das unmittelbar Bevorstehende oder etwas, was man als zukünftige Gegenwart bezeichnen könnte. Zugleich wird Hoffnung zunehmend als Leistung eingefordert, verstanden als Ergebnis einer bewusst unternommenen Anstrengung der hoffenden Person selbst.

Ekel

Im Unterschied zur Angst und zur Hoffnung folgt das Reden über Ekel in der Krebsgeschichte des 20. Jahrhunderts einem deutlich erkennbaren konjunkturellen Verlauf: Ekel war ein Gefühl der ersten Hälfte des 20. Jahrhunderts, das verhältnismäßig abrupt in den 1950er Jahren in den Hintergrund trat. Dies hatte auch therapiehistorische Ursachen. Denn Gefühle des Ekels wurden überwiegend als Reaktion auf den übelriechenden Geruch geschildert, der von zerfallenden, mit Bakterien besiedelten Tumoren ausging. Durch die Bestrahlung mit radioaktiven Substanzen konnten die Ursachen der Geruchsentstehung immer öfter beseitigt werden, so dass schon in den 1950er Jahren dieses Problem deutlich seltener auftrat. Doch ist dies nicht der einzige Grund dafür, dass über Ekel seit den 1950er Jahren kaum noch öffentlich gesprochen wurde.

Denn vor 1945 galten spezifische Sagbarkeitsregeln, die danach keine allgemeine Gültigkeit mehr beanspruchen konnten. Der Blick auf Gesundheitsausstellungen und Früherkennungskampagnen zeigt, dass auch zuvor das öffentliche Sprechen über Ekelgefühle heikel war. Es konnten zwar Bilder gezeigt werden, die sich aus damaliger Sicht im Grenzbereich des Ekelhaften bewegten, um einen starken körperlichen Effekt zu erreichen. Aber diese Evokationen des Ekels mussten vorsichtig eingesetzt und durch andere Gefühle ausbalanciert werden. Die ausdrückliche Beschreibung des Ekelhaften erschien weiten Teilen der Öffentlichkeit als skandalös, wie etwa Gottfried Benns »Morgue«-Gedichte zeigten. Konkrete Gefühle des Ekels konnten allerdings in halb öffentlichen Räumen durchaus geäußert werden. So scheuten sich weder Ärzte noch Patienten oder Verwaltungsbeamte, in Beschwerdebriefen, Behördenkommunikationen oder Fachveröffentlichungen über Ekelgefühle angesichts von Patienten mit fortgeschrittenen Tumoren zu berichten. Dieser Ekel, der sich an Geruch, Absonderungen und Anblick der Tumoren festmachte, galt als legitimes Empfinden, so wie auch Charles Darwin und später der Philosoph Aurel Kolnai Ekel als unwillkürliche Reaktion auf alles Organische beschrieben hatten, das mit Fäulnis, Verwesung, Ausscheidung oder beschmutzter Nahrung zu tun hatte.

Ekel wurde eine lebensnotwendige biologische Warnfunktion zugeschrieben, die weder überwunden werden konnte noch sollte. Dieses Ekelkonzept wurde umstandslos auf das Empfinden gegenüber Menschen mit fortgeschrittenen Krebserkrankungen übertragen, weil es durch andere

Faktoren Bestätigung zu finden schien. Die anstößige Hoffnungslosigkeit dieser Kranken ließ sie emotional und moralisch als suspekt erscheinen, ihre »Unheilbarkeit« machte aus ihnen im Kontext eugenischer und rassenbiologischer Tendenzen »minderwertige« Personen. Dazu trat die wissenschaftlich als überholt geltende, dennoch weit verbreitete Furcht, sich bei Krebskranken anstecken zu können. Diese Faktoren legitimierten nicht nur das Empfinden von Ekel, sondern gaben ihm eine bestimmte Handlungsrichtung: Das Ekelhafte sollte vermieden und entfernt werden. Und so forderten zahlreiche Ärzte, Patienten und Krankenschwestern, dass die an fortgeschrittenen Tumoren leidenden Krebskranken aus den normalen klinischen Stationen entlassen werden sollten. Gefühle von Ekel sowie von moralischer und »rassischer« Minderwertigkeit beglaubigten sich gegenseitig, so dass nur wenige dem Ausschluss der unheilbar Krebskranken entgegentraten und nach Mitteln suchten, den Ekel zu bändigen oder zu überwinden.

Diese Verknüpfung von Ausschluss, Moral, Eugenik und Ekel verlor nach 1945 ihre öffentliche Legitimität. Dementsprechend lassen sich nur noch selten deutliche Schilderungen des Ekels und nur vereinzelt klare Forderungen nach Entfernung der »Ekelhaften« finden. Ekelgefühle wurden stumm, aber sie existierten weiterhin. Denn es gab gelegentlich immer noch Tumoren, die an die Hautoberfläche durchbrachen und einen schwer erträglichen Geruch absonderten. Doch wie Ärzte, Krankenschwestern und Seelsorger damit umgehen sollten, wurde nun nur noch im persönlichen Gespräch besprochen, in dem konkrete Ratschläge weitergegeben wurden, wie der Geruch neutralisiert werden könnte. Ekelgefühle sind in den schriftlich hinterlassenen Dokumenten zur Krebsbehandlung nach 1945 kaum noch zu fassen. In Zeitzeugengesprächen lassen sich dagegen Spuren finden, die deutlich machen, dass Ekelgefühle in der zweiten Hälfte des 20. Jahrhunderts stärker die angenommenen Schamgefühle desjenigen mitreflektierten, dessen Tumor den als ekelhaft empfundenen Geruch absonderte. In der heutigen palliativmedizinischen Ausbildung und Praxis kommen beide Seiten des Ekelgefühls zur Sprache. An oberster Stelle steht dort das Ziel, dass Ekel nicht zum Ausschluss führen und Nähe verhindern darf, selbst wenn manchmal ein Tier diese Nähe besser herstellen zu können scheint als das Wesen Mensch.[3]

Als die Gefühle rational wurden

Die hier skizzierte Krebsgeschichte hat drei Ebenen der Auseinandersetzung mit dem Emotionalen betrachtet: erstens die Genese wissenschaftlicher, vor allem medizinischer und psychologischer Konzeptionen des Emotionalen; zweitens den Wandel unterschiedlicher Wissensbestände über Emotionen und Krebs; drittens die Rolle von Emotionen in klinischen, präventiven, pflegerischen und privaten Praktiken im Umgang mit der Krebskrankheit sowie in der Begegnung mit an Krebs erkrankten Menschen. Aus dieser Zusammenschau ergeben sich weitreichende Erkenntnisse über Prozesse der Rationalisierung, Verwissenschaftlichung und Therapeutisierung des Emotionalen.

Die »lange Jahrhundertwende« von etwa 1890 bis in die 1930er Jahre erscheint im Blick der Forschungsliteratur als erste Phase der Verwissenschaftlichung des Emotionalen, in der Gefühle als physiologisches Phänomen beschrieben und in ein »hydraulisches Modell« von Kontrolle, Zurückhaltung und potentieller Entladung gefasst wurden. Die Emotionsgeschichte der Krebskrankheit enthüllt eine etwas andere, weniger eindeutige Form der Verwissenschaftlichung und Rationalisierung. Sie zeigt, dass an der Wende zum 20. Jahrhundert zwei unterschiedliche Gefühlsbegriffe nebeneinander standen, ohne jedoch zueinander in Konkurrenz zu treten. Je nach Situation und Kontext handelte es sich dabei entweder um einen wissenschaftlichen oder einen handlungsorientierten moralphilosophischen Begriff des Gefühls. Als wissenschaftliches Konzept dominierte eindeutig ein physiologisches Verständnis, das Gefühl als nicht-intentionale und kognitiv nicht zu beeinflussende Körperfunktion verstand. Diese Auffassung kam dort zum Tragen, wo es um unmittelbare körperliche Gefühlsreaktionen ging, also etwa in den medizinischen Diskussionen um die Operationsvorbereitung, bei der das physiologische Gefühl der Angst durch Nicht-Information des Patienten tunlichst vermieden werden sollte.

Wenn die Debatten allerdings um die Rolle von Emotionen als Handlungsanreize im Rahmen von Entscheidungsprozessen kreisen, spielte die physiologische Definition nur eine untergeordnete Rolle als erster Stimulus, der Aufmerksamkeit wecken und Dringlichkeit signalisieren konnte. Danach aber übernahm der in der Kindheit erzogene Charakter die Steuerung, indem er den für die jeweilige Emotion angemessenen Handlungsregeln folgte: So wurde aus Angst handelnder Mut.

Diese gesellschaftlich erwartete Form handelnder Gefühlssteuerung brachte es mit sich, dass weder dem Reden über noch dem Zeigen von starken Gefühlen eine positive Bedeutung zugemessen wurde. Insofern entsprach der auf diese Weise erzeugte äußere Eindruck der Person tatsächlich eher einem der Abwesenheit von Emotion, der »Kälte«. Allerdings zeigt die ärztliche Auseinandersetzung mit der Hoffnung, dass die emotional nicht »lesbare« äußere Erscheinung nicht mit Emotionslosigkeit gleichzusetzen ist. Die souveräne Beherrschung des Emotionalen war Inbegriff des gebildeten Charakters – ein Ideal, das anderen zeitgleich entwickelten gesellschaftlichen Vorstellungen rationaler Steuerbarkeit entsprach.

Seit den 1920er Jahren lassen sich erste Anzeichen eines Wandlungsprozesses ausmachen. Die psychoanalytische Auseinandersetzung mit Gefühlen gewann an Sichtbarkeit. Angst, changierend zwischen den Polen Trieb und Gefühl, wurde hier zu einer paradigmatischen Emotion, die erstmals mit den Kategorien *pathologisch* und *normal* vermessen wurde. In diesem Zusammenhang trat das »hydraulische Modell« der Emotionen nun deutlicher als pathologische Ergänzung des handlungsorientierten Gefühlsmodells in Erscheinung. Es postulierte, dass emotionale Energien, die nicht durch Handlung umgewandelt werden konnten, von der psychischen in die körperliche Ebene konvertiert würden. Zugleich wurde das Gefühl an den Rändern der akademischen Medizin, insbesondere in der *Neuen Deutschen Heilkunde*, als wissenschaftliches Objekt entdeckt, so dass auf dem Feld der medizinisch-psychologisch-biologischen Wissenschaften eindeutig von einer zunehmenden Verwissenschaftlichung des Emotionalen zu sprechen ist. Allerdings sparte die »Körpermedizin« in ihrem Kernbereich Emotionen aus, weil sie ihnen keine Wirkung auf materielle körperliche Pathologien zutraute und sie auf den Bereich des Funktionellen, somit also auf Neurologie, Psychiatrie und Psychologie begrenzte.

In den späten 1920er Jahren sowie im Nationalsozialismus gewannen die Psychologie und Psychoanalyse in Gestalt der *Deutschen Seelenheilkunde* Gewicht als Leitwissenschaft des Emotionalen. Mit der Umdefinition der Psyche zur Seele wurde das moralische Moment der emotionalen Steuerung ausgeweitet. In Frontstellung gegen die »jüdische«, »mechanistische« Psychologie und vor allem Psychotherapie sollte die »deutsche Seele« ihrem tieferen Wesen gemäß bearbeitet werden. Ein Gefühl wie Angst sollte zugelassen und dann kraft des Willens und einer bewusst eingenommenen moralischen Haltung im Sinne der Rassenideologie überwunden werden.

Dieses Vorgehen erschien als ein zentrales Medium der Subjektivierung, durch das das nationalsozialistische Selbst sich immer wieder neu bewähren und »herstellen« musste. Dieses Ideal ist nur unzureichend als emotionale Sachlichkeit beschrieben und sollte zutreffender als Stil heroisch-sachlicher Emotionalität gefasst werden.

Das Jahr 1945 war eine emotionshistorische Zäsur, aber kein Bruch. Denn einerseits wurden Gefühle nun erneut eindeutig als Gegensatz zum Rationalen verortet und insofern frühere Tendenzen der Rationalisierung des Gefühls vorübergehend aufgehoben. Angst etwa erschien nun als der Panik nahe verwandt, so dass eine rationale Überwindung von Angst durch Handeln und Entscheiden fraglich wurde. Andererseits rückten Gefühle nun dicht an pathologische Störungen, so dass der Grat zwischen dem Normalen und dem Pathologischen gefährlich schmal wurde. Das war zwar in dieser Form in Deutschland neu und stellte wie die Irrationalisierung des Gefühls eine Reaktion auf bestimmte Lesarten der nationalsozialistischen Vergangenheit dar. Doch setzte diese Pathologisierung des Gefühls auch frühere Tendenzen fort, die zum einen auf Entwicklungen der amerikanischen Psychoanalyse und Psychosomatik in den späten 1930er Jahren zurückgingen, zum anderen bis in die Weimarer Republik zurückreichten.

Aus dieser Neubestimmung des Emotionalen folgten zwei gegenläufige Trends. Wissenschaften, die wie die Psychiatrie, die Klinische Psychologie, die Medizin oder die Rechtswissenschaften ausdrücklich Krankheiten oder Krankhaftes behandelten, erforschten nun intensiver als zuvor die Pathologien des Emotionalen. Andere Wissenschaften wie die Ökonomie, die Soziologie und die Politologie, die eher nach gesellschaftlichen Strukturen und Ordnungsmodellen suchten, zogen sich weitgehend aus der Emotionsforschung zurück und definierten Gefühle so weit wie möglich aus den von ihnen entworfenen Modellen heraus. Dementsprechend erschienen Emotionen im öffentlichen Raum als problematisch und wurden vor allem in den 1950er Jahren nur äußerst vorsichtig und versehen mit rationalen »Gegengewichten«, wie etwa dem ausdrücklichen Versprechen von Sicherheit und Kontrolle, genutzt.

Einen deutlichen Verwissenschaftlichungs- und Rationalisierungsschub erfuhren die Emotionen seit Beginn der 1960er Jahre. Wegbereiter waren die Psycho-Wissenschaften, die die Wirkungsweisen des Gefühls zum Gegenstand neuer Testmethoden machten. Die Psycho-Wissenschaften trieben in ihren Modellen eine ambivalente Ent-/Pathologisierung der Emotionen voran. Nicht mehr Emotionen als solche erschienen als gefährlich und potentiell krankheitsverursachend, sondern der »falsche« Umgang mit dem Emotionalen. Mit dieser Schwerpunktverlagerung wurde die Grenze zwischen dem Normalen und dem Pathologischen immer unschärfer. Damit gerieten auch vorher lange gültige emotionale Topographien in Bewegung: Es waren nun nicht mehr Angst, Wut oder Zorn, die als potentiell problematisch angesehen wurden. Als gravierendste Pathologie wurde jetzt die Unfähigkeit, eigene Gefühle wahrzunehmen und adäquat auszudrücken, ausgemacht.

Diese Verschiebung barg, wie sich schnell zeigte, politische Sprengkraft, weil sie im Umkehrschluss ein emotionales Alternativmodell etablierte: das des emotional authentischen und konfliktbereiten Menschen. Dieses Modell wurde im Verlauf der 1960er Jahre im linksalternativen Milieu entwickelt und verbreitete sich von dort in die Gesellschaft, so dass in den 1970er und 1980er Jahren der psycho-wissenschaftliche Begriff des Emotionalen eine vorher ungekannte Prägekraft entfalten konnte und wesentlich zum zeitgenössisch konstatierten »Wertewandel« beitrug. Die Krebsgeschichte hatte an diesen bereits in den frühen 1960er Jahren innerwissenschaftlich vorbereiteten Wandlungsprozessen großen Anteil.

Der neue Fokus auf die momentane innerpsychische Verarbeitung öffnete das Feld für eine Vielzahl psychotherapeutischer Methoden. Der »richtige« Umgang mit den Emotionen konnte deshalb nicht mehr ein für alle Mal anerzogen werden, auch die charakterliche Selbstbildung schien nicht mehr adäquat. Emotionale Umgangsweisen sollten nun gemeinsam mit dem Therapeuten aus dem eigenen Selbst heraus erarbeitet werden. Emotionen wahrzunehmen, über sie zu sprechen und sie zu zeigen, wurde folglich zum fundamentalen Bestandteil der therapeutischen Arbeit am Selbst. Gefühle erschienen auf diese Weise als zentrales Verbindungsglied zwischen Innen und Außen. Emotionen wurden damit zum wesentlichen Medium therapeutischer, privater und auch politischer Beziehungen.

Diese therapeutische Rationalisierung von Gefühlen führte zu einer größeren öffentlichen Sichtbarkeit von Emotionen ebenso wie zu ihrer wissenschaftlichen und politischen Aufwertung. Insofern lassen sich diese Entwicklungen als Vorgeschichte des sogenannten *emotional turn* lesen, den die meisten Historiker und Soziologen auf Anfang der 1990er Jahre datieren. Nun gerieten auch Emotionen in den Blick der Wissenschaften, die dort zuvor ein Schattendasein fristeten, weil ihnen kaum physiologische oder konflikthafte Eigenschaften zugeschrieben worden waren, so dass sie durch das Raster des Emotionalen fielen. Dazu zählen viele »positive« Emotionen, wie etwa die Hoffnung, die zuvor von den Psycho-Wissenschaften nur wenig beachtet wurden. Nun, wo nicht nur das Rationale der Emotion – also ihre Angemessenheit im Krankheitsfall –, sondern auch ihre Nähe zur Kognition betont wurde, wurden solche »positiven« Gefühle wissenschaftlich interessanter, was auch deutliche Spuren in der Krebsgeschichte hinterließ.

Neben der therapeutischen Arbeit an bereits vorhandenen Gefühlen stellen Selbsthilferatgeber heute in Aussicht, dass heilungsfördernde Gefühle durch kognitive Prozesse oder bewusst gesteuerte Körpertechniken »hergestellt« werden könnten. Kommunikationstechniken entwerfen zudem die Vision einer rationalen, von Empathie geleiteten Steuerbarkeit von Gefühlen im Gespräch mit Krebspatienten.

Die Rationalisierung der Gefühle ist damit auf einem bisher unerreichten Höhepunkt angelangt. Gefühle scheinen rational, weil sie nach heutiger Auffassung eine wichtige Rolle in der Entscheidungsfindung spielen, weil sie herstellbar und kommunikationstechnisch oder therapeutisch steuerbar sind – nicht umsonst diskutieren wir derzeit darüber, ob Roboter Gefühle haben können. Was aber macht Gefühle dann aus, was unterscheidet sie von Kognition? Und was an meinen Gefühlen bin dann noch ich? In diesem Augenblick, in dem das Eigene der Gefühle ebenso wie das Eigene im Gefühl nur noch schwer zu erkennen ist, genießen Gefühle öffentlich und wissenschaftlich so viel Aufmerksamkeit wie kaum jemals zuvor in den vergangenen 100 Jahren. Die Emanzipation der Gefühle vom Irrationalitätsvorwurf, ihre neue Wertschätzung haben es möglich gemacht, über viele Gefühle zu reden, sie nicht nur im Fall einer schweren Erkrankung ernst zu nehmen und Hilfen für die Arbeit an diesen Gefühlen zu bekommen.

Doch haben sich die Gefühle im Verlauf dieses mehr als ein Jahrhundert umspannenden Prozesses zugleich grundlegend verändert. Es ist wert, darüber nachzudenken, wie und warum sie sich verändert haben, um nicht nur zufrieden eine »Befreiung der Gefühle« zu konstatieren, sondern auch zu begreifen, was verloren gegangen ist und welche neuen Zwänge sich ergeben haben. Davon erzählt diese Emotionsgeschichte des 20. Jahrhunderts.

ANHANG

Dank

Viele Jahre lang stand das Thema dieses Buches im Mittelpunkt meines Denkens und Forschens. Es führte mich manchmal an Grenzen und ließ mich doch nicht los. Ich bin unendlich dankbar, dass ich dieses Buch schreiben konnte, denn es erlaubte mir, mich intensiv mit Fragen auseinanderzusetzen, die mich schon lange umgetrieben haben und immer noch umtreiben. Dieses Schreiben war für mich eine Möglichkeit, Lebenswichtiges zu verstehen und historisch einzuordnen.

Zahlreiche Menschen haben mich auf diesem Weg unterstützt und begleitet, und ich habe die beglückende Erfahrung machen dürfen, dass andere Menschen an diesem Projekt Anteil nahmen, mir durch Hinweise und Nachfragen, durch ihr Entgegenkommen in großen und kleinen Dingen oder durch ihre Gesprächsbereitschaft trotz anfänglicher Skepsis, ob sich ein solches Projekt denn überhaupt historisch bearbeiten ließe, geholfen haben.

Dass ich mich über Jahre hinweg in dieses Forschungsprojekt vertiefen und gründlich darüber nachdenken sowie in einer Vielzahl von Archiven recherchieren konnte, wäre vermutlich an kaum einem anderen Ort möglich gewesen wie genau an dem, an dem ich das Glück hatte, arbeiten zu dürfen: dem Forschungsbereich »Geschichte der Gefühle« am Max-Planck-Institut für Bildungsforschung Berlin. Dafür fühle ich mich Ute Frevert, die diesen Forschungsbereich 2008 gegründet hat und seitdem als Direktorin leitet, zu großem Dank verpflichtet. Die dort geführte intensive Diskussion und gegenseitige kritische Lektüre unserer Texte gehören zu den intellektuell anregendsten Erfahrungen meines bisherigen Historikerinnenlebens, und dafür möchte ich allen, die dort kürzere oder längere Zeit geforscht und gearbeitet haben, danken. Mein besonderer Dank gilt Monique Scheer, Gian Marco Vidor, Rob Boddice, Juliane Brauer, Pascal Eitler, Fanny Hernández Brotons, Philipp Nielsen, Susanne Michl, Soňa Mikulová, Stephanie Olsen, Kerstin Maria Pahl, Joachim C. Häberlen und Christa Hämmerle. Großzügige Hilfe und unschätzbare Unterstützung erfuhr ich durch Karola Rockmann, Christina Becher, Anja Berkes, Adam Bresnahan, Philipp von Hugo, Kerstin Singer, Ursula Flitner, Daniela Regel und Erna Schiwietz. Bei meinen Recherchen ebenso wie in vielen praktischen Belangen halfen mit großem Enthusiasmus und hartnäckiger Findigkeit Marie Schubenz, Franziska Naumann, Monja Schünemann, Jonas Feldt, Flavia Citrigno, Yanara Schmacks und Sophia Gröschel, die mittlerweile alle ihr Studium abgeschlossen haben und eigene Wege gehen.

Ein solches Forschungsprojekt »reift« durch die Auseinandersetzung mit den Fragen und Perspektiven anderer. Darum bin ich sehr dankbar, dass ich mein Forschungsprojekt in Kolloquien oder auf Tagungen zur Diskussion stellen durfte: am Institut für Geschichte der Medizin der Robert Bosch Stiftung in Stuttgart (Martin Dinges, Robert Jütte), in den Forschungskolloquien zur Neuzeit an der Heinrich-Heine-Universität Düsseldorf (Christoph Nonn, Achim Landwehr), an der Georg-August-Universität Göttingen (Petra Terhoeven, Dirk Schumann), an der TU Dresden (Dagmar Ellerbrock) sowie der FU Berlin (Paul Nolte), zur Europäischen Geschichte des 19. Jahrhunderts an der HU Berlin (Birgit Aschmann), am Institut Histoire Éthique Humanités in Genf (Samia Hurst) und im Institutskolloquium des Zentrums für Zeithistorische Forschung Potsdam (Frank Bösch, Martin Sabrow). Wichtige Anregungen erhielt ich auch in Diskussionen mit Frank Biess (San Diego), Otniel E. Dror (Jerusalem), Helena Flam (Leipzig), Michael Geyer (Leipzig), Volker Hess (Berlin), Leonhard Horowski (Berlin), Gabriele Moser (Heidelberg), Piroska Nagy (Montréal) und Anne Kwaschik (Konstanz) sowie im Rahmen meines Habilitationsverfahrens von Paul Nolte und Uwe Puschner (beide Berlin) sowie Andreas Wirsching (München).

Jedes historische Forschungsprojekt ist auf Archive angewiesen, und ich habe bei meinen Archivaufenthalten oft überraschende Funde machen können, weil Archivmitarbeiterinnen und -mitarbeiter mir mit fachlicher Übersicht und Ideen, wo denn vielleicht noch etwas zu finden sei, die Spur gewiesen haben. Dafür möchte ich mich bei den Mitarbeiterinnen und Mitarbeitern aller von mir besuchter Archive und ähnlicher Einrichtungen bedanken – ganz besonders bei Sabrina Zinke (Universitätsarchiv Heidelberg) und Susanne Roeßiger (Deutsches Hygiene-Museum Dresden). Und ebenso gilt mein Dank Roland Jacob (Berlin) und Stephan Tanneberger (†), die mir in langen Gesprächen Auskunft über ihr Wirken als Radiologe beziehungsweise Chemotherapeut in Berlin-Buch gaben, sowie Katharina Baltrusch (Hamburg), die mir großzügig Dokumente aus dem Nachlass ihres Vaters Hans-Joachim Baltrusch zur Verfügung stellte.

Auf dem Weg zur »Buchwerdung« half Barbara Wenner, die sofort verstand, worum es mir mit diesem Buch geht, und sich unermüdlich auf die Suche nach einem Verlag machte. Dafür ein großer Dank! Der Klett-Cotta

Verlag ließ sich von ihrer Begeisterung anstecken. Natasja Dresler, Petra Kunzelmann und Johannes Czaja – mit sorgfältiger Lektüre und sprachlicher Politur – sowie Marion Winter, die die Register erstellte, machten aus meinem Manuskript dieses Buch.

Einige Kolleginnen und Kollegen waren oder wurden mir während der Arbeit an diesem Forschungsprojekt zu intellektuellen Weggefährten, die schließlich auch das Manuskript ganz oder in Teilen lasen und kritisch kommentierten. Dafür danke ich Benno Gammerl, Alexa Geisthövel, Uffa Jensen, Anja Laukötter, Margrit Pernau, Jan Plamper und Anne Schmidt.

Doch dieses Projekt ließ sich nicht immer auf dem Schreibtisch zurücklassen und manchmal ließ es mich auch (zu) spät vom Schreibtisch aufstehen. Dass es dennoch selten in meinem Leben allzu chaotisch wurde, verdanke ich Doris Wüstenhagen, die über Jahre hinweg einfühlsam half und mir außerdem noch mit Hinweisen aus ihrem früheren Leben als Krankenschwester zu neuen Einsichten verhalf. Im Verlauf meiner Arbeit wurde mir immer deutlicher, wie viele Fragen und Anregungen bis in meine Kindheit zurückreichten und ihren ersten Anstoß in Gesprächen mit meinen Eltern Anja und Otto Hitzer bekommen haben. Sie sind meinen Fragen nie ausgewichen und haben meinen Weg neugierig begleitet. Auch sie haben mir – ebenso wie meine Schwester Stephanie Mertins – Kraft für dieses Buch gegeben.

Meine Kinder Felix, Carlotta und Henrietta sind während der Arbeit an diesem Projekt ungeahnt groß geworden. Diese Arbeit hat mich manchmal von ihnen ferngehalten – und ich bin ihnen für ihre Geduld mit mir ebenso wie für offen ausgesprochene Forderungen nach mehr Anwesenheit unendlich dankbar. Dass sie sich dennoch im Laufe der Jahre immer mehr dafür interessierten, womit ich mich beschäftige, und ich – je älter sie wurden, desto öfter – von meinen Entdeckungen, von meinen Zweifeln, Schwierigkeiten und Erkenntnissen berichten durfte, ist ein unverhofftes Glück für mich gewesen. Dies alles wäre nie ohne Christoph-Julius Hilpert möglich gewesen, der fast nie die Geduld für meine Obsession mit diesem Thema verlor, der zuhörte, las, zustimmte, zuspitzte, nachfragte und mich hier und da auch zu kräftigen Strichen ermutigte. Ihm und unseren Kindern widme ich dieses Buch.

Anmerkungen

1 GEFÜHLSGESCHICHTE SCHREIBEN

1 http://www.wolfgang-herrndorf.de/; letzter Zugriff: 31. 03. 2017 sowie Herrndorf (2013).

2 Eintrag vom 15. 07. 2013, 23:12.

3 Das Postulat der sogenannten *basic emotions* geht auf den amerikanischen Psychologen Paul Ekman zurück, der unter Rückgriff auf Charles Darwins *The Expressions of the Emotions in Man and Animals* (1872) von einem Set von sechs Grundgefühlen ausgeht (Wut, Ekel, Furcht, Freude, Trauer und Überraschung). Zu den im Laufe der Zeit eingenommenen Positionen Ekmans: Ekman u.a. (1969) sowie als Überblick: Ekman (2006). Zur historischen Einordnung vgl. Leys (2011), S. 437–40; dies. (2007), S. 133–50 sowie Plamper (2012), S. 177–93.

4 Chen u.a. (2015), S. 928; Jack u.a. (2012), S. 7241–4 sowie dazu: Plamper (2012), S. 286–93.

5 Zur Einführung in die Emotionsgeschichte vgl. Boddice (2018); Rosenwein u.a. (2017); Frevert (2016), S. 49–65; Eustace u.a. (2012), S. 1487–531 und Plamper (2012).

6 Boddice (2014), S. 2; Bourke (2014); Moscoso (2012); Cohen u.a. (2012); Biro (2000).

7 Pernau u.a. (2016).

8 Scheer (2011), S. 41–64; Taylor (1997), S. 207.

9 Reddy (2001).

10 Diesen Prozess könnte man als Praxis des *trying emotion* fassen, vgl. Gammerl u.a. (2013), S. 37f. Zur Theorie und Methode der Emotionsgeschichte vgl. auch: Scheer (2016) und Gammerl (2012).

11 Kümmell (2004), S. 41f. und S. 47–56 sowie Eckart (2013).

12 Fitzgerald (2000), S. 3–22; Olszewski (2010); Roussé (2011); Mukherjee (2012).

13 Schmorrte (1990), S. 19–21 und Stoff (2004a), S. 210f.

14 Madarász (2010a), S. 142.

15 Wolff (1913).

16 Atzl u.a. (2012), dort auch Angaben zu den Gründungsdaten vieler Krebsgesellschaften, S. 36f.; Austoker (1988); Pinell (2002); Kauz (2010) und Patterson (1987).

17 Virchow (1871), S. 408.

18 Die Geschichte der operativen Krebsbehandlung nimmt in vielen historiographischen Darstellungen einen wichtigen Platz ein. Viele dieser Studien konzentrieren sich auf den Zusammenhang von Krebsbekämpfung im Rahmen von Kampagnen und Krebsbehandlung im 20. Jahrhundert: Patterson (1987); Lerner (2001); Pinell (2002); Gardner (2006); Aronowitz (2007); Löwy (2010); dies. (2011); Cantor (2008); Timmermann u.a. (2012); Moscucci (2016); Timmermann (2014); Johnstone u.a. (2014). Zu Deutschland gibt es bislang nur die Studie zur NS-Geschichte von Proctor (2002).

19 So 1989 Harold E. Varmus in seiner Dankesrede für den Nobelpreis, der ihm gemeinsam mit J. Michael Bishop für seine Erforschung von onkogenen Retroviren verliehen wurde. In Anspielung auf das angelsächsische Heldenepos »Beowulf« sagte Varmus: »We have not slain our enemy, the cancer cell, or figuratively torn the limbs from his body. In our adventures, we have only seen our monster more clearly and described his scales and

fangs in new ways – ways that reveal a cancer cell to be, like Grendel [der monströse Gegenspieler von Beowulf], a distorted version of our normal selves.« Siehe Harold E. Varmus, Banquet Speech, in: nobelprize.org, http://www.nobelprize.org/nobel_prizes/medicine/laureates/1989/varmus-speech.html (letzter Zugriff: 31. 03. 2017).

20 Der Begriff »Emerging Diseases« geht auf eine US-amerikanische Tagung von 1989 zurück: Lederberg u.a. (1992).

21 Baines (2012), S. 27f.

22 Darmon (1993), S. 143–305.

23 Zur deutschen Krebsforschung vgl. v.a. Moser (2011).

24 Nach Mukherjee (2010), S. 452.

25 Pernau (2014); Reckwitz (2012) und Hänel u.a. (2010).

26 Bösch (2015) sowie Wierling (2015), S. 117f.

27 Die Geschichte der psychosomatischen Krebsforschung ist bisher weitgehend unerschlossen, vgl. lediglich: Jasen (2003); Hitzer u.a. (2016) und Hitzer (2019).

28 Der von mir hier gewählte Begriff des therapeutischen Dinges schließt an Überlegungen innerhalb der Soziologie und Geschichtswissenschaft an, die sich dafür interessieren, wie Dinge in ihrer jeweils spezifischen Materialität menschliches Handeln prägen und sich ihrerseits durch die Art und Weise, wie Menschen sie begreifen, konstruieren und nutzen, verändern. Derix u.a. (2016) sowie zum epistemischen/technischen Ding: Rheinberger (2006).

29 Keating u.a. (2012); Kutcher (2012) sowie ders. (2009).

30 Im amerikanischen Original heißt es: »Barb, at this time in your life, it's so important to pull all your energies toward a peaceful, if not happy, existence. Cancer is a rotten thing to have happened and there are no answers for any of us as to why. But to live your life, whether you have one more year or 51, in anger and bitterness is such a waste […] I hope you can find some peace. You deserve it. We all do.« Ehrenreich (2009), S. 32.

31 Als zwei Beispiele mit Blick auf unterschiedliche Disziplinen: Springer u.a. (2011) und Koch (2013).

32 Biess (2019); Auden (2011) sowie Bude (2014); Sunstein (2007); Furedi (2003).

33 Bourke (2006).

34 Conze (2017); Hitzer (2014a); Biess (2014); Laffan u.a. (2012); Biess (2010); Ders. (2008); Stearns (2006).

35 Ders. (1994).

36 Daston u.a. (1998) sowie dies.u.a. (2007).

37 Lethen (1997).

38 Jensen u.a. (2008); Frevert (2017), S. 123–7 und Biess (2010), S. 32.

39 Ebd., S. 31–3; Erickson u.a. (2013), v.a. S. 1–26 und Parkinson (2015).

40 Frevert (2013), S. 190–4; Brauer (2015) sowie Behrends (2006).

41 Schregel (2009); Michel (2010); Pilzweger (2015) und Häberlen (2018).

42 Plamper (2012), S. 239–44.

43 Tändler (2016).

44 Frevert u.a. (2011), S. 277; Eitler u.a. (2014), S. 17.

2 KREBS ERKLÄREN UND ERFORSCHEN

1 Über die Fallgeschichte hinaus wurden zur Rekonstruktion der beschriebenen Szene Angaben einbezogen, die Holm-Hadulla zur Testsituation sowie zu den durchgeführten Testverfahren machte. Vgl. Holm-Hadulla (1982).

2 Anonym (1977).

3 Vgl. z. B. Anonym (1968).

4 »2. Krebs«, in: Oekonomische Encyklopädie, oder allgemeines System der Staats- Stadt-Haus- und Landwirtschaft, in alphabetischer Ordnung, hg. von Johann Georg Krünitz, Bd. 48, Berlin 1789, S. 355–423, hier S. 359.

5 Arikha (2007).

6 »Krebs«, in: Meyers Konversations-Lexikon. Eine Encyklopädie des allgemeinen Wissens, Bd. 10: Kirschbaum-Luzy, 3. gänzlich umgearbeitete Auflage, Leipzig 1877, S. 329 f. Vgl. dazu auch Hitzer (2011), S. 132–4, sowie zum Körpermodell der Ermüdung: Rabinbach (2001).

7 Viele Wissenschaftsgeschichten der Krebskrankheit kommen ganz ohne Erwähnung der Psychosomatik aus, vgl. u.a. Cantor (1993), S. 537–40. Das ist insofern vollständig gerechtfertigt, als zu keinem Zeitpunkt im 20. Jahrhundert auch nur annähernd so viele Forschungsprojekte zur Psychosomatik der Krebskrankheit durchgeführt wurden, wie sie der Erforschung krebserregender Substanzen, infektiöser Erreger, der Mutationstheorie bzw. später den Onkogenen sowie der Tumorvirologie gewidmet waren. Wenn es allerdings darum geht, eine Wissensgeschichte der Krebskrankheit zu rekonstruieren, die konkrete medizinische, therapeutische, gesundheitspolitische, private und öffentliche Praktiken im Umgang mit Krebs erklären kann, erscheint es unverzichtbar, die Psychosomatikgeschichte der Krebskrankheit wissenschaftshistorisch aufzuarbeiten.

8 Czerny (1905), S. 497.

9 Koch (1912), S. 33. Vgl. Gradmann (2008) und ders. (2005).

10 Sarasin u.a. (2007) sowie Berger (2009).

11 Czerny (1905), S. 498.

12 Berliner Klinische Wochenschrift 42 (1905), 12, S. 313 ff. und 13, S. 373 ff. Allerdings war dieser Streit schon älter. Vgl. Virchow (1885) sowie dazu: Johach (2008), S. 233–8.

13 Czerny (1905), S. 498.

14 Lüdtke (2007).

15 Zaitlin (1998).

16 Rous (1983).

17 Eckart (2000) sowie Helvoort (1999).

18 Bauer (1928).

19 Die heutige Krebsforschung interpretiert diese Beobachtung anders: Da die Mehrheit jüdischer Frauen jüdische und damit beschnittene Männer geheiratet habe, seien sie seltener mit dem Humanen Papillomvirus infiziert worden, der heute als Hauptverursacher des Zervixkrebses gilt.

20 Moser (2011), S. 72 f.

21 Werner (1988). Die Hypothese konnte bis zum Ende des 20. Jahrhunderts weder bewiesen noch widerlegt werden. Erst in den Jahren 2006 bzw. 2008 veröffentlichten deutsche und amerikanische Forscher die Ergebnisse ihrer Experimente an Labormäusen, die die Warburg-Hypothese stützen, vgl. u.a. Kiebish u.a. (2008).

22 Diese Zeitschrift ist das älteste bis heute bestehende Fachorgan für Onkologie. Die Zeitschrift erscheint seit 1979 allerdings unter dem Namen *Journal of Cancer Research and Clinical Oncology*. Vgl. dazu auch Atzl u.a. (2012), S. 25.

23 Vgl. den Bericht Blumenthals über die Lage des Instituts für Krebsforschung an den Minister für Wissenschaft, Kunst und Volksbildung. Berlin, den 14. Juni 1920, HU Archiv, Charité-Direktion, 951, Bl. 24f. und HU Archiv, Charité-Direktion, 949–54.

24 Moser (2011), S. 30f.

25 Eckart (2012), S. 286–90.

26 Anonym, Das neue Berliner Zentral-Krebsinstitut. Zusammenziehung von Universitätskliniken im Krankenhaus Moabit, in: Berliner Beobachter. Tägliches Beiblatt zum »Völkischen Beobachter« 44 (13. Februar 1935), BArch R 86/2764.

27 Hellmann-Mersch (1994), S. 148f. und Voswinckel (2014), S. 134f.

28 Lickint (1935), S. 5.

29 Stoff u.a. (2012).

30 Moser (2011), S. 315f.

31 Ebd., S. 239f.

32 Arndt (2009); Schagen (2006); Ellerbrock (2004).

33 Wunderlich (2008); Robert N. Proctor, Adolf Butenandt (1903–1995). Nobelpreisträger, Nationalsozialist und MPG-Präsident. Ein erster Blick in den Nachlass (Vorabdruck aus dem Forschungsprogramm »Geschichte der Kaiser-Wilhelm-Gesellschaft im Nationalsozialismus«, Stand 2000), Onlineversion (http://www.mpiwg-berlin.mpg.de/KWG/Ergeb nisse/Ergebnisse2.pdf, letzter Zugriff: 13. 02. 2017); Wolgast (1996).

34 Moser (2011), S. 278–313.

35 Bielka (2002), S. 73f. und S. 99–101.

36 Wagner u.a. (1989), S. 83 und S. 100.

37 Cantor (1993), S. 550.

38 Bröer (2000).

39 Comings (1973).

40 Morange (1997), S. 8.

41 Pieters (2000).

42 Liek (1934).

43 Groddeck (1966), S. 380.

44 Czerny (1905), S. 497.

45 Freund (1905), S. 23.

46 Dixon (2003).

47 Eliasberg (1927), S. 319–27.

48 Ebd., S. 318.

49 Mayer (1927), S. 85 und S. 95.

50 Deutsch (1922).

51 Ebd., S. 294.

52 Ebd., S. 290, S. 300 und S. 306.

53 Auch außerhalb der deutschsprachigen Psychosomatik lassen sich nur sehr wenige Beispiele für eine psychosomatische Betrachtung der Krebskrankheit finden. Eine bedeutsame Ausnahme stellt die ausführliche, tiefenpsychologische Studie der Amerikanerin Elida Evans dar, die diese 1926 mit einer kurzen, aber wohlwollenden Einleitung aus der

Feder von Carl Gustav Jung publizierte: Evans (1926). Wilhelm Reich (1897–1957) beschäftigte sich erst nach 1933 im skandinavischen, ab 1939 im amerikanischen Exil mit Krebs, eine Beschäftigung, die für Reichs Spätwerk wesentlich werden sollte, vgl. etwa Reich (1974). Vgl. dazu: Strick (2015), S. 186–217.

54 Giefer (2008), S. 176 f.

55 Groddeck (1917), S. 17 f.

56 Ebd., S. 15.

57 Ders. (1966), S. 381.

58 Ebd., S. 380.

59 Ebd., S. 381 f.

60 Ebd., S. 382.

61 Jasen (2003).

62 Der Hinweis auf den Ausspruch Sauerbruchs findet sich in: Anonym (1977), S. 110.

63 Will (1984), S. 52 f.

64 Viktor von Weizsäcker stellte allerdings bereits in den 1920er Jahren den subjektiven Sinn einer Krankheit in der Lebensgeschichte des Patienten in den Mittelpunkt, ein Modell, das in der konsequenten Abkehr von messbaren Krankheitsursachen vergleichbar ist.

65 Kraus (1911), S. 10. Kraus war von 1921 bis 1933 Vorsitzender des *Deutschen Zentralkomitees zur Erforschung und Bekämpfung der Krebskrankheit.*

66 Deutsch (1922), S. 302 sowie Groddeck (1966), S. 385.

67 Deutsch (1926), S. 502.

68 Vgl. zur Rezeption in Deutschland sowie zu weitergehenden physiologischen Versuchen am Menschen: Kraus (1911), S. 32–6 und Nicolai (1907).

69 Liek (1926), S. 105.

70 Ebd., S. 121 f. und ders. (1934), S. 5.

71 Harrington (2012).

72 Ebd., S. 17.

73 Berger (2009), S. 283–90.

74 Harrington (2012), S. 80–144 und S. 197–258.

75 Rosenberg (1998).

76 Kater (1990).

77 Anonym (1926), S. 113. Vgl. zur »Krise der Medizin«: Bothe (1991), S. 16–37.

78 Liek (1929); ders. (1932) sowie ders. (1924).

79 Kulenkampff (1929); Silber (1934); Fischer-Wasels (1934).

80 Liek (1934).

81 Ebd., S. 6.

82 Jasch (2017), S. 24–33.

83 Bericht Prof Dr. Heubner [Pharmakolog. Institut der Universität Berlin], in: Niederschrift über die Sitzung des Wissenschaftlichen Ausschusses beim Reichsausschuß für Krebsbekämpfung am 13. 4. 1934 in Berlin, BArch B 142/412, Bl. 275–96, hier Bl. 282.

84 Tiegel (1934).

85 Silber (1934).

86 Cannon (1929). Vgl. auch: Cooper (2008).

87 Tiegel (1934).

88 Fischer-Wasels (1934).

89 Ebd., S. 10–2 und S. 65–9.

90 Elsner (2010).

91 Schenck (1936), S. 656 f. und S. 659.

92 Silber (1934), S. 7.

93 Liek (1932), S. 230.

94 Schellbach (1929) und Carnegie (1937).

95 Neumann (1933).

96 Eckart (2012), S. 164–73.

97 Schröter (2009).

98 Ebd. und Cocks (1997).

99 Göring (1934a).

100 So die Worte, mit denen Freuds Schriften bei der Bücherverbrennung in Berlin 1933 gekennzeichnet wurden, vgl. Jahr (2012), S. 303.

101 Diese Wendung gegen den Trieb als grundsätzliche Kraft der menschlichen Psyche zeigte sich auch sprachlich in dem Bemühen, solche Begriffe auszuwechseln, zu »beseelen«, die auf Trieb und Sexualität verwiesen, vgl. Kütemeyer (1994).

102 Vgl. Göring (1934b), S. 15 und Schultz-Hencke (1934). Vgl. dazu auch: Schultz-Venrath u.a. (1992).

103 Weizsäcker (1986).

104 So z.B. die 47-jährige Schlosserfrau, die 1919 an Brustkrebs operiert worden war und 1922 in die Neurologie aufgenommen wurde, weil Metastasen vermutet wurden, UA Heidelberg LV Acc. 30, 01.888/22, oder ein 1931 aufgenommener 59-jähriger Mann, der 1930 an Magenkrebs operiert worden war, und wegen des Verdachts auf multiple Metastasen auf Weizsäckers Station kam, UA Heidelberg LV Acc. 30, 01.445.31. 1+2.

105 Weizsäcker (1947), S. 290 f. [Hervorhebungen im Original].

106 Brief Viktor von Weizsäckers an Wilhelm Kütemeyer, 22.12.1943, Deutsches Literaturarchiv Marbach, A: Sternberger, 89.10.6952/9.

107 Kütemeyer (1953).

108 Dieser Vortrag steht im Zentrum eines von Kütemeyer 1951 publizierten Essaybands. Inwieweit der Vortrag von Kütemeyer für die Publikation überarbeitet wurde, lässt sich mangels entsprechender Dokumente leider nicht nachvollziehen: Kütemeyer (1951). Aus dem entsprechenden Brief Weizsäckers vom 20. Mai 1946, der sich im Privatbesitz von Dr. Mechthilde Kütemeyer befindet, zitiert Stoffels (24. 03. 2005).

109 Kütemeyer (1965), S. 2 und ders. (1956), S. 246–65.

110 Kierkegaard (2009b) und ders. (2009a).

111 In fast allen Veröffentlichungen fehlt eine Information darüber, wo Kütemeyer vor 1945 gearbeitet hat. Einzig in dem von seinem Schüler Heinrich Huebschmann veröffentlichten Nachruf fand sich die Angabe: »ärztlich tätig war er zunächst bei Geisteskranken in der Anstalt Wiesloch, damals Reservelazarett, unter Alfred Schweninger [sic]«. Vgl. Heinrich Huebschmann, Zum Tode Wilhelm Kütemeyers, in: RN 2, 20. 7. 72. UAH, PA 4711. Eine nähere Datierung fehlt, aber die Auskünfte der Deutschen Dienststelle für die Benachrichtigung der nächsten Angehörigen von Gefallenen der ehemaligen deutschen Wehrmacht legen es nahe, dass Kütemeyer als Angehöriger der Heeres-Sanitäts-Staffel Heidelberg von Sommer 1941 bis September 1944 in Wiesloch tätig war. (Auskunft vom 19. 10. 2015)

112 Peschke (1993). Allgemein zu Wiesloch: Ders. (2012).

113 Alfred Schwenninger, Kütemeyers Vorgesetzter an der neurologischen Abteilung des Reservelazaretts, gab bei seiner Befragung durch das *Combined Intelligence Objectives Sub-Committee* an, er habe von den Euthanasieaktionen gewusst und mehrmals dagegen protestiert, bis er aus Angst vor einer KZ-Einweisung geschwiegen habe, vgl. den Bericht Leo Alexanders vom 19. August 1945, wiedergegeben auf einem von Stuart D. Stein zusammengestellten Portal des *Web Genocide Documentation Centre* der University of the West of England: ⟨http://www.phdn.org/archives/www.ess.uwe.ac.uk/genocide/alexrep6.htm#Alfred, letzter Zugriff: 22. 03. 2017⟩.

114 Kütemeyer (23. 01. 1947).

115 Ders. (1948).

116 Ebd., S. 116.

117 Mit Werner von Trott zu Solz, dessen Bruder Adam zum engeren Kreis um den Hitler-Attentäter Stauffenberg zählte, war Kütemeyer schon zu Beginn der 1930er Jahre befreundet.

118 Boveri (1954), S. 372.

119 Krankenakte Fräulein K.W., UAH L-I Acc. 1/96 2029/47.

120 Ebd.

121 Kütemeyer (1956), u.a. S. 250 f.

122 Ebd., S. 251 [Hervorhebungen im Original].

123 Ebd., S. 252.

124 Ebd., Fn. 6 auf S. 261.

125 Ebd., S. 265.

126 Ebd., S. 264.

127 Ders. (1965) [Übersetzung der Autorin].

128 Goltermann (2009), S. 312–9.

129 Kütemeyer (1963), S. 184.

130 Vgl. zu Biographie, Werk und Wirkung: Dehli (2007) sowie Freimüller (2007).

131 Insgesamt dreimal berichtete Mitscherlich gemeinsam mit Fred Mielke über die Ärzteprozesse: dies. (1947); dies. (1949) sowie schließlich dies. (1960).

132 Dehli (2007), S. 145–75 und Schultz-Venrath u.a. (1992).

133 Schreiben von Alexander Mitscherlich an den Dekan der Medizinischen Fakultät, Prof. Dr. Friedrich-Wilhelm Brauss, 14. Januar 1964 sowie Bericht, S. 10. UAH, PA 10389, Dr. Wilhelm Kütemeyer.

134 Bahnson (1979), S. 688.

135 Mitscherlich (1954), S. 571.

136 Ders. (1962), S. 5 und ders. (1965), S. 644 f.

137 Freimüller (2007), S. 209 und S. 221 f.

138 Kütemeyer (1969), S. 664.

139 Geisthövel (2016).

140 Abschrift des Gutachtens von Prof. Dr. P.C. Kuiper an den Dekan der Medizinischen Fakultät Heidelberg. Amsterdam, 8. März 1964. UAH, PA 10389, Dr. Wilhelm Kütemeyer.

141 Kütemeyer (2001).

142 Hitzer u.a. (2016), S. 83–7.

143 Tarlau u.a. (1951).

144 Alexander (1939).

145 Dazu gehörten: Magengeschwür, Asthma, Arthritis, Neurodermitis, Bluthochdruck, Schilddrüsenüberfunktion und Morbus Crohn, vgl. ders. (1950).

146 Tarlau u.a. (1951), S. 121.

147 Zum Begriff »hydraulisches Gefühlsmodell« vgl. Rosenwein (2002), S. 834.

148 Winnicott (1960), S. 587 [Übersetzung der Autorin].

149 So z.B. Burlingham u.a. (1942).

150 Spitz (1949).

151 Bowlby (1951), S. 355–534.

152 Harrington (2016), S. 106–9.

153 Fromm-Reichmann (1948).

154 Biess u.a. (2014), S. 1–4 sowie ders. (2010), S. 34f.

155 Frevert (2014); Flam (2014) und Erickson u. a (2013).

156 Die These, die Gesellschaft der 1950er Jahre sei von einem Bemühen um Gefühlsbeherrschung und Anti-Intensität beherrscht worden, vertritt der amerikanische Emotionshistoriker Peter Stearns. Frank Biess hat diese These durch seine Arbeiten zu Kriegsheimkehrern und zur bundesdeutschen Politik der Zivilverteidigung gestützt, vgl. Stearns (1994); Biess (2009).

157 Vgl. dazu die Ausführungen in diesem Kapitel im Abschnitt: Zeitdiagnosen – die (Un-) Fähigkeit zu Trauer, Wut und Zorn.

158 Holtz-Eakin u.a. (2011).

159 Mihura u.a. (2015), S. 2491.

160 Rorschach (1921).

161 Ders. (1983), S. 113f.

162 Galison (2004), S. 276f.

163 Rorschach (1983), S. 19–46.

164 Galison (2004), S. 292. Der Vergleich zum Röntgenbild wurde schon zeitgenössisch gezogen, vgl. Frank (1939), S. 397f.

165 Die Auswertung inklusive der entsprechenden Tabellen findet sich in Tarlau u.a. (1951), S. 118–20.

166 Wood u.a. (2003).

167 Brussel u.a. (1942).

168 Wheeler u.a. (1955), S. 258 und S. 262.

169 Ebd., S. 267 [Übersetzung der Autorin].

170 Parallel dazu verlor die psychosomatische Erklärung des Magengeschwürs an Bedeutung, vgl. Aronowitz (1998), S. 48–52.

171 Perrin u.a. (1959), S. 411.

172 Grinker (1966).

173 Baltrusch arbeitete 1960 als klinischer Psychologe am Oldenburger Elisabeth-Kinderkrankenhaus. Er wurde bezahlt über eine zu diesem Zeitpunkt unbesetzte Volontärarztstelle, die er offenbar in Nebentätigkeit ausübte – vermutlich neben einem zu diesem Zeitpunkt noch nicht abgeschlossenen Medizinstudium. Personalakte von Hans-Joachim Baltrusch, Best. 113, Nr. 83, Stadtarchiv Oldenburg.

174 Lebenslauf, gezeichnet Oldenburg (Oldb), den 25. 8. 1957, Hans-Joachim F. Baltrusch. Personalakte von Hans-Joachim Baltrusch, Best. 113, Nr. 83, Stadtarchiv Oldenburg.

Weitere Informationen zum Lebenslauf verdanke ich der Tochter Katharina Baltrusch (Hamburg), der ich an dieser Stelle für ihre Unterstützung herzlich danken möchte.

175 Lundberg (2001).
176 Baltrusch (1962), S. 21, Anm. 33b.
177 Ebd., S. 17f.
178 Pulvermacher (1947).
179 Bahnson (1979), S. 692–5.
180 Löwy (1993), S. 189f. Vgl. auch Haller u.a. (2014); Jackson (2013); Cantor u.a. (2012) und Kury (2012).
181 Grinker u.a. (1954), S. 331.
182 Mizrachi (2001).
183 Geisthövel u.a. (2019).
184 Bammer u.a. (1978).
185 Busse (1998).
186 Scholtz u.a. (2011), S. 324 und S. 326.
187 Sonnenmoser (2009).
188 Geyer (2011), S. 245f.
189 Süß (1998), S. 327.
190 Geyer (1978); Linser u.a. (1969).
191 Ich danke Michael Geyer (*Akademie für Psychotherapie*, Erfurt) für seine wertvollen Hinweise zur Ursachendiskussion.
192 Matthes (1964).
193 Andervont (1944).
194 Baltrusch u.a. (1963), S. 244.
195 Fabian (1968).
196 Dieses Syndrom wird fachsprachlich als Alexithymie bezeichnet. Greco (2000) und Borck (2019).
197 Mollo (2002), S. 239.
198 Brauerhoch (2006).
199 Mitscherlich u.a. (1967); Mitscherlich-Nielsen (1979) sowie Elias (1982).
200 Anonym (1977), S. 102.
201 Tändler (2016).
202 Vgl. Jonas (1979). Vgl. auch Häberlen (2018); Biess (2008) und Reichardt (2014).
203 Zorn (1977), S. 132.
204 Muschg (1977), S. 19f.
205 Heute ist das Buch in der 25. Auflage erhältlich. 1978 wurde »Mars« ins Schwedische, Holländische und Dänische übersetzt, 1980 ins Französische, 1982 schließlich ins Amerikanische. 1988 erschien ein von den Brüdern Alex und Daniel Varenne gezeichneter Comic mit dem Titel »Angoisse et Colère«, die Zorns Buch als Vorlage benutzten und interessanterweise die Angst gleichberechtigt neben den Zorn stellten. Als zwei Beispiele vieler weiterer zeitgenössischer Rezensionen vgl. Karasek (1977) und Leber (03. 06. 1977).
206 Oswalt Kolle und Peter Schmidsberger, Millionen werden nicht an Krebs sterben, wenn …, in: Die Bunte 32 (1966), S. 28f., S. 53f.; 33 (1966), S. 56–8 und S. 60–2; 34 (1966), S. 44–7; 35 (1966), S. 28–30, S. 32 und S. 62; 36 (1966), S. 62–8; 37 (1966), S. 66f, S. 69f, S. 72f; 38 (1966), S. 90–5, S. 97; 39 (1966), S. 92–6 und S. 98.

207 Knef (1975). Flankiert wurde die Veröffentlichung von einer neunteiligen, viel bebilderten Stern-Serie (19,1975–27,1975).

208 Sontag (1981), S. 5 [Hervorhebung im Original].

209 Brandt (2013), S. 25–7 sowie Braun (2004).

210 Sontag (1981), S. 68 und S. 58.

211 1989 veröffentlichte Sontag eine grundlegend überarbeitete und erweiterte Ausgabe ihres Essays, der nun auch die Krankheit Aids berücksichtigt. In dieser Neuausgabe konzediert Sontag, dass es unmöglich sei, über Krankheit und den Körper zu sprechen, ohne auf Metaphern zurückzugreifen, vgl. dies. (1991), S. 91: »Of course, one cannot think without metaphors. But that does not mean there aren't some metaphors we might well abstain from or try to retire. As, of course, all thinking is interpretation. But that does not mean it isn't sometimes correct to be ›against‹ interpretation.«

212 Henle (1982), S. 56.

213 Der Fragebogen ebenso wie der begleitende Artikel waren ein Vorabdruck von: Teegen (1983a).

214 Laukötter (2019).

215 Oppenheimer (2005).

216 Timmermann (2010).

217 Ders. (2012), S. 167 und Hofer (2014), S. 396.

218 Schaefer u.a. (1977).

219 Cramer u.a. (1977). Auch Michael Wirsching, von 1973–77 Assistenzarzt an der Heidelberger Psychosomatischen Klinik, 1977–81 Oberarzt an der Abteilung für Psychoanalytische Grundlagenforschung und Familientherapie, führte zu diesem Zeitpunkt eine Studie zur psychosomatischen Krebsentstehung durch – ebenso wie Hans Becker, Professor für Psychosomatische Medizin und Psychoanalyse an der Heidelberger Universität. Vgl. u.a. Wirsching (1979) und Becker (1981).

220 Vgl. dazu und zum Folgenden: Buchanan (2010), S. 379f.

221 Aus diesem Grund gibt es keine an der Fakultät aufbewahrte Kopie des Manuskripts. Der Psychologe Manfred Amelang, der Mitglied der Habilitationskommission war, behielt allerdings sein Exemplar mit dem Argument, dass er dieses annotiert habe. Buchanans Informationen fußen im Wesentlichen auf den Angaben Amelangs, vgl. Buchanan (2010), S. 379.

222 Stierlin u.a. (1998), S. 18.

223 Zur Biographie Eysencks: Buchanan (2010).

224 Stierlin u.a. (1998).

225 Buchanan (2010), S. 361–408; Marks (2019) und Pelosi (2019).

226 So z.B. in: Eysenck (1965). Zur Auseinandersetzung um die krebserregende Wirkung des Rauchens: Talley u.a. (2004), speziell zur Debatte in Großbritannien: Timmermann (2007).

227 Buchanan (2010), S. 369f.

228 Ebd., S. 371 und S. 374.

229 Eysenck (1980).

230 Ders. (1987) sowie Buchanan (2010), S. 385f.

231 Zwei der wesentlichen Vorwürfe lauteten: 1. dass Grossarth-Maticek erst 1987 die vollständigen Daten aus den anfänglichen Tests der Heidelberger Universität zur Verfügung

stelle, als bereits Krankheitsdaten erhoben worden seien. Grossarth-Maticek habe auf Vetters Protest hin erwidert, er habe selbst diese Daten schon 1972/73 erhoben und nun erst weitergeben können. Später habe er dann erklärt, die Daten seien von einem zwischenzeitlich verstorbenen Interviewer, der bereits Krankheitsdaten kannte, fälschlich erhoben worden. 2. habe Grossarth-Maticek das komplette Versagen der anfänglich erhobenen Daten im Hinblick auf die Vorhersage von nach 1982 auftretenden Krankheiten damit erklärt, dass die an die Testpersonen vergebenen Codenummern zur Anonymisierung der Daten nach 1982 vertauscht worden seien, so dass die Daten nicht mehr aufeinander bezogen werden könnten. Vgl. Vetter (1991).

232 Fox (1988).

233 Buchanan (2010), S. 387.

234 Amelang (1991).

235 Temoshok (1991).

236 Frentzel-Beyme (1991), S. 292.

237 Pelosi u.a. (1992).

238 Buchanan (2010), S. 396 f. Erst Jahre später erschien ein Artikel im *Spiegel*: Kurz (09. 10. 2002).

239 Grossarth-Maticek (1978), S. 37.

240 Seligman (1990).

241 Goleman (1998) und ders. (1996).

242 Ernst (1989), S. 27.

243 Stierlin u.a. (1998), S. 91f.

244 Holland u.a. (1989).

245 LeShan (1960), S. 313f. [Übersetzung der Autorin].

246 Verres u.a. (1989). Zur unterschiedlichen Entwicklung in Deutschland und den USA vgl. Hitzer u.a. (2016).

247 Ader u.a. (1975). Als Theorie hatte bereits George F. Solomon das Konzept der Psychoneuroimmunologie vorformuliert: Solomon u.a. (1964).

248 Burnet (1970).

249 Ader u.a. (1991).

250 Deutsche Krebshilfe (1990).

251 Hefner u.a. (2012). Als allgemeinverständliche Einführung vgl. Bleif (2013), S. 158–89.

252 Wie anerkannt dieses Wissen heute ist, zeigt nicht zuletzt die Tatsache, dass es inzwischen auch Eingang in die Konversationslexika gefunden hat, vgl. etwa »Krebs«, in: Brockhaus-Enzyklopädie, 19. völlig neu bearbeitete Aufl., Mannheim 1990, S. 453–56.

253 Solomon (2000), S. 276 [Übersetzung der Autorin].

3 KREBS ERKENNEN

1 »ABC News‹ Amy Robach Reveals Breast Cancer After On Air Mammogram«, (https://www.youtube.com/watch?v=K2g6OzkEkKQ, hochgeladen von Good Morning America News am 12. 11. 2013, letzter Zugriff: 27. 03. 2017); »BREAST CANCER: Good Morning America Reporter Amy Robach Diagnosed After On Air Mammogram«, (https://www.youtube.com/watch?v=Qy9jXuT7J5E, hochgeladen von NewsBreaker am 11. 11. 2013, letzter Zugriff: 27. 03. 2017) und »Amy Robach Diagnosed with Breast Cancer«,

(http://abcnews.go.com/GMA/video/amy-robach-breast-cancer-diagnosis-mam mogram-air-change-20848609, letzter Zugriff: 27. 03. 2017). Die anfangs vorgestellte Szene basiert auf diesen Zusammenschnitten ebenso wie aus Informationen, die Amy Robach in späteren Interviews gab.

2 Robach (2015).

3 Gøtzsche u.a. (2013) und Gigerenzer (2015).

4 Pinell (1992), S. 301.

5 Lengwiler u.a. (2010) und Bröckling (2012).

6 Canguilhem (1977), S. 157f.

7 Storm (2017), S. 37.

8 Die Novelle wurde erstmals im Oktober 1887 in *Westermanns Illustrierten Deutschen Monatsheften* veröffentlicht, vgl. Elsaghe (2010b), S. 508.

9 Storm (2017), S. 48.

10 Elsaghe (2010b), S. 517–21.

11 Freund (1878).

12 Moscoso (2014) und Kaartinen (2013).

13 Burney (1975), S. 596–616.

14 Witte (2017).

15 Ackerknecht (1980) und Schmiedebach (2000), vgl. v.a. S. 157–226.

16 Winter (1911), S. 343.

17 Sauerteig (2012) und Laukötter (2012).

18 Atzl u.a. (2012), S. 14f. und Kaiser (1988).

19 *HMS Dreadnought* war der Name eines 1906 gebauten britischen Schlachtschiffs, das zum Prototyp eines neuartigen Kriegsschiffs wurde, das im Gegensatz zu den vorherigen Typen ausschließlich über Waffen schweren Kalibers verfügte. Das Czerny-Zitat entstammt einer anlässlich der *Hygiene-Ausstellung* herausgegebenen Sondernummer der weit verbreiteten *Illustrirten Zeitung*: Czerny (1911), S. 19.

20 Roth (1990), S. 59–64 und Fleischhacker (2002), S. 216.

21 Nikolow (2015), S. 15.

22 Jordanova (1989).

23 Gruppe Krebs (1911), S. 14.

24 Winter (1911), S. 349.

25 Ebd., S. 344, S. 346 und S. 353.

26 Ebd., S. 351.

27 »Krebs-Merkblatt zur Aufklärung des Volkes über die Krebskrankheit«. Bundesarchiv Berlin-Lichterfelde BArch R 86/850.

28 Winter (1911), S. 359.

29 Ebd., S. 358.

30 Ebd., S. 351f.

31 Hitzer (2014a), S. 174f.

32 Wassmann (2005).

33 Hitzer (2014a), S. 176f.

34 Krebs-Merkblatt zur Aufklärung des Volkes über die Krebskrankheit, bearbeitet von Dr. Alfred Pinkuß, Berlin, hg. vom Deutschen Zentralkomitee zur Erforschung und Bekämpfung der Krebskrankheit e.V., Berlin 1911. Bundesarchiv Berlin-Lichterfelde BArch

R 86/850. Eine zweite Auflage erschien bereits 1911. 1921 wurde es erneut, nun aber mit deutlichen Veränderungen wieder aufgelegt, BArch R 1501/111968, Bl. 38–41.

35 Bernhard Kroenig, Gr. Oberhebarzt für die Kreise Freiburg, Lörrach und Waldshut, Schreiben an das Gr. Ministerium des Innern in Karlsruhe. Freiburg, den 18. Februar 1913. BArch R 1501/111967, Bl. 190–2.

36 Ebd.

37 Der Präsident des Kaiserlichen Gesundheitsamtes, Berichterstatter Dr. Hamel, Schreiben: betrifft Krebsmerkblatt. Berlin, den 21. Mai 1913. BArch R 1501/111967, Bl. 208–12.

38 Toon (2007) und Snelders u. a. (2006).

39 Niederschrift über die Sitzung des Präsidiums des Reichsausschusses für Krebsbekämpfung am 30. Januar 1932 in Berlin. BArch B142/412, Bl. 256–66. Eine Tafel der vom Hygiene-Museum Dresden verantworteten Wanderausstellung »Kampf dem Krebs« (1931) wies mit einer anschaulichen Grafik die Zeit zwischen dem 45. und dem 60. Lebensjahr als Haupterkrankungszeit aus: DHMD 2001/247.65.

40 Ferdinand Blumenthal, Die Bekämpfung des Krebses, in: Blätter des Deutschen Roten Kreuzes 7, 10 (1928), S. 3–9, S. 7. BArch R 1501/126318, Bl. 75.

41 Mißriegler (1936), S. 661f.

42 Niederschrift über die Sitzung zwecks Gründung eines ostpreussischen Landesausschusses zur Bekämpfung des Krebses, am Dienstag, den 17. November 1931 im Landeshaus. BArch R 36/1391.

43 Sitzung des Arbeitsausschusses des badischen Landesverbands zur Bekämpfung des Krebses. Mannheim, den 9. November 1929. UAH H-III-051/2.

44 Entwurf einer Fürsorgestelle für Krebskranke von Ernst von Leyden, am 15. Juli 1904 der Königl. Charité-Direktion überreicht. HU Archiv Charité-Direktion, 955, Bl. 2–4 sowie Entwurf zur Organisation des Instituts für Krebsforschung in der Charité. Berlin, den 22. 12. 1914. HU Archiv Charité-Direktion, 950, Bl. 117–19, hier Bl. 117.

45 Sitzung des Arbeitsausschusses des badischen Landesverbands zur Bekämpfung des Krebses. Mannheim, den 9. November 1929. UAH H-III-051/2.

46 Krebs-Merkblatt (1911), S. 7 und dass. (1921), S. 4.

47 Dass. (1911), S. 10.

48 Hering u. a. (2002), S. 29–50 und S. 55–98.

49 Hitzer (2010), S. 19f.

50 Krebs-Merkblatt (1911), S. 10.

51 Anonym, Der Krebserreger entdeckt?, in: Dresdner Neueste Nachrichten 167 (19.7.1925); Anonym, Der Krebserreger – eine deutsche Entdeckung? Haben die Engländer deutsche Arbeiten benutzt? Ein Gelehrtenstreit, in: Berliner Tageblatt (Morgen), 362 (2. 8. 1925); Anonym, Der Krebserreger entdeckt?, in: Volkszeitung Dresden 136 (13. 6. 1924). Alle Artikel als Ausschnitte in: Hauptstaatsarchiv Dresden [HSTA D] 10702, Nr. 1318.

52 Gebhard (1929), S. 309 und Quervain (1929).

53 Vogel (1926a), S. 21.

54 Schnalke (1995), S. 15–24 sowie ders. (1994).

55 Hahn (1994), S. 39. Dort auch zum Folgenden.

56 Gruppe Krebs (1911).

57 Sauerteig (1994).

58 Vogel (1926b), S. 12.

59 Popitz (26. 09. 1922) und Anonym (07. 01. 1923).

60 So beklagte Ferdinand Blumenthal 1931, dass die Patienten oft eine Operation, deren Folgen sie fürchteten, ablehnten, dafür aber glaubten, jede Krebserkrankung könnte ohne große Nebenwirkungen durch Bestrahlung geheilt werden, vgl. ders., Krebsfilm, Krebsaufklärung, Krebsbekämpfung, in: Sonderdruck. Medizinische Klinik 1 (1931), S. 38f, hier S. 39. BArch R 86/2584.

61 Blumenthal (1931), S. 811f.

62 »Zu spät!« Die Schallplatte im »Kampf dem Krebs«, in: Volkszeitung Berlin (23. 2. 1932). HSTA D 13658, Nr. Z 2, Bd. 2, Bl. 74.

63 Dr. Schadendorf, Die Bühne im Dienste der Volkshygiene, in: Hygienischer Wegweiser 5, 2 (1930), S. 50–52, hier S. 51, und Die Bühne im Dienste der Volksgesundheit. HSTA D 13686, Nr. 106, Bl. 23f.

64 Schadendorf (1930), S. 51. Ähnlich schon: Thomalla (1922), S. 591f.

65 Sägmüller (März 1933), S. 112.

66 Eine Textfassung dieses von einem Autorenduo namens Müller Manger und Schrank-Telfan verfassten Stückes liegt leider nicht mehr vor. Eine ungefähre Vorstellung des Handlungsablaufs ergibt sich aus den verschiedenen Aufführungskritiken: »Die Tragödie des Arztes«. Uraufführung durch die »Bühne für Volkshygiene« im Staatlichen Schauspielhaus, Berlin, in: Die Medizinische Welt 12 (1930), S. 422, und in: Münchener Medizinische Wochenschrift 11 (1930), S. 471, beide in: HSTA D 13686, Nr. 106, Bl. 6+7 sowie Schadendorf (1930).

67 Kleine Blicke in die große Ausstellung, in: Dresdner Anzeiger 243 (25. 5. 1930), S. 5f. HSTA D 10702, Nr. 1317.

68 Frevert (2011), S. 37.

69 Cantor (2009).

70 Der Film, ursprünglich nur Krebs betitelt, wurde spätestens seit 1933 ebenso wie die Wanderausstellung »Kampf dem Krebs« genannt, vgl. Gebhard (1933), S. 52.

71 Neubert (1930), S. 292.

72 Dieser 1018 m lange Tonfilm trug den Namen »Kampf dem Krebs« und sollte im Anschluss an einen Vortrag ausgestrahlt werden. Trotz intensiver Recherche konnte keine Kopie des Filmes gefunden werden. Allerdings ist eine der ehemals drei Zensurkarten (vom 26. 08. 1936) erhalten, die eine kurze Synopse des Filmes beinhaltet: Bundesarchiv Filmarchiv B.43197. Als »sehr schonend« und für ein »taktvolles« Vorgehen geeignet wurde dieser Film bezeichnet in: Reichsausschuss für Krebsbekämpfung, Mitteilungen des Reichsausschusses für Krebsbekämpfung. Bericht über eine außerordentliche Tagung der Reichsarbeitsgemeinschaft und des Reichsausschusses für Krebsbekämpfung in Berlin, in: Zeitschrift für Krebsforschung 46, 1 (1937), S. 306–12, hier S. 310. BArch B 142/412, Bl. 308, RS-311.

73 Neubert (1930), S. 292. Vgl. dazu auch: Laukötter (2010), S. 68.

74 Sanitätsrat Dr. Hartkopf, Köln, Alte und neue Wege zur Bekämpfung der Krebskrankheit, in: Kölnische Zeitung 467 (4. 7. 1924). HSTA D 10702, Nr. 1318.

75 Vgl. z. B. Schreiben des Max Liebecher, Dresden, an den Reichskanzler Adolf Hitler, den 8. Februar 1934, der fordert, Frauen Reihenuntersuchungen nicht nur kostenlos anzubieten, sondern sie zum Besuch dieser Untersuchungen zu verpflichten. Zum Erfolg der Ausstellung, von der wegen der großen Nachfrage 1933 ein zweites Verleihexemplar angefertigt wurde und die z. B. im Berliner Europa-Haus 1932 51 000 Menschen besuchten,

vgl. Protokoll des geschäftsführenden Ausschusses des Hygiene-Museums. Dresden, 21. März 1932, vom 2. Dezember 1932 sowie vom 27. März 1933. HSTA D 13686, Nr. 52, Bl. 84, 91 und 92.

76 Vgl. Ferdinand Blumenthal, Krebsfilm, Krebsaufklärung, Krebsbekämpfung, in: Medizinische Klinik 1 (1931), S. 38 f., hier S. 39. Zum zeitlichen »Vorsprung« Deutschlands im Vergleich mit den amerikanischen Kampagnen vgl. Proctor (2002), S. 43.

77 Sowohl in der Wanderausstellung von 1931 als auch in der überarbeiteten Version von 1939 sowie in der Ausstellung »Ewiges Volk« von 1937 wurde vor dem »schlechten« Rat der Nachbarin oder Freundin gewarnt, die den »Kurpfuscher« empfahl oder Symptome verharmloste – wie auch in dem auf der *II. Internationalen Hygiene-Ausstellung* 1930 gezeigten Drehbühnenspiel.

78 Hier wäre unter Umständen ein Zusammenhang mit der insbesondere im Kaiserreich geradezu obsessiven Beschäftigung mit der vermuteten Masturbation von männlichen Jugendlichen zu erkennen, die immer wieder von Ärzten, Sozialhygienikern, Pädagogen und Theologen als extrem gesundheitsschädlich gebrandmarkt wurde, vgl. als Überblick zur Onaniegeschichte des 18. und 19. Jahrhunderts: Martschukat u. a. (2008), S. 149–51.

79 Vgl. ein Plakat aus »Kampf dem Krebs« (1931), das einen Mechaniker bei der Reparatur eines Autos zeigt: DHMD 2001/247.79. Das gleiche Plakat wurde auch in der Ausstellung »Die Frau als Gattin und Mutter« (1933) gezeigt: DHMD 2001/246.165. Die überarbeitete Version von »Kampf dem Krebs« (1939) präsentierte dagegen einen Arbeiter neben einer Maschine (Druckerpresse?) unter dem Titel: »Gesundsein ist Pflicht«: DHMD 2001/248.21.

80 Vgl. das entsprechende Plakat aus der 1939 überarbeiteten Wanderausstellung »Kampf dem Krebs«, DHMD 2001/248.37.

81 Direktor Dr. Frey, Reichsgesundheitsamt, Hygienische Volksbelehrung, in: Vossische Zeitung 456 (27. 9. 1929), 10. HSTA D 10702, Nr. 1317.

82 Zur Diskussion über ein Krebsgesetz vgl. Atzl u. a. (2012), S. 59 f. und Proctor (2002), S. 56 f.

83 Schreiben des Stellvertretenden Geschäftsführers des Reichsausschusses vom 12. November 1933. BArch R 36/1389.

84 A. Läwen, Propaganda, Laienaufklärung und Reihenuntersuchungen im Kampfe gegen den Krebs in Ostpreußen, in (S. 7–20): Verhandlungen der Deutschen Reichsarbeitsgemeinschaft für Krebsbekämpfung auf der Tagung in München am 12. und 13. Mai 1939, in: Monatsschrift für Krebsbekämpfung 7 (1939), S. 1–48. BArch B 142/412, Bl. 320–344.

85 Atzl u. a. (2012), S. 60.

86 Anonym, Verhandlungen der Deutschen Reichsarbeitsgemeinschaft für Krebsbekämpfung auf der Tagung in München am 12. und 13. Mai 1939, in: Monatsschrift für Krebsbekämpfung 7 (1939), S. 1–48, BArch B 142/412, Bl. 320–44, hier S. 13.

87 DHMD 2001/247.14.

88 Beide Plakate aus der Wanderausstellung des Dresdner Hygiene-Museums »Kampf dem Krebs« (um 1931), DHMD 2001/247.1 + 2.

89 Hallig u. a. (2005) und Süß (2003).

90 »Gesundsein ist Pflicht«: DHMD 2001/248.21. Vgl. Beddies (2010).

91 Eckart (2012), S. 171–3.

92 John (15. 6. 1930).

93 DHMD 2001/247.93.

94 Köhn-Behrens (1940), S. 246.

95 Lickint (1929) und ders. (1939).

96 Proctor (2002), S. 214–9.

97 Pinell (1992), S. 268–70 und S. 312–7 sowie Proctor (2002), S. 59.

98 Virchow (1871), S. 408. Vgl. dazu Johach (2008).

99 Von diesen Diapositiven berichtete 1997 der britische Mediziner Richard Doll, der diese Vorlesung 1936 als Student besucht hatte, dem Historiker Robert Proctor, vgl. ders. (2002), S. 59 f. und S. 330. Vermutlich handelte es sich dabei um die seit dem Wintersemester 1935/36 von Holfelder gemeinsam mit dem Chirurgen Victor Schmieden bestrittene Vorlesung für Studierende und Ärzte zu »Diagnostik und Therapie der Krebskrankheiten mit Krankenvorstellungen«, vgl. die vom Universitätsarchiv Frankfurt digitalisierten Vorlesungsverzeichnisse: ⟨http://publikationen.ub.unifrank furt. de/solrsearch/index/search/searchtype/collection/id/17036/start/100/rows/100/ sortfield/year/sortorder/desc, letzter Zugriff: 27. 03. 2017⟩.

100 Bundesfilmarchiv B 55709.

101 Fröhlich (1987), S. 651. Vgl. auch die handschriftliche Notiz, aller Wahrscheinlichkeit nach von Goebbels selbst geschrieben, auf dem Schreiben: Direktor Pro. Dem Herrn Minister. Berlin, den 27. Februar 1942. BArch NS 18/349, Bl. 198.

102 Notiz für Pg. Tießler. 17. Juli 1942. BArch NS 18/349, Bl. 196 f.

103 Ebd.

104 Büro Tießler, Brief: An Pg. Guszmann über Abteilung Pro. Berlin W. 8, den 24. Juli 1942. BArch NS 18/349, Bl. 195.

105 Notiz für Pg. Bühler. Berlin, den 28. Januar 1943. Ti/Sp/As. BArch NS 18/349, Bl. 190 sowie Notiz für Pg. Tießler. 17. Juli 1942. BArch NS 18/349, Bl. 196 f.

106 »Kurt Blome«, in: Klee (2003), S. 54 sowie zu Holfelder vgl. ebd. den Eintrag auf S. 267 sowie: Süß (2003), S. 292–310.

107 Mann (1922), Zitat S. 67.

108 Wagner (1938), S. 551 und S. 555.

109 Kötschau (1938), S. 35 f. Vgl. dazu auch Süß (2003), S. 294.

110 Galen (1988), S. 876.

111 Süß (2003), S. 295 f., Jütte (2011), S. 214–55 sowie Roques (1941), S. 373. Vgl. dazu auch Madarász (2010a), S. 155 f.

112 Süß (2003), S. 300–2 und S. 308.

113 Bayer u.a. (1953). Vgl. auch Arndt (2009); Moser (2002), S. 151–201; Lindner (2004); Woelk u.a. (2002), S. 33–44; Schleiermacher (2005), S. 1 f. sowie speziell zur amerikanischen Besatzungszone: Ellerbrock (2004). Zur Gesundheitspolitik in der britischen Besatzungszone vgl. Woelk (2002); Linek (2016), S. 26–38.

114 Thießen (2013), S. 414 und S. 417 und Madarász (2010b), S. 314.

115 Dr. med. Robert Ganse, Die hauptsächlichen Krebserkrankungen der Frau (Schriftenreihe des Deutschen Hygiene-Museums Dresden, Heft 1), Dresden o.J. [1956/57], S. 13 f. Dieser Absatz wurde erst in die zweite, um 1957 veröffentlichte Auflage der Broschüre eingefügt, die 1952 erstmals unter dem Titel »Die wichtigsten Krebserkrankungen der Frau« herausgegeben wurde und in den 1950er Jahren eine der meistverkauften Broschüren des Hygiene-Museums war. Allein 1954 wurden 57 000 Exemplare der Broschüre ausgegeben, vgl. Roeßiger (2002d), S. 28 sowie DHMD 2001/287.

116 Wanderausstellungen »Wie werde ich 100 Jahre alt« und »Gesund leben – lange leben«, 1959. Dokumentation, Zusammenstellung, Zeitungsartikel, Begleitvorträge/Ankündigungen, Fotografien von Ausstellungstafeln. HSTA D 13658, Nr. Au 163 b sowie DHMD 2001/1656.

117 Dies steht im Widerspruch zu den in den Publikationen des Hygiene-Museums abgedruckten Filmexposés, in denen von einem »anfänglichen Schreckensszenario« die Rede ist. Tatsächlich folgt auf die hier beschriebene Szene eine Rückblende in die Vergangenheit, in der Krankheit – erst die Pest, dann der Krebs – Schrecken verbreitet hätten. Warum die eigentliche Anfangssequenz in der Filmbeschreibung nicht auftaucht, erscheint rätselhaft, da sie diesen Film deutlich von allen früheren Krebsfilmen, aber auch von vielen zu gleicher Zeit etwa in den USA entstandenen Filmen unterscheidet. Vgl. Roeßiger (2002a), S. 132.

118 Szenarium für einen Film der Serie »Wegweiser Gesundheit«, Arbeitstitel »Emotionen«, 17.7.1975. HSTA D 13658, F VIII, Nr. 17.

119 Eigene Transkription des Filmes *Rechtzeitig – eine Mahnung des Lebens* (1956).

120 Eigene Transkription des Filmes *Rechtzeitig – eine Mahnung des Lebens* (1956).

121 Roeßiger (2002c), S. 78 und Bisch, Dr. E., Görlitz, Krebsprophylaxe der Frau, in: Alles für Deine Gesundheit 7 (1956), HSTA D 13658, Nr. Z 7.

122 Zitiert nach: Roeßiger (2002d), S. 28.

123 Madarász (2010b), S. 314 und Thießen (2013), S. 414 f.

124 Roeßiger (2002c), S. 78.

125 Zur Beteiligung Hinselmanns an KZ-Versuchen, die dem Nachweis der Nützlichkeit des Kolposkops dienten: Hübner (2012).

126 Essig und Jod dienen bei der Kolposkopie der Sichtbarmachung veränderter Zellen, da diese sich im Gegensatz zu gesunden Zellen unter dem Einfluss von Essigsäure weißlich verfärben, nach dem Auftupfen von Jod dagegen unverändert bleiben, während sich gesunde Zellen braun färben.

127 Bisch, Dr. E., Görlitz, Krebsprophylaxe der Frau, in: Alles für Deine Gesundheit 7 (1956), HSTA D 13658, Nr. Z 7.

128 Thomas Etzemüller, Social Engineering, Version: 1.0, in: Docupedia-Zeitgeschichte, (11. 02. 2010), (http://docupedia. de/zg/Social_engineering, letzter Zugriff: 27. 03. 2017); Hagner (2008) und Erickson u.a. (2013).

129 Vgl. zu den USA, wo erst nach 1945 Bemühungen einsetzten, die Selbstuntersuchung zu propagieren, die dann aber gleich filmisch als Technik vermittelt wurde: Gardner (2006), S. 110–20.

130 Dr. med. E. Geyer, Wie kann jede Frau zur Früherkennung von Brustgeschwülsten beitragen, in: Alles für Deine Gesundheit 1 (1959). HSTA D 13658, Nr. Z 7.

131 Vgl. Löwy (2010), S. 127–30.

132 Dunn (1953).

133 Petersen (1955), S. 102.

134 Löwy (2010), S. 129 f.

135 Referat IV 3: Vermerk betr. Aufklärungsfilm »Krebs«. Bonn, den 8. Juni 1953. BArch B 142/410, Bl. 159.

136 Madarász (2010b), S. 313.

137 Eigene Transkription.

138 BArch B 142/4093, Bl. 209. Ikonographisch griff das Merkblatt den Zeigefinger *Uncle Sams* als Nationalallegorie der USA auf, wie ihn das weltweit bekannte Rekrutierungsplakat des amerikanischen Militärs aus dem Ersten Weltkrieg gezeigt hatte.

139 Madarász (2010b), S. 313.

140 Timmermann (2010).

141 Krebs ist heilbar wenn … Beitrag der Sendung »Gesundheitsmagazin Praxis« (ZDF), ausgestrahlt am 02.10.1964.

142 Brief von Dr. Schmidt, Geschäftsführer des Landesausschusses für gesundheitliche Volksbelehrung Baden-Württemberg e.V. an Direktor Hammer, Landesbildstelle Baden. 3.11.1967. BArch B 310/18.

143 Schildt u.a. (2009), S. 277–302.

144 Lerner (2001), S. 271.

145 Stoff (2004), S. 186–8 und Duttweiler (2007), S. 11f.

146 Antonovsky (1997).

147 Löwy (2011), S. 90f.

148 Bis heute ist es umstritten, inwiefern der Rückgang der Erkrankungsraten auf den Pap-Test und das Früherkennungsprogramm zurückzuführen ist, vgl. Becker (2003), S. 695f.

149 Lerner (2001), S. 49f.

150 Rundschreiben 5/52 des Deutschen Zentralauschusses für Krebsbekämpfung und Krebsforschung. Braunschweig, den 2. Juli 1952. BArch B 142/412, Bl. 148.

151 Beitrag »Männer: Sorgenkinder der Vorsorge«, in: Gesundheitsmagazin Praxis, ausgestrahlt am 12.3.1973 und Brief des ZDF an Dr. Hillebrand, Bundesministerium für Arbeit und Sozialordnung. Mainz, 19. Februar 1973. BArch B 149/13375, Bl. 351–7.

152 Verres (1977).

153 Krebs. Aufklärung, Früherkennung, Vorsorge. Grundlage für die Entwicklung einer Broschüre. Studie des Item, Institut für Markt-, Motiv- und Werbeforschung GmbH, im Auftrag der Bundeszentrale für gesundheitliche Aufklärung, abgegeben am 29. August 1975. BArch B 310/764.

154 Informationsmaterial der Krankenkassen zu Krebs- und Kinderfrüherkennungs- und Vorsorgeuntersuchungen, gesammelt vom Ministerium für Arbeit und Sozialordnung, 1973. BArch B 149/13376, Bl. 49–114.

155 Roeßiger (2002d), S. 29.

156 Konzeption zu einem Fünf-Minuten-Film zum Thema »Jugend und Tabakmißbrauch«, 30.6.1975. HSTA D 13658, FV, Bd. 2, Nr. 23, Bl. 362.

157 Exposé für einen Auftragsfilm des Deutschen Hygiene-Museums (Kundi-Nichtraucher) mit dem Arbeitstitel: »Das Märchen vom rauchenden Wolf«, 15.3. 1985. HSTA D 13658, F VIII, Nr. 14.

158 Film *Der Siebente*, 13 Minuten, DHMD 2001/1669.

159 Roeßiger (2002b), S. 103 und S. 95.

160 Berufsverband der Frauenärzte in Kooperation mit *Brigitte*, der Deutschen Krebshilfe und dem Deutschen Ärztinnenbund, Aus der Praxis 15. Brustkrebs-Früherkennung. DHMD 2001/1598.

161 Anonym (1978a).

162 Batelle-Institut (1975), S. 20.

163 Vgl. Bundesärztekammer (1978).

164 Whitmore (1963), S. 1129 [Übersetzung der Autorin]. Hackethal zitierte Whitmore im vierten Teil der Spiegel-Serie 44 (1978), allerdings mit nicht ganz korrekter Angabe der Heftnummer und Seitenzahl (119 statt 1119), vgl. Hackethal (1978b), S. 216.

165 Ebd., S. 215 f.

166 Hackethal (1978a), hier S. 214. Auch neueste Berechnungen belegen eine seit 1970 ansteigende Sterberate bei Prostatakrebs, über deren Ursachen die Meinungen allerdings nach wie vor auseinandergehen. Seit den 1990er Jahren fällt die Mortalitätsrate langsam, während die Erkrankungsrate weiter ansteigt. Eine sehr ähnliche Entwicklung lässt sich für die Inzidenz- und Mortalitätsraten bei Brustkrebs feststellen, vgl. Haberland u.a. (2015), S. 3 f. Dementsprechend kommen auch neuere Studien zu dem Ergebnis, dass die Früherkennung durch Tastuntersuchung, die sogenannte *digital rectal examination*, die Sterblichkeit an Prostatakrebs nicht reduziert hat: Becker (2003), S. 693.

167 Bundesärztekammer (1978).

168 Anonym (1978b); Klosterhalfen (1978).

169 Krokowski (1978).

170 OLG Düsseldorf (1980).

171 Schmidsberger (1980).

172 Becker (2003), S. 693, S. 696 und S. 698.

173 Ebd., S. 697.

174 Nyström u.a. (2002); Wegwarth (2015) und Arkes u.a. (2012).

175 69 Prozent der Frauen, denen die Diagnose invasives Zervixkarzinom gestellt wird, leben fünf Jahre nach der Diagnose noch. In absoluten Zahlen bedeutet das, dass 1600 Frauen im Jahr daran sterben, vgl. Robert-Koch-Institut, Gebärmutterhalskrebs (Zervixkarzinom), in: Zentrum für Krebsregisterdaten (Stand:17. 12. 2015), (http://www.krebsdaten.de/ Krebs/DE/Content/Krebsarten/Gebaermutterhalskrebs/gebaermutterhalskrebs_node. html, letzter Zugriff: 27. 03. 2017). Vor allem in den Entwicklungsländern sterben allerdings nach wie vor viele Frauen am Zervixkarzinom, vgl. Löwy (2011), S. 155–75.

176 Wewetzer (24. 2. 2016).

4 ÜBER KREBS SPRECHEN

1 Link (2014), S. 47–51.

2 Ebd., S. 48. Tavor, das den Wirkstoff Lorazepam aus der Gruppe der Benzodiazepine enthält, hat ein hohes Suchtpotential, kann also psychisch und physisch abhängig machen. Die dauerhafte Gabe von Tavor kann also zum Teil auch auf die aus der Langzeiteinnnahme resultierende Abhängigkeit zurückzuführen sein.

3 https://www.krebsinformationsdienst.de/grundlagen/krebsstatistiken.php, letzter Zugriff: 03. 04. 2019.

4 Tautfest (02. 06. 2001).

5 Bartens (05./06. 11. 2011).

6 Maio (2009), S. 976.

7 Rieff (2009), S. 6–11.

8 Bartens (05./06. 11. 2011) und Wolf (1994), S. 120.

9 Müller (2013).

10 Die jüngste Darstellung der Krankheit Friedrichs findet sich ebd., S. 258–309. Zwei ältere Bücher gehen mehr ins Detail: Freund (1966) und Wolf (1958).

11 Gerhardt (1888), S. 2 f.

12 Welche Operation Bergmann plante, ist nicht eindeutig zu klären. In der nachträglichen Rechtfertigungsschrift behauptete er, eine Laryngofissur, das ist eine Spaltung des Kehlkopfs, vorgeschlagen zu haben. Es ist allerdings sehr wahrscheinlich, dass dies eine nachträgliche Schutzbehauptung war, da nach damaligem medizinischem Wissensstand die einzig angeratene Operation die wesentlich risikoreichere Larynxexstirpation Therapie der Wahl gewesen wäre. Vgl. dazu Wolf (1958), S. 3–7.

13 Müller (2013), S. 261 f.

14 Deutscher Reichs-Anzeiger und Königlich Preußischer Staats-Anzeiger 266 (12. 11. 1887) und 268 (15. 11. 1887), S. 1.

15 Anonym (07. 01. 1888) [Übersetzung der Autorin].

16 Vgl. Virchow (23. 02. 1888).

17 Deutscher Reichs-Anzeiger und Königlich Preußischer Staats-Anzeiger 7 (09. 01. 1888, abends), S. 1.

18 Vgl. Mackenzie (18. 02. 1888) [Übersetzung der Autorin].

19 Anonym (09. 06. 1888) [Übersetzung der Autorin].

20 Anonym (1888b).

21 Mackenzie (1888).

22 Baumgart (2012), S. 526–34.

23 Mackenzie (1888), S. 19 f. [Übersetzung der Autorin].

24 Nolte (2016), S. 114 und Elkeles (1989).

25 Brief vom 17. Mai 1887, in: Ponsonby (1928), S. 257 f.

26 Brief vom 19. Mai 1887, in: Ponsonby (1928), S. 263.

27 Wolf (1958), S. 90–5.

28 Brief vom 19. Mai 1887, in: Ponsonby (1928), S. 263 und Bismarck (1898), S. 306.

29 Nolte (2006); Noack (2004), S. 17–9 und Nolte (2008), S. 102.

30 Brief vom 19. Mai 1887, in: Ponsonby (1928), S. 263.

31 Wolf (1958), S. 99.

32 Brief vom 20. Mai 1887, in: Ponsonby (1928), S. 264 und Bismarck (1898), S. 306.

33 Noack (2004), S. 26–43 und Maehle (2000), S. 213 f.

34 Brief vom 17. Mai 1887, in: Ponsonby (1928), S. 258.

35 Freund (1966), S. 69 f.

36 Zu einer ähnlichen Einschätzung kommt Müller (2013), S. 264 f.

37 Mackenzie (1888), S. 29 f. [Übersetzung der Autorin].

38 Mackenzie (1880), S. 248–50 [Übersetzung der Autorin].

39 Müller (2013), S. 265 und Wolf (1958), S. 53–9.

40 Mackenzie (1888), S. 66 f. [Übersetzung der Autorin].

41 Baumgart (2012), S. 554.

42 Mackenzie (1888), S. 72; Baumgart (2012), S. 555 und Bericht des Professor Schrötter, in: Anonym (1888a), S. 43.

43 Dort hieß es: »Somit werde ich wohl mein Haus bestellen müssen.« Baumgart (2012), S. 555.

44 Mackenzie (1888), S. 73 sowie Schrötter, in: Anonym (1888a), S. 44.

45 Mackenzie (1888), S. 73 [Übersetzung der Autorin].

46 Ebd., S. 158 und S. 172. Dass Friedrich diese Hinweise verstand, ohne dass er Mackenzie

gegenüber direkt von seinem Sterben redete, zeigt etwa die Tatsache, dass das Kronprinzenpaar im Mai und Juni 1888 vertrauliche Papiere zu Viktorias Mutter nach England bringen ließ, wo sie bereits im Juli 1887 anlässlich ihrer Englandreise drei mit Dokumenten gefüllte Truhen deponiert hatten, vgl. Müller (2013), S. 312.

47 Mackenzie (1888), S. 66 [Übersetzung der Autorin].

48 Anonym (10. 06. 1888).

49 Mackenzie (1880), S. 250

50 Gerhardt (1888), S. 11 und Baumgart (2012), S. 542–52 und S. 562.

51 Bourke (2014), S. 285–7.

52 Freund (1966), S. 291–393.

53 So kommentierte Mackenzie rückblickend Virchows zweites Gutachten vom 9. Juni 1887 mit den Worten: »It must be borne in mind that Virchow, knowing that his report would come under the eyes of the patient, was naturally anxious to make it as favourable as he could consistently with truth.«, vgl. Mackenzie (1888), S. 34.

54 Wolf (1958), S. 33 f.

55 Mackenzie (1888), S. 185 f. [Übersetzung der Autorin].

56 Baumgart (2012), S. 554 (04. 11. 1887).

57 Ebd., S. 555 (11. 11. 1887).

58 Werner (1913), S. 502; Curtius (1903), S. 675 f. und Poschinger (1899), S. 432 f.

59 Wolf (1958), S. 94.

60 Werner (1913), S. 526; Helmholtz (1929), S. 310.

61 Wolf (1958), S. 104–15.

62 Anonym (12. 11. 1887).

63 Wolf (1958), S. 116 f.; Schaeffer (1890) und Fraenkel (1897), S. 364.

64 Anonym (18. 06. 1888).

65 Haeberlin (1925), S. 108.

66 Sabisch (2007); Elkeles (1996) sowie dies. (2001).

67 Noack (2004), S. 19 f.

68 Hufeland (1837), S. 502.

69 Nolte (2008), S. 116–28.

70 Hitzer (2011), S. 127–34.

71 Duncan (1886), S. 16 f., zitiert nach Browne (1894), S. 23 [Übersetzung der Autorin].

72 Noack (2004), S. 21.

73 Oppenheim (1892).

74 Eugen Leidig, Brief von Dr. Eugen Leidig an die Redaktion, in: Nationalzeitung (05. 07. 1891). GStA PK I. HA Rep. 76 VIII B Nr. 3846, Bl. 16.

75 Anonym, Ein chirurgisches Verbrechen, in: Nationalzeitung (01. 07. 1891) und Medizinisches Verbrechen, in: Das Rhein-Journal, 06. 07. 1891. GStA PK I. HA Rep. 76 VIII B Nr. 3846, Bl. 3 f.

76 Brief des Magistrat hiesiger Königl. Haupt- & Residenzstadt an den Minister des geistlichen Unterrichts & Medizinalangelegenheiten vom 13. Juli 1891. GStA PK I. HA Rep. 76 VIII B Nr. 3846, Bl. 17.

77 GStA PK I. HA Rep. 76 VIII B Nr. 3846, Bl. 18–29.

78 Leidig, Brief GStA PK I. HA Rep. 76, VIII B Nr. 3846, Bl. 16.

79 GStA PK I. HA Rep. 76 VIII B Nr. 3846, Bl. 23 RS.

80 GStA PK I. HA Rep. 76 VIII B Nr. 3846, Bl. 24 VS.

81 Noack (2004), S. 23.

82 Oppenheim (1892), S. 21.

83 Noack (2004), S. 17–147 und Elkeles (1989).

84 III. Zivilsenat (1912), S. 434.

85 Katz (1984) und dazu relativierend: Nolte (2006), S. 82–4.

86 Moll (1902) sowie Maehle (2012) und ders. (2001).

87 Moll (1902), S. 33–183.

88 Ebd., S. 219.

89 Ebd., S. 121, S. 123 und S. 213.

90 Ebd., S. 212 f.

91 Ebd., S. 125.

92 Ebd., S. 214.

93 Ebd., S. 216.

94 Ebd., S. 217–9.

95 Ebd., S. 122 f. und S. 217.

96 Ders. (28. 5. 1916).

97 Krecke (1932), S. 108.

98 Ebd., S. 65 und S. 57.

99 Michl (2014) sowie dies. u. a. (2009).

100 Krecke (1932), S. 58 und S. 108.

101 Czerny (1912), S. 2–4.

102 Voswinckel (2014), S. 9 f.

103 M. (08. 06. 1903).

104 Abschrift eines Schreibens von Prof. Dr. Klemperer an die Königliche Charité-Direktion. Berlin, den 21. August 1911. HU Archiv, Charité-Direktion, 949, Bl. 293.

105 Ferdinand Blumenthal, Brief an die Königliche Charité-Direktion. Berlin, den 5. Mai 1915. HU Archiv, Charité-Direktion, 950, Bl. 135 f.

106 Ferdinand Blumenthal, Bericht über das Institut für Krebsforschung, gerichtet an den Minister für geistliche, Unterrichts- und Medizinal-Angelegenheiten. Berlin, den 21. Juni 1915. HU Archiv, Charité-Direktion, 950, Bl. 152.

107 Czerny (1912), S. 11.

108 Ebd., S. 11 f.

109 Schreiben des Oberbürgermeisters an die Bezirksbürgermeister der Verwaltungsbezirke 2, 3, 5–9, 11, 14, 16–20. Berlin, den 2. Mai 1935. LAB A Rep. 003–04–03, Nr. 143.

110 Blumenthal (1930).

111 Mißriegler (1938), S. 470 f.

112 Krecke (1932), S. 60, S. 109 und S. 129 f. sowie Schulte (1937), S. 327.

113 Seyfarth (1935), S. 61. Der im renommierten Thieme-Verlag publizierte »Ärzte-Knigge« wurde bis 1946 insgesamt fünfmal neu aufgelegt.

114 Brief der Luise B., Altona, an den Präsidenten vom Reichsgesundheitsamt Professor Dr. Reiter. Altona, den 3. Januar 1934. BArch R 86/4136, Bl. 96–98, hier Bl. 96 RS.

115 Brief Prof. Dr. med. H. Erbsen an Prof. Dr. med. Bauer. Saarbrücken, 11. 04. 1944. UAH, vorläufige Signatur: Acc. 11/02 (Chirurgische Klinik), Best. 2, 1944, KrBl 95.

116 UAH, vorläufige Signatur: Acc. 11/02 (Chirurgische Klinik), Best. 2, 1944, KrBl 95.

117 Brief von K.H. Bauer an Professor Dr. Noetzel, Saarbrücken. Heidelberg, 06. 05. 1944. UAH, vorläufige Signatur: Acc. 11/02 (Chirurgische Klinik), Best. 2,1944, KrBl 95.

118 Pantopon ist ein schmerzstillendes Opiumpräparat, das 1909 von der Pharmafirma Hoffmann-La Roche auf den Markt gebracht worden war und weniger stark auf das Atemzentrum wirkte als Morphium. Zur Wirkungsweise vgl. Winternitz (1912).

119 Brief von Lotte K. an Professor Karl Heinrich Bauer. A. am Starnberger See, undatiert. UAH, vorläufige Signatur: Acc. 11/02 (Chirurgische Klinik), Best. 2,1944, KrBl 95.

120 Linde (1955), S. 636.

121 Brief der Luise B., Altona, an den Präsidenten des Reichsgesundheitsamtes Professor Dr. Reiter. Altona, den 3. Januar 1934. BArch R 86/4136, Bl. 96–98, hier Bl. 96 RS.

122 Hitzer (2014a); Stearns u.a. (1991); Bakker (2000) sowie Roper (2005).

123 Krankenakte Frieda Sch., led. Kinderschwester aus Karlsruhe; Krankenakte Wilhelm St., Masch. Arbeiter aus Neulußheim und Krankenakte Eduard Th., verh. Maler aus Landau. UAH, vorläufige Signatur: Acc. 30/01 (Neuro), neu: L-V, 1938, Nr. 917; Nr. 930 und Nr. 977.

124 Krankenakte Wilhelm St., Masch. Arbeiter aus Neulußheim. UAH, vorläufige Signatur: Acc. 30/01 (Neuro), neu: L-V, 1938, Nr. 930.

125 Sauerbruch (1951), S. 123.

126 Krehl (1934), S. 79 sowie ders. (1937).

127 Schumacher (1933) und Schläger (1943), S. 153.

128 II. Strafsenat (1932), S. 181 f.

129 Ebd., S. 184 [Hervorhebung im Original].

130 Ebd., S. 182 f. [Hervorhebung im Original].

131 III. Zivilsenat (1940).

132 Ebd., S. 137 f.

133 Der bis heute einflussreichste Vordenker einer solchen Synthese war der Wiener Psychiater Viktor Frankl, der sich aber gegen eine religiöse oder weltanschauliche Beeinflussung der Patienten durch den Therapeuten oder Arzt aussprach, vgl. ders. (1925).

134 Ziemann (2007), S. 266–71 sowie ders. (2006), S. 81 f.

135 Gaupp (1927), S. 29. In der Literatur findet sich auch der Name *Arbeitsgemeinschaft zwischen Geistlichen und Ärzten*.

136 Jahn (1965), S. 20.

137 Kölch (2006), S. 265–73 und Brunner u.a. (2006).

138 Neumann (1929) und Kölch (2006), S. 268 f.

139 Köhn-Behrens (1940).

140 Hitzer (2013), S. 60 f.

141 Arbeitsgemeinschaft »Arzt und Seelsorger«. 01.1936–11.1942. Evangelisches Zentralarchiv [EZA] 1/2899.

142 Zur Ethik der Krankenbehandlung. Bericht über einen Vortrag Dr. Künkels auf einer Tagung der Arbeitsgemeinschaft zwischen Ärzten und Geistlichen am 8. Juni 1937. LAB A Rep. 003–04–03, Nr. 55.

143 Soll man dem Kranken die volle Wahrheit sagen? Vortrag von Professor Schwarz sowie anschließende Diskussion. Tagung der Arbeitsgemeinschaft zwischen Ärzten und Geistlichen am 2. September 1937, S. 1. LAB A Rep. 003–04–03, Nr. 55.

144 Soll man dem Kranken die volle Wahrheit sagen? (Referat von Professor Schwarz). Ta-

gung der Arbeitsgemeinschaft zwischen Ärzten und Geistlichen am 2. September 1937, S. 3. LAB A Rep. 003–04–03, Nr. 55.

145 Soll man dem Kranken die volle Wahrheit sagen? (Diskussion). Tagung der Arbeitsgemeinschaft zwischen Ärzten und Geistlichen am 2. September 1937, S. 1. LAB A Rep. 003–04–03, Nr. 55.

146 Soll man dem Kranken die volle Wahrheit sagen? (Diskussion), S. 3.

147 Ebd.

148 Ebd., S. 5 [Hervorhebung im Original].

149 Künkel (1976), S. 147 [Originalausgabe 1935].

150 Mayer (1941), S. 26 f. und Doneith (2007), S. 72 und S. 100–5.

151 Ebd., S. 159–64.

152 Mayer (1951). Der einzige eigene Aufsatz, den Mayer hier als Referenz nannte, war ein Artikel von 1929.

153 Ebd., S. 214.

154 Ebd., S. 212.

155 Mikorey (1955), S. 960. Zur Haltung Mikoreys im NS: Weidmann (2007), S. 89–101.

156 Ebd., S. 250–8.

157 Hitzer (2014b), S. 164 f. und Faden u. a. (1986).

158 Römer u. a. (1960), S. 138 und Adam (1959), S. 1185.

159 M., BGB §§ 276, 823 (Aufklärungspflicht des Arztes bei Krebs). Auch bei Krebserkrankungen ist der Arzt in der Regel nicht davon befreit, den Patienten über die besonderen Gefahren einer Strahlenbehandlung aufzuklären. BGH, Urt. v. 16. 1. 1959 – VI ZR 179/57 (Düsseldorf), in: Neue Juristische Wochenschrift 12, 18 (1959), S. 814 f., hier S. 815.

160 Perret (1959), S. 139. Ähnlich auch Adam (1959), S. 1186.

161 Hitzer (2014b) sowie Biess (2014) und ders. (2019).

162 Grünwald (1961).

163 Clarissa (2011), S. 209 f.

164 Fabian (1962).

165 Jores (1959), S. 239.

166 Ebd., S. 239, ähnlich auch Gollwitzer (1951).

167 Jores u. a. (1959), S. 1164.

168 Plügge (1951).

169 Ebd., S. 438.

170 Ders. (1954), S. 60.

171 Ebd., S. 62.

172 Ebd., S. 65.

173 Brednow bezog sich dabei auf Bernanos (1936), S. 230 f.

174 Brednow (1954), S. 606–8.

175 Thielicke (1954), S. 149 f.

176 Ähnliche Überlegungen finden sich auch in evangelischen Pflegezeitschriften: Anonym (1954); Goldammer (1962).

177 Rilke (1999), S. 13 [Original: 1910]. Diese Passage zitierte auch Thielicke (1954), S. 152.

178 Quitz (2015), S. 134 f.

179 Zimmermann u. a. (2007), S. 1337.

180 Hansen u. a. (1962), S. 62.

181 Diese Rechtsbestimmungen beruhten zunächst auf der Rahmenkrankenhausordnung von 1954 und wurden spezifiziert und weiterentwickelt in der Approbationsordnung für Ärzte, der Approbationsordnung für Zahnärzte (beides 1977) sowie im 1976 verabschiedeten Zivilgesetzbuch der Deutschen Demokratischen Republik, § 331. Vgl. dazu die zeitgenössischen Auslegungen in: Hansen u. a. (1959b), 1. Auflage: dies. (1959a), dann mehrfach neu aufgelegt, sowie Becker (1973); ders. (1978).

182 Hansen u.a. (1973), S. 72. In der ersten und zweiten Auflage hatte der Passus zur »Aufklärungspflicht« des Arztes noch gefehlt.

183 Ebd., S. 72. Ähnlich argumentierte der Oberrichter am Bezirksamt Leipzig: Becker (1978), S. 62.

184 Chefarzt und Ärztlicher Direktor, II. medizinische Klinik des Bezirkskrankenhauses Dresden-Friedrichsstadt: Günther (1975), S. 39 und Becker (1978), S. 63.

185 Schilling (1975), S. 65.

186 Claus (1962), S. 1490.

187 Der Direktor des Landschaftsverbandes Rheinland, Abteilung III Sozial- und Gesundheitswesen, Klausa, an den Geschäftsführer der Gesellschaft zur Bekämpfung der Krebskrankheiten [NRW], Dr. Spohr. Düsseldorf, den 23. 6. 1958. BArch B 142/3434, Bl. 311–313.

188 Kretz u.a. (1946), S. 23 f. sowie Neumann (1959), S. 91.

189 Claus (1962), S. 1490.

190 Frevert (2013), v.a. S. 213.

191 Freimüller (2007), S. 100–33 und S. 267–71.

192 Siebeck (1949), S. 406.

193 Geyer u.a. (2011), S. 345–9 und Maaz (2011), S. 226 f.

194 Balint (2001), S. 303.

195 Kasper (1959), S. 260.

196 Balint (2001), S. 300.

197 Lamers (2012).

198 Glaser u.a. (1965).

199 Dies. (1974). Im Original nannten Glaser und Strauss die vier Interaktionstypen: closed awareness, suspicion awareness, context of mutual pretense und open awareness.

200 Dies. (1965), S. VII–VIII.

201 Glaser u.a. (1974), S. 74.

202 Glaser u.a. (1965), S. 123–35.

203 Kübler-Ross (1969).

204 Anonym (1952).

205 Anonym (1957), S. 58.

206 Wertenbaker (1957), S. 81–5.

207 Ebd., S. 100 f.

208 Anonym (1957), S. 59.

209 Es handelt sich um die Filme *Dark Victory* (deutsch: *Opfer einer großen Liebe*, 1950), *Das Herz muß schweigen* (1944) und *No sad songs for me* (deutsch: *Mein Glück in Deine Hände*, alternativ: *Dein Glück in meine Hände*, 1951). Vgl. auch Lederer (2007).

210 Anonym (1960), S. 49.

211 Lerner (2006).

212 Shuster (5. 11. 1956).

213 Im amerikanischen Original hieß die Serie »How Secretary Dulles Faced Death« und erschien in der New York Herald Tribune in drei Teilen: Higgins (26. 07. 1959; 27. 07. 1959; 28. 07. 1959). Auf Deutsch: Higgins (19. 08. 1959), S. 32–4.

214 Ebd., S. 33.

215 Ebd., S. 32.

216 So die 68-teilige von Jürgen Thorwald verfasste Serie »Aller Ruhm auf Erden« in der Unterhaltungszeitschrift *Quick* (1959/61).

217 *Revue*, Nr. 15-Nr. 34 (1961).

218 Konsalik (1964), S. 144 f. Der Roman wurde mehrfach neu aufgelegt. Die sechste und vorerst letzte Ausgabe erschien 1983. Alle späteren Auflagen erschienen unter dem Titel »Die Begnadigung«.

219 Anonym (18. 10. 1959), S. 9. Edna Kaehele starb 1969: (https://www.findagrave.com/ cgi-bin/fg.cgi?page=gr&GRid=99402500, letzter Zugriff: 06. 03. 2017).

220 Kaehele (1954), S. 70 f.

221 Ebd., S. 11 f. und S. 54 f.

222 Ebd., S. 15 f.

223 Ganz in diesem Sinne gründete Kaehele kurz nach Erscheinen ihres Buches eine Selbsthilfeorganisation, die sie *Cancer Courageous* nannte. Dieser Verein war bereits 1955 in 20 amerikanischen Bundesstaaten präsent. Vgl. M'Bride (07. 03. 1955).

224 M. Z. (1954).

225 Cantor (2014).

226 Klawitter (2008); Cantor (2014), S. 461 und Hession (1956).

227 Cantor (2014), S. 451–8.

228 Biess (2009).

229 Hitzer (2014b), S. 163–9 und Hitzer u. a. (2016), S. 89–91.

230 Vgl. die Angaben von Elisabeth Keller in der von Sigrid Schenkenberger gedrehten Dokumentation »Ich hatte Krebs«, die als Beitrag des »Gesundheitsmagazins Praxis« am 13. 04. 1970 im ZDF ausgestrahlt wurde.

231 Elisabeth Keller veröffentlichte ihren Bericht zunächst unter dem Pseudonym Anni David in der österreichischen Zeitschrift *Neue Illustrierte Wochenschau*, danach unter dem gleichen Pseudonym in Buchform als: dies. (1968). Erst für die ein Jahr später erfolgte Veröffentlichung in der Bundesrepublik gab sie ihren wirklichen Namen preis: Keller (1969). Auch in Schenkenbergers Dokumentation »Ich hatte Krebs« ließen sich zwei der Interviewten nur in Rückenansicht oder mit verdunkeltem Gesicht zeigen.

232 Schreiben des Manfred Sch., Klingenthal, Zollstr. 86 vom 19. 11. 1959 an das Ministerium für Gesundheitswesen Berlin; Brief des Fritz R. aus Bremerhaven, Lilienthalstr. 19 vom 05. 07. 1964 an den Staatsrat; Brief des Fritz R. vom 31. 10. 1964 an das Ministerium für Gesundheit: BArch DQ1 2106.

233 Eintrag vom 18. 09. 1968, in: Reimann (1998), S. 215 und Elten-Krause u. a. (1983), S. 256.

234 Solschenizyn (1968 und 1969).

235 Klocke (2015), S. 36.

236 Drescher (1993), v. a. S. 31–59.

237 Reich-Ranicki (23. 05. 1969).

238 Christa Wolf selbst griff das Thema des für die Gesellschaftsverhältnisse symptoma-

tischen Körperzustands allerdings in ihren Romanen immer wieder auf, vgl. Klocke (2015), S. 34–71.

239 Dies wie auch die folgenden Zitate: ebd., S. 13.

240 Schreiben des Genossen Fr. an den Genossen Abrassimov. Gera, den 22. 02. 1968. BArch DQ 1/3272, Bl. 21–23.

241 Becker u.a. (1964), S. 12.

242 Ebd., S. 9 und S. 11.

243 Ebd., S. 17.

244 Eintrag vom 11. 09. 1968, in: Reimann (1998), S. 215.

245 Eintrag vom 01. oder 02. 10. 1968: ebd., S. 217.

246 Einträge vom 17. 02. 1970 und 18. 02. 1970: ebd., S. 303f.

247 Eintrag vom 09. 04. 1970: ebd., S. 310.

248 Eintrag vom 09. 05. 1970: ebd., S. 316f.

249 Eintrag vom 10. 09. 1976, in: Wander (1994), S. 14f. Die Tagebücher wurden nach Maxie Wanders Tod (1977) von ihrem Mann Fred Wander herausgegeben und in der DDR publiziert, Originalausgabe: Berlin 1979.

250 Eintrag vom 17. 09. 1976: ebd., S. 25.

251 Eintrag vom 26. 07. 1977: ebd., S. 240–2.

252 Brief vom 22. September 1977: ebd., S. 270f.

253 Jacob (1978), S. 456.

254 Ebd., S. 457.

255 Vgl. das Literaturverzeichnis: ebd., S. 458.

256 Ebd., S. 457f.

257 Brandt u.a. (1981) und Blumenthal-Barby (1982).

258 Elias (1982), S. 33f.

259 Keller (1969).

260 »Ich hatte Krebs«, Dokumentation von Sigrid Schenkenberger, ausgestrahlt am 13. 04. 1970 im »Gesundheitsmagazin Praxis«. ZDF-Archiv.

261 Knef (1975a).

262 Windmöller (1975), S. 67.

263 Knef (1975a), S. 9.

264 Windmöller (1975), S. 69.

265 Zorn (1977).

266 Meerwein u.a. (1976), S. 278f.

267 Ebd., S. 288f.

268 Reichardt (2014a) sowie Tändler (2016).

269 Richter (1972), S. 14.

270 Tausch (1981), S. 87 sowie zur Rhetorik des Selbstwandels: Frank (1993b).

271 Tändler (2011), S. 82f.

272 Randow (22. 09. 1978).

273 Tausch (1981).

274 Ebd., S. 118, S. 129 und S. 177.

275 Simonton u.a. (1982) [Original 1978]; LeShan (1982) [Original 1977] sowie ders. (1993) [Original 1989].

276 Eitler (2011).

277 Wilber (1992), S. 67 [Original: »Grace and Grit«, 1991].

278 Kraus-Weysser (1980).

279 Dieser Trend galt für viele Länder der Welt: Holland u.a. (1987).

280 Jacob (1978) sowie Günther (2010), S. 89 und Hahn (2010), S. 78.

281 So die Selbstbeschreibung der 1976 in Mannheim gegründeten *Frauenselbsthilfe nach Krebs e.V.*, eine der ältesten Krebsselbsthilfegruppen der Bundesrepublik: (http://www.frauenselbsthilfe.de/wir-ueber-uns/wer-wir-sind/geschichte-der-fsh/geschichte-der-fsh.html, letzter Zugriff: 03. 04. 2017).

282 Wolf (1994), S. 136.

283 Gstöttner (2005). Mit dem am 20. 02. 2013 verabschiedeten »Gesetz zur Verbesserung der Rechte von Patientinnen und Patienten« wurde die vorerst letzte Fassung rechtsgültig, vgl. Bundesgesetzblatt Teil I Nr. 9 (2013), ausgegeben zu Bonn am 25. 03. 2013 (http://www.bundesaerztekammer.de/fileadmin/user_upload/downloads/Patientenrechtegesetz_BGBl.pdf, letzter Zugriff: 13. 03. 2017).

284 Lutterbach (2004), S. 470.

285 SPIKES steht für Setting, Perception, Invitation, Knowledge, Empathy, Strategy and Summary. NURSE steht für Naming, Understanding, Respecting, Supporting, Exploring, vgl. Buckman (2005), S. 139–141. Zur NURSE-Strategie vgl. Ärztekammer Nordrhein (2015), S. 26f.

286 Ebd. sowie Universitätsklinikum Tübingen. Medizinische Klinik, Abteilung Innere Medizin VI, Psychosomatische Medizin und Psychotherapie, Materialien zum Praktikum Psychosomatische Medizin und Psychotherapie: Leitfaden zur Mitteilung schwerwiegender Diagnosen (https://www.medizin.uni-tuebingen.de/uktmedia/EINRICHTUNGEN/Kliniken/Medizinische+Klinik/Innere+Medizin+IV/PDF_Archiv/LeitfadenDiagnosemitteilung.pdf, letzter Zugriff: 30. 03. 2017).

287 May u.a. (2009).

288 Ärztekammer Nordrhein (2015), S. 43 und Buckman (2005), S. 141.

289 Goleman (1996). Original: ders. (1995).

290 McGrath (15. 9. 2014) sowie Ciaramicoli (2001).

291 Langewitz (2011), S. 338.

5 KREBS ERFAHREN

1 Frank (1991) sowie ders. (2013); Kleinman (1988).

2 Der Begriff geht auf Reinhart Koselleck zurück, wird hier aber anders verwendet und bezeichnet den gegenwärtigen Raum mit den in ihm befindlichen Dingen und den ihm zugehörigen Praktiken, in dem der im weitesten Sinne medizinische Umgang mit Krebspatienten stattfand und der dadurch die Erfahrung dieser Patienten mitbestimmte. Zu Kosellecks Begriff vgl. ders. (1989).

3 Vgl. vor allem: Ley (2009); Klawitter (2008); Lerner (2001), S. 141–95; Leopold (1999), S. 153–214 und S. 223–40.

4 Timmermann (2014); Löwy (2011) und Krueger (2008).

5 Ebd.; Johnstone u.a. (2014) und Wailoo (2011).

6 Timmermann (2014), S. 36–49.

7 Klein (1903), S. 474.

8 Philipp u.a. (1926), S. 272.

9 Hintze (1935c), S. 211; Anschütz (1925), S. 2 und Köhler (1922).

10 Hintze (1935c), S. 211.

11 Boas (1906) und Anschütz (1925), S. 2.

12 Ebd., S. 2.

13 Steinthal (1905), S. 233f.

14 Anschütz (1925), S. 2.

15 Hintze (1935b), S. 284.

16 Dies ergab eine Durchsicht der Krankenakten aus der Neurologie des Heidelberger Universitätsklinikums für den Zeitraum 1920–1939, UAH, vorläufige Signatur: Acc. 30/01, neu: L-V, (Neuro).

17 Schlatter (1897).

18 Lerner (2001), S. 35.

19 Hintze (1935b), S. 284.

20 Franqué (1923), S. 677.

21 Krecke (1927), S. 198f.

22 Ebd., S. 199.

23 Braun (1914), S. 27.

24 Krecke (1927), S. 198.

25 Braun (1914).

26 Krecke (1927), S. 200.

27 Braun (1914), S. 45.

28 Krecke (1927), S. 200 und Braun (1914), S. 47.

29 Ebd., S. 2f.

30 Schlich (2013).

31 Braun (1914), S. 48f.

32 Krecke (1927), S. 201.

33 Vgl. z.B.: III. Zivilsenat (1912).

34 Köhler (1922), S. 739.

35 Walter Stoeckel, Die vaginale Radikaloperation des Collumkarzinoms, in: Zentralblatt für Gynäkologie 1 (1928), S. 39–63, hier S. 57. BArch R 1501/126321, Bl. 49–61.

36 Kepp (1942).

37 Protokoll einer Unterredung zwischen Generalsekretär des Reichsausschusses Felix Grüneisen, Prof. Dr. Schroeder, Kiel, Ministerialdirektor Dr. Dammann und Ministerialrat Dr. Taute. Berlin, den 12. 5. 1930, BArch R 1501/126321, Bl. 122–3 und Arthur Hintze, Röntgen-Radium-Institut Berlin, in: Arthur Hintze (1932), Unsere Erfahrungen in der Krebsbekämpfung und unsere Erfolge in der Krebsbehandlung in 20-jähriger Tätigkeit, o. O., S. 4. BArch R 1501/126319, Bl. 228.

38 Stoeckel (1928), S. 421.

39 Witte (2014), S. 71–3.

40 Philippides (1944), S. 69 und Foerster (1935).

41 Czerny (1967), S. 21.

42 Hintze (1935a), S. 166.

43 Fraenkel (1913).

44 Stoeckel (1980), S. 86.

45 Ebd., S. 114.

46 Seuffert (1914), S. 741.

47 Cantor (1993), S. 553.

48 Frobenius (2012), S. 63–5 sowie Murphy (1986), S. 4.4–4.5.

49 Gleßmer-Junike (2015).

50 Gauß (1929), S. 261–70.

51 Helvoort (2001).

52 Zu Holfelders Engagement in der NS-Zeit: Weiske (2010).

53 Schreiben des Dr. Frik vom Röntgeninstitut an die Direktion des Städtischen Krankenhauses Moabit. Berlin, den 17. August 1928. LAB A Rep. 003–04–03, Nr. 143, Bl. 63–69.

54 Helvoort (2001), S. 40 und Döderlein (1913), S. 579.

55 Kalsch u.a. (2013), S. 51–69 und Jaschke (1933), S. 230.

56 Jaschke (1933), S. 230.

57 Helvoort (2001), S. 41.

58 Ob Blumenthal sich hier verrechnete (6 × 60 = 360) oder ob er bei seiner Rechnung eigentlich von acht Bestrahlungen oder einem Betrag von 80 Mark für das einmalige Fahrgeld ausging, muss offenbleiben. Vgl. Ferdinand Blumenthal, Bericht über das Institut für Krebsforschung. Berlin, den 27. Oktober 1922, S. 129. HU Archiv Charité-Direktion, 951, Bl. 124 + 126–130.

59 Mommsen (2002); Knieps (2015), S. 51–70.

60 1925 betrug der durchschnittliche Reallohn eines Arbeiters pro Woche 81 Mark. Angestellte Expedienten bekamen 1924 in Berlin je nach Gewerbe zwischen 161 und 301 Mark, vgl. Petzina u.a. (1978), S. 98 und S. 100.

61 Ebd., S. 28 und S. 156.

62 Wendt (2013), S. 92.

63 Baier (2012), S. 42–9 und Wagner-Braun (2002), S. 151–93.

64 Ferdinand Blumenthal, Bericht über das Institut für Krebsforschung. Berlin, den 27. Oktober 1922, S. 129. HU Archiv Charité-Direktion, 951, Bl. 124 + 126–130.

65 Schreiben des Verwaltungsdirektors der Charité an den Reichsminister für Wissenschaft, Erziehung und Volksbildung. Berlin, den 11. Januar 1939. BArch R 4901/1341, Bl. 1.

66 Ähnliche Kooperationen hatte es vorher bereits zwischen den Universitäts-Frauenkliniken in München und Freiburg und der Firma *Reiniger, Gebbert & Schall* gegeben, die später mit *Siemens* zu *Siemens-Reiniger* fusionierte, vgl. Frobenius (2003), S. 103 f.; Stein (1924) und Meier u.a. (1997).

67 Stein (1924); Schreiben von Dr. Karl Frik an die Direktion des Krankenhauses Moabit. Berlin, den 27. 3. 1934. LAB A Rep. 003–04–03, Nr. 158, Bl. 1 sowie Schreiben von Dr. Frik an das Bezirksamt Tiergarten. Berlin, den 25. Januar 1936. LAB A Rep. 003–04–03, Nr. 159, Bl. 29–31.

68 Aufstellung über den gekürzten Raumbedarf für den beantragten Neubau des Röntgeninstituts (zum Antrag vom 25. 1. 36), erstellt von Frik. LAB A Rep. 003–04–03, Nr. 158.

69 Dessauer u.a. (1925), S. 361–434.

70 Lorey (1925), S. 1103 f.

71 Anonym (1924).

72 Cramer (1935), S. 221.

73 Harms (1932), S. 199.

74 Stoeckel (1928), S. 458.

75 Schreiben von Dr. Frik an das Bezirksamt Tiergarten. Berlin, den 25. Januar 1936, S. 5. LAB A Rep. 003–04–03, Nr. 159, Bl. 29–31.

76 Schreiben von Dr. Frik an die Krankenhausdirektion, 5. 12. 1935. LAB A Rep. 003–04–03, Nr. 143, Bl. 36.

77 Meyer (1925–1929).

78 Schreiben des Berliner Magistrats an die Direktion des Krankenhauses Moabit. Berlin, den 7. Juli 1923. A Rep. 003–04–03, Nr. 143, Bl. 43; Entwurf: Vorschriften für die Aufbewahrung und Handhabung radioaktiver Substanzen im Städtischen Krankenhaus Moabit, verfasst von Dr. Frik. Berlin, den 14. 10. 1931. LAB A Rep. 003–04–03, Nr. 143, Bl. 116–8 sowie Stoeckel (1928), S. 461–3.

79 Dietel (1933), S. 217.

80 Ebd., S. 250.

81 Rieder (1921), S. 574 und Dietel (1933), S. 250.

82 Stoeckel (1928), S. 464 und Strauß (1925).

83 Pankow (1933).

84 Ebd., S. 210–8 und S. 234–5 sowie Stoeckel (1928), S. 464–6.

85 Ders. (1947), S. 519 f.

86 Pankow (1933), S. 234 f.

87 Müller (1941), S. 175.

88 Stoeckel, Die vaginale Radikaloperation, S. 57. BArch R 1501/126321, Bl. 49–61.

89 Richtlinien für die Gewährung von Beihilfen Krebskranker (festgesetzt durch die Brandenburgische Bezirksarbeitsgemeinschaft für Krebsbekämpfung), Berlin, am 9. Oktober 1937. BArch R 36/1391.

90 Protokoll einer Unterredung zwischen Generalsekretär des Reichsausschusses Felix Grüneisen, Prof. Dr. Schroeder, Kiel, Ministerialdirektor Dr. Dammann und Ministerialrat Dr. Taute. Berlin, den 12. 5. 1930. BArch R 1501/126321, Bl. 122–3.

91 Stoeckel, Die vaginale Radikaloperation, S. 57. BArch R 1501/126321, Bl. 49–61.

92 Dr. Klose, Stadtmedizinalrat Kiel, Bekämpfung der bösartigen Geschwülste. Carcinom und Fürsorge, in: Sonderdruck. Deutsche Zeitschrift für öffentliche Gesundheitspflege 5–12 (1929), S. 229–237, hier S. 230 f. BArch R 86/2584.

93 Brief des Otto J. an das Kgl. Preuß. Institut für Infektionskrankheiten. Dresden, 27. 8. 1909. BArch R 86/2763.

94 Entwurf einer Fürsorgestelle für Krebskranke von Ernst von Leyden, am 15. Juli 1904 der Königl. Charité-Direktion überreicht. HU Archiv Charité-Direktion, 955, Bl. 3.

95 Mayer (1941), S. 25 f.

96 Blumenthal (1931), S. 810 und S. 820 und Anonym (1930).

97 Die vorhandenen Missstände auf Station 18 im Moabiter Krankenhaus [Direktion des Moabiter Krankenhauses, z.Hd. Dr. Praeprer, vom ehemaligen Patienten Franz Sch., Berlin-Borsigwalde zugesandt. Berlin, den 25. 10. 1927]. LAB A Rep. 003–04–03, Nr. 114, Bl. 14 f.

98 Schreiben von Dr. Frik an das Bezirksamt Tiergarten. Berlin, den 25. Januar 1936, S. 5. LAB A Rep. 003–04–03, Nr. 159, Bl. 29–31.

99 Denkschrift für Errichtung eines Zentral-Strahlen-Institutes im Krankenhaus Moabit. Berlin, den 2. Mai 1934. Direktion des Städt. Krankenhauses Moabit. LAB A Rep. 003–04–03, Nr. 158, Bl. 4–8.

100 Beschwerdebrief des Eugen K. an den Krankenhausdirektor Dr. Burghardt. Neukölln, den 1. Juli 1935. LAB A Rep. 003–04–03, Nr. 114.

101 Dewitz (1903) und Anonym (1934).

102 Frick (1978), S. 44f. [Hervorhebung im Original].

103 Weber (1939), S. 291f.

104 Dirmeier (2010) sowie Rhomberg (2015).

105 Stolberg (2013), S. 197–202.

106 Ebd., S. 206f.

107 Schreiben des Berliner Oberbürgermeisters an die zentral verwalteten Krankenhäuser und Krankenstationen. Berlin, den 11. November 1931. LAB A Rep. 003–04–03, Nr. 60, Bl. 169f.

108 Stolberg (2013), S. 198.

109 Abschrift Dienstblatt Teil VII/1934, S. 34, Nr. 69, 6. 2. 1934: Weiterverweisung siecher Hilfsbedürftiger an die Hospitäler zur Vermeidung der Aufnahme in die Krankenhäuser. LAB A Rep. 003–04–03, Nr. 115, Bl. 122.

110 Klose (1929), S. 237.

111 Blumenthal, Gründung und Aufgaben der Krebs-Institute, in: Sonderdruck. Archiv für Soziale Hygiene und Demographie 3, 3 (1928), BArch R 1501/126318, Bl. 48f.

112 Wolff u.a. (1932); Merkblatt für Aufnahme- und Stationsärzte, 1930, LAB A Rep. 003–04–03, Nr. 33, Bl. 19–28 und Wolff (1932), S. 1175.

113 Architekten-Verein (1896), S. 471 und Jakoby (2006).

114 Architekten-Verein (1896), S. 471–4 sowie Zentrale für private Fürsorge (1910). Zur Belegung um 1920: Jakoby (2006), S. 41.

115 Zentrale für private Fürsorge (1910), S. 62 sowie Jakoby (2006), S. 37f.

116 Hausordnung für die Kranken des Hufeland-Hospitals vom 31. 5. 1934. LAB A Rep. 003–04–13, Nr. 35, Bl. 75–81.

117 Brief des Hauptgesundheitsamtes der Stadt Berlin an das Hufeland-Hospital. Berlin, den 21. September 1934. LAB A Rep. 003–04–13, Nr. 35, Bl. 90.

118 Stellungnahme der Hospitalleitung vom 2. 11. 1934. LAB A Rep. 003–04–13, Nr. 35, Bl. 91f.

119 Jakoby (2006), S. 37.

120 Abschrift eines Schreibens der Direktion des Hufeland-Hospitals an das Hauptgesundheitsamt Berlin. Berlin, den 24. September 1934, LAB A Rep. 003–04–03, Nr. 114 und Abschrift Dienstblatt Teil VII/1934, S. 34, Nr. 69, 6. 2. 1934: Weiterverweisung siecher Hilfsbedürftiger an die Hospitäler zur Vermeidung der Aufnahme in die Krankenhäuser. LAB A Rep. 003–04–03, Nr. 115, Bl. 122.

121 Wolff u.a. (2006), S. 111–8 und Jakoby (2006), S. 33.

122 Wolff u.a. (2006), S. 118.

123 Ebd., S. 128–33.

124 Ebd., S. 136.

125 Ebd., S. 137.

126 Voswinckel (2014); Scheybal (2000), S. 9f. und S. 12–28; Hellmann-Mersch (1994), S. 115–50; Neubert (2006) und Lindner (2007), Kapitel 4.

127 Czerny (1912), S. 10.

128 Ebd., S. 11 sowie Abschrift eines Schreibens von Blumenthal an die Charité-Direktion vom 15. 3. 1928. HU Archiv, Charité-Direktion, 951, Bl. 237.

129 Czerny (1901/1902), S. 296.

130 Ders. (1912), S. 12.

131 Ebd., S. 11 sowie Liste der Geschenkgeber: Ebd., S. 55–7.

132 Wirtschaftliche Verhältnisse des Krebsinstituts: Ebd., S. 47–54, hier S. 50 sowie Koch (1912), S. 15.

133 Atzl u.a. (2012).

134 Voswinckel (2014), S. 55–7.

135 Ebd., S. 18.

136 Die Quadratmeterzahl wurde aufgrund der Grundrisszeichnung errechnet: Leyden/Blumenthal (1904), S. 37.

137 Voswinckel (2014), S. 3–10.

138 Leyden/Blumenthal (1904), S. 37.

139 Ebd., S. 37 und S. 39 f.

140 Hoeppner-Salazar (1986), S. 56–8 sowie Denkschrift über die wissenschaftliche Tätigkeit des Universitätsinstituts für Krebsforschung an der Charité in den Jahren 1917–1920. HU Archiv, Charité-Direktion, 951, Bl. 56–67.

141 Stellungnahme Prof. Aulers zur Beschwerde der Martha H. in einem Schreiben an den Verwaltungsdirektor der Charité. Berlin, den 30. 10. 1942. HU Archiv Charité-Direktion, Nr. 2724, Bl. 183.

142 Denkschrift über die wissenschaftliche Tätigkeit des Universitätsinstituts für Krebsforschung an der Charité in den Jahren 1917–1920. HU Archiv Charité-Direktion, 951, Bl. 56–67 sowie Auler (1933).

143 Hellmann-Mersch (1994), S. 145.

144 Abschrift des Schreibens von Blumenthal an die Charité-Direktion vom 15. 3. 1928. HU Archiv Charité-Direktion, 951, Bl. 237.

145 Czerny (1912), S. 11.

146 Universitätsprofessor Dr. R. Dax, Chefarzt der chirurg. Abteilung am Krankenhaus Schwabing, an Herrn Ministerialrat Dr. Viernstein, Staatsministerium des Innern München. München, den 11. 8. 1933. BArch R 86/4136.

147 Richtlinien für neuartige Heilbehandlungen und für die Vornahme wissenschaftlicher Versuche am Menschen, erlassen vom Preußischen Minister für Volkswohlfahrt Hirtsiefer, 11. Juni 1931. LAB A Rep. 003–04–03, Nr. 137, Bl. 147 f.

148 Czerny (1912), S. 10.

149 Anonym, Das neue Berliner Zentral-Krebsinstitut. BArch R 86/2764.

150 Es gibt Hinweise, dass auch in der von Hans Auler geleiteten *Universitätsklinik für Geschwulstkranke* (Berlin) Versuche mit unheilbar an Krebs erkrankten Menschen stattfanden: BStU, MfS-HA IX/11, RHE 25/87, Bd. 2, Bl. 180 f. sowie Schwerin (2009), S. 23.

151 Es gibt keinen sicheren Nachweis, dass Gottfried Benn die Krebsbaracken der Charité besuchte. Vgl. zu dieser Diskussion: Voswinckel (2014), S. 146 f.

152 Benn (1960), S. 14 f.

153 Elsaghe (2010a), S. 107.

154 Hirschfeld (1919).

155 Schreiben Blumenthals an den Preußischen Minister für Wissenschaft, Kunst und Volksbildung. Berlin, den 19. September 1925. HU Archiv, Charité-Direktion, 951, Bl. 224.

156 Abschrift eines Schreibens von Blumenthal an die Charité-Direktion vom 15. 3. 1928. HU Archiv, Charité-Direktion, 951, Bl. 237.

157 Aufstellung über den gekürzten Raumbedarf für den beantragten Neubau des Röntgeninstitutes (zum Antrag vom 25. 1. 36), erstellt von Frik. LAB A Rep. 003–04–03, Nr. 158.

158 Anweisung für den Pflegedienst in den städtischen Krankenanstalten. Berlin, den 14. Oktober 1911. Deputation für die städtischen Krankenanstalten und die öffentliche Gesundheitspflege, Selberg und Vorschrift für den Pflegedienst in den städtischen Krankenhäusern [Sonderabdruck aus dem Dienstblatt Teil VII, Nr. 171, vom 21. 6. 1930]. LAB A Rep. 003–04–03, Nr. 114, Bl. 4–8 und Bl. 40–42.

159 Voswinckel (2014), S. 61 f. und S. 75–81 sowie Hoeppner-Salazar (1986), S. 56–60.

160 Voswinckel (2014), S. 82–95 und S. 134 f.

161 Scheybal (2000), S. 16–25.

162 Schreiben des Polizeipräsidenten in Berlin (i.A. Scholtz) an den Oberbürgermeister der Reichshauptstadt Berlin, Hauptgesundheitsamt. Berlin, den 20. Dezember 1938. LAB A Rep. 003–03, Nr. 161, Bl. 17 VS+RS.

163 Scheybal (2000), S. 26.

164 Ebd., S. 46 f.

165 Zitiert nach ebd., S. 89.

166 Brief von Dr. Adam, Strahlenabteilung des Universitäts-Institutes für Gewächsforschung an der Charité an die Charité-Direktion. Berlin, den 20. 11. 1934. HU Archiv Charité-Direktion, Nr. 2724, Bl. 28 f.

167 Die Umzugsdaten der Schwerkrankenstation sind ebenso wie die jeweiligen Unterbringungsorte nicht sicher aus den Akten zu rekonstruieren. Scheybal schreibt in ihrer Dissertation, dass die Station bereits 1933 in einen Krankensaal der Hautklinik am Robert-Koch-Platz 3, 2. Stock, umgezogen sei. 1937 sei die Station zusammen mit der Bestrahlungsabteilung in die Schumannstraße 18 in das Gebäude der *Straßmann-Klinik* gezogen, siehe: Scheybal (2000), S. 26. Den Umzug in die zuvor enteignete Straßmann-Klinik erwähnt auch Voswinckel (2014), S. 90. Dies widerspricht allerdings sowohl den Angaben, die Hans Auler in seinem Schreiben vom 16. Juli 1940 machte, als auch den hier zitierten Patientenbeschwerden sowie der Stellungnahme des zuständigen Amtsarztes vom 3. Oktober 1942. Diese Angaben liegen der hier gegebenen »Umzugsbeschreibung« zugrunde. In die Schumannstraße 18 zog demnach nur die Bestrahlungsabteilung, nicht die Schwerkrankenstation.

168 Abschrift eines Schreibens des Ministerialrates Dr. Josef M., Bismarckstr. 19, Berlin-Lichterfelde, Juni 1940, an den Kultusminister. HU Archiv, Charité-Direktion, Nr. 2724, Bl. 100 f.

169 Schreiben Hans Aulers an die Charité-Direktion vom 16. 7. 1940. HU Archiv, Charité-Direktion, Nr. 2724, Bl. 103 f.

170 Schreiben der ehemaligen Patientin der Geschwulstklinik der Charité Martha H. an den Reichsgesundheitsführer Dr. Conti. Kleinmachnow, den 22. Juli 1942. BArch R 4901/1341, Bl. 41–42.

171 Abschrift eines Schreibens des Amtsarztes und Leiter des Gesundheitsamts an das Gesundheitsamt Mitte und den Polizeipräsidenten in Berlin. 3. Oktober 1942 sowie Abschrift eines Schreibens von Oberregierungs- und Medizinalrat Dr. Franz Redeker, Po-

lizeipräsident in Berlin, Abteilung V, an den Reichsminister des Innern. 12. Januar 1943. BArch R 4901/1341, Bl. 43 f.

172 Neubert (2006), S. 967.

173 Ebd., S. 967–9.

174 Wasem u.a. (2001), S. 498.

175 Ebd., S. 506 f.

176 Cantor (2014).

177 Krankenblatt Elisa R. UAH, vorläufige Signatur: Acc. 11/02 (Chirurgische Klinik), 1945, Nr. 3054.

178 Abschrift einer Stellungnahme zur Genesungskur für krebskranke Frauen, gez. Hanke, ohne Datum [1957]. BArch DQ1 6120 und Deutscher Zentralausschuß für Krebsbekämpfung und Krebsforschung e.V. (Der Präsident: Prof. Dr. med. Heinrich Martius), Denkschrift über die Fürsorge und wirtschaftliche Sicherung der Krebskranken. Göttingen, im Juli 1958, S. 3 f. BArch B 142/410, Bl. 412–418 (Hervorhebungen im Original).

179 Kretz (1955), S. 216 f. und Kirchhoff (1954).

180 Bauer (1969), S. 215.

181 Rudloff (2005), S. 517 sowie als Überblick: Lingelbach u.a. (2016).

182 Rudloff (2005), S. 524 f.

183 Zitiert nach ebd., S. 518.

184 Häublein (1958), S. 612.

185 Rudloff (2005), S. 556 f.

186 Bösl (2010) und Dr. Rautenberger, Schreiben an den Rat des Bezirkes, Abt. Gesundheitswesen, Ref. Volkskrankheiten, Bezirksbeauftragter für Geschwulstkrankheiten. Berlin, den 23. 04. 1957. BArch DQ 1 6341.

187 Prof. Dr. Wilhelm Flaskamp, Oberhausen, Welche Forderungen stellt der DZA an die Krebsbekämpfung [Referat, gehalten auf einer Tagung der Kommission für die wirtschaftliche Sicherung der Krebskranken am 3./4. März 1960 in Düsseldorf]. BArch B 142/2027, Bl. 75 f.

188 Linde (1955), S. 638 sowie Jung (1958), S. 274.

189 Eingabe des Chefarztes der Städtischen Frauenklinik Leipzig, Dr. Hirschberg, sowie dessen Verwaltungsleiter Starge an den Rat des Bezirkes Leipzig, Abt. Arbeit und Sozialwesen, vom 26. November 1953, BArch DQ1 6120.

190 Willing (2008).

191 Wasem u.a. (2006), S. 383.

192 Igl (2007), S. 426–9.

193 Tagung der Bezirksbeauftragten für Geschwulstbekämpfung am 19. 4. 1955 in Berlin. BArch DQ1 6120.

194 Vordruck eines vom Amt des Bezirkes Magdeburg, Abt. Gesundheitswesen, Referat Volkskrankheiten 30–43 an die Kreisräte und an die Betreuungsstellen für Geschwulstkranke verschickten Schreibens vom 20. 11. 1956. BArch DQ1 6120.

195 Abschrift: Vorschlag zur Einrichtung eines Erholungsheimes zur Nachbehandlung von Frauen, die wegen eines Genital-Karzinomes operiert worden sind, gez. Hanke. BArch DQ1 6120.

196 Beschwerde des Günther F. an das Ministerium für Gesundheitswesen; Abt. Organisation des Gesundheitsschutzes. Berlin, den 2. März 1967, v.a. S. 4 und 6–8 sowie Stel-

lungnahme Dr. Herold zu den Eingaben Günther F. und Ursula B.; ohne Datum. BArch DQ1 2277.

197 Jung (1958), S. 270.

198 Aktenvermerk, gez. Dr. Rautenberg. Berlin, den 29. 06. 1957. BArch DQ1 6341.

199 Winfried Herberger, Jahresbericht 1961. 25. 03. 1961, S. 1. BArch DF 4/53231.

200 Ders. (1960), S. 307.

201 Ebd.

202 Leitsätze für das Pflegepersonal: Ebd., S. 306 [Hervorhebungen im Original].

203 Boldorf (2006), S. 471f.

204 H. Berndt/H. Gummel/G. P. Wildner, Zur Problematik und weiteren Entwicklung der Krebsbekämpfung in der Deutschen Demokratischen Republik, in: Das deutsche Gesundheitswesen 18 (1965), S. 786–797, S. 794. BArch B 142/3435, Bl. 50–61.

205 Herberger (1969), S. 70.

206 Postkarte von Lotte B. an Familie Otto R., Lychen, 09. 02. 1970. Privatbesitz Bettina Hitzer.

207 Postkarte an Werner R., o.D., um 1965. Privatbesitz Bettina Hitzer.

208 Beschwerde Günther F. und Stellungnahme Dr. Herold. BArch DQ1 2277.

209 Niederschrift über die Hauptversammlung des Deutschen Zentralausschusses für Krebsbekämpfung und Krebsforschung am 9. Juni 1956 in Göttingen, BArch B 142/411, Bl. 373–385, hier Bl. 381.

210 Windstosser (1976), S. 13. Die Zahl von 200 Betten wird genannt in: König (1980).

211 Windstosser (1976), S. 16.

212 Ebd.

213 Denkschrift des Deutschen Zentralausschusses für Krebsbekämpfung und Krebsforschung über die Fürsorge und wirtschaftliche Sicherung der Krebskranken. Göttingen, im Juli 1958. BArch B 142/410, Bl. 412–418.

214 Alfred Diller, Hamburg, Krebsbekämpfungswünsche zur Neugestaltung der Krankenversicherung, in: Die Ersatzkasse H. 5 (Mai 1959). BArch B 142/410, Bl. 496f.

215 Nopitsch (1955), S. 341.

216 Deutscher Zentralausschuß für Krebsbekämpfung und Krebsforschung e.V. (Der Präsident: Prof. Dr. med. Heinrich Martius), Denkschrift über die Fürsorge und wirtschaftliche Sicherung der Krebskranken. Göttingen, im Juli 1958, S. 3. BArch B 142/410, Bl. 412–418 (Hervorhebungen im Original).

217 Wilhelm Flaskamp, Oberhausen, Welche Forderungen stellt der DZA an die Krebsbekämpfung [Referat, gehalten auf einer Tagung der Kommission für die wirtschaftliche Sicherung der Krebskranken am 3./4. März 1960 in Düsseldorf]. BArch B 142/2027, Bl. 75f. und Diskussionspapier für ein »Gesamtprogramm zur Krebsbekämpfung« als gemeinsame Aufgabe für Bund und Länder, Sozialversicherungsträger, Ärzte, Krankenhäuser, Deutsche Krebshilfe, wissenschaftliche Fachgesellschaften, Institutionen der Forschungsförderung und alle, die einen unmittelbaren Beitrag zur Krebsbekämpfung leisten können (für die »Große Krebskonferenz« am 27. 9. 1979 in Bonn), S. 16. BArch B 138/25846.

218 Carl Ludwig Paul Trüb und Carl Humperdinck, Ergebnisse einer Repräsentativstatistik über die Nachkuren bei Geschwulstkrankheiten vom 1. April 1960 bis 30. Juni 1961 in den Nachkurkliniken, Nachkursanatorien und Nachkurheimen der Arbeitsgemeinschaft für Krebsbekämpfung im Lande Nordrhein-Westfalen, in: 7 Jahre Kampf dem

Krebs 1956–1962, hg. von der Arbeitsgemeinschaft für Krebsbekämpfung im Lande Nordrhein-Westfalen (Arbeitsgemeinschaft der Träger der gesetzlichen Kranken- und Rentenversicherung im Lande Nordrhein-Westfalen), Bochum 1964. BArch B 142/3436, Bl. 412–451, hier Bl. 430 f.

219 Status Praesens über die Nachkur. Formular, hg. von der Arbeitsgemeinschaft für Krebsbekämpfung Nordrhein-Westfalen [o.D., 1967]. BArch B 142/3436, Bl. 328.

220 König (1980).

221 Weiss (2000), S. 141 und Becker u.a. (1958), S. 2.

222 Weiss (2000), S. 140; Schwerin (2015) und Reed (2014), S. 315.

223 Leopold (2009), S. 105 f.

224 Ebd., S. 240 und Creager (2008).

225 Leopold (2009), S. 46.

226 Ebd., S. 36–58. Viele Details sind auch den Revisionsunterlagen von 1960 zu entnehmen, die online zugänglich sind: Natanson v. Kline, Irma Natanson, Appellant, v. John R. Kline and St. Francis Hospital and School of Nursing, Inc., Appellees. No. 41, 476. Supreme Court of Kansas. Opinion Filed April 9, 1960, in: Justia US Law, http://law.justia.com/cases/kansas/supreme-court/1960/41-476-2.html (letzter Zugriff: 06. 03. 2017) sowie dies., Opinion denying a rehearing filed August 5, 1960, in: Justia US Law, http://law.justia.com/cases/kansas/supreme-court/1960/41-476-1.html (letzter Zugriff: 06. 03. 2017).

227 Zitiert nach Leopold (2009), S. 44 [Übersetzung der Autorin].

228 Es ist das große Verdienst der amerikanischen Historikerin Ellen Leopold, auf diese Zusammenhänge aufmerksam gemacht zu haben, vgl. ebd.

229 Ebd., S. 80–98.

230 Watson (Juni 1957). Vgl. auch Leopold (2009), S. 76.

231 Paul (2009), S. 725 sowie Gassert (2011), S. 50.

232 Anonym (1948) und Anonym (1951b).

233 Leopold (2009), S. 75 und S. 245. Zitat im Text aus: Anonym (1951a).

234 Leopold (2009), S. 23.

235 Gassert (2011), S. 51–3.

236 Fritz (1958).

237 Ebd. und Anonym (1961).

238 Fritz (1958), S. 25; Gespräch mit Roland Jacob (4. November 2016) sowie Bielka (2002), S. 77 und S. 84.

239 Fritz (1958), S. 25 und Gespräch mit Roland Jacob (4. November 2016).

240 Im Grundriss bereits eingezeichnet ist ein für die Zukunft geplanter zweiter Bestrahlungsraum, der ein weiteres Betatron oder ein Gammatron aufnehmen sollte (Ziffer 13).

241 Fabian (1961).

242 Vgl. Fritz (1958), S. 25.

243 Vieten (1959), S. 164.

244 Wander (1994), S. 61.

245 Es handelt sich um die an Brustkrebs erkrankte, 1961/62 in Heidelberg behandelte Elise v. R. sowie den an Bronchialkrebs leidenden, 1965 in der Strahlenklinik aufgenommenen Rentner Karl Th., dessen Vater an Kehlkopfkrebs starb: Patientenakte Elise v. R., UAH, vorläufige Signatur: Acc. 14/02 (Strahlenklinik), 1961, Nr. 23176 und Patientenakte Karl Th., UAH, vorläufige Signatur: Acc. 14/02 (Strahlenklinik), 1965, Nr. 9013.

246 Keller (1969), S. 52.
247 Ebd., S. 96 und Kuhl (1954) [letztmalig 2014 erschienen].
248 Skript des Filmes *Jeder Fünfte … Ein Bericht über den Stand der Krebsforschung in der Bundesrepublik* von Marianne von Arnim. BArch B 145/4719, S. 25.
249 Moamai (1997), S. 112 und Karpenstein-Essbach (2006), S. 239 sowie zur Atomangst: Gassert (2011), S. 52.
250 Eintrag vom 09. 05. 1970, in: Reimann (1998), S. 316 f.
251 Eintrag vom 12. 11. 1976, in: Wander (1994), S. 77.
252 Schnurre (1978), S. 32 f.
253 Heyst (1982), S. 31.
254 Ebd., S. 36.
255 Ebd., S. 50.
256 Ebd., S. 106.
257 Gespräch mit Roland Jacob (4. November 2016).
258 Löwy (1996b), S. 40.
259 Hail u.a. (2005), S. 16.
260 Goodman u.a. (1946).
261 Löwy (1996b), S. 40 sowie Timmermann (2013), S. 181.
262 Schmaltz (2005) und Reitzenstein (2014).
263 Moser (2011), S. 153 f., S. 203 f. und S. 231.
264 Schmaltz (2005), S. 521–62 sowie Reitzenstein (2014), S. 129–47.
265 Vgl. dazu und zum Folgenden: Löwy (1997), S. 467.
266 Ebd., S. 471.
267 Voswinckel (1987), S. 116.
268 Löwy (1997), S. 466 f.
269 Zu den chemotherapeutisch gegen die Krebskrankheit wirkenden Stoffen gehören auch Hormone, die ebenfalls seit den späten 1940er Jahren in der Krebstherapie angewandt wurden, allerdings nicht zytostatisch wirken und darum hier ausgeklammert bleiben.
270 Farber (1949), S. 165 f. [Übersetzung der Autorin].
271 Oehme (1963), S. 471.
272 Schärtl (1966), S. 112.
273 Krueger (2008), S. 138 f.
274 Berdel u.a. (1984), S. 1171.
275 Löwy (1997), S. 467.
276 Pinell (2002), S. 683.
277 Timmermann (2014), S. 140 f.
278 Toon (2012), S. 130–60, v.a. S. 138–47.
279 Tanneberger u.a. (1970), S. 48 und Martin u.a. (1967), S. 159.
280 Drings u.a. (1970), S. 494.
281 Ehrhardt (1973), S. 816.
282 Karnofsky u.a. (1948), S. 634.
283 Toon (2012), S. 146–50.
284 Vgl. z.B. die Zusammenstellung allgemeiner Nebenwirkungen bei: Ehrhardt (1973), S. 827 f.
285 Keating u.a. (2008), S. 216.

286 Ehrhardt (1973), S. 817–20, S. 822f. und S. 826f.

287 Tanneberger u.a. (1970); ders.u.a. (1973) und Ebeling u.a. (1977).

288 Hess u.a. (2016), S. 194–243 und S. 255.

289 Ebd., S. 179.

290 Lenk (1990).

291 Ebd., S. 79.

292 Anonym (1991), S. 80.

293 Ähnlich im Blick auf die von westdeutschen Pharmafirmen beauftragten Arzneimittel-studien: Hess u.a. (2016), S. 180.

294 Feinberg u.a. (1988).

295 Hess u.a. (2016), S. 118–23.

296 Dazu im Detail: Ebd., S. 54–9.

297 Ebd., S. 132–6.

298 So wurde der *Robert-Rössle-Klinik* von der Frankfurter Pharmafirma *ASTA* als Honorar für die Teilnahme an einer Phase-III-Studie zum Zytostatikum Ifosfamid ein sogenanntes HPLC-Gerät (Flüssigkeitschromatograph) von *Hewlett Packard* angeboten, vgl. Beratervertrag zwischen dem Beratungsbüro beim Ministerium für Gesundheitswesen für Arzneimittel und medizinisch-technische Erzeugnisse, Herrn Prof. Dr. Dr. St. Tanneberger, Robert-Rössle-Institut, Zentralinstitut für Krebsforschung und der Firma Asta-Werke AG. 07. 02. 1985, S. 4. BArch DQ 105/34.

299 Tanneberger u.a. (1980).

300 Im Unterschied zu dem in der Bundesrepublik gesetzlich festgeschriebenen Verfahren musste diese Zustimmung nach DDR-Recht nur mündlich erfolgen. Allerdings musste diese vom Prüfarzt mit seiner Unterschrift dokumentiert oder zumindest auf einem Formular bestätigt werden. Der Einwilligung hatte ein Aufklärungsgespräch »über Art, Umfang und Risiken« der Behandlung voranzugehen, an dem – etwa im Falle der Ifosfamid-Studie an der *Robert-Rössle-Klinik* – ein namentlich benannter Zeuge teilzunehmen hatte. Was in diesem Gespräch tatsächlich gesagt wurde, lässt sich nicht rekonstruieren, vgl. Formular »Nachweis der Einwilligung«, BArch DQ 105/34. Die Forschergruppe um Volker Hess, Laura Hottenrott und Peter Steinkamp führte in den Jahren 2013 und 2014 Interviews mit ehemaligen Studienteilnehmern und an den Studien beteiligten Ärzten. Nach der Erinnerung der Interviewten nahmen die Studienteilnehmer freiwillig an den Studien teil, vgl. dies. (2016), S. 145–7.

301 Breitbach u.a. (1993). Zur DDR-Studie existiert ein ganzer Aktenband: BArch DQ 105/43, Bd. 1.

302 Schmid u.a. (1975).

303 Lenker (1984), S. 54 und McKay u.a. (1995), S. 82f.

304 Wellershoff (1991), S. 132.

305 Ehrhardt (1973), S. 822f. und S. 826–31 sowie Tanneberger u.a. (1980).

306 Lenker (1984), S. 57.

307 Schnurre (1978), S. 33 und Ulrich (2000), S. 175.

308 Brief an den FDGB-Bezirksvorstand, Verwaltung der Sozialversicherung, Abt. Soziale und gesundheitliche Betreuung, Frankfurt/Oder. 28. 06. 1983, BArch DY 34/15383 und McKay u.a. (1995), S. 112.

309 Lenker (1984), S. 52f. und McKay u.a. (1995), S. 110–3.

310 Ulrich (2000).

311 Lenker (1984), S. 54.

312 Kursivierung im Original, vgl. Berdel u.a. (1984), S. 1167.

313 Ebd., S. 1168.

314 Kury (2013) und Stoff (2004), S. 186–8.

315 Timmermann (2013), S. 184–7.

316 Lenker (1984), S. 54.

317 Ebd., S. 55.

318 Hauri (1982), S. 47.

319 Wellershoff (1991), S. 130 f.

320 Wander (1994), S. 241.

321 Ebd., S. 259.

322 Brief vom Oktober 1977: Ebd., S. 278.

323 Vgl. etwa Ulrich (2000).

324 Wellershoff (1991), S. 167 f.

325 Frank (1993a), S. 101 f.

326 Noll (1984).

327 McKay u.a. (1995).

328 Lenker (1984), S. 52 und Frank (1993a), S. 167.

329 Wander (1994), S. 247 f.; Lenker (1984), S. 55 f. und Frank (1993a), S. 167 f.

330 Deutsche Krebsgesellschaft e.V., Diagnose Prostata-Karzinom. Das geht den Mann an. Patientenratgeber, o.D. [vor 2001], S. 43. DHMD 2001/228.

331 AOK, Mit neuem Lebensmut. Nachsorge bei Krebs, o.D. [vor 2001], S. 21. DHMD 2001/1652.

332 Baines (2012), S. 22.

333 Frank (2013), S. 9.

334 Mechtel (1990), S. 142 und S. 145.

335 Krankenakte Gerda A. UAH, vorläufige Signatur: Acc. 14/02 (Strahlenambulanz), 1968/9, Nr. 22630/69.

336 Der »compassionate use« wurde in § 21, Nr. 6 des 14. Änderungsgesetzes zum Arzneimittelgesetz erstmals auf eine gesicherte rechtliche Basis gestellt. Dieses Gesetz trat am 6. September 2005 in Kraft. Vgl. Gesetz über den Verkehr mit Arzneimitteln (Arzneimittelgesetz – AMG) (24. 08. 1976), in: Bundesministerium für Justiz und für Verbraucherschutz, Gesetze im Internet, https://www.gesetze-im-internet.de/bundesrecht/amg_1976/gesamt.pdf (letzter Zugriff: 03. 02. 2017), 32 f.

337 Löwy (1996a), S. 77.

338 Yglesias (2010), S. 61–4.

6 KREBS FÜHLEN IM 20. JAHRHUNDERT

1 Löll (25./26. 02. 2017).

2 Bauman (1994), S. 211.

3 Holch (2017), S. 16.

Abkürzungsverzeichnis

ACS	American Cancer Society
AMG	Arzneimittelgesetz
Arge	Arbeitsgemeinschaft für Krebsbekämpfung der Träger der gesetzlichen Kranken- und Rentenversicherung im Lande Nordrhein-Westfalen
BArch	Bundesarchiv
BGB	Bürgerliches Gesetzbuch
BGH	Bundesgerichtshof
CCNSC	Cancer Chemotherapy National Service Center
Dapo	Deutsche Arbeitsgemeinschaft für Psychosoziale Onkologie e. V.
DEFA	Deutsche Film AG
DHMD	Deutsches Hygiene-Museum Dresden
DKFZ	Deutsches Krebsforschungszentrum
DZA	Deutscher Zentralausschuss für Krebsbekämpfung
EBM	Evidenzbasierte Medizin
EZA	Evangelisches Zentralarchiv in Berlin
FDGB	Freier Deutscher Gewerkschaftsbund
GStA	Geheimes Staatsarchiv Preußischer Kulturbesitz
HPLC	Hochleistungsflüssigkeitschromatographie
HSTAD	Hauptstaatsarchiv Dresden
HU Archiv	Universitätsarchiv Humboldt-Universität zu Berlin
IKK	Innungskrankenkassen
LAB	Landesarchiv Berlin
MeV	Megaelektronenvolt
MPI	Maudsley Personality Inventory
NBI	Neue Berliner Illustrierte
NURSE	Naming, Understanding, Respecting, Supporting, Exploring
OLG	Oberlandesgericht
ORSD	Office of Scientific Research and Development
Pap-Test	Papanicolaou-Test
Pg.	Parteigenosse
PSA	Prostata-spezifisches Antigen
SARS	Severe Acute Respiratory Syndrome
SED	Sozialistische Einheitspartei Deutschlands
SPIKES	Setting, Perception, Invitation, Knowledge, Empathy, Strategy and Summary
SWR	Südwestrundfunk
taz	die tageszeitung
TNF	Tumornekrosefaktor
TNM	Tumorgröße und -verhalten; Nodus (= Lymphknotenbefall); Metastasen (Klassifikationssystem)
TPN	Total Parenteral Nutrition / Totale Parenterale Ernährung
VA	Veterans Administration
ZDF	Zweites Deutsches Fernsehen

Abbildungsverzeichnis

Abb. 48: Ferdinand Hodler, *Die tote Valentine Godé-Darel*, 26. Januar 1915. Öl auf Leinwand, 60 × 124 cm. Kunsthaus Zürich, Vereinigung Zürcher Kunstfreunde.

Quellen- und Literaturverzeichnis

Ein umfangreicheres Quellen- und Literaturverzeichnis ist in der diesem Buch zugrunde liegenden Habilitationsschrift der Autorin ab S. 712 zu finden, doi: 10.17617/2.2558364.

A. Archive

Bundesarchiv Berlin-Lichterfelde (BArch)

Bundesarchiv Koblenz (BArch)

Bundesbeauftragter für die Unterlagen des Staatssicherheitsdienstes der ehemaligen Deutschen Demokratischen Republik (BStU)

Deutsche Dienststelle für die Benachrichtigung der nächsten Angehörigen von Gefallenen der ehemaligen deutschen Wehrmacht

Deutsches Hygiene-Museum Dresden (DHMD), Objektsammlung

Deutsches Literaturarchiv Marbach (DLA)

Evangelisches Landeskirchliches Archiv in Berlin (ELAB)

Evangelisches Zentralarchiv in Berlin (EZA)

Geheimes Staatsarchiv Preußischer Kulturbesitz (GStA PK)

Hauptstaatsarchiv Dresden (HStA D)

Bestand Deutsches Hygiene-Museum e.V.

Humboldt-Universität zu Berlin, Universitätsarchiv (HUB)

Landesarchiv Berlin (LAB)

Landeskirchenarchiv Eisenach (EKM)

Niedersächsisches Landesarchiv (NLA)

Stadtarchiv München

Stadtarchiv Oldenburg

Universitätsarchiv Heidelberg (UAH)

Universitätsbibliothek Heidelberg, Handschriftenabteilung (UAB)

B. Durchgesehene Zeitschriften und Periodika

Agnes Karll-Schwester 1951–1985

Berliner Illustrirte Zeitung 1920–1929

Bunte (bis 1954 als: Das Ufer) 1950–1990

Daheim 1920–1941

Das öffentliche Gesundheitswesen 1972–1984, 1986–1991

Der öffentliche Gesundheitsdienst 1935–1942, 1949–1959, 1965/1966

Der Weg zur Seele (ab 1954: Wege zum Menschen) 1949–1985

Deutsche Krankenpflege-Zeitung 1898, 1901–1915, 1917, 1929–1935

Deutsche Schwesternzeitung 1952–1985

Deutsche Volksgesundheit aus Blut und Boden 1933–1935

Deutsches Gesundheitswesen 1946–1968

Diakonieschwester 1950–1984

Evangelische Krankenpflege 1951–1970

Frau von heute 1946–1962

Für Dich 1962–1980

Gartenlaube 1920–1940

Hippokrates 1928–1955

Humanitas 1960–1993

Hygienischer Wegweiser 1926–1931

Krankendienst 1927, 1930–1935, 1937–1940, 1950–1987

Krebsarzt (ab 1970: Österreichische Zeitschrift für Erforschung und Bekämpfung der Krebskrankheit) 1946–1973

Monatsschrift für kirchliche Praxis 1902–1903

Monatsschrift für Krebsbekämpfung 1933–1944

Münchener Medizinische Wochenschrift (MMW) 1901–1984

Nervenarzt 1928–1955

Neue Berliner Illustrierte 1950–1980

Praktische Karzinomblätter 1933–1935

Praktische Onkologie, Beiheft zur MMW 1979–1984

Psyche 1947–1985

Psychologie heute 1975–1990

Spiegel 1947–1990

Stern 1947–1990

Strahlentherapie 1912–1967

Zeitschrift für Krebsforschung (ab 1971: Zeitschrift für Krebsforschung und klinische Onkologie; ab 1979: Journal of Cancer Research and Clinical Oncology) 1904–1980

Zeitschrift für psychosomatische Medizin und Psychoanalyse (bis 1966: Zeitschrift für psycho-somatische Medizin) 1954–2005

Zeitschrift für Psychotherapie und Medizinische Psychologie 1951–1985

C. Filme und Fernsehaufzeichnungen sowie Interviews*

Die in diesem Buch erwähnten Interviews habe ich transkribiert; sie sind – auch aus personenrechtlichen Gründen – nicht veröffentlicht, können aber auf Rückfrage eingesehen werden. (Bettina Hitzer)

Ich hatte Krebs, Dokumentation von Sigrid Schenkenberger, ausgestrahlt am 13. 04. 1970 im »Gesundheitsmagazin Praxis« (ZDF). Produktionsarchiv des ZDF.

Jeder Achte (auch unter dem Titel: **Ein Film gegen die Volkskrankheit Krebs**), 17 min., s/w, Tonfilm, Zensur: 04. 08. 1941, B.55709: jugendfrei, ohne Spielhandlung, feiertagsfrei. Regie: Walther Ruttmann, Drehbuch: Walther Ruttmann/Ernst Dahle, Kamera: Gerhard Müller, Musik: Wolfgang Zeller, Produzent: Otto Nay/Universal Film AG (Ufa) Deutschland 1941. Bundesfilmarchiv, Rechte bei der *Murnau-Stiftung.*

Jeder Fünfte … Ein Bericht über den Stand der Krebsforschung in der Bundesrepublik, Regie: Marianne von Arnim, BRD 1965. Eine Kopie des Filmes konnte nicht ausfindig gemacht werden. Das Skript liegt im Bundesarchiv ebenso wie eine Rezension aus der *Stuttgarter Zeitung* 180 (06. 08. 1965), die belegt, dass der Film im Fernsehen ausgestrahlt wurde, ohne allerdings den Sender zu nennen. BArch B 145/4719.

Kampf dem Krebs, 35 mm, 37 min., s/w, Zensur: 22. 02. 1936, B. 41670 (»Zugelassen nur in geschlossenen Veranstaltungen des Reichsausschusses für Krebsbekämpfung«), 29. 08. 1936, B.43197 (Jugendverbot), 19. 10. 1942, B. 56962 (»Zugelassen nur in Veranstaltungen der Reichsarbeitsgemeinschaft Schadenverhütung«). Produzent: Kifo, Regie: Helmut Bousset (Berlin), Deutschland 1935/1936. Verschollen.

Kampf dem Krebs/Krebs ist heilbar, s/w, Tonfilm, 1:06.36 min., Regie: Nathan Schänker, Produzent: Schweizerische Nationalliga für Krebsbekämpfung, Schweiz 1945/Deutschland 1953. DVD in: Kauz, Vom Tabu zum Thema.

Kampf dem Krebs, Farb- und Tonfilm, Realfilm, 27 min., Auftraggeber: Bundeszentrale für gesundheitliche Aufklärung, Produzent: Leonaris-Film, BRD 1970. Bundesfilmarchiv.

Der Krebs, 35 mm, 16 min., s/w, stumm mit Zwischentiteln, Zensur: 11. 11. 1930, B.27368, jugendfrei. Auftraggeber und Herausgeber: Deutsches Hygiene-Museum, Dresden, Produzent: Verlag wissenschaftlicher Filme GmbH, Deutsches Reich, Vertrieb: Deutsches Hygiene-Museum/Filmstelle, Deutsches Reich. DHMD 2001/1655.

Krebs ist heilbar wenn … Beitrag der Sendung »Gesundheitsmagazin Praxis«, ausgestrahlt am 02. 10. 1964 im ZDF. Produktionsarchiv des ZDF.

Rechtzeitig – eine Mahnung des Lebens, 16 mm, s/w, Tonfilm, 17,35 min., Regie: Erich Barthel, Drehbuch: Kurt Bortfeldt, Schnitt: Elfriede Böttrich, Trickgestaltung: Hugo Cernik, Dramaturgie: Joachim Emuth, Kamera: Rudi Müller, Fachberatung: OA Dr. Rieck, Produzent: Kurt Schönbach/VEB DEFA-Studio für populärwissenschaftliche Filme, DDR 1956. DHMD 2001/1656.

Der Siebente, Farb- und Tonfilm, Flachfigurentrick, 35 mm, 13 min., Regie, Szenarium, Kamera, Animation: Walter Eckhold, Szenarium: Klaus Eberhardt/Hannelore Holz, Animation: Andre Schmidt, Dramaturgie: Hans Grümmer, Ton: Wolfgang Mammitzsch, Schnitt: Renate Richter, Musik: Karl-Ernst Sasse, Sprecher: Wolfgang Jacob, Idee: Heinz Becker, Auftraggeber: Deutsches Hygiene-Museum Dresden, Produktionsleitung: Sigrid Weidhaas, Produzent: VEB DEFA-Studio für Trickfilme, DDR 1985/1986. DHMD 2001/1669.

Der Tod gibt eine Party, Farb- und Tonfilm, Zentralinstitut für Gesundheitserziehung, Deutsches Gesundheits-Museum e.V., hergestellt im Auftrag des Bundesministeriums für Gesundheitswesen, Regie: Fr. Herbert Engler, Drehbuch: F. E. Gericke, medizinische Beratung: Dr. Christel Schultze-Rhonhof/Dr. Hans J. Goetz, BRD 1967. Bundesfilmarchiv.

Wissen heißt Leben, 35 mm, 16,25 min., Farb- und Tonfilm, Realfilm, Regie: Wolfgang Heyer/Ingrid Hinz, Kamera: Klaus Mühle, Schnitt: Hanna Kubin, Musik: Karl-Ernst Sasse, Fachberatung: MR Dr. Ahlendorf/a.o. Doz. Habil. Dr. Gibel, Produzent: VEB DEFA-Studio für Kurzfilme, DDR 1970. DHMD 2011/1658.

Interviews (unveröffentlicht, Transkripte bei der Autorin)
Gespräch mit Roland Jacob (4. November 2016).
Gespräch mit Stephan Tanneberger (11. Oktober 2016).

D. Zitierte Literatur

Anonym (12. 11. 1887), Die neuesten Nachrichten über den Zustand des deutschen Kronprinzen. In: *Schwäbischer Merkur* 268, S. 1961f.

— (09. 06. 1888), From Our Own Correspondent, Health of the Emperor. In: *British Medical Journal* 1, 1432, S. 1245.

— (10. 06. 1888), Hofnachrichten. In: *Illustrirte Zeitung* 2346, S. 616.

— (07. 01. 1888), The Illness of the Crown Prince. In: *British Medical Journal* 1410, 1, S. 31.

— (1888a), *Die Krankheit Kaiser Friedrichs des Dritten. Dargestellt nach amtlichen Quellen und den im königl. Hausministerium niedergelegten Berichten der Aerzte,* Berlin.

— (1888b), Der Tod des Kaisers Friedrich. In: *Illustrirte Zeitung* 2347, S. 652.

— (18. 06. 1888), Zu Kaiser Friedrichs Heimgang. In: *Heidelberger Zeitung* 140, S. 1.

— (07. 01. 1923), Die Ausstellung »Der Mensch«. In: *Chemnitzer Allgemeine Zeitung* 5.

— (1924), Die Eröffnung des Werner-Siemens-Instituts für Röntgenforschung im Städtischen Krankenhaus Moabit, Berlin. In: *Klinische Wochenschrift* 3, 19, S. 863.

— (1926), Erwin Liek, Arzt und Volksgesundheit. In: *Münchener Medizinische Wochenschrift* 73, S. 112–116.

— (1930), Organisation der Krebsfürsorge. Bericht über die Sitzung eines zusammengesetzten Ausschusses des Landesgesundheitsrates am 31. Mai 1930. In: *Veröffentlichungen aus dem Gebiete der Medizinalverwaltung* 32, 6, S. 635–694.

— (1934), Für die Beratung und Pflege Krebskranker. In: *Zeitschrift für das Krankenpflege-, Bade- und Massagewesen* 2, 5, S. 63.

— (1948), Stoßkeile gegen den Krebs. In: *Der Spiegel* 51, S. 27.

— (1951a), Erste Atomexplosion im Innern des Menschen. In: *Das Ufer* 13, S. 25.

— (1951b), Krebs endgültig heilbar! In: *Das Ufer* 13, S. 1–4.

— (1952), Bis daß der Tod uns scheidet. Maria Stürzer will in ihrer bayerischen Heimat sterben. In: *Der Stern* 5, 7, S. 11.

— (1954), Zur Aussprache: Darf der Arzt schweigen? In: *Die Evangelische Krankenpflege* 3, 5, S. 133 f.

— (1957), Tod eines Mannes. In: *Der Spiegel* 40, S. 57–59.

— (18. 10. 1959), Cancer Victim Writes Book »Sealed Orders«. In: *Sunday Chronicle. North Jersey's Only Weekly Pictorial Magazine* 31, 42.

— (1960), Der Tod im Terminkalender. In: *Der Spiegel* 3, S. 48–57.

— (1961), Programmhinweis zur Sendung Strahlenmedizin auf neuen Wegen. In: *HörZu* 14, S. 19.

— (1968), Band des Schicksals. In: *Der Spiegel* 25, S. 129–131.

— (1977), Krebs durch Seelenschmerz und soziale Qual? In: *Der Spiegel* 45, S. 102–116.

— (1978a), Neue Richtung. In: *Der Spiegel* 9, S. 206–210.

— (1978b), »Schuster, bleib bei deinem Leisten« (Gespräch mit dem amerikanischen Urologen Willard Goodwin). In: *Der Stern* 48, S. 266–269.

— (1991), »Das ist russisches Roulett«. Schmutzige Geschäfte mit westlichen Pharmakonzernen brachten dem SED-Regime Millionen. In: *Der Spiegel* 6, S. 80–90.

II. Strafsenat (1932), Urteil v. 29. Februar 1932, II 57/32, Inwieweit ist ein Heilbehandler verpflichtet, den sich ihm anvertrauenden Kranken, auch den gefährlich Erkrankten, über sein Leiden aufzuklären? In: *Entscheidungen des Reichsgerichts in Strafsachen* 66, S. 181–185 (online: http://www.rgz-rgst.degruyter.de, letzter Zugriff: 27. 03. 2017).

III. Zivilsenat (1912), Urt. v. 1. März 1912, III. 231/11, 1. Ist der Arzt verpflichtet, den Kranken auf die nachteiligen Folgen aufmerksam zu machen, die möglicherweise bei einer beabsichtigten Operation entstehen können? 2. Zur Frage der Beweislast beim Eintritte schädlicher Folgen einer Operation. In: *Entscheidungen des Reichsgerichtes in Zivilsachen* 78, S. 432–436 (online: http://www.rgz-rgst.degruyter.de, letzter Zugriff: 27. 03. 2017).

— (1940), Urteil v. 8. März 1940, III 117/39, 1. Zur Sorgfaltspflicht des Arztes vor einem schwerwiegenden Eingriff. 2. Wie ist die Rechtslage, wenn der Arzt bewußtermaßen einen schwerwiegenden Eingriff ohne die Einwilligung des Kranken vorgenommen hat, obwohl ihm deren Einholung möglich gewesen wäre, und wenn sich der Eingriff später als nicht erforderlich herausstellt? In: *Entscheidungen des Reichsgerichtes in Zivilsachen*, III 117/39 (online: http://www.rgz-rgst.degruyter.de, letzter Zugriff 27. 03. 2017).

Ackerknecht, Erwin H. (1980), Zur Geschichte der Krebsbehandlung. In: *Gesnerus* 37, 3/4, S. 189–195.

Adam, Wilhelm (1959), Zum Thema: »Die barmherzige Lüge«. In: *Medizinische Welt* 2, S. 1185–1189.

Ader, Robert und Nicholas Cohen (1975), Behaviorally Conditioned Immunosuppression. In: *Psychosomatic Medicine* 37, 4, S. 333–340.

Ader, Robert, David L. Felten und Nicholas Cohen (Hg.) (1991), *Psychoneuroimmunology*, 2. überarbeitete Auflage, San Diego.

Alexander, Franz (1939), Psychological Aspects of Medicine. In: *Psychosomatic Medicine* 1, 1, S. 7–18.

— (1950), *Psychosomatic Medicine. Its Principles and Applications*, New York.

Amelang, Manfred (1991), Tales From Crvenka and Heidelberg. What About the Empirical Basis? In: *Psychological Inquiry* 2, 3, S. 233–236.

Andervont, Howard B. (1944), Influence of Environment on Mammary Cancer in Mice. In: *Journal of the National Cancer Institute* 4, 6, S. 579–581, doi: 10.1093/jnci/4.6.579.

Anschütz, Wilhelm (1925), Diagnose und Prognose bei der chirurgischen Behandlung des Magenkarzinoms. In: *Münchener Medizinische Wochenschrift* 72, 1, S. 1–4.

Antonovsky, Aaron (1997), *Salutogenese. Zur Entmystifizierung der Gesundheit*, Tübingen.

Architekten-Verein zu Berlin und Vereinigung Berliner Architekten (Hg.) (1896), *Berlin und seine Bauten*, Bd. 2, Berlin.

Arikha, Noga (2007), *Passions and Tempers. A History of the Humours*, New York.

Arkes, Hal R. und Wolfgang Gaissmaier (2012), Psychological Research and the Prostate Cancer Screening Controversy. In: *Psychological Science* 23, 6, S. 547–553, doi: 10.1177/0956797612437428.

Arndt, Melanie (2009), *Gesundheitspolitik im geteilten Berlin 1948–1961*, Köln u.a.

Aronowitz, Robert A. (1998), The Rise and Fall of the Psychosomatic Hypothesis in Ulcerative Colitis. In: ders. (Hg.), *Making Sense of Illness. Science, Society, and Disease*, Cambridge, S. 39–56.

— (2007), *Unnatural History. Breast Cancer and American Society*, Cambridge.

Ärztekammer Nordrhein (Hg.) (2015), *Kommunikation im medizinischen Alltag. Ein Leitfaden für die Praxis*, Düsseldorf, (https://www.aekno.de/downloads/aekno/leitfaden-kommunikation-2015.pdf; letzter Zugriff: 07. 09. 2016).

Atzl, Isabel und Roland Helms (2012), *Die Geschichte der Deutschen Krebsgesellschaft*, Germering u.a.

Auden, Wystan H. (2011), *The Age of Anxiety. A Baroque Eclogue*, Princeton.

Auler, Hans (1933), Über die Wartung und Behandlung Krebskranker. In: *Monatsschrift für Krebsbekämpfung* 3, S. 101–105.

Austoker, Joan (1988), *A History of the Imperial Cancer Research Fund, 1902–1986*, Oxford.

Bahnson, Claus Bahne (1979), Das Krebsproblem in psychosomatischer Dimension. In: Thure von Uexküll (Hg.), *Lehrbuch der psychosomatischen Medizin*, München, S. 685–698.

Baier, Petra (2012), *Der Basistarif der privaten Krankenversicherung*, Karlsruhe.

Baines, Joanna (2012), Three Stories. Generations of Breast Cancer. In: Carsten Timmermann und Elizabeth Toon (Hg.), *Cancer Patients, Cancer Pathways. Historical and Sociological Perspectives*, Houndsmill u. a., S. 13–35.

Bakker, Nelleke (2000), The Meaning of Fear. Emotional Standards for Children in the Netherlands, 1850–1950. Was There A Western Transformation? In: *Journal of Social History* 34, 2, S. 369–391.

Balint, Michael (2001), *Der Arzt, sein Patient und die Krankheit*, 10. Auflage, Stuttgart.

Baltrusch, Hans-Joachim (1962), Leukämien und andere maligne Erkrankungen des haematopoetischen, lymphatischen und reticulo-endothelialen Systems in psycho-somatischer Hinsicht. Teil II (Schluß). In: *Zeitschrift für Psycho-somatische Medizin* 8, 1, S. 12–23.

— und Kristen Austarheim (1963), Psyche – Nervensystem – Neoplastischer Prozess. Ein altes Problem mit neuer Aktualität. In: *Zeitschrift für Psycho-somatische Medizin* 9, 4, S. 229–245.

Bammer, Kurt und Jürgen Wagner (1978), Von Mäusen und Menschen. In: *Psychologie heute* 6, S. 40–43.

Bartens, Werner (05./06. 11. 2011), Grenzen der Aufklärung. Die Illusion vom mündigen Patienten: Warum das Arzt-Patienten-Gespräch über eine Krebs-Diagnose oft misslingt. In: *Süddeutsche Zeitung* 67, 255, S. 24.

Batelle-Institut (1975), *Krankheitsfrüherkennung Krebs. Frauen und Männer. Aufbereitung und Interpretation der Untersuchungsergebnisse aus den gesetzlichen Früherkennungsmaßnahmen 1972. Bericht des Batelle-Instituts e.V., Frankfurt, Leiter des Vorhabens: Eckart Herwig, für das Zentralinstitut für die kassenärztliche Versorgung in der Bundesrepublik Deutschland*, Köln.

Bauer, Karl Heinrich (1928), *Mutationstheorie der Geschwulst-Entstehung. Übergang von Körperzellen in Geschwulstzellen durch Gen-Änderung*, Berlin.

— (1969), Wert der sogenannten »Krebsnachkur« für radikaloperierte Kranke. In: *Hessisches Ärzteblatt* 30, S. 215–218.

Bauman, Zygmunt (1994), *Tod, Unsterblichkeit und andere Lebensstrategien*, Frankfurt.

Baumgart, Winfried (Hg.) (2012), *Kaiser Friedrich III. Tagebücher 1866–1888*, Paderborn.

Bayer, Alfred und Kurt Winter (Hg.) (1953), *Lehrbuch der Sozialhygiene*, Berlin (DDR).

Becker, Günter (1973), *Arzt und Patient im sozialistischen Recht*, Berlin.

— (1978), *Arzt und Patient im sozialistischen Recht*, 2. überarbeitete Auflage, Berlin.

Becker, Hans (1981), *Lebensgeschichte und Krankheitsverlauf bei Mamma-Karzinom-Patientinnen. Arbeitstagung »Psychosoziale Einflüsse auf Entstehung und Verlauf von Krebserkrankungen«*, Heidelberg.

Becker, Hans-Wolfgang und Hans-Lothar Kölling (1964), »Schonendes Betrügen?« Ermittlungen zur Frage der Aufklärung bei Geschwulstleiden. In: *Nova Acta Leopoldina* 28, 168, S. 3–18.

Becker, Josef und K. E. Scheer (1958), Einleitung. In: dies. (Hg.), *Betatron und Telekobalttherapie. Internationales Symposion am Czerny-Krankenhaus für Strahlenbehandlung der Universität Heidelberg vom 1.–3. Juli 1957*, Berlin u. a., S. 1–4.

Becker, Nikolaus (2003), Epidemiological Aspects of Cancer Screening in Germany. In: *Jour-*

nal of Cancer Research and Clinical Oncology 129, 12, S. 691–702, doi: 10.1007/s00432-003-0494-y.

Beddies, Thomas (2010), *»Du hast die Pflicht, gesund zu sein!« Der Gesundheitsdienst der Hitler-Jugend 1933–1945*, Berlin.

Behrends, Jan C. (2006), Freundschaft zur Sowjetunion, Liebe zu Stalin. Zur Anthropomorphisierung des Politischen im Stalinismus. In: Frank Bösch und Manuel Borutta (Hg.), *Die Massen bewegen. Medien und Emotionen in der Moderne*, Frankfurt u. a., S. 172–192.

Benn, Gottfried (1960), *Gesammelte Werke in acht Bänden*, hg. von Dieter Wellershoff, Bd. 1: Gedichte, Wiesbaden.

Berdel, W. E. und U. Fink (1984), Internistische Tumortherapie. Stand, Probleme, Perspektiven der Chemotherapie. In: *Münchener Medizinische Wochenschrift* 126, 41, S. 1166–1171.

Berger, Silvia (2009), *Bakterien in Krieg und Frieden. Eine Geschichte der medizinischen Bakteriologie in Deutschland 1890–1933*, Göttingen.

Bernanos, Georges (1936), *Journal d'un curé de campagne*, Paris.

Bielka, Heinz (2002), *Geschichte der Medizinisch-Biologischen Institute Berlin-Buch*, 2. überarbeitete und erweiterte Auflage, Berlin u. a.

Biess, Frank (2008), Die Sensibilisierung des Subjekts. Angst und »neue Subjektivität« in den 1970er Jahren. In: *Werkstatt Geschichte* 49, S. 51–72.

— (2009), »Everybody Has a Chance«. Civil Defense, Nuclear Angst, and the History of Emotions in Postwar Germany. In: *German History* 27, 2, S. 215–243, doi: 10.1093/gerhis/ghp003.

— (2010), Feelings in the Aftermath. Toward a History of Postwar Emotions. In: ders. und Robert Moeller (Hg.), *Histories of the Aftermath. The Legacies of the Second World War in Europe*, New York, S. 30–48.

— (2014), The Concept of Panic in Postwar Germany. Military Psychiatry and Emotional Preparation for Nuclear War in the West German Army. In: ders. und Daniel Gross (Hg.), *Science & Emotions After 1945. A Transatlantic Perspective*, Chicago, S. 181–208.

— (2019), *Republik der Angst. Eine andere Geschichte der Bundesrepublik*, Reinbek.

— und Daniel M. Gross (2014), Emotional Returns. In: dies. (Hg.), *Science & Emotions After 1945. A Transatlantic Perspective*, Chicago, S. 1–38.

Biro, David (2000), *The Language of Pain. Finding Words, Compassion, and Relief*, New York.

Bismarck, Otto Fürst von (1898), *Gedanken und Erinnerungen*, Bd. 2, Stuttgart.

Bleif, Martin (2013), *Krebs. Die unsterbliche Krankheit*, Stuttgart.

Blumenthal, Ferdinand (1930), Die Bekämpfung des Krebses. In: *Krankenpflegezeitschrift* 2, S. 13–16.

— (1931), Die Organisation der Krebsbekämpfung. In: *Strahlentherapie* 42, S. 809–820.

Blumenthal-Barby, Kay (Hg.) unter Mitarbeit von Horst Breidenbach (1982), *Betreuung Sterbender. Tendenzen, Fakten, Probleme*, Berlin.

Boas, Ismar (1906), Welche Aussichten bestehen für eine Frühdiagnose der Intestinalcarcinome. In: *Mitteilungen aus den Grenzgebieten der Medizin und Chirurgie*, Bd. 15, Jena, S. 73–88.

Boddice, Rob (2014), Introduction. Hurt Feelings. In: ders. (Hg.), *Pain and Emotion in Modern History*, Basingstoke, S. 1–15.

— (2018). *The History of Emotions*, Manchester.

Boldorf, Marcel (2006), Rehabilitation und Hilfen für Behinderte. In: Christoph Kleßmann

(Hg.), *1961–1971 Deutsche Demokratische Republik. Politische Stabilisierung und wirtschaftliche Mobilisierung* (= Geschichte der Sozialpolitik in Deutschland seit 1945, Bd. 9), Baden-Baden, S. 451–469.

Borck, Cornelius (2019), Alexithymie oder wie der Mangel an Gefühl zur Krankheit wurde. In: Alexa Geisthövel und Bettina Hitzer (Hg), *Auf der Suche nach einer anderen Medizin. Psychosomatik im 20. Jahrhundert*, Frankfurt, S. 415–433.

Bösch, Frank (2015), Geteilte Geschichte. Plädoyer für eine deutsch-deutsche Perspektive auf die jüngere Zeitgeschichte. In: *Zeithistorische Forschungen/Studies in Contemporary History* 12, 1, S. 98–114.

Bösl, Elsbeth (2010), Die Geschichte der Behindertenpolitik in der.Bundesrepublik aus der Sicht der Disability History. In: *Aus Politik und Zeitgeschichte* 23, S. 6–12.

Bothe, Detlef (1991), *Neue Deutsche Heilkunde 1933–1945*, Husum.

Bourke, Joanna (2006), *Fear. A Cultural History*, London.

— (2014), *The Story of Pain. From Prayer to Painkillers*, Oxford.

Boveri, Margret (1954), Körpergeschehen und Psychose. Eine Studie aus der Landschaft des Verrats. In: *Merkur* 8, 74, S. 371–378.

Bowlby, John (1951), *Maternal Care and Mental Health. A Report Prepared on Behalf of the World Health Organization as a Contribution to the United Nations Programme for the Welfare of Homeless Children* (= Bulletin of the World Health Organization 3), Genf.

Brandt, Christina (2013), Metapher. In: Roland Borgards, Harald Neumeyer, Nicolas Pethes und Yvonne Wübben (Hg.), *Literatur und Wissen. Ein interdisziplinäres Handbuch*, Stuttgart, S. 21–28.

Brandt, Heinz, Susanne Hahn und Achim Thom (1981), Probleme und Aufgaben der Betreuung Sterbender durch den Hausarzt. In: Uwe Körner, Karl Seidel und Achim Thom (Hg.), *Grenzsituationen ärztlichen Handelns*, Jena, S. 211–232.

Brauer, Juliane (2015), »Mit neuem Fühlen und neuem Geist«. Heimatliebe und Patriotismus in Kinder- und Jugendliedern der frühen DDR. In: David Eugster und Sybille Marti (Hg.), *Das Imaginäre des Kalten Krieges. Beiträge zu einer Kulturgeschichte des Ost-West-Konfliktes in Europa*, Essen, S. 163–186.

Brauerhoch, Annette (2006), *Fräuleins und GIs*, Frankfurt u.a.

Braun, Christina von (2004), *Metapher und Experiment. Von der Virusforschung zum genetischen Code*, Göttingen.

Braun, Heinrich (1914), Allgemeine Operationslehre. In: August Bier, Heinrich Braun und Hermann Kümmell (Hg.), *Chirurgische Operationslehre*, Bd. 1, Leipzig, S. 1–150.

Brednow, Walter (1954), Der Mensch und die Hoffnung (nach einem am 5. 3. 53 im Rahmen der Ev. Studentengemeinde Jena gehaltenen Vortrag). In: *Die Sammlung* 9, S. 529–539 und S. 596–608.

Breitbach, G. P. und N. Marschner (1993), Droloxifen beim metastasierenden Mammakarzinom. Dosierung und Pharmakokinetik. In: *Archives of Gynecology and Obstetrics* 254, 1, S. 903–905, doi: 10.1007/BF02266228.

Bröckling, Ulrich (2012), Dispositive der Vorbeugung. Gefahrenabwehr, Resilienz, Precaution. In: Christopher Daase, Philipp Offermann und Valentin Rauer (Hg.), *Sicherheitskultur. Soziale und politische Praktiken der Gefahrenabwehr*, Frankfurt u.a., S. 93–108.

Bröer, Ralf (2000), Das Mammakarzinom als Systemkrankheit. Die Entstehung eines neuen tumorbiologischen Konzeptes und seine Beziehungen zur Therapie. In: Wolfgang U. Eckart (Hg.), *100 Years of Organized Cancer Research. 100 Jahre organisierte Krebsforschung*, Stuttgart u.a., S. 107–111.

Browne, Oswald (1894), *On the Care of the Dying. A Lecture to Nurses*, London.

Brunner, Jürgen und Florian Steger (2006), Johannes Heinrich Schultz (1884–1970). Begründer des Autogenen Trainings. Ein biographischer Rekonstruktionsversuch im Spannungsfeld von Wissenschaft und Politik. In: BIOS. *Zeitschrift für Biographieforschung und Oral History* 19, 1, S. 16–25.

Brussel, Captain James A. und Private Kenneth S. Hitch (1942), The Rorschach Method and Its Uses in Military Psychiatry. In: *Psychiatric Quarterly* 16, 1, S. 3–29, doi: 10.1007/BF01561244.

Buchanan, Roderick D. (2010), *Playing With Fire. The Controversial Career of Hans J. Eysenck*, Oxford.

Buckman, Robert A. (2005), Breaking Bad News. The S-P-I-K-E-S Strategy. In: *Community Oncology* 2, 2, S. 138–142.

Bude, Heinz (2014), *Gesellschaft der Angst*, Hamburg.

Bundesärztekammer (1978), Stellungnahme des Wissenschaftlichen Beirates der Bundesärztekammer. Das Prostatakarzinom. Vorsorge – Früherkennung – Diagnose – Therapie. In: *Deutsches Ärzteblatt* 75, 42, S. 2413–2416.

Burlingham, Dorothy und Anna Freud (1942), *Young Children in War-Time in a Residential War Nursery*, London.

Burnet, F. M. (1970), The Concept of Immunological Surveillance. In: *Progress in Experimental Tumor Research* 13, S. 1–27, doi: 10.1159/000386035.

Burney, Fanny (1975), *The Journals and Letters of Fanny Burney (Madame D'Arblay)*, Bd. 6: France 1803–1812, Letters 550–631, hg. von Joyce Hemlow, Oxford.

Busse, Stefan (1998), »Von der Sowjetwissenschaft lernen«. Pawlowismus und Psychologie. In: *Psychologie und Geschichte* 8, 1/2, S. 150–173.

Canguilhem, Georges (1977), Neue Überlegungen zum Normalen und Pathologischen. In: ders. (Hg.), *Das Normale und das Pathologische*, Frankfurt, S. 157–202.

Cannon, Walter B. (1929), Organization for Physiological Homeostasis. In: *Physiological Reviews* 9, 3, S. 399–431.

Cantor, David (1993), Cancer. In: W. F. Bynum und Roy Porter (Hg.), *Companion Encyclopedia of the History of Medicine*, Bd. 1, New York, S. 537–561.

— (Hg.) (2008), *Cancer in the Twentieth Century*, Baltimore.

— (2009), Choosing to Live. Cancer Education, Movies, and the Conversion Narrative in America, 1921–1960. In: *Literature and Medicine* 28, 2, S. 278–332.

— (2014), Before Survivorship. The Moment of Recovery in Twentieth-Century American Cancer Campaigns. In: *Social History of Medicine* 27, 3, S. 440–465, doi: 10.1093/shm/hkt100.

— und Edmund Ramsden (Hg.) (2012), *Stress, Shock, and Adaptation in the Twentieth Century*, Rochester.

Carnegie, Dale (1937), *How to Win Friends and Influence People. A Self-Help Book About Interpersonal Relations*, New York.

Chen, Chaona, Oliver G. B. Garrod, Philippe G. Schyns und Rachael E. Jack (2015), The Face is the Mirror of the Cultural Mind. In: *Journal of Vision* 15, 12, S. 928, doi: 10.1167/15.12.928.

Ciaramicoli, Arthur (2001), *Der Empathie-Faktor*, München.

Clarissa (2011), *Clarissas Krambude. Autoren erzählen von ihren Pseudonymen*, Neckenmarkt.

Claus, H.-D. (1962), Zu einigen praktischen Fragen der Metaphylaxe nach Strahlentherapie der Geschwulstleiden. In: *Das Deutsche Gesundheitswesen* 17, 35, S. 1489–1498.

Cocks, Geoffrey (1997), *Psychotherapy in the Third Reich. The Göring Institute*, 2. erweiterte Auflage, Piscataway.

— (2012), *The State of Health. Illness in Nazi Germany*, Oxford.

Cohen, Esther, Leona Toker, Manuela Consonni und Otniel E. Dror (Hg.) (2012), *Knowledge and Pain*, Amsterdam u. a.

Comings, David E. (1973), A General Theory of Carcinogenesis. In: *Proceedings of the National Academy of Science of the United States of America* 70, 12, Teil 1, S. 3324–3328.

Conze, Eckart (2017), *Geschichte der Sicherheit. Entwicklung – Themen – Perspektiven*, Göttingen.

Cooper, Steven J. (2008), From Claude Bernard to Walter Cannon. Emergence of the Concept of Homeostasis. In: *Appetite* 51, 3, S. 419–427, doi: 10.1016/j.appet.2008.06.005.

Cramer, Heinrich (1935), Das neue Röntgeninstitut im Rudolf-Virchow-Krankenhaus, Berlin. In: *Zeitschrift für das gesamte Krankenhauswesen* 31, 10, S. 221–226.

Cramer, Irmgard, Maria Blohmke, C. B. Bahnson, M. B. Bahnson, H. Scherg und M. Weinhold (1977), Psychosoziale Faktoren und Krebs. Untersuchung von 80 Frauen mit einem psychosozialen Fragebogen. In: *Münchener Medizinische Wochenschrift* 119, 43, S. 1387–1392.

Creager, Angela N. H. (2008), Atomic Transfiguration. In: *Lancet* 372, 9651, S. 1726 f., doi: 10.1016/S0140-6736(08)61721-3.

Curtius, Ernst (1903), *Ein Lebensbild in Briefen*, hg. von Friedrich Curtius, Berlin.

Czerny, Vinzenz (1901/1902), Über die Pflege unheilbarer Krebskranker. In: *Die Krankenpflege* 1, S. 289–304.

— (1905), Antwort auf: Umfrage über die Aetiologie des Krebses. In: *Medizinische Klinik* 1, 20, S. 496–498.

— (1911), Hygienische Zeitfragen. I. Krebsforschung. In: *Illustrirte Zeitung*.

— (Hg.) (1912), *Das Heidelberger Institut für experimentelle Krebsforschung*, I. Teil, Tübingen.

— (1967), Aus meinem Leben, herausgegeben und mit Anmerkungen versehen von Wilfried Willer. In: *Ruperto Carola* 11, 14, S. 3–25.

Darmon, Pierre (1993), *Les cellules folles. L'homme face au cancer de l'antiquité à nos jours*, Paris.

Darwin, Charles (1872), *The Expression of Emotions in Man and Animals*, London.

Daston, Lorraine und Peter Galison (2007), *Objektivität*, Frankfurt.

Daston, Lorraine und Katherine Park (1998), *Wonders and the Order of Nature, 1150–1750*, New York.

David, Anni (= Elisabeth Keller) (1968), *Trotz allem – Hoffnung. Tagebuch einer Krebskranken*, Mödling bei Wien.

Dehli, Martin (2007), *Leben als Konflikt. Zur Biographie Alexander Mitscherlichs*, Göttingen.

Derix, Simone, Benno Gammerl, Christiane Reinecke und Nina Verheyen (2016), Der Wert der Dinge. Zur Wirtschafts- und Sozialgeschichte der Materialitäten. In: *Zeithistorische Forschungen/Studies in Contemporary History* 13, 3, S. 387–403.

Dessauer, F. und M. Brenzinger (1925), Röntgenapparate und Röntgenröhren. In: Hans Meyer (Hg.), *Die wissenschaftlichen Grundlagen der Strahlentherapie* (= Lehrbuch der Strahlentherapie, 1), Berlin u. a.

Deutsch, Felix (1922), Psychoanalyse und Organkrankheiten. In: *Internationale Zeitschrift für Psychoanalyse* 8, 3, S. 290–306.

— (1926), Der gesunde und der kranke Körper in psychoanalytischer Betrachtung. In: *Internationale Zeitschrift für Psychoanalyse* 12, 3, S. 493–503.

Deutsche Krebshilfe (1990), Workshop »Psychoneuroimmunology in Relation to Cancer« vom 3.–7. Juni 1990 in Tutzing. In: *Onkologie* 13, 5, S. 393, doi: 10.1159/000216803.

Dewitz, Gertrud (1903), Krankenpflegerin in Potsdam. Zur Pflege Krebskranker. In: *Deutsche Krankenpflege-Zeitung* 6, 16, S. 243–245.

Dietel, F. G. (1933), Die Strahlenbehandlung der Uteruskarzinome an der Universitäts-Frauenklinik Heidelberg (mit einer Statistik der Jahre 1913–1924). In: *Strahlentherapie* 46, S. 201–272.

Dirmeier, Artur (Hg.) (2010), *Organisierte Barmherzigkeit. Armenpflege und Hospitalwesen in Mittelalter und Früher Neuzeit*, Regensburg.

Dixon, Thomas (2003), *From Passions to Emotions. The Creation of a Secular Psychological Category*, Cambridge.

Döderlein, A. (1913), Röntgenstrahlen und Mesothorium in der gynäkologischen Therapie, insbesondere auch bei Uteruskarzinom. In: *Monatsschrift für Geburtshülfe und Gynäkologie* 37, 5, S. 553–593, doi: 10.1159/000290814.

Doneith, Thorsten (2007), *August Mayer. Direktor der Universitäts-Frauenklinik Tübingen 1917–1949*, Med. Diss., Tübingen.

Drescher, Angela (Hg.) (1993), *Dokumentation zu Christa Wolf »Nachdenken über Christa T.«*, Berlin.

Drings, P., R. Allner, N. Brock, H. Burkert, M. Fischer, E. Fölsch, H. Gerhartz, P. Götzky, I. Hoppe, G. Kanzler, H. O. Klein, K. Mainzer, H. Martin, P. Obrecht, G. Palme, H. Paulisch, H. Riegg, J. C. F. Schubert, U. Treske, W. Weise, D. Willems, H. Wilmanns, S. Witte und H. Wohlenberg (1970), Erfahrungen mit neuartigen N-Lost-Phosphamidestern. In: *Deutsche Medizinische Wochenschrift* 95, 10, S. 491–497, doi: 10.1055/s-002-14389.

Duncan, J. Matthews (1886), *Concerning Medical Education. An Address Delivered at the Opening of the Session of the Abernethian Society, October 14th, 1886*, London.

Dunn Jr., John E. (1953), The Relationships between Carcinoma in Situ and Invasive Cervical Carcinoma. A Consideration of the Contribution to the Problem to be Made from General Population Data. In: *Cancer* 6, 5, S. 873–886, doi: 10.1002/1097-0142(195309)6:5<873::AID-CNCR2820060506>3.0.CO;2-Q.

Duttweiler, Stefanie (2007), *Sein Glück machen. Arbeit am Glück als neoliberale Regierungstechnologie*, Konstanz.

Ebeling, K. und H. Spitzbart (1977), Zur Erfassung zytostatischer Effekte an Zellkulturen in vitro und deren gegenwärtige Bedeutung für eine individualisierte Tumortherapie des fortgeschrittenen Ovarialkarzinoms. In: *Zentralblatt für Gynäkologie* 99, S. 1041–1054.

Eckart, Wolfgang U. (2000), Tumorvirologie. Linien der Forschungsgeschichte. In: ders. (Hg.), *100 Years of Organized Cancer Research. 100 Jahre organisierte Krebsforschung*, Stuttgart u. a., S. 101–106.

— (2012), *Medizin in der NS-Diktatur. Ideologie, Praxis, Folgen*, Wien u.a.

— (2013), »Der König der Krankheiten«. Wie entstand die besondere Aufmerksamkeit für Krebskranke? Ein Essay. In: *Zeitschrift für Evidenz, Fortbildung und Qualität im Gesundheitswesen* 107, 2, S. 105–115.

Ehrenreich, Barbara (2009), *Smile Or Die. How Positive Thinking Fooled America & the World*, London.

Ehrhardt, Hans (1973), Chemotherapie maligner Geschwülste. In: *Münchener Medizinische Wochenschrift* 115, 18, S. 814–832.

Eitler, Pascal (2011), »Selbstheilung«. Zur Somatisierung und Sakralisierung von Selbstverhältnissen im New Age. In: Sabine Maasen, Jens Elberfeld, Pascal Eitler und Maik Tändler (Hg.), *Das beratene Selbst. Zur Genealogie der Therapeutisierung in den »langen« Siebzigern*, Bielefeld, S. 161–181.

—, Stephanie Olsen und Uffa Jensen (2014), Introduction. In: Ute Frevert, Pascal Eitler, Stephanie Olsen, Uffa Jensen, Margrit Pernau, Daniel Brückenhaus, Magdalena Beljan, Benno Gammerl, Anja Laukötter, Bettina Hitzer, Jan Plamper, Juliane Brauer und Joachim C. Häberlen, *Learning How to Feel. Children's Literature and Emotional Socialization, 1870–1970*, Oxford, S. 1–20.

Ekman, Paul (Hg.) (2006), *Darwin and Facial Expression. A Century of Research in Review*, Los Altos.

—, E. Richard Sorenson und Wallace V. Friesen (1969), Pan-Cultural Elements in Facial Displays of Emotion. In: *Science* 164, 3875, S. 86–88.

Elias, Norbert (1982), *Über die Einsamkeit der Sterbenden in unseren Tagen*, Frankfurt.

Eliasberg, Wladimir (Hg.) (1927), *Bericht über den I. Allgemeinen ärztlichen Kongreß für Psychotherapie in Baden-Baden, 17.–19. April 1926*, Halle.

Elkeles, Barbara (1989), Die schweigsame Welt von Arzt und Patient. Einwilligung und Aufklärung in der Arzt-Patienten-Beziehung des 19. und 20. Jahrhunderts. In: *Medizin, Gesellschaft und Geschichte* 8, S. 63–91.

— (1996), *Der moralische Diskurs über das medizinische Menschenexperiment im 19. Jahrhundert*, Stuttgart u.a.

— (2001), Wissenschaft, Medizinethik und gesellschaftliches Umfeld. Die Diskussion um den Heilversuch um 1900. In: Andreas Frewer und Josef N. Neumann (Hg.), *Medizingeschichte und Medizinethik. Kontroversen und Begründungsansätze 1900–1950*, Frankfurt, S. 21–43.

Ellerbrock, Dagmar (2004), *Healing Democracy. Demokratie als Heilmittel. Gesundheit, Krankheit und Politik in der amerikanischen Besatzungszone 1945–1949*, Braunschweig.

Elsaghe, Yahya (2010a), *Krankheit und Matriarchat. Thomas Manns Betrogene im Kontext*, Berlin u.a.

— (2010b), »Die Krankheit unserer Marschen«. Zur Verdrängung der Krebsangst in Theodor Storms Novelle »Ein Bekenntnis«. In: *Zeitschrift für Germanistik*. Neue Folge 20, 3, S. 508–521, doi: 10.3726/92130_508.

Elsner, Gine (2010), *Heilkräuter, »Volksernährung«, Menschenversuche. Ernst Günther Schenck (1904–1998). Eine deutsche Arztkarriere*, Hamburg.

Elten-Krause, Elisabeth und Walter Lewerenz (Hg.) (1983), *Brigitte Reimann in ihren Tagebüchern und Briefen. Eine Auswahl*, Berlin.

Erickson, Paul, Judy L. Klein, Lorraine Daston, Rebecca Lemov, Thomas Sturm und Michael

D. Gordin (2013), *How Reason Almost Lost Its Mind. The Strange Career of Cold War Rationality*, Chicago u.a.

Ernst, Heiko (1989), Machen Sie sich ruhig Illusionen. In: *Psychologie heute*, 9, S. 20–28.

Eustace, Nicole, Eugenia Lean, Julie Livingston, Jan Plamper, William M. Reddy und Barbara H. Rosenwein (2012), AHR Conversation. The Historical Study of Emotions. In: *American Historical Review* 117, no. 5: 1487–1531.

Evans, Elida (1926), *A Psychological Study of Cancer*, New York.

Eysenck, Hans J. (1965), *Smoking, Health and Personality*, New Brunswick.

— (1980), *The Causes and Effects of Smoking*, Beverly Hills.

— (1987), Personality as a Predictor of Cancer and Cardiovascular Disease, and the Application of Behaviour Therapy in Prophylaxis. In: *European Journal of Psychiatry* 1, S. 29–41.

Fabian, Dr. med. (= W. E. J. Schneidrzik) (1961), Neue Waffe gegen den Krebs. Die Kobaltbombe. In: *Die Bunte* 14, S. 61.

— (1962), Der Arzt als Messerstecher. In: *Die Bunte* 42, S. 71.

— (1968), Zum Teufel mit dem Ärger! Wer seine Wut in sich hineinfrißt, kann krank werden. In: *Die Bunte* 42, S. 119.

Faden, Ruth R. und Tom L. Beauchamp (1986), *A History and Theory of Informed Consent*, New York.

Farber, Sydney (1949), Some Observations on the Effect of Folic Acid Antagonists on Acute Leukemia and other Forms of Incurable Cancer. In: *Blood* 4, 2, S. 160–167.

Feinberg, B., R. Kurzrock, M. Talpaz, M. Blick, S. Saks und J. U. Gutterman (1988), A Phase I Trial of Intravenously-Administered Recombinant Tumor Necrosis Factor-Alpha in Cancer Patients. In: *Journal of Clinical Oncology* 6, 8, S. 1328–1334, doi: 10.1200/JCO.1988.6.8.1328.

Fischer-Wasels, Bernhard (1934), Die Bedeutung der besonderen Allgemeindisposition des Körpers für die Entstehung der Krebskrankheit und die Möglichkeiten ihrer Bekämpfung. In: *Strahlentherapie* 50, S. 5–78.

Fitzgerald, Patrick J. (2000), *From Demons and Evil Spirits to Cancer Genes*, Washington.

Flam, Helena (2014), The Transatlantic Element in the Sociology of Emotions. In: Frank Biess und Daniel M. Gross (Hg.), *Science and Emotions after 1945. A Transatlantic Perspective*, Chicago, S. 318–341.

Fleischhacker, Jochen (2002), Menschen- und Güterökonomie. Anmerkungen zu Rudolf Goldscheids demoökonomischen Gesellschaftsentwurf. In: Mitchell G. Ash und Christian H. Stifter (Hg.), *Wissenschaft, Politik und Öffentlichkeit. Von der Wiener Moderne bis zur Gegenwart*, Wien, S. 207–229.

Foerster, Otfried (1935), *Der Schmerz und seine operative Bekämpfung*, Halle.

Fox, Bernard H. (1988), Psychogenic Factors in Cancer, Especially Its Incidence. In: Stan Maes, Charles D. Spielberger, Peter B. Defares und Irwin G. Sarason (Hg.), *Topics in Health Psychology*, Chichester, S. 37–55.

Fraenkel, Bernhard (1897), Die intralaryngeale Behandlung des Kehlkopfkrebses. In: *Archiv für Laryngologie und Rhinologie* 6, S. 361–374.

Fraenkel, L. (1913), Zum Hauptthema des XV. Kongresses der Deutschen Gesellschaft für Gynäkologie. In: *Monatsschrift für Geburtshülfe und Gynäkologie* 37, 5, S. 663–667, doi: 10.1159/000290821.

Frank, Arthur W. (1991), *At the Will of the Body. Reflections on Illness*, Boston.

— (1993a), *Mit dem Willen des Körpers. Krankheit als existenzielle Erfahrung*, 2. Auflage, München.

— (1993b), The Rhetoric of Self-Change. Illness Experience as Narrative. In: *Sociological Quarterly* 34, S. 41–45.

— (2013), *The Wounded Storyteller. Body, Illness & Ethics*, 2. Auflage, Chicago u. a.

Frank, Lawrence K. (1939), Projective Methods for the Study of Personality. In: *Journal of Psychology* 8, 2, S. 389–413, doi: 10.1080/00223980.1939.9917671.

Frankl, Victor (1925), Psychotherapie und Weltanschauung. Zur grundsätzlichen Kritik ihrer Beziehungen. In: *Internationale Zeitschrift für Individualpsychologie* 3, S. 250–252.

Franqué, Otto von (1923), Wie soll man den Uteruskrebs behandeln? In: *Münchener Medizinische Wochenschrift* 70, 21, S. 676–687.

Freimüller, Tobias (2007), *Alexander Mitscherlich. Gesellschaftsdiagnosen und Psychoanalyse nach Hitler*, Göttingen.

Frentzel-Beyme, Rainer (1991), Levels of Interest in an Epidemiological Approach of Identifying Psychomental Risk Factors for Cancer. In: *Psychological Inquiry* 2, 3, S. 290–293.

Freund, Michael (1966), *Das Drama der 99 Tage. Krankheit und Tod Friedrichs III.*, Köln u. a.

Freund, Wilhelm Alexander (1878), Eine neue Methode der Exstirpation des ganzen Uterus. In: *Sammlung klinischer Vorträge in Verbindung mit deutschen Klinikern* 133, *Gynäkologie* H. 41, S. 911–924.

— (1905), Zur Naturgeschichte der Krebskrankheit nach klinischen Erfahrungen. In: *Zeitschrift für Krebsforschung* 3, 1, S. 1–33.

Frevert, Ute (2011), Gefühle definieren. Begriffe und Debatten aus drei Jahrhunderten. In: dies., Monique Scheer, Anne Schmidt, Pascal Eitler, Bettina Hitzer, Nina Verheyen, Benno Gammerl, Christian Bailey und Margrit Pernau, *Gefühlswissen. Eine lexikalische Spurensuche in der Moderne*, Frankfurt, S. 9–39.

— (2013), *Vertrauensfragen. Eine Obsession der Moderne*, München.

— (2014), Passions, Preferences, and Animal Spirits. How Does Homo Oeconomicus Cope With Emotions? In: Frank Biess und Daniel M. Gross (Hg.), *Science and Emotions after 1945. A Transatlantic Perspective*, Chicago, S. 300–317.

— (2016), The History of Emotions. In: L. Feldman Barrett, M. Lewis und J. M. Haviland-Jones (Hg.), *Handbook of Emotions*, New York, S. 49–65.

— (2017), Rationalität und Emotionalität im Jahrhundert der Extreme. In: Martin Sabrow und Peter Ulrich Weiß (Hg.), *Das 20. Jahrhundert vermessen. Signaturen eines vergangenen Zeitalters*, Göttingen, S. 115–140.

—, Monique Scheer, Anne Schmidt, Pascal Eitler, Bettina Hitzer, Nina Verheyen, Benno Gammerl, Christian Bailey und Margrit Pernau (2011), *Gefühlswissen. Eine lexikalische Spurensuche in der Moderne*, Frankfurt.

Frick, Hans (1978), *Die blaue Stunde*, Berlin u. a.

Fritz, Heinrich (1958), Die Kobaltkanone gegen Geschwulstkrankheiten. In: *Frau von heute* 13, 42, S. 24 f.

Frobenius, Wolfgang (2003), *Röntgenstrahlen statt Skalpell*, Erlangen.

— (2012), »Gestern habe ich zum letzten Mal ein Messer angefasst!« Die Strahlentherapie auf den BGGF-Tagungen von 1912 bis 1939. In: Christoph Anthuber, Matthias W. Beckmann, Johannes Dietl, Fritz Dross und Wolfgang Frobenius (Hg.), *Herausforderungen. 100 Jahre Bayerische Gesellschaft für Geburtshilfe und Frauenheilkunde*, Stuttgart u. a., S. 60–86.

Fröhlich, Elke (Hg.) (1987), *Die Tagebücher von Joseph Goebbels. Sämtliche Fragmente*, Teil I, Bd. 4, München u.a.

Fromm-Reichmann, Frieda (1948), Notes on the Development of Treatment of Schizophrenics by Psychoanalytic Theory. In: *Psychiatry* 11, 3, S. 263–273.

Furedi, Frank (2003), *Culture of Fear. Risk-Taking and the Morality of Low Expectation*, überarbeitete Ausgabe, London u.a.

Galen, Bischof Clemens August Graf von (1988), *Akten, Briefe und Predigten 1933–1946*, Bd. 2: 1939–1946, bearb. von Ludwig Löffler, Mainz.

Galison, Peter (2004), Image of Self. In: Lorraine Daston (Hg.), *Things That Talk. Object Lessons from Art and Science*, New York, S. 257–294.

Gammerl, Benno (2012), Emotional Styles. Concepts and Challenges. In: *Rethinking History* 16, 2, S. 161–175, doi: 10.1080/13642529.2012.681189.

— und Bettina Hitzer (2013), Wohin mit den Gefühlen? Vergangenheit und Zukunft des Emotional Turn in den Geschichtswissenschaften. In: *Berliner Debatte Initial* 24, 3, S. 31–40.

Gardner, Kirsten E. (2006), *Early Detection. Women, Cancer, and Awareness Campaigns in the Twentieth-Century United States*, Chapel Hill.

Gassert, Philipp (2011), Popularität der Apokalypse. Zur Nuklearangst seit 1945. In: *Aus Politik und Zeitgeschichte* 46/47, S. 48–54.

Gaupp, R. (1927), Psychotherapie. In: A. Géronne (Hg.), *Verhandlungen der Deutschen Gesellschaft für Innere Medizin. 39. Kongress, gehalten zu Wiesbaden vom 25.–28. April 1927*, Berlin u.a., S. 11–35.

Gauß, C. J. (Hg.) (1929), *Lehrbuch der Strahlentherapie*, Bd. 4, Teil 1 und 2: Die Strahlentherapie in der Gynäkologie, Berlin u.a.

Gebhard, Bruno (1929), Der Krebs und seine Bekämpfung. Eine Sonderschau des Deutschen Hygiene-Museums. In: *Hygienischer Wegweiser* 12, S. 307–309.

— (1933), *Kampf dem Krebs*, Dresden.

Geisthövel, Alexa (2016), Aktenführung und Autorschaft. Ärztliches Schreiben in der Subjektmedizin Viktor von Weizsäckers (1920er bis 1950er Jahre). In: *Medizinhistorisches Journal* 51, 3, S. 180–208.

— und Bettina Hitzer (2019), Die Grenzen des Erfolgs. Endgültige Etablierung und das Verschwinden einer großen Antwort (1970–2000). In: dies. (Hg.), *Auf der Suche nach einer anderen Medizin. Psychosomatik im 20. Jahrhundert*, Frankfurt, S. 325–348.

Gerhardt, C. (1888), Bericht des Dr. C. Gerhardt, Königlichen Universitäts-Professors und Geheimen Medizinalrathes in Berlin. In: Anonym, *Die Krankheit Kaiser Friedrichs des Dritten. Dargestellt nach amtlichen Quellen und den im königl. Hausministerium niedergelegten Berichten der Aerzte*, Berlin, S. 1–17.

Geyer, Dr. med. E. (1959), Wie kann jede Frau zur Früherkennung von Brustgeschwülsten beitragen. In: *Alles für Deine Gesundheit* 1.

Geyer, Michael (1978), *Psychosoziale Merkmale bei Herzinfarktgefährdeten. Untersuchung in einer großstädtischen Population 49- bis 59jähriger Männer*. Med. Habilitationsschrift, Medizinische Akademie Erfurt (unveröffentlicht).

— (2011), Ostdeutsche Psychotherapiechronik 1970–1979. In: ders. (Hg.), *Psychotherapie in Ostdeutschland. Geschichte und Geschichten 1945–1995*, Göttingen, S. 245–256.

—, Werner König und Sigmar Scheerer (2011), Die Arbeit der Regionalgesellschaften. Der Aufbau der Psychosomatischen Grundbetreuung und der regionalen Balint-Arbeit. In: Michael Geyer (Hg.), *Psychotherapie in Ostdeutschland. Geschichte und Geschichten 1945–1995*, Göttingen, S. 345–349.

Giefer, Michael (Hg.) (2008), *Briefwechsel Georg Groddeck – Sigmund Freud*, Frankfurt u.a.

Gigerenzer, Gerd (2015), Towards a Paradigm Shift in Cancer Screening. Informed Citizens Instead of Greater Participation. Germany Aims to Stop Nudging the Public on Screening. In: *British Medical Journal* 350, 2175, doi: 10.1136/bmj.h2175.

Glaser, Barney C. und Anselm L. Strauss (1965), *Awareness of Dying*, Chicago.

— (1974), *Interaktion mit Sterbenden. Beobachtungen für Ärzte, Schwestern, Seelsorger und Angehörige*, Göttingen.

Gleßmer-Junike, Simone (2015), *X-Strahlen, Radiometer und Hauteinheitsdosis. Die Entwicklung der Messverfahren und Maßeinheiten für Röntgenstrahlung in der medizinischen Physik von den Anfängen bis zur internationalen Standardisierung*, Ph.D. Diss., Universität Hamburg (online zugänglich: http://ediss.sub.uni-hamburg.de/volltexte/2015/7181/pdf/Dissertation.pdf, letzter Zugriff: 27. 03. 2017).

Goldammer, Schw. H. (Schwesternhochschule der Diakonie) (1962), Die Schwester in der Begegnung mit Sterbenden. In: *Die Diakonieschwester* 58, 7, S. 135–137 und 58, 8, S. 169–173.

Goleman, Daniel (1995), *Emotional Intelligence. Why It Can Matter More Than IQ*, New York.

— (1996), *EQ. Emotionale Intelligenz*, übers. von Friedrich Griese, München u.a.

— (1998), *Die heilende Kraft der Gefühle. Gespräche mit dem Dalai Lama über Achtsamkeit, Emotion und Gesundheit*, München.

Gollwitzer, Helmut (1951), *… und führen, wohin du nicht willst. Bericht einer Gefangenschaft*, München.

Goltermann, Svenja (2009), *Die Gesellschaft der Überlebenden. Deutsche Kriegsheimkehrer und ihre Gewalterfahrungen im Zweiten Weltkrieg*, München.

Goodman, Louis S., Maxwell W. Wintrobe, William Dameshek, Morton J. Goodman, Alfred Gilman und Margaret T. McLennan (1946), Nitrogen Mustard Therapy. Use of Methyl-Bis(Beta-Chloroethyl)amine Hydrochloride and Tris(Beta-Chloroethyl)amine Hydrochloride for Hodgkin's Disease, Lymphosarcoma, Leukemia and Certain Allied and Miscellaneous Disorders. In: *Journal of the American Medical Association* 132, 3, S. 126–132, doi: 10.1001/jama.1946.02870380008004.

Göring, Matthias H. (Hg.) (1934a), *Deutsche Seelenheilkunde*, Leipzig.

— (1934b), Die nationalsozialistische Idee in der Psychotherapie. In: ders. (Hg.), *Deutsche Seelenheilkunde*, Leipzig, S. 11–16.

Gøtzsche, P. C. und K. J. Jørgensen (2013), Screening for Breast Cancer with Mammography. In: *Cochrane Database of Systematic Reviews* 6, doi: 10.1002/14651858.CD001877.pub5.

Gradmann, Christoph (2005), *Krankheit im Labor. Robert Koch und die medizinische Bakteriologie*, Göttingen.

— (2008), Alles eine Frage der Methode. Zur Historizität der Kochschen Postulate 1840–2000. In: *Medizinhistorisches Journal* 43, 2, S. 121–148.

Greco, Monica (2000), Homo Vacuus. Alexithymie und das neoliberale Gebot des Selbstseins. In: Ulrich Bröckling, Susanne Krasmann und Thomas Lemke (Hg.), *Gouvernementalität der Gegenwart. Studien zur Ökonomisierung des Sozialen*, Frankfurt, S. 265–285.

Grinker, Roy R. (1966), Psychosomatic Aspects of the Cancer Problem. In: *Annals of the New York Academy of Science* 125, S. 876–882, doi: 10.1111/j.1749-6632.1966.tb45439.x.

— und Fred P. Robbins (1954), *Psychosomatic Case Book*, New York.

Groddeck, Georg (1917), *Die psychische Bedingtheit und psychoanalytische Behandlung organischer Leiden*, Leipzig.

— (1966), Von der psychischen Bedingtheit der Krebskrankheit. In: Günter Clauser (Hg.), *Psychoanalytische Schriften zur Psychosomatik*, Wiesbaden, S. 380–385.

Grossarth-Maticek, Ronald (1978), Wer sich exponiert, ist gefährdet. In: *Psychologie heute* 6, S. 32–39.

Grünwald, Gerald (1961), Die Aufklärungspflicht des Arztes (Vortrag gehalten auf Einladung der niedersächsischen Röntgengesellschaft anläßlich der Jahrestagung 1960 in Bad Pyrmont am 1. 10. 1960). In: *Strahlentherapie* 114, S. 165–178.

Gruppe Krebs (1911), *Sonder-Katalog der Gruppe Krebs der wissenschaftlichen Abteilung der Internationalen Hygiene-Ausstellung in Dresden 1911*, Dresden.

Gstöttner, Jörg (2005), *Der Schutz von Patientenrechten durch verfahrensmäßige und institutionelle Vorkehrungen sowie den Erlass einer Charta der Patientenrechte*, Frankfurt u. a.

Günther, Ernst (2010), Das Arztrecht in der DDR und seine Beziehung zur ärztlichen Ethik: Erfahrungen aus dem Umgang mit ärztlichen Fehlleistungen. In: Hartmut Bettin und Mariacarla Gadebusch Bondio (Hg.), *Medizinische Ethik in der DDR. Erfahrungswert oder Altlast?*, Lengerich, S. 86–93.

Günther, O. (1975), Aufgaben und Probleme des Internisten bei der Aufklärung. In: Gerhard Burkhardt und Wolfgang Reimann (Hg.), *Aufklärungs- und Schweigepflicht des Arztes und seiner Mitarbeiter. Medizinisch-juristische Grundlagen*, Dresden, S. 38–42.

Haberland, Jörg und Ute Wolf (2015), Trendanalysen zur Inzidenz und Mortalität an Krebs in Deutschland seit 1970. In: *GMS Medizinische Informatik, Biometrie und Epidemiologie* 11, 1, S. 1–10, doi: 10.3205/mibe000159.

Häberlen, Joachim C. (2018), *The Emotional Politics of the Alternative Left. West Germany, 1968–1984*, Cambridge.

Hackethal, Julius (1978a), »Keine Angst vor Krebs«. Gefahren der Vorsorgeuntersuchung – Modellfall Prostata (III). In: *Der Spiegel* 43, S. 204–218.

— (1978b), »Keine Angst vor Krebs«. Gefahren der Vorsorgeuntersuchung – Modellfall Prostata (IV). In: *Der Spiegel* 44, S. 206–217.

Haeberlin, Carl (1925), *Vom Beruf des Arztes*, 2. neu durchgesehene Auflage, München.

Hagner, Michael (2008), Vom Aufstieg und Fall der Kybernetik als Universalwissenschaft In: ders. und Erich Hörl (Hg.), *Die Transformation des Humanen. Beiträge zur Kulturgeschichte der Kybernetik*, Frankfurt, S. 38–71.

Hahn, Susanne (1994), Moulagen in der Gesundheitsaufklärung. In: dies. und Dimitrios Ambatielos (Hg.), *Wachs. Moulagen und Modelle*, Dresden, S. 39–46.

— (2010), Ethische Fragen und Problemlösungen des Schwesternberufes im DDR-Gesundheitswesen. In: Hartmut Bettin und Mariacarla Gadebusch Bondio (Hg.), *Medizinische Ethik in der DDR. Erfahrungswert oder Altlast?*, Lengerich, S. 73–85.

Hail, Stacey L. und Daniel C. Keyes (2005), Vesicating Agents Including Mustard and Lewisite. In: Daniel C. Keyes, Jonathan L. Burstein, Richard B. Schwartz und Raymond E.

Swienton (Hg.), *Medical Response to Terrorism: Preparedness and Clinical Practice*, Philadelphia, S. 16–25.

Haller, Lea, Sabine Höhler und Heiko Stoff (2014), Stress. Konjunkturen eines Konzepts. In: *Zeithistorische Forschungen/Studies in Contemporary History* 11, 3, S. 359–381.

Hallig, Thorsten, Julia Schäfer und Jörg Vögele (2005), Volk, Volkskörper, Volkswirtschaft. Bevölkerungsfragen in Forschung und Lehre von Nationalökonomie und Medizin. In: Rainer Mackensen und Jürgen Reulecke (Hg.), *Das Konstrukt »Bevölkerung« vor, im und nach dem »Dritten Reich«*, Wiesbaden, S. 388–428.

Hänel, Dagmar und Alois Unterkircher (2010), Die Verräumlichung des Medikalen. Zur Einführung in den Band. In: Nicholas Eschenbruch, Dagmar Hänel und Alois Unterkircher (Hg.), *Medikale Räume. Zur Interdependenz von Raum, Körper, Krankheit und Gesundheit*, Bielefeld, S. 7–20.

Hansen, G. und H. Vetterlein (1959a), *Arzt und Recht in der Deutschen Demokratischen Republik*, Leipzig.

— (1959b), *Ärztliches Handeln. Rechtliche Pflichten in der Deutschen Demokratischen Republik*, Leipzig.

— (1962), *Ärztliches Handeln. Rechtliche Pflichten in der Deutschen Demokratischen Republik*, 2. verbesserte Auflage, Leipzig.

— (1973), *Ärztliches Handeln. Rechtliche Pflichten in der Deutschen Demokratischen Republik*, 5. überarbeitete Auflage, Leipzig.

Harms, Bruno (1932), Sechzig Jahre Krankenhaus Moabit. Entwicklungsgeschichte des ersten Berliner städtischen Krankenhauses. In: *Zeitschrift für das gesamte Krankenhauswesen* 28, S. 197–201.

Harrington, Anne (2012), *Die Suche nach Ganzheit. Die Geschichte biologisch-psychologischer Ganzheitslehren vom Kaiserreich bis zur New-Age-Bewegung*, Reinbek.

— (2016), Mother Love and Mental Illness. An Emotional History. In: *Osiris* 31, 1, S. 94–115, doi: 10.1086/687559.

Häublein, Hans-Günther (1958), Rehabilitation schafft Gesundheit und besseres Leben. In: *Arbeit und Sozialfürsorge* 13, S. 612–615.

Hauri, Dora (1982), *Ich habe den Herbst gesehen*, hg. von Walter Graber und Ruedi Passavant, Basel.

Hefner, J. und H. Csef (2012), Psychoneuroimmunologie und Krebs. Neue Ergebnisse zu psychosozialen Einflüssen auf Tumorerkrankungen. In: *Best Practice Onkologie* 7, 1, S. 18–33, doi: 10.1007/s11654-011-0374-x.

Hellmann-Mersch, Birgit (1994), *Institutionen zur Krebsforschung und Krebsbekämpfung in Deutschland. Historischer Überblick und Analyse*, Med. Diss., RWTH Aachen.

Helmholtz, Anna von (1929), *Ein Lebensbild in Briefen*, hg. von Ellen von Siemens-Helmholtz, Bd. 1, Berlin.

Helvoort, Ton van (1999), Viren als Krebserreger. Peyton Rous, das ›infektiöse Prinzip‹ und die Krebsforschung. In: Christoph Gradmann und Thomas Schlich (Hg.), *Strategien der Kausalität. Konzepte der Krankheitsverursachung im 19. und 20. Jahrhundert*, Pfaffenweiler, S. 185–226.

— (2001), Scalpel or Rays? Radiotherapy and the Struggle for the Cancer Patient in Pre-Second World War Germany. In: *Medical History* 45, 1, S. 33–60.

Henle, Magda (1982), Ist Krebs eine weibliche Krankheit? In: *Psychologie heute* 4, S. 54–60.

Herberger, Winfried (1960), *Behandlung und Pflege inoperabler Geschwulstkranker einschließlich Nachbehandlung von Krebsoperierten und Bestrahlten*, Dresden u.a.

— (1969), Die Rolle psychosozialer Faktoren im Rahmen der Rehabilitation Geschwulstkranker. In: *Zeitschrift für die gesamte Hygiene und ihre Grenzgebiete* 15, S. 67–72.

Hering, Sabine und Gudrun Meierhof (2002), *Die unpässliche Frau. Sozialgeschichte der Menstruation und Hygiene*, 2. Auflage, Frankfurt.

Herrndorf, Wolfgang (2013), *Arbeit und Struktur*, Berlin.

Hess, Volker, Laura Hottenrott und Peter Steinkamp (2016), *Testen im Osten. DDR-Arzneimittelstudien im Auftrag westlicher Pharmaindustrie, 1964–1990*, Berlin u.a.

Hession, Brian (1956), *Determined to Live*, London.

Heyst, Ilse van (1982), *Das Schlimmste war die Angst. Geschichte einer Krebserkrankung und ihrer Heilung. Mit einem Begleitwort von Mildred Scheel*, Frankfurt.

Higgins, Marguerite (26.07.1959), How Secretary Dulles Faced Death, Teil 1: Battled Disease as Job Intruder. In: *New York Herald Tribune*, S. A1.

— (27.07.1959), How Secretary Dulles Faced Death, Teil 2: Dulles' Strong Will Helped Battle Disease. In: *New York Herald Tribune*, S. 7.

— (28.07.1959), How Secretary Dulles Faced Death, Teil 3: Dulles' Fought for Comeback. In: *New York Herald Tribune*, S. A4.

— (19.08.1959), Der Mann, der nicht aufgeben wollte. Das Ende des John Foster Dulles. In: *Der Spiegel* 34, S. 32–34.

Hintze, Arthur (1935a), Die Prognose des Karzinoms nach den Erfahrungen der Bierschen Klinik. In: *Münchener Medizinische Wochenschrift* 82, 5, S. 163–166.

— (1935b), Welche Faktoren bestimmen die Prognose des Karzinoms? In: *Münchener Medizinische Wochenschrift* 82, 8, S. 283–286.

— (1935c), Wider den Pessimismus in der Krebsbehandlung. In: *Münchener Medizinische Wochenschrift* 82, 6, S. 210–213.

Hirschfeld, Hans (1919), Euguform, ein neues Desodorans. In: *Berliner Klinische Wochenschrift* 56, S. 1189.

Hitzer, Bettina (2010), Prostitution in Berlin 1869. Eine Spurensuche. In: Michael Häusler und Bettina Hitzer (Hg.), *Zwischen Tanzboden und Bordell. Lebensbilder Berliner Prostituierter aus dem Jahr 1869*, Berlin, S. 7–64.

— (2011), Gefühle heilen. In: Ute Frevert, Monique Scheer, Anne Schmidt, Pascal Eitler, Bettina Hitzer, Nina Verheyen, Benno Gammerl, Christian Bailey und Margrit Pernau, *Gefühlswissen. Eine lexikalische Spurensuche in der Moderne*, Frankfurt, S. 121–156.

— (2013), Körper-Sorge(n). Gesundheitspolitik mit Gefühl. In: Claudia Jarzebowski und Anne Kwaschik (Hg.), *Performing Emotions. Interdisziplinäre Perspektiven auf das Verhältnis von Politik und Emotion in der Frühen Neuzeit und in der Moderne*, Göttingen, S. 43–68.

— (2014a), Jim Button's Fear. In: Ute Frevert, Pascal Eitler, Stephanie Olsen, Uffa Jensen, Margrit Pernau, Daniel Brückenhaus, Magdalena Beljan, Benno Gammerl, Anja Laukötter, Bettina Hitzer, Jan Plamper, Juliane Brauer und Joachim C. Häberlen, *Learning How to Feel. Children's Literature and Emotional Socialization, 1870–1970*, Oxford, S. 173–190.

— (2014b), Oncomotions. Experiences and Debates in West Germany and the United States after 1945. In: Frank Biess und Daniel M. Gross (Hg.), *Science and Emotions after 1945. A Transatlantic Perspective*, Chicago, S. 157–178.

— (2019), Krebs oder wie weit reicht die psychosomatische Medizin. In: dies. und Alexa

Geisthövel (Hg.), *Auf der Suche nach einer anderen Medizin. Psychosomatik im 20. Jahrhundert*, Frankfurt, S. 258–272.

— und Pilar León-Sanz (2016), The Feeling Body and Its Diseases. How Cancer Went Psychosomatic in Twentieth-Century Germany. In: *Osiris* 31, 1, S. 67–93, doi: 10.1086/687591.

Hoeppner-Salazar, Evelyn (1986), *Krebsforschung und Krebsbekämpfung in Berlin bis zum Jahre 1945*, Med. Diss., FU Berlin.

Hofer, Hans-Georg (2014), Labor, Klinik und Gesellschaft. Stress und die westdeutsche Universitätsmedizin (1950–1980). In: *Zeithistorische Forschungen/Studies in Contemporary History* 11, 3, S. 382–405.

Holch, Christine (2017), Worauf es in der Palliativmedizin ankommt. Die Schrecken am Ende des Lebens. Interview mit Sven Gottschling. In: *Chrismon* 3, S. 12–18.

Holland, Jimmie C., Natalie Geary, Anthony Marchini und Susan Tross (1987), Psychological Issues. An International Survey of Physician Attitudes and Practice in Revealing the Diagnosis of Cancer. In: *Cancer Investigation* 5, 2, S. 151–154, doi: 10.3109/07357908709018468.

— und Julia H. Rowland (Hg.) (1989), *Handbook of Psycho-Oncology. Psychological Care of the Patient With Cancer*, New York u.a.

Holm-Hadulla, Michael (1982), *Psychologische Aspekte der Krebserkrankung*, Göttingen.

Holtz-Eakin, Eleanor und Ida Sue Baron (2011), Human Figure Drawing Tests. In: Jeffrey Kreutzer, John De Luca und Bruce Caplan (Hg.), *Encyclopedia of Clinical Neuropsychology*, New York, S. 1269–1271.

Hübner, Jutta (2012), Kolposkopie ohne Menschlichkeit. In: *Hamburger Ärzteblatt* 66, 4, S. 34 f.

Hufeland, Christoph Martin (1837), *Enchiridion medicum oder Anleitung zur medicinischen Praxis. Vermächtniß einer fünfzigjährigen Erfahrung*, Herisau (online zugänglich: http://www.mdz-nbn-resolving.de/urn/resolver.pl?urn=urn:nbn: de:bvb:12-bsb10472683–1, letzter Zugriff: 27. 03. 2017).

Igl, Gerhard (2007), Sicherung im Pflegefall. Rechtsentwicklung. In: Michael Ruck und Marcel Boldorf (Hg.), *1957–1966 Bundesrepublik Deutschland. Sozialpolitik im Zeichen des erreichten Wohlstandes* (= Geschichte der Sozialpolitik in Deutschland seit 1945, 4), Baden-Baden, S. 426–432.

Jack, Rachael E., Oliver G. B. Garrod, Hui Yu, Roberto Caldara und Philippe G. Schyns (2012), Facial Expression of Emotion Are Not Culturally Universal. In: *Proceedings of the National Academy of Sciences of the United States of America* 109, 19, S. 7241–7244, doi: 10.1073/pnas.1200155109.

Jackson, Mark (2013), *The Age of Stress*, Oxford.

Jacob, Roland (1978), Die psychische Führung des Krebspatienten. In: *Zeitschrift für die gesamte innere Medizin und ihre Grenzgebiete* 33, 14, S. 455–458.

Jahn, Ernst (1965), Geschichte und Problematik der Arbeit. In: Evangelisches Konsistorium Berlin-Brandenburg (Hg.), *40 Jahre Berliner Arbeitsgemeinschaft Arzt und Seelsorger* (= Berliner Hefte zur Förderung der evangelischen Krankenseelsorge, 18), Berlin, S. 13–31.

Jahr, Christoph (2012), Die nationalsozialistische Machtübernahme und ihre Folgen. In: Michael Grüttner (Hg.), *Die Berliner Universität zwischen den Weltkriegen* (= Geschichte der Universität Unter den Linden, hg. von Heinz-Elmar Tenorth, 2), Berlin, S. 295–324.

Jakoby, Barbara (2006), Das Hospital und Siechenheim Fröbelstraße (1889–1934). In: Berlin-Brandenburgische Geschichtswerkstatt (Hg.), *Prenzlauer, Ecke Fröbelstraße. Hospital der Reichshauptstadt, Haftort der Geheimdienste, Bezirksamt Prenzlauer Berg 1889–1989*, Berlin, S. 25–49.

Jansson, Tove (1963), *Geschichten aus dem Mumintal*, Zürich u.a.

Jasch, Hans-Christian (2017), *Rhoda Erdmann (1870–1935). Leben und Karriere einer frühen Krebsforscherin zwischen internationaler Anerkennung und nationaler Marginalisierung*, Berlin.

Jaschke, Rudolf Th. von (1933), Allgemeine gynäkologische Therapie. In: ders. und Otto Pankow, *Lehrbuch der Gynäkologie*, 5. Auflage, Berlin, S. 171–237.

Jasen, Patricia (2003), Malignant Histories. Psychosomatic Medicine and the Female Cancer Patient in the Postwar Era. In: *Bulletin canadien d'histoire de la médicine = Canadian Bulletin of Medical History* 20, 2, S. 265–297.

Jensen, Uffa und Daniel Morat (Hg.) (2008), *Rationalisierungen des Gefühls. Zum Verhältnis von Wissenschaft und Emotionen 1880–1930*, München.

Johach, Eva (2008), *Krebszelle und Zellenstaat. Zur medizinischen und politischen Metaphorik in der Zellularpathologie Rudolf Virchows*, Freiburg.

John, Ernst (15. 6. 1930), Das Wunder, das wir selber sind. Ein Gang durch die »Internationale Hygiene-Ausstellung« Dresden 1930. In: *Grüne Post* 24.

Johnstone, Emm Barnes und Joanna Baines (2014), *The Changing Faces of Childhood Cancer. Clinical and Cultural Vision since 1940*, Houndmills u.a.

Jonas, Hans (1979), *Das Prinzip Verantwortung. Versuch einer Ethik für die technologische Zivilisation*, Frankfurt.

Jordanova, Ludmilla (1989), Objects of Knowledge. A Historical Perspective on Museums. In: Peter Vergo (Hg.), *The New Museology*, London, S. 22–40.

Jores, Arthur (1959), Der Tod des Menschen in psychologischer Sicht. In: *Medizinische Klinik* 54, 7, S. 237–241.

— und Hans-Georg Puchta (1959), Der Pensionierungstod. Untersuchungen an Hamburger Beamten. In: *Medizinische Klinik* 54, 25, S. 1158–1164.

Jung, H.-D. (1958), Das Waldkrankenhaus Lychen. Ein neuartiges Rehabilitationszentrum für Geschwulstrekonvaleszenten. In: *Internationale Arbeitstagung über Fragen der Rehabilitation, Dispensairebetreuung und Prämorbidität*, Leipzig, S. 267–278.

Jütte, Robert (in Verbindung mit Wolfgang U. Eckart, Hans-Walter Schmuhl und Winfried Süß) (2011), *Medizin und Nationalsozialismus. Bilanz und Perspektiven der Forschung*, 2. Auflage, Göttingen.

Kaartinen, Marjo (2013), *Breast Cancer in the Eighteenth Century*, London u.a.

Kaehele, Edna (1954), *Wie ich den Krebs bezwang. Die wahre Geschichte einer Frau, die nicht sterben wollte*, Stuttgart.

Kaiser, Matthias (1988), *Zur Geschichte des Deutschen Zentralkomitees zur Erforschung und Bekämpfung der Krebskrankheit (1900–1933)*, Greifswald.

Kalsch, Rainer und Zbynek Zeman (2013), *Urangeheimnisse. Das Erzgebirge im Brennpunkt der Weltpolitik 1933–1960*, Berlin.

Karasek, Hellmuth (1977), »Mars«. Ein dreißigjähriger Krieg im Frieden. In: *Der Spiegel* 15, S. 219.

Karnofsky, D. A., W. H. Abelmann, L. F. Craver und Joseph H. Burchenal (1948), The Use of the Nitrogen Mustards in the Palliative Treatment of Carcinoma. With Particular Reference to Bronchogenic Carcinoma. In: *Cancer* 1, 4, S. 634–656, doi: 10.1002/1097-0142(194811)1:4<634::AID-CNCR2820010410>3.0.CO;2-L.

Karpenstein-Eßbach, Christa (2006), Krebs – Literatur – Wissen. Von der Krebspersönlichkeit zur totalen Kommunikation. In: Frank Degler und Christian Kohlroß (Hg.), *Epochen/Krankheiten*, St. Ingbert, S. 233–264.

Kasper, August M. (1959), The Doctor and Death. In: Herman Feifel (Hg.), *The Meaning of Death*, New York, S. 259–270.

Kater, Michael H. (1990), Die Medizin im nationalsozialistischen Deutschland und Erwin Liek. In: *Geschichte und Gesellschaft* 16, 4, S. 440–463.

Katz, Jay (1984), *The Silent World of Doctor and Patient*, Baltimore u.a.

Kauz, Daniel (2010), *Vom Tabu zum Thema? 100 Jahre Krebsbekämpfung in der Schweiz 1910–2010*, Bern u.a.

Keating, Peter und Alberto Cambrosio (2008), Cancer Clinical Trials. The Emergence and Development of a New Style of Practice. In: David Cantor (Hg.), *Cancer in the Twentieth Century*, Baltimore, S. 197–223.

— (2012), *Cancer on Trial. Oncology as a New Style of Practice*, Chicago u.a.

Keller, Elisabeth (1969), *Ich habe den Krebs überwunden. Aus dem Tagebuch einer Mutter*, München.

Kepp, Richard Kurt (1942), Die Behandlung unerträglicher, durch Genitalcarcinome hervorgerufener Schmerzen mit paravertebralen und präsacralen Alcoholinjektionen. In: *Archiv für Gynäkologie* 174, 3, S. 620–666, doi: 10.1007/BF01961038.

Kiebish, Michael A., X. Han, H. Cheng, J. H. Chuang and T. N. Seyfried (2008), Cardiolipin and Electron Transport Chain Abnormalities in Mouse Brain Tumor Mitochondria. Lipidomic Evidence Supporting the Warburg Theory of Cancer. In: *Journal of Lipid Research* 49, 12, S. 2545–2556.

Kierkegaard, Sören (2009a), Der Begriff der Angst. In: ders., *Der Begriff der Angst. Philosophische Schriften*, Bd. 2, übers. von Christoph Schrempf, Wolfgang Pfleiderer und H. Gottsched, Frankfurt, S. 175–296.

— (2009b), Die Krankheit zum Tode. In: ders., *Der Begriff der Angst. Philosophische Schriften*, Bd. 2, übers. von Christoph Schrempf, Wolfgang Pfleiderer und H. Gottsched, Frankfurt, S. 661–754.

Kirchhoff, Heinz (1954), Der Einfluß sozialer Faktoren auf Ablauf und Heilung des Genital-Karzinoms der Frau. In: *Deutsche Medizinische Wochenschrift* 79, 31/32, S. 1153–1155, doi: 10.1055/s-0028-1119330.

Klawitter, Maren (2008), *The Biopolitics of Breast Cancer. Changing Cultures of Disease and Activism*, Minneapolis u.a.

Klee, Ernst (2003), *Das Personenlexikon zum Dritten Reich. Wer war was vor und nach 1945*, 2. durchgesehene Auflage, Frankfurt.

Klein, Gustav (1903), Die operative Behandlung des Gebärmutterkrebses. In: *Münchener Medizinische Wochenschrift* 50, 11, S. 472–474.

Kleinman, Arthur (1988), *The Illness Narratives. Suffering, Healing & the Human Condition*, New York.

Klocke, Sonja E. (2015), *Inscription and Rebellion. Illness and the Symptomatic Body in East German Literature*, Rochester u.a.

Klose, Dr. (1929), Bekämpfung der bösartigen Geschwülste. Carcinom und Fürsorge. In: *Sonderdruck: Deutsche Zeitschrift für öffentliche Gesundheitspflege* 5–12, S. 229–237.

Klosterhalfen, Herbert (1978), »Hackethal ist ein leichtfertiger Schwätzer«. Der Hamburger Urologie-Professor Herbert Klosterhalfen zur Kontroverse um Professor Hackethal. In: *Der Spiegel* 44, S. 220–223.

Knef, Hildegard (1975), *Das Urteil oder der Gegenmensch*, Wien u. a.

Knieps, Franz und Hartmut Reiners (2015), *Gesundheitsreformen in Deutschland. Geschichte – Intentionen – Kontroversen*, Bern.

Koch, Julius (1912), Baubeschreibung. In: Vinzenz Czerny (Hg.), *Das Heidelberger Institut für experimentelle Krebsforschung*, I. Teil, Tübingen, S. 14–46.

Koch, Lars (Hg.) (2013), *Angst. Ein interdisziplinäres Handbuch*, Stuttgart.

Koch, Robert (1912), Die Ätiologie der Tuberkulose. In: ders., *Die Ätiologie und die Bekämpfung der Tuberkulose*, Leipzig, S. 10–38.

Köhler, Theodor (1922), Beitrag zur Operation des Mastdarmkrebses. In: *Münchener Medizinische Wochenschrift* 69, 20, S. 738 f.

Köhn-Behrens, Charlotte (1940), Das Kapitel von der Angst. In: *Die Gartenlaube* 17, S. 246.

Kölch, Michael Gregor (2006), *Theorie und Praxis der Kinder- und Jugendpsychiatrie in Berlin 1920–1935. Die Diagnose »Psychopathie« im Spannungsfeld von Psychiatrie, Individualpsychologie und Politik*, Med. Diss., FU Berlin (online zugänglich: http://www.diss.fu-berlin. de/diss/receive/FUDISS_thesis_000000002422, letzter Zugriff: 27. 03. 2017).

König, Uta (1980), Ein Haus, das Mut macht. In: *Der Stern* 37, S. 256.

Konsalik, Heinz G. (1964), *Diagnose Krebs*, München.

Koselleck, Reinhart (1989), »Erfahrungsraum« und »Erwartungshorizont«. In: ders., *Vergangene Zukunft. Zur Semantik geschichtlicher Zeiten*, Frankfurt, S. 349–373.

Kötschau, Karl (1938), *Der Einfluß des Christentums auf Stellung und Einstellung des Kranken* (= Schriften des Vereins Deutsche Volksheilkunde e.V., Nürnberg, 15), Nürnberg.

Kraus, Friedrich (1911), Die Abhängigkeitsbeziehungen zwischen Seele und Körper in Fragen der inneren Medizin. In: *Ergebnisse der Inneren Medizin und Kinderheilkunde* 1, S. 1–46.

Kraus-Weysser, Folker (1980), Nur jeder zweite deutsche Arzt sagt Krebskranken die Wahrheit. In: *Welt am Sonntag* 28, S. 16.

Krecke, Albert (1927), Über die seelische Schädigung des chirurgischen Kranken. In: *Münchener Medizinische Wochenschrift* 74, 5, S. 197–201.

— (1932), *Vom Arzt und seinen Kranken*, München.

Krehl, Ludolf (1934), *Die Behandlung innerer Krankheiten*, 2. unveränderte Auflage, Berlin.

— (1937), *Der Arzt*, Stuttgart u. a.

Kretz, Johannes (1955), Die gegenwärtigen Aufgaben der Krebsbekämpfung. In: *Der Krebsarzt* 10, 1, S. 209–217.

— und O. Pötzl (1946), Die Psyche des Krebskranken (Wien). In: *Der Krebsarzt* 1, S. 19–29.

Krokowski, Ernst (1978), »Mit zweierlei Maß gemessen«. Professor Ernst Krokowski über den Streit um die SPIEGEL-Serie zur Krebsvorsorge. In: *Der Spiegel* 46, S. 271–273.

Krueger, Gretchen (2008), *Hope and Suffering. Children, Cancer, and the Paradox of Experimental Medicine*, Baltimore.

Kübler-Ross, Elisabeth (1969), *On Death and Dying. What the Dying Have to Teach Doctors, Nurses, Clergy and Their Own Families*, New York.

Kuhl, Johannes (1954), *Schach dem Krebs. Verhütung und erfolgreiche Behandlung der Krebser-krankung durch das Kuhlsche Kostsystem*, Zürich.

Kulenkampff, Diedrich (1929), Über die Krebskrankheit. In: *Hippokrates* 3, S. 271–286.

Kümmell, Werner F. (2004), Krebs. Die »Leitkrankheit« unserer Zeit im Licht der Geschichte. In: *Acta Historica Leopoldina* 39, S. 41–58.

Künkel, Fritz (1976), *Charakter, Krisis und Weltanschauung. Die vitale Dialektik als Grundlage der angewandten Charakterkunde*, 3. Auflage, Stuttgart.

Kury, Patrick (2012), *Der überforderte Mensch. Eine Wissensgeschichte vom Stress zum Burnout*, Frankfurt.

— (2013), Vom physiologischen Stress zum Prinzip »Lebensqualität«. Lennart Levi und der Wandel des Stresskonzepts um 1970. In: *Body Politics* 1, 1, S. 119–137.

Kurz, Felix (09. 10. 2002), Akademisches Schattenreich. In: *Der Spiegel* 37, S. 166.

Kutcher, Gerald (2009), *Contested Medicine. Cancer Research and the Military*, Chicago u.a.

— (2012), A Case Study in Human Experimentation. The Patient as Subject, Object and Victim. In: Carsten Timmermann und Elizabeth Toon (Hg.), *Cancer Patients, Cancer Pathways. Historical and Sociological Perspectives*, Houndmills u.a., S. 57–77.

Kütemeyer, Mechthilde (1994), Die Sprache der Psychosomatik im Nationalsozialismus. In: Werner Bohleber und Jörg Drews (Hg.), *»Gift, das du unbewußt eintrinkst…« Der Nationalsozialismus und die deutsche Sprache*, Bielefeld, S. 61–82.

— (2001), Neurologie und Psychosomatik. Erinnerungen an die Janz'sche Klinik. In: Rainer M. E. Jacobi, Peter C. Claussen und Peter Wolf, *Die Wahrheit der Begegnung. Anthropologische Perspektiven der Neurologie*, Würzburg, S. 191–214.

Kütemeyer, Wilhelm (23. 01. 1947), Deutschland schuldig oder krank? In: *Die Zeit* 4, S. 3.

— (1948), Deutschland – schuldig oder krank? In: *Die Wandlung* 2, S. 106–119.

— (1951), Wandlungen medizinischer Anthroplogie. Ein Vortrag 1946. In: ders. (Hg.), *Die Krankheit Europas. Beiträge zu einer Morphologie*, Berlin u.a., S. 139–186.

— (1953), *Körpergeschehen und Psychose*, Stuttgart.

— (1956), Anthropologische Medizin in der inneren Klinik. In: Paul Vogel (Hg.), *Viktor von Weizsäcker. Arzt im Irrsal der Zeit. Eine Freundesgabe zum 70. Geburtstag*, Göttingen, S. 243–265.

— (1963), *Die Krankheit in ihrer Menschlichkeit*, Göttingen.

— (1965), *Psychosocial Aspects of Cancer,* Paper presented at the Fourth International Conference on Psychosomatic Aspects of Neoplastic Disease 4.

— (1969), Psychoanalyse der Geschichte? Zu Alexander Mitscherlichs Ideen über den Frieden. In: *Evangelische Kommentare* 11, S. 662–664.

Laffan, Michael und Max Weiss (Hg.) (2012), *Facing Fear. The History of an Emotion in Global Perspective*, Princeton.

Lamers, William M. (2012), Classics Revisited. Herman Feifel, The Meaning of Death. In: *Mortality* 17, 1, S. 64–78, doi: 10.1080/13576275.2012.654709.

Langewitz, Wolf (2011), Patientenzentrierte Kommunikation. In: Rolf H. Adler, Wolfgang Herzog, Peter Joraschky, Karl Köhle, Wolf Langewitz, Wolfgang Söllner und Wolfgang Wesiack (Hg.), *Uexküll. Psychosomatische Medizin. Theoretische Modelle und klinische Praxis*, 7. Auflage, München, S. 338–347.

Latour, Bruno (2007), *Eine neue Soziologie für eine neue Gesellschaft. Einführung in die Akteur-Netzwerk-Theorie*, Frankfurt.

Laukötter, Anja (2010), »Anarchie der Zellen«. Geschichte und Medien der Krebsaufklärung in der ersten Hälfte des 20. Jahrhunderts. In: *Zeithistorische Forschungen/Studies in Contemporary History* 7, 1, S. 55–74.

— (2012), Medien der Sexualaufklärung. Forschungsstand und Forschungsperspektiven. In: NTM: *Zeitschrift für Geschichte der Wissenschaften, Technik und Medizin* 20, 3, S. 225–232, doi: 10.1007/s00048–012–0075–8.

— (2019), Salutogenese oder die Herstellung von Gesundheit als neue Perspektive für die Psychosomatik. In: Alexa Geisthövel und Bettina Hitzer (Hg), *Auf der Suche nach einer anderen Medizin. Psychosomatik im 20. Jahrhundert*, Frankfurt, S. 434–447.

Läwen, A. (1939), Propaganda, Laienaufklärung und Reihenuntersuchungen im Kampfe gegen den Krebs in Ostpreußen. In: *Monatsschrift für Krebsbekämpfung* 7, S. 7–20.

Leber, Hugo (03. 06. 1977), Der Zorn des Fritz Zorn. In: *Die Zeit* 23.

Lederberg, Joshua, Robert E. Shope und Stanley C. Oaks, Jr. (Hg.) (1992), *Emerging Infections. Microbial Threats to Health in the United States*, Washington.

Lederer, Susan E. (2007), Dark Victory. Cancer and Popular Hollywood Film. In: *Bulletin of the History of Medicine* 81, 1, S. 94–115, doi: 10.1353/bhm.2007.0005.

Lengwiler, Martin und Jeannette Madarász (2010), Präventionsgeschichte als Kulturgeschichte der Gesundheitspolitik. In: dies. (Hg.), *Das präventive Selbst. Eine Kulturgeschichte moderner Gesundheitspolitik*, Bielefeld, S. 11–28.

Lenk, Helgard (1990), *Tumornekrosefaktor in der Behandlung maligner Tumoren. Stand und Perspektiven aus klinischer Sicht*, Med. Diss., Akademie der Wissenschaften der DDR.

Lenker, Christiane (1984), *Krebs kann auch eine Chance sein. Zwischenbilanz oder Antwort an Fritz Zorn*, Frankfurt.

Leopold, Ellen (1999), *Breast Cancer, Women, and Their Doctors in the Twentieth Century*, Boston.

— (2009), *Under the Radar. Cancer and the Cold War*, New Brunswick u.a.

Lerner, Barron H. (2001), *The Breast Cancer Wars. Hope, Fear, and the Pursuit of a Cure in Twentieth-Century America*, Oxford.

— (2006), Politician as Patient. John Foster Dulles Battles Cancer. In: ders., *When Illness Goes Public. Celebrity Patients and How We Look at Medicine*, Baltimore, S. 81–99.

LeShan, Lawrence (1960), Some Methodological Problems in the Study of the Psychosomatic Aspects of Cancer. In: *Journal of General Psychology* 63, S. 309–317.

— (1982), *Psychotherapie gegen den Krebs. Über die Bedeutung emotionaler Faktoren bei der Entstehung und Heilung von Krebs*, Stuttgart.

— (1993), *Diagnose Krebs. Wendepunkt und Neubeginn. Ein Handbuch für Menschen, die an Krebs leiden, für ihre Familien und für ihre Ärzte und Therapeuten*, übers. von Annegrete Lösch, Stuttgart.

Lethen, Helmut (1997), *Verhaltenslehren der Kälte. Lebensversuche zwischen den Kriegen*, Frankfurt.

Ley, Barbara L. (2009), *From Pink to Green. Disease Prevention and the Environmental Breast Cancer Movement*, New Brunswick u.a.

Leys, Ruth (2007), *From Guilt to Shame. Auschwitz and After*, Princeton.

— (2011), The Turn to Affect. A Critique. In: *Critical Inquiry* 37, 3, S. 434–472, doi: 10.1086/659353.

Leyden, Ernst von und Ferdinand Blumenthal (1904), Die Abteilung für Krebsforschung an der I. Med. Universitätsklinik. In: *Charité-Annalen* 28, S. 36–44.

Lickint, Fritz (1929), Tabak und Tabakrauch als ätiologischer Faktor des Carcinoms. In: *Zeitschrift für Krebsforschung* 30, 1, S. 349–365, doi: 10.1007/BF01636077.

— (1935), *Die Krebsfrage im Lichte der modernen Forschung*, Berlin.

— (1939), *Tabak und Organismus*, Stuttgart.

Liek, Erwin (1924), *Der Kampf gegen den Krebs*, München.

— (1926), *Der Arzt und seine Sendung. Gedanken eines Ketzers*, München.

— (1929), Gedanken über den Krebs. In: *Hippokrates* 3, S. 287–305.

— (1932), *Krebsverbreitung, Krebsbekämpfung, Krebsverhütung*, München.

— (1934), Stand und Zukunft der Krebsbekämpfung. In: *Praktische Karzinomblätter* 1, S. 1–7.

Linde, Irmgard (1955), Krebsfürsorge im Rahmen der Krankenhausfürsorge. In: *Strahlentherapie* 97, S. 633–642.

Lindner, Cornelia (2007), *Vinzenz Czerny (1842–1916). Leben und Wirken des Heidelberger Chirurgen und Krebsforschers im zeitgeschichtlichen Kontext*, Med. Diss., Universität Heidelberg.

Lindner, Ulrike (2004), *Gesundheitspolitik in der Nachkriegszeit. Großbritannien und die Bundesrepublik Deutschland im Vergleich*, München.

Linek, Jenny (2016), *Gesundheitsvorsorge in der DDR zwischen Propaganda und Praxis*, Stuttgart.

Lingelbach, Gabriele und Anne Kleinschmidt (2016), Kontinuitäten, Zäsuren, Brüche in der deutschen Disability History nach 1945. In: dies. (Hg.), *Kontinuitäten, Zäsuren, Brüche? Lebenslagen von Menschen mit Behinderungen in der deutschen Zeitgeschichte*, Frankfurt, S. 7–27.

Link, Charlotte (2014), *Sechs Jahre. Der Abschied von meiner Schwester*, München.

Linser, K. und H. Kleinsorge (1969), *Die Hochseeklimakur. Grundlagen, Probleme sowie klinische und psychologische Ergebnisse bei endogenem Ekzem und Asthma bronchiale*, Leipzig.

Löll, Christiane (25./26. 02. 2017), Besser überleben. In: *Süddeutsche Zeitung* 47, S. 35.

Lorey, Alexander (1925), Der Röntgenstrahlenschutz. In: Hans Meyer (Hg.), *Die wissenschaftlichen Grundlagen der Strahlentherapie* (= Lehrbuch der Strahlentherapie, 1), Berlin u.a., S. 1101–1122.

Löwy, Ilana (1993), Unscharfe Begriffe und föderative Experimentalstrategien. In: Hans-Jörg Rheinberger und Michael Hagner (Hg.), *Die Experimentalisierung des Lebens. Experimentalsysteme in den biologischen Wissenschaften 1850–1950*, Berlin, S. 188–206.

— (1996a), La standarisation de l'inconnu. Les protocoles thérapeutiques en cancérologie. In: *Techniques & Culture* 25/26, S. 73–108, doi: 10.4000/tc.507.

— (1996b), *Between Bench and Bedside. Science, Healing, and Interleukin-2 in a Cancer Ward*, Cambridge, Mass.

— (1997), Cancer. The Century of the Transformed Cell. In: John Krige und Dominique Pestre (Hg.), *Science in the Twentieth Century*, Amsterdam, S. 461–477.

— (2010), *Preventive Strikes. Women, Precancer, and Prophylactic Surgery*, Baltimore.

— (2011), *A Woman's Disease. The History of Cervical Cancer*, Oxford.

Lüdtke, Karlheinz (2007), *Wissenschaftliche Kontroversen und die Entwicklung neuen Wissens in der Geschichte der Krebsforschung*, Berlin.

Lundberg, Ingvar (2001), Zeitgeist, Ortgeist, and Personalities in the Development of Scandinavian Psychology. In: *International Journal of Psychology* 36, 6, S. 356–362, doi: 10.1080/00207590143000.

Lutterbach, Johannes, Christian Weissenberger, Klaus Hitzer und Almut Helmes (2004), Qui nescit simulare nescit curare – Wer nicht täuschen kann, kann nicht heilen. Anmerkungen zur Aufklärung von Patienten in der (Radio-)Onkologie. In: *Strahlentherapie und Onkologie* 180, 8, S. 469–477, doi: 10.1007/s00066–004–1253-y.

M., Dr. (08. 06. 1903), Eröffnung des Laboratoriums für Krebsforschung. In: *Berliner Lokalanzeiger*, Abendausgabe, S. 1.

Maaz, Hans-Joachim (2011), Zur Geschichte der Psychotherapie in der DDR. In: *European Journal of Mental Health* 6, 2, S. 213–238.

Mackenzie, Morell (1880), *A Manual of Diseases of the Throat and Nose*, New York (online zugänglich: https://archive.org/details/manualofdiseases00mack, letzter Zugriff: 27. 03. 2017).

— (18. 02. 1888), The Case of His Imperial Highness the Crown Prince of Germany. In: *The Lancet* 131, 3364, S. 339 f., doi: 10.1016/S0140–6736(02)28032–0.

— (1888), *The Fatal Illness of Frederick the Noble*, London (online zugänglich: https://archive.org/details/fatalillnessfreo0sirg00g, letzter Zugriff: 27. 03. 2017).

Madarász, Jeannette (2010a), Die Pflicht zur Gesundheit. Chronische Krankheiten des Herzkreislaufsystems zwischen Wissenschaft, Populärwissenschaft und Öffentlichkeit. In: Martin Lengwiler und Jeannette Madarász (Hg.), *Das präventive Selbst. Eine Kulturgeschichte moderner Gesundheitspolitik*, Bielefeld, S. 137–67.

— (2010b), Prävention chronischer Herz-Kreislauf-Krankheiten. BRD, DDR und Großbritannien im Vergleich, 1945–1990. In: *Prävention und Gesundheitsförderung* 5, 4, S. 313–318, doi: 10.1007/s11553–010–0259–9.

Maehle, Andreas-Holger, Assault and Battery, or Legitimate Treatment? German Legal Debates on the Status of Medical Interventions Without Consent, c. 1890–1914. In: *Gesnerus* 57, 3/4 (2000), S. 206–221.

— (2001), Zwischen medizinischem Paternalismus und Patientenautonomie. Albert Molls »Ärztliche Ethik« (1902) im historischen Kontext. In: Andreas Frewer und Josef N. Neumann (Hg.), *Medizingeschichte und Medizinethik. Kontroversen und Begründungsansätze 1900–1950*, Frankfurt u.a., S. 44–56.

— (2012), »God's Ethicist«. Albert Moll and His Medical Ethics in Theory and Practice. In: *Medical History* 56, 2, S. 217–236, doi: 10.1017/mdh.2011.34.

Maio, Giovanni (2009), Und wo bleibt die Zuwendung? Zur Entpersonalisierung der Arzt-Patient-Beziehung in der modernen Medizin. In: *Der Onkologe* 15, 10, S. 972–979, doi: 10.1007/s00761–009–1693–1.

Mann, Ernst (1922), *Die Erlösung der Menschheit vom Elend*, Weimar.

Marczikowski, Roman (1964), Jeder 5. stirbt an Krebs. In: *Neue Berliner Illustrierte* 35, S. 8–13 und S. 33.

Marks, David F. (2019), The Hans Eysenck Affair. Time to Correct the Scientific Record. In: *Journal of Health Psychology* 24, 4, S. 409–420.

Martin, H. und J. C. F. Schubert (1967), Behandlung der Lymphgranulomatose mit Vincaleukoblastin. In: *Blut* 16, S. 157–160.

Martschukat, Jürgen und Olaf Stieglitz (2008), *Geschichte der Männlichkeiten*, Frankfurt u.a.

Matthes, Theodor H. (1964), Experimental Contribution to the Question of Emotional Stress Reactions on the Growth of Tumors in Animals. In: *Acta/Unio Internationalis Contra Cancrum* 20, S. 1608–1610.

May, W., J. H. Park und J. P. Lee (2009), A Ten-Year-Review of the Literature on the Use of Standardized Patients in Teaching and Learning, 1996–2005. In: *Medical Teacher* 31, 6, S. 487–492.

Mayer, August (1927), Über psychogene Entstehung gynäkologischer Symptome. In: Wladimir Eliasberg (Hg.), *Bericht über den I. Allgemeinen ärztlichen Kongreß für Psychotherapie in Baden-Baden, 17.–19. April 1926*, Halle, S. 85–98.

— (1941), Die Entwicklung unserer Therapie beim Uterus-Kollumkarzinom. In: *Strahlentherapie* 69, S. 17–28.

— (1951), Wahrheit am Krankenbett. In: *Die Kirche in der Welt* 4, 9, S. 59–66 und 4, 29, S. 209–216.

M'Bride, Mary Margaret (07. 03. 1955), They've Survived Death. In: *Los Angeles Times*, S. B6.

McGrath, Rita Gunther (15. 9. 2014), Das Zeitalter der Empathie. In: *Harvard Business Manager*, http://www.harvardbusinessmanager.de/blogs/manager-brauchen-neuen-fuehrungsstil-a-987288.html (letzter Zugriff: 27. 03. 2017).

McKay, Judith und Nancee Hirano (1995), *Chemotherapie. Informationen und Hilfen*, übers. von Ulrike Ziegra, Reinbek.

Mechtel, Angelika (1990), *Jeden Tag will ich leben. Ein Krebstagebuch*, Frankfurt.

Meerwein, Fritz, S. Kauf und G. Schneider (1976), Bemerkungen zur Arzt-Patientenbeziehung bei Krebskranken. In: *Zeitschrift für Psychosomatische Medizin und Psychoanalyse* 22, 3, S. 278–300.

Meier, Thomas und Volker Taenzer (1997), Das Werner-Siemens-Institut für Röntgenforschung im Krankenhaus in Moabit. In: Städtisches Krankenhaus Moabit (Hg.), *125 Jahre Krankenhaus Moabit 1872–1997*, Berlin, S. 119–122.

Meyer, Hans (Hg.) (1925–1929), *Lehrbuch der Strahlentherapie*, 5 Bände, Berlin u.a.

Michel, Judith (2010), »Die Angst kann lehren, sich zu wehren«. Der Angstdiskurs der westdeutschen Friedensbewegung in den 1980er Jahren. In: José Brunner (Hg.), *Politische Leidenschaften. Zur Verknüpfung von Macht, Emotion und Vernunft in Deutschland* (= Tel Aviver Jahrbuch für deutsche Geschichte, 38), Göttingen, S. 246–269.

Michl, Susanne (2014), Erster Weltkrieg 1914–1918. Gefühlswelten. Konzepte von Angst in der Kriegspsychiatrie. In: *Deutsches Ärzteblatt* 111, 33–34, A1414–A1416.

— und Jan Plamper (2009), Soldatische Angst im Ersten Weltkrieg. Die Karriere eines Gefühls in der Kriegspsychiatrie Deutschlands, Frankreichs und Russlands. In: *Geschichte und Gesellschaft* 35, 2, S. 209–248, doi: 10.13109/gege.2009.35.2.209.

Mihura, Joni L. und Gregory J. Meyer (2015), Rorschach Inkblot Test. In: Robert L. Cautin und Scott O. Lilienfeld (Hg.), *Encyclopedia of Clinical Psychology*, Chichester, S. 2491–2496.

Mikorey, Max (1955), Der Arzt und die letzten Dinge. In: *Medizinische Klinik* 50, 22, S. 954–961.

Mißriegler, Anton (1936), Krebsbehandlung durch den Hausarzt. In: *Hippokrates* 25, S. 661–664.

— (1938), Die Krebsangst. In: *Hippokrates* 18, S. 469–471.

Mitscherlich, Alexander (1954), Zur psychoanalytischen Auffassung psychosomatischer Krankheitsentstehung. In: *Psyche* 7, 10, S. 561–578.

— (1962), Anmerkungen über die Chronifizierung psychosomatischen Geschehens. In: *Psyche* 15, 1, S. 1–25.

— (1965), Über die Behandlung psychosomatischer Krankheiten. In: *Psyche* 18, 11, S. 643–663.

— und Fred Mielke (1947), *Das Diktat der Menschenverachtung. Eine Dokumentation. Der Nürnberger Ärzteprozeß und seine Quellen*, Heidelberg.

— (1949), *Wissenschaft ohne Menschlichkeit. Medizinische und eugenische Irrwege unter Diktatur, Bürokratie und Krieg*, Heidelberg.

— (1960), *Medizin ohne Menschlichkeit. Dokumente des Nürnberger Ärzteprozesses*, Frankfurt.

Mitscherlich, Alexander und Margarete Mitscherlich (1967), *Die Unfähigkeit zu trauern. Grundlagen kollektiven Verhaltens*, München.

Mitscherlich-Nielsen, Margarete (1979), Die Notwendigkeit zu trauern. In: *Psyche* 33, 11, S. 981–990.

Mizrachi, Nissim (2001), From Causation to Correlation. The Story of Psychosomatic Medicine 1939–1979. In: *Culture, Medicine, and Psychiatry* 25, 3, S. 317–43, doi: 10.1023/A:1011817010797.

Moamai, Marion (1997), *Krebs schreiben. Deutschsprachige Literatur der siebziger und achtziger Jahre*, St. Ingbert.

Moll, Albert (1902), *Ärztliche Ethik. Die Pflichten des Arztes in allen Beziehungen seiner Thätigkeit*, Stuttgart.

— (28. 5. 1916), Das Recht des Kranken auf Wahrheit. In: *Berliner Tageblatt und Handels-Zeitung* 45, 272, 2. Beiblatt.

Mollo, Andrew (2002), *The Armed Forces of World War II. Uniforms, Insignia and Organization*, London.

Mommsen, Wolfgang J. (2002), Sozialpolitik im Deutschen Reich. In: Wolfgang Woelk und Jörg Vögele (Hg.), *Geschichte der Gesundheitspolitik in Deutschland*, Berlin, S. 51–66.

Morange, Michel (1997), From the Regulatory Vision to the Oncogene Paradigm, 1975–1985. In: *Journal of the History of Biology* 30, 1, S. 1–29, doi: 10.1023/A:1004255309721.

Moscoso, Javier (2012), *Pain. A Cultural History*, Basingstoke.

— (2014), Exquisite and Lingering Pains. Facing Cancer in Early Modern Europe. In: Rob Boddice (Hg.), *Pain and Emotion in Modern History*, London, S. 16–35.

Moscucci, Ornella (2016), *Gender and Cancer in England, 1860–1948*, London.

Moser, Gabriele (2002), *»Im Interesse der Volksgesundheit...«. Sozialhygiene und öffentliches Gesundheitswesen in der Weimarer Republik und der frühen SBZ/DDR. Ein Beitrag zur Sozialgeschichte des deutschen Gesundheitswesens im 20. Jahrhundert*, Frankfurt.

— (2005), »Musterbeispiel forscherischer Gemeinschaftsarbeit«? Krebsforschung und die Förderungsstrategien von Deutscher Forschungsgemeinschaft und Reichsforschungsrat im NS-Staat. In: *Medizinhistorisches Journal* 40, 2, S. 113–139.

— (2011), *Deutsche Forschungsgemeinschaft und Krebsforschung 1920–1970*, Stuttgart.

Müller, Frank Lorenz (2013), *Der 99-Tage-Kaiser. Friedrich III. von Preußen – Prinz, Monarch, Mythos*, München.

Müller, Hans (1941), Zur Allgemeinbehandlung röntgen- und radiumbestrahlter Patienten. In: *Strahlentherapie* 69, 1, S. 175–178.

Mukherjee, Siddharta (2010), *The Emperor of All Maladies. A Biography of Cancer*, New York.

— (2012), *Der König aller Krankheiten. Krebs. Eine Biografie*, Köln.

Murphy, Caroline Claire Scanlan (1986), *A History of Radiotherapy to 1950. Cancer and Radiotherapy in Britain 1850–1950*, Med. Diss., University of Manchester.

Muschg, Adolf (1977), Geschichte eines Manuskripts. In: Fritz Zorn, *Mars. »Ich bin jung und reich und gebildet; und ich bin unglücklich, neurotisch und allein ...«*, München, S. 7–22.

M. Z. (1954), Edna Kaehele. In: *Die Agnes Karll-Schwester* 8, 11, S. 303.

Neubert, Rahel (2006), Das Institut für experimentelle Krebsforschung. In: Wolfgang U. Eckart, Volker Sellin und Eike Wolgast (Hg.), *Die Universität Heidelberg im Nationalsozialismus*, Heidelberg, S. 959–974.

Neubert, Rudolf (1930), Der erste Film aus der Produktion des Gesundheitsdienstes. In: *Hygienischer Wegweiser* 5, 11, S. 292.

Neumann, Alfred (1933), Erwin Lieks Krebsbuch. In: *Praktische Karzinomblätter* 3, S. 42–45.

Neumann, Charlotte (1959), Psychische Besonderheiten bei Krebs-Patientinnen. In: *Zeitschrift für Psycho-somatische Medizin* 5, 2, S. 91–101.

Neumann, Johannes (1929), Über den IV. allg. ärztlichen Kongreß für Psychotherapie in Bad Nauheim 12.–14. April. In: *Internationale Zeitschrift für Individualpsychologie* 7, S. 303–305.

Nicolai, Georg (1907), *Erforschung der Tierpsyche*, Leipzig.

Nikolow, Sybilla (2015), »Wissenschaftliche Stillleben« des Körpers im 20. Jahrhundert. In: dies. (Hg.), *Erkenne Dich selbst! Strategien der Sichtbarmachung des Körpers im 20. Jahrhundert*, Köln u. a., S. 11–43.

Noack, Thorsten (2004), *Eingriffe in das Selbstbestimmungsrecht des Patienten. Juristische Entscheidungen, Politik und ärztliche Positionen 1890–1960*, Frankfurt.

Noll, Peter (1984), *Diktate über Sterben und Tod*, Zürich.

Nolte, Karen (2006), Zeitalter des ärztlichen Paternalismus. Überlegungen zu Aufklärung und Einwilligung von Patienten im 19. Jahrhundert. In: *Medizin, Gesellschaft und Geschichte* 25, S. 59–89.

— (2008), »Telling the Painful Truth«. Nurses and Physicians in the Nineteenth Century. In: *Nursing History Review* 16, 1, S. 115–134, doi: 10.1891/1062–8061.16.115.

— (2016), *Todkrank. Sterbebegleitung im 19. Jahrhundert. Medizin, Krankenpflege und Religion*, Göttingen.

Nopitsch, Dr. (1955), Disskussionsbeitrag, im Anschluss an Karl Gemsjäger, Die Krebsbekämpfung in Hamburg. In: *Strahlentherapie* 96, S. 325–344.

Nyström, Lennarth, Ingvar Andersson, Nils Bjurstam, Jan Frisell, Bo Nordenskjöld und Lars Erik Rutqvist (2002), Long-Term Effects of Mammography Screening. Updated Overview of the Swedish Randomised Trials. In: *Lancet* 359, 9310, S. 909–919, doi: 10.1016/S0140-6736(02)08020-0.

Oehme, Johannes (1963), Die Therapie der Leukämien im Kindesalter. In: *Blut* 9, S. 471–480.

OLG Düsseldorf (1980), Rechtsweg gegen ehrverletzende Äußerungen eines Behördenvertreters. In: *Archiv für Presserecht* 17, 1, S. 46–49.

Olszewski, Margaret (2010), Concepts of Cancer from Antiquity to the Nineteenth-Century. In: *University of Toronto Medical Journal* 87, 3, S. 181–186.

Oppenheim, Lassa Francis Lawrence (1892), *Das ärztliche Recht zu körperlichen Eingriffen an Kranken und Gesunden*, Basel.

Oppenheimer, Gerald M. (2005), Becoming the Framingham Study 1947–1950. In: *American Journal of Public Health* 95, 4, S. 602–610, doi: 10.2105/AJPH.2003.026419.

Pankow, Otto (1933), Strahlentherapie. In: Rudolf Th. von Jaschke und Otto Pankow (Hg.), *Lehrbuch der Gynäkologie*, 5. Auflage, Berlin, S. 196–237.

Parkinson, Anna M. (2015), *An Emotional State. The Politics of Emotion in Postwar West German Culture*, Ann Arbor.

Patterson, James T. (1987), *The Dread Disease. Cancer and Modern American Culture*, Cambridge, Mass. u.a.

Paul, Gerhard (2009), »Mushroom Clouds«. Bilder des atomaren Holocaust. In: ders. (Hg.), *Das Jahrhundert der Bilder*, Bd. 1: 1900 bis 1949, Bonn, S. 723–729.

Pelosi, Anthony J. (2019), Personality and Fatal Diseases. Revisiting a Scientific Scandal. In: *Journal of Health Psychology* 24, 4, S. 421–439.

— und L. Appleby (1992), Psychological Influences on Cancer and Ischaemic Heart Disease. In: *British Medical Journal* 304, 6837, S. 1295–1298.

Pernau, Margrit (2014), Space and Emotion. Building to Feel. In: *History Compass* 12, 7, S. 541–549, doi: 10.1111/hic3.12170.

— und Imke Rajamani (2016), Emotional Translations. Conceptual History beyond Language. In: *History and Theory* 55, 1, S. 46–65, doi: 10.1111/hith.10787.

Perret, Wolfgang (1959), Über das Ausmaß der Aufklärungspflicht des Arztes bei Krebserkrankung. In: *Medizinische Klinik* 4, S. 138–140.

Perrin, George M. und Irene R. Pierce (1959), Psychosomatic Aspects of Cancer. In: *Psychosomatic Medicine* 21, 5, S. 397–412.

Peschke, Franz (1993), SCHRECK's Abteilung. Die Wieslocher »Kinderfachabteilung« im Zweiten Weltkrieg. In: *Schriftenreihe des Arbeitskreises »Die Heil- und Pflegeanstalt Wiesloch in der Zeit des Nationalsozialismus«*, H. 2, Wiesloch, S. 19–41.

— (2012), *Ökonomie, Mord und Planwirtschaft. Die Heil- und Pflegeanstalt Wiesloch im Dritten Reich* (= Aspekte der Medizinphilosophie, 10), Bochum u.a.

Petersen, Olaf (1955), *Precancerous Changes of the Cervical Epithelium*, Kopenhagen.

Petzina, Dietmar, Werner Abelshauser und Anselm Faust (1978), *Sozialgeschichtliches Arbeitsbuch*, Bd. 3: Materialien zur Statistik des Deutschen Reiches 1914–1945, München.

Philipp, E. und P. Gornick (1926), Die Behandlung des Gebärmutter- und Scheidenkrebses an der Universitäts-Frauenklinik Berlin (Geh.-Rat Bumm †). In: *Münchener Medizinische Wochenschrift* 73, 7, S. 272–275.

Philippides, Demetrius (1944), Über die Chordotomie bei Karzinomkranken. In: *Monatsschrift für Krebsbekämpfung* 12, S. 66–70.

Pieters, Toine (2000), The Biography of a Wonder Drug. The Interferon. In: Wolfgang U. Eckart (Hg.), *100 Years of Organized Cancer Research. 100 Jahre organisierte Krebsforschung*, Stuttgart u.a., S. 149–155.

Pilzweger, Stefanie (2015), *Männlichkeit zwischen Gefühl und Revolution. Eine Emotionsgeschichte der bundesdeutschen 68er Bewegung*, Bielefeld.

Pinell, Patrice (1992), *Naissance d'un fléau. Histoire de la lutte contre le cancer en France (1890–1940)*, Paris.

— (2002), *The Fight Against Cancer. France 1890–1940*, übers. von David Madell, London.

Plamper, Jan (2012), *Geschichte und Gefühl. Grundlagen der Emotionsgeschichte*, München.

Plügge, Herbert (1951), Über suizidale Kranke. In: *Psyche* 5,7, S. 433–450.

— (1954), Über die Hoffnung. In: *Situation* 1, S. 54–67.

Ponsonby, Frederick (Hg.) (1928), *Briefe der Kaiserin Friedrich*, Berlin.

Popitz, Dr. (26. 9. 1922), Der Mensch (Ausstellung des Deutschen Hygiene-Museums). In: *Leipziger Volkszeitung* 225.

Poschinger, Margaretha von (1899), *Kaiser Friedrich. In neuer quellenmäßiger Darstellung*, Bd. 3, Berlin.

Proctor, Robert N. (2002), *Blitzkrieg gegen den Krebs. Gesundheit und Propaganda im Dritten Reich*, Stuttgart.

Pulvermacher, Else (1947), Über Einflüsse der Umwelt auf die Entstehung und den Ablauf der Krebskrankheit. In: *Strahlentherapie* 76, 4, S. 556–561.

Quervain, Fritz de (1929), Ist Krebsfurcht schlimmer als Krebs? In: *Hygienischer Wegweiser* 12, S. 303 f.

Quitz, Andrea (2015), *Staat, Macht, Moral. Die medizinische Ethik in der DDR*, Berlin.

Rabinbach, Anson (2001), *Motor Mensch. Energie, Ermüdung und die Ursprünge der Modernität*, Wien.

Randow, Thomas von (22. 09. 1978), Psychotreff im Fernsehen. In: *zeit-online*, http://www.zeit.de/1978/39/psychotreff-im-fernsehen (letzter Zugriff: 27. 03. 2017).

Reckwitz, Andreas (2012), Affective Spaces. A Praxeological Outlook. In: *Rethinking History* 16, 2, S. 241–258, doi: 10.1080/13642529.2012.681193.

Reddy, William M. (2001), *The Navigation of Feeling*, New York.

Reed, Bruce Cameron (2014), *The History and Science of the Manhattan Project*, Berlin u. a.

Reich, Wilhelm (1974), *Der Krebs*, Köln.

Reichardt, Sven (2014a), Authentizität als Selbstbeschreibungskategorie im linksalternativen Milieu. In: Heike Kempe (Hg.), *Die »andere« Provinz. Kulturelle Auf- und Ausbrüche im Bodenseeraum seit den 1960er Jahren*, Konstanz, S. 11–20.

— (2014b), *Authentizität und Gemeinschaft. Linksalternatives Leben in den siebziger und frühen achtziger Jahren*, Berlin.

Reich-Ranicki, Marcel (23. 05. 1969), Christa Wolfs unruhige Elegie. In: *Die Zeit*, http://www.zeit.de/1969/21/christa-wolfs-unruhige-elegie/komplettansicht (letzter Zugriff: 27. 03. 2017).

Reichsausschuss für Krebsbekämpfung (Hg.) (1937), Mitteilungen des Reichsausschusses für Krebsbekämpfung. Bericht über eine außerordentliche Tagung der Reichsarbeitsgemeinschaft und des Reichsausschusses für Krebsbekämpfung in Berlin. In: *Zeitschrift für Krebsforschung* 46, 1, S. 306–312, doi: 10.1007/BF01634348.

Reimann, Brigitte (1998), *Alles schmeckt nach Abschied. Tagebücher 1964–1970*, Berlin.

Reitzenstein, Julien (2014), *Himmlers Forscher. Wehrwissenschaft und Medizinverbrechen im »Ahnenerbe« der SS*, Paderborn.

Rheinberger, Hans-Jörg (2006), *Experimentalsysteme und epistemische Dinge. Eine Geschichte der Proteinsynthese im Reagenzglas*, Frankfurt.

Rhomberg, Hans-Peter (2015), *Das Hospital. Heil- und Pflegestätten im Wandel der Zeit*, Lindenberg.

Richter, Horst-Eberhard (1972), *Die Gruppe. Hoffnung auf einen Weg, sich selbst und andere zu befreien*, Reinbek.

Rieder, W. (1921), Vermeidung der Allgemeinerscheinungen nach Röntgentiefenbestrahlung (Röntgenkater). In: *Strahlentherapie* 12, S. 573–584.

Rieff, David (2009), *Swimming in a Sea of Death. A Son's Memoir*, 2. Auflage, New York u.a.

Rilke, Rainer Maria (1999), *Die Aufzeichnungen des Malte Laurids Brigge*, Frankfurt u.a.

Robach, Amy (2015), *Better. How I Let Go of Control, Held On to Hope, and Found Joy in My Darkest Hour*, New York.

Roeßiger, Susanne (2002a), Bewegte Bilder. Filme. In: Stiftung Deutsches Hygiene-Museum (Hg.), *»Rechtzeitig erkannt – heilbar«. Krebsaufklärung im 20. Jahrhundert*, Dresden, S. 131–136.

— (2002b), Bildappell und schnelle Botschaft. Plakate. In: Stiftung Deutsches Hygiene-Museum (Hg.), *»Rechtzeitig erkannt – heilbar«. Krebsaufklärung im 20. Jahrhundert*, Dresden, S. 91–122.

— (2002c), Informationen für alle. Broschüren und Merkblätter. In: Stiftung Deutsches Hygiene-Museum (Hg.), *»Rechtzeitig erkannt – heilbar«. Krebsaufklärung im 20. Jahrhundert*, Dresden, S. 75–90.

— (2002d), Die Krebskampagnen des Deutschen Hygiene-Museums. In: Stiftung Deutsches Hygiene-Museum (Hg.), *»Rechtzeitig erkannt – heilbar«. Krebsaufklärung im 20. Jahrhundert*, Dresden, S. 21–31.

Römer, Hans und Ernst Steindorff (1960), Zur Aufklärungspflicht des Arztes gegenüber Krebskranken. In: *Juristenzeitung* 15, 5/6, S. 137–142.

Roper, Michael (2005), Between Manliness and Masculinity. The »War Generation« and the Psychology of Fear in Britain, 1914–1950. In: *Journal of British Studies* 44, 2, S. 343–362, doi: 10.1086/427130.

Roques, K. R. von (1941), Diät gegen Tumoren. In: *Deutsches Ärzteblatt* 26, 42/3, S. 371–373.

Rorschach, Hermann (1921), *Psychodiagnostik. Methodik und Ergebnisse eines wahrnehmungs-diagnostischen Experiments (Deutenlassen von Zufallsformen)*, Bern.

— (1983), *Psychodiagnostik. Methodik und Ergebnisse eines wahrnehmungsdiagnostischen Experiments (Deutenlassen von Zufallsformen)*, hg. von Walter Morgenthaler, 10. unveränderte Auflage, Bern u.a.

Rosenberg, Charles (1998), Holism in Twentieth-Century Medicine. In: Christopher Lawrence und George Weisz (Hg.), *Holism in Biomedicine, 1920–1950*, New York u.a., S. 335–355.

Rosenwein, Barbara (2002), Worrying About Emotions in History. In: *American Historical Review* 107, 3, S. 821–845.

— und Riccardo Cristiani (2018), *What is the History of Emotions?*, Cambridge.

Roth, Martin (1990), Menschenökonomie oder der Mensch als technisches und künstlerisches Meisterwerk. In: Rosmarie Beier und Martin Roth (Hg.), *Der Gläserne Mensch. Eine Sensation. Zur Kulturgeschichte eines Ausstellungsobjekts*, Stuttgart, S. 39–67.

Rouessé, Jacques (2011), *Une histoire du cancer du sein en Occident. Enseignements et réflexions*, Paris.

Rous, Peyton (1983), Transmission of a Malignant Growth by Means of a Cell-Free-Filtrate

[Wiederabdruck des Artikels von 1911]. In: *JAMA. Journal of the American Medical Association* 250, 11, S. 1445f., doi: 10.1001/jama.1983. 03340110059037.

Rudloff, Wilfried (2005), Rehabilitation und Hilfen für Behinderte. In: Günther Schulz (Hg.), *1949–1957. Bundesrepublik Deutschland. Bewältigung der Kriegsfolgen, Rückkehr zur sozialpolitischen Normalität* (= Geschichte der Sozialpolitik in Deutschland seit 1945, 3), Baden-Baden, S. 517–557.

Sabisch, Katja (2007), *Das Weib als Versuchsperson: medizinische Menschenexperimente im 19. Jahrhundert am Beispiel der Syphilisforschung*, Bielefeld.

Sägmüller, Oberreg.-Rat (März 1933), Karlsruhe, Die Krebsbekämpfung in Baden. In: *Monatsschrift für Krebsbekämpfung* 3, S. 109–119.

Sarasin, Philipp, Silvia Berger, Marianne Hänseler und Myriam Spörri (Hg.) (2007), *Bakteriologie und Moderne. Studien zur Biopolitik des Unsichtbaren 1870–1920*, Frankfurt.

Sauerbruch, Ferdinand (1951), *Das war mein Leben*, Bad Wörishofen.

Sauerteig, Lutz (1994), Lust und Abschreckung. Moulagen in der Geschlechtskrankheitenaufklärung. In: Susanne Hahn und Dimitrios Ambatielos (Hg.), *Wachs. Moulagen und Modelle*, Dresden, S. 47–68.

— (2012), Geschlechtskrankheiten, Gesundheitspolitik und Medizin im 20. Jahrhundert. Europäische Entwicklungen im Überblick. In: *Sexulogie. Zeitschrift für Sexualmedizin, Sexualtherapie und Sexualwissenschaft* 19, 3/4, S. 111–118.

Schadendorf, Dr. (1930), Die Bühne im Dienste der Volkshygiene. In: *Hygienischer Wegweiser* 5, 2, S. 50–52.

Schaefer, Hans und Maria Blohmke (1977), *Herzkrank durch psychosozialen Stress*, Heidelberg.

Schaeffer, Max (1890), Larynxcarcinom. In: *Deutsche Medicinische Wochenschrift* 16, 28, S. 608–610, doi: 10.1055/s-0029-1207315.

Schagen, Udo (2006), Die Gesundheitspolitik in der Sowjetischen Besatzungszone. Umsetzung sozialdemokratischer Forderungen. In: ders. und Sabine Schleiermacher (Hg.), *»Gesundheitsschutz für alle« und die Ausgrenzung von Minderheiten*, Berlin, S. 63–72.

Schärtl, W. (1966), Interne Karzinombehandlung mit dem Zytostatikum Proresid®. Vorläufige Mitteilung. In: *Münchener Medizinische Wochenschrift* 108, 2, S. 112–114.

Scheer, Monique (2011), Topografien des Gefühls. In: Ute Frevert, Monique Scheer, Anne Schmidt, Pascal Eitler, Bettina Hitzer, Nina Verheyen, Benno Gammerl, Christian Bailey und Margrit Pernau, *Gefühlswissen. Eine lexikalische Spurensuche in der Moderne*, Frankfurt, S. 41–64.

— (2016), Emotionspraktiken. Wie man über das Tun an die Gefühle herankommt. In: Matthias Beitl und Ingo Schneider (Hg.), *Emotional Turn?! Europäisch ethnologische Zugänge zu Gefühlen & Gefühlswelten. Beiträge der 27. Österreichischen Volkskundetagung in Dornbirn vom 29. Mai – 1. Juni 2013*, Wien, S. 15–36.

Schellbach, Oscar (1929), *Mein Erfolgssystem. Das positive Leben in Theorie und Praxis*, Hamburg.

Schenck, Ernst G. (1936), Probleme der Krebsbehandlung. In: *Hippokrates* 25, S. 653–661.

Scheybal, Ulrike (2000), *Krebsforschung in der Zeit des Nationalsozialismus unter besonderer Berücksichtigung des Allgemeinen Instituts gegen die Geschwulstkrankheiten*, Med. Diss., Universität Leipzig.

Schildt, Axel und Detlef Siegfried (2009), *Deutsche Kulturgeschichte. Die Bundesrepublik – 1945 bis zur Gegenwart*, München.

Schilling, H. (1975), Spezielle Fragestellungen in Gynäkologie und Geburtshilfe. In: Gerhard Burkhardt und Wolfgang Reimann (Hg.), *Aufklärungs- und Schweigepflicht des Arztes und seiner Mitarbeiter. Medizinisch-juristische Grundlagen*, Dresden, S. 63–72.

Schläger, Gustav (1943), Aufklärung und Verschwiegenheit bei Krebsverdacht. In: *Monatsschrift für Krebsbekämpfung* 10, S. 150–155.

Schlatter, Carl (1897), Über Ernährung und Verdauung nach vollständiger Entfernung des Magens beim Menschen. In: *Bruns' Beiträge zur Klinischen Chirurgie* 19, S. 757–776.

Schleiermacher, Sabine (2005), Prävention und Prophylaxe in BRD und DDR. Eine gesundheitspolitische Leitidee im Kontext verschiedener Systeme. In: Udo Schagen und Sabine Schleiermacher (Hg.), *100 Jahre Sozialhygiene, Sozialmedizin und Public Health in Deutschland*, Berlin, S. 1–7.

Schlich, Thomas (2013), Negotiating Technologies in Surgery. The Controversy about Surgical Gloves in the 1890 s. In: *Bulletin of the History of Medicine* 87, 2, S. 170–197, doi: 10.1353/bhm.2013.0026.

Schmaltz, Florian (2005), *Kampfstoff-Forschung im Nationalsozialismus. Zur Kooperation von Kaiser-Wilhelm-Instituten, Militär und Industrie*, Göttingen.

Schmid, C. G. und S. Seeber (1975), Neue Perspektiven für eine adjuvante Chemotherapie bei soliden Tumoren. In: *Deutsche Medizinische Wochenschrift* 100, 45, S. 2342–2348, doi: 10.1055/s-0028-1106547.

Schmidsberger, Peter (1980), Ein Urteil wie ein Paukenschlag. In: *Die Bunte* 3, S. 84 f.

Schmiedebach, Michael (2000), *Geschichte der operativen Chirurgie*, Bd. 1, Heidelberg.

Schmorrte, Stefan (1990), Alter und Medizin. Die Anfänge der Geriatrie in Deutschland. In: *Archiv für Sozialgeschichte* 30, S. 15–41.

Schnalke, Thomas (1994), Die Medizinische Moulage. Ein historischer Überblick. In: Susanne Hahn und Dimitrios Ambatielos (Hg.), *Wachs. Moulagen und Modelle*, Dresden, S. 13–28.

— (1995), *Diseases in Wax. The History of the Medical Moulage*, Berlin.

Schnurre, Wolfdietrich (1978), *Der Schattenfotograf*, München.

Scholtz, Doreen und Holger Steinberg (2011), Die Theorie und Praxis der Pawlow'schen Schlaftherapie in der DDR. In: *Psychiatrische Praxis* 38, 7, S. 323–328, doi: 10.1055/s-0031-1276851.

Schregel, Susanne (2009), Konjunktur der Angst. »Politik der Subjektivität« und »neue Friedensbewegung«, 1979–1983. In: Bernd Greiner, Christian Th. Müller und Dierk Walter (Hg.), *Angst im Kalten Krieg*, Hamburg, S. 495–520.

Schröter, Michael (2009), »Hier läuft alles zur Zufriedenheit, abgesehen von den Verlusten…«. Die Deutsche Psychoanalytische Gesellschaft 1933–1936. In: *Psyche* 63, 11, S. 1085–1130.

Schulte, Gustav (1937), Erfahrungen bei der ambulanten und stationären Krebsbehandlung. In: *Strahlentherapie* 60, S. 323–329.

Schultz-Hencke, Harald (1934), Die Tüchtigkeit als psychotherapeutisches Ziel. In: M. H. Göring (Hg.), *Deutsche Seelenheilkunde*, Leipzig, S. 84–97.

Schultz-Venrath, Ulrich und Ludger M. Hermanns (1992), Gleichschaltung zur Ganzheit. Gab es eine Psychosomatik im Nationalsozialismus? In: Horst Eberhard Richter und Michael Wirsching (Hg.), *Neues Denken in der Psychosomatik*, Frankfurt, S. 83–103.

Schumacher, Willy (1933), Inwieweit darf der Arzt den Kranken über eine gefährliche Erkrankung wahrheitsgemäß aufklären. In: *Monatsschrift für Krebsbekämpfung* 3, S. 135 f.

Schwerin, Alexander von (2009), Prekäre Stoffe. Radiumökonomie, Risikoepisteme und die Etablierung der Radioindikatortechnik in der Zeit des Nationalsozialismus. In: *NTM. Zeitschrift für Geschichte der Wissenschaften, Technik und Medizin* 17, 1, S. 5–33, doi: 10.1007/ s00048-008-0324-z.

— (2015), *Strahlenforschung. Bio- und Risikopolitik der DFG, 1920 bis 1970*, Stuttgart.

Seligman, Martin (1990), *Learned Optimism*, New York.

Seyfarth, Carly (1935), *Der »Ärzte-Knigge«. Über den Umgang mit Kranken und über Pflichten, Kunst und Dienst der Krankenhausärzte*, Leipzig.

Seuffert, Ernst von (1914), Heutiger Stand, Probleme und Grenzen der Strahlenbehandlung des Krebses. In: *Strahlentherapie* 4, S. 740–784.

Shuster, Alvin (5. 11. 1956), Dulles' Surgery Removed Cancer. In: *New York Times*, S. 1.

Siebeck, Richard (1949), *Medizin in Bewegung. Klinische Erkenntnisse und ärztliche Aufgabe*, Stuttgart.

Silber, E. (1934), Magenkrebs. In: *Deutsche Volksgesundheit aus Blut und Boden* 5, S. 5–7.

Simonton, O. Carl, Stephanie Matthews-Simonton und James Creighton (1982), *Wieder gesund werden. Eine Anleitung zur Aktivierung der Selbstheilungskräfte für Krebspatienten und ihre Angehörigen*, Reinbek.

Snelders, Stephen, Frans J. Mejiman und Toine Pieters (2006), Cancer Health Communication in the Netherlands 1910–1950. Paternalistic Control or Popularization of Knowledge? In: *Medizinhistorisches Journal* 41, 3, S. 271–289.

Solomon, George Freeman (2000), *From Psyche to Soma and Back. Tales of Biopsychosocial Medicine*, Bloomington.

— und R. H. Moos (1964), Emotions, Immunity, and Disease. A Speculative Theoretical Integration. In: *Archives of General Psychiatry* 11, 6, S. 657–674, doi: 10.1001/archpsyc.1964.01720300087011.

Solschenizyn, Alexander (1968), *Krebsstation*, Bd. 1. Mit einem Vorwort von Heinrich Böll, übers. von Christiane Auras, Agathe Jais und Ingrid Tinzmann, Neuwied u. a.

— (1969), *Krebsstation*, Bd. 2, übers. von Christiane Auras und Agathe Jais, Neuwied u. a.

Sonnenmoser, Marion (2009), Psychotherapie in der DDR. Versunkene Welt. In: *Deutsches Ärzteblatt* PP 3, S. 115 f.

Sontag, Susan (1981), *Krankheit als Metapher*, Frankfurt.

— (1991), *Illness as Metaphor and Aids and Its Metaphors*, London.

Spitz, René A. (1949), The Role of Ecological Factors in Emotional Development in Infancy. In: *Child Development* 20, 3, S. 145–155.

Springer, Anne, Bernhard Janta und Karsten Münch (Hg.) (2011), *Angst*, Gießen.

Stearns, Peter N. (1994), *American Cool. Constructing a Twentieth-Century Emotional Style*, New York.

— (2006), *American Fear. The Causes and Consequences of High Anxiety*, New York u. a.

— und Timothy Haggerty (1991), The Role of Fear. Transitions in American Emotional Standards for Children, 1850–1950. In: *American Historical Review* 96, 1, S. 63–94.

Stein, Carl (1924), Das Werner-Siemens-Institut für Röntgenforschung. In: *Polytechnisches Journal* 339, S. 243–245 (online zugänglich: http://dingler.culture.hu-berlin.de/article/ pj339/ar339063, letzter Zugriff: 27. 03. 2017).

Steinthal, Karl (1905), Zur Dauerheilung des Brustkrebses. In: *Bruns' Beiträge zur klinischen Chirurgie* 47, S. 226–239.

Stierlin, Helm und Ronald Grossarth-Maticek (1998), *Krebsrisiken – Überlebenschancen. Wie Körper, Seele und soziale Umwelt zusammenwirken*, Heidelberg.

Stoeckel, Walter (1928), *Lehrbuch der Gynäkologie*, 2. völlig neubearbeitete Auflage, Leipzig.

— (1947), *Lehrbuch der Gynäkologie*, 11. Auflage, Leipzig.

— (1980), *Erinnerungen eines Frauenarztes*, 2. Auflage, Leipzig.

Stoff, Heiko (2004a), *Ewige Jugend. Konzepte der Verjüngung vom späten 19. Jahrhundert bis ins Dritte Reich*, Köln u. a., S. 210 f.

— (2004b), Franz Klose, Kiel. »Auch Glück ist kein Ersatz für Arbeit!« Das Projekt der Gesundheitsvorsorge als Pflicht zur Selbstoptimierung, 1930–1970. In: Christine Wolters und Christian Becker (Hg.), *Rehabilitation und Prävention in Sport- und Medizingeschichte*, Berlin, S. 169–188.

— (2012), *Wirkstoffe. Eine Wissenschaftsgeschichte der Hormone, Vitamine und Enzyme, 1920–1970*, Stuttgart, S. 226–308.

Stoffels, Hans (24. 03. 2005), Gelebtes und ungelebtes Leben. Zum 100. Geburtstag von Wilhelm Kütemeyer (1904–1972). In: *Viktor von Weizsäcker Gesellschaft*, http://viktor-von-weizsaecker-gesellschaft.de/texte_mehr.php?id=13&sID=1 (letzter Zugriff: 27. 03. 2017).

Stolberg, Michael (2013), *Die Geschichte der Palliativmedizin. Medizinische Sterbebegleitung von 1500 bis heute*, 2. Auflage, Frankfurt.

Storm, Theodor (2017), *Ein Bekenntnis. Novella Medici*. Kommentierte Novellenedition mit Quellenmaterialien, Briefdokumenten, Reiseskizzen, Zeittafel, Bibliographie und zahlreichen Abbildungen, hg. von Walter Zimorski, Hamburg.

Strauß, O. (1925), Schädigungen durch Röntgen- und Radiumstrahlen. In: Hans Meyer (Hg.), *Die wissenschaftlichen Grundlagen der Strahlentherapie* (= Lehrbuch der Strahlentherapie, 1), Berlin u. a., S. 979–1060.

Strick, James E. (2015), *Wilhelm Reich, Biologist*, Cambridge, Mass. u. a.

Süß, Sonja (1998), *Politisch mißbraucht? Psychiatrie und Staatssicherheit in der DDR*, Berlin.

Süß, Winfried (2003), *Der »Volkskörper« im Krieg. Gesundheitspolitik, Gesundheitsverhältnisse und Krankenmord im nationalsozialistischen Deutschland 1939–1945*, München.

Sunstein, Cass R. (2007), *Gesetze der Angst*, Frankfurt.

Talley, Colin, Howard I. Kushner und Claire E. Sterk (2004), Lung Cancer, Chronic Disease Epidemiology, and Medicine, 1948–1964. In: *Journal of the History of Medicine and Allied Sciences* 59, 3, S. 329–374, doi: 10.1093/jhmas/jrh088.

Tändler, Maik (2011), »Psychoboom«. Therapeutisierungsprozesse in Westdeutschland in den späten 1960er und 1970er Jahren. In: Sabine Maasen, Jens Elberfeld, Pascal Eitler und Maik Tändler (Hg.), *Das beratene Selbst. Zur Genealogie der Therapeutisierung in den »langen« Siebzigern*, Bielefeld, S. 59–94.

— (2016), *Das therapeutische Jahrzehnt. Der Psychoboom in den siebziger Jahren*, Göttingen.

Tanneberger, Stephan und Giovanni Bacigalupo (1970), Einige Erfahrungen mit der individuellen zytostatischen Behandlung maligner Tumoren nach prätherapeutischer Zytostatika-Sensibilitätsprüfung in vitro (Onkobiogramm). In: *Archiv für Geschwulstforschung* 35, 1, S. 44–53.

Tanneberger, Stephan, R. Gürtler, B. Tschiersch und B. Heise (1980), Klinisch gebräuchliche antineoplastische Pharmaka und deren Charakteristika. In: Stephan Tanneberger (Hg.), *Experimentelle und klinische Tumorchemotherapie. Spezielle Tumorchemotherapie*, Stuttgart u. a., S. 317–343.

Tanneberger, Stephan und A. Mohr (1973), Biological Characterization of Human Tumours by Means of Organ Culture and Individualized Cytostatic Cancer Treatment. In: *Archiv für Geschwulstforschung* 42, 4, S. 307–315.

Tarlau, Milton und Irwin Smalheiser (1951), Personality Patterns in Patients with Malignant Tumors of the Breast and Cervix. An Exploratory Study. In: *Psychosomatic Medicine* 13, 2, S. 117–121.

Tausch, Anne-Marie (1981), *Gespräche gegen die Angst. Krankheit als ein Weg zum Leben*, Reinbek.

Tautfest, Peter (02. 06. 2001), Ich habe Krebs. In: *taz* 6461, S. 1001–1002, http://www.taz. de/1/archiv/?dig=2001/06/02/a0274 (letzter Zugriff: 27. 03. 2017).

Taylor, Charles (1997), *Quellen des Selbst. Die Entstehung der neuzeitlichen Identität*, Frankfurt.

Teegen, Frauke (1983a), *Ganzheitliche Gesundheit. Der sanfte Umgang mit uns selbst*, Reinbek.

— (1983b), Krankheit. Was will uns der Körper damit sagen? In: *Psychologie heute* 10, S. 65–72.

Temoshok, Lydia (1991), Assessing the Assessment of Psychosocial Factors. In: *Psychological Inquiry* 2, 3, S. 276–280.

Thielicke, Helmut (1954), Der Konflikt zwischen Wahrheit und Liebe. In: *Theologie als Glaubenswagnis. Festschrift zum 80. Geburtstag von Karl Heim*, Hamburg, S. 137–154.

Thießen, Malte (2013), Vorsorge als Ordnung des Sozialen. Impfen in der Bundesrepublik und der DDR. In: *Zeithistorische Forschungen/Studies in Contemporary History* 10, 3, S. 409–432.

Thomalla, Curt (1922), Hygiene und soziale Medizin im Volksbelehrungsfilm. In: *Zeitschrift für Medizinalbeamte* 35, S. 589–610.

Thorwald, Jürgen (1959), Aller Ruhm auf Erden. Der Fall Dulles. In: *Quick* 12, 45, S. 32–45; 12, 46, S. 26–37; 12, 47, S. 40–49.

— (1960a), Aller Ruhm auf Erden. Stärker als Schönheit. In: *Quick* 13, 3, S. 26–30.

— (1960b), Aller Ruhm auf Erden. Der Tod in Samt und Seide. In: *Quick* 13, 12, S. 42–51; 13, 13, S. 48–55; 13, 14, S. 38–45; 13, 15, S. 47–53.

— (1960c), Aller Ruhm auf Erden. Die Macht der Liebe. In: *Quick* 13, 38, S. 23–28; 13, 39, S. 28–34; 13, 40, S. 34–41; 13, 41, S. 36–43; 13, 42, S. 36–43; 13, 43, S. 36–42; 13, 44, S. 71–78; 13, 45, S. 58–65; 13, 46, S. 63–71; 13, 47, S. 73–80.

Tiegel, Werner (1934), Was ist Krankheit? Ein Gang durch die Jahrhunderte. In: *Deutsche Volksgesundheit aus Blut und Boden* 2, S. 12 f.

Timmermann, Carsten (2007), As Depressing as It Was Predictable? Lung Cancer, Clinical Trials, and the Medical Research Council in Postwar Britain. In: *Bulletin of the History of Medicine* 81, 1, S. 312–334, doi: 10.1353/bhm.2007.0012.

— (2010), Risikofaktoren. Der scheinbar unaufhaltsame Erfolg eines Ansatzes aus der amerikanischen Epidemiologie in der deutschen Nachkriegsmedizin. In: Martin Lengwiler und

Jeannette Madarász (Hg.), *Das präventive Selbst. Eine Kulturgeschichte moderner Gesundheitspolitik*, Bielefeld, S. 251–277.

— (2012), Appropriating Risk Factors. The Reception of an American Approach to Chronic Disease in the Two German States, c. 1950–1990. In: *Social History of Medicine* 25, 1, S. 157–174, doi: 10.1093/shm/hkr051.

— (2013), »Just Give Me the Best Quality of Life Questionnaire«. The Karnofsky Scale and the History of Quality of Life Measurements in Cancer Trials. In: *Chronic Illness* 9, 3, S. 179–190, doi: 10.1177/1742395312466903.

— (2014), *A History of Lung Cancer. The Recalcitrant Disease*, Basingstoke u. a.

— und Elizabeth Toon (Hg.) (2012), *Cancer Patients, Cancer Pathways. Historical and Sociological Perspectives*, Houndmills u. a.

Toon, Elizabeth (2007), »Cancer as the General Population Knows It«. Knowledge, Fear, and Lay Education in 1950s Britain. In: *Bulletin of the History of Medicine* 81, 1, S. 116–138, doi: 10.1353/bhm.2007.0013.

— (2012), Measured Responses. British Clinical Researchers and Therapies for Advanced Breast Cancer in the 1960s and 1970s. In: Carsten Timmermann und Elizabeth Toon (Hg.), *Cancer Patients, Cancer Pathways. Historical and Sociological Perspectives*, Houndmills u. a., S. 130–160.

Ulrich, Helmut (2000), *Verknotet. Tagebuch einer Krebstherapie*, Kiel.

Verres, Rolf (1977), *Psychosoziale Faktoren der mangelnden Inanspruchnahme von Krebsfrüherkennungsuntersuchungen. Eine Interviewstudie mit 115 männlichen Patienten einer allgemeinärztlichen Praxis*, Frankfurt u. a.

— und Monika Hasenbring (Hg.) (1989), *Psychosoziale Onkologie*, Berlin.

Vetter, Hermann (1991), Some Observations on Grossarth-Maticek's Data Base. In: *Psychological Inquiry* 2, 3, S. 286–287.

Vieten, Heinz (1959), Die neuerrichtete »Strahlen-Klinik« in Düsseldorf; zugleich ein Beitrag zur Stellung der Radiologie an der Medizinischen Akademie. In: *Strahlentherapie* 109, S. 161–168.

Virchow, Rudolf (1871), *Die Cellularpathologie in ihrer Begründung auf physiologische und pathologische Gewebelehre*, 4. Auflage, Berlin.

— (1885), Der Kampf der Zellen und der Bakterien. In: *Archiv für pathologische Anatomie und Physiologie und für klinische Medicin (Berlin)* 101, S. 1–13.

— (23. 02. 1888), XII. Gutachten über ein aus dem Kehlkopfe Sr. K. K. Hoheit des Kronprinzen entleertes Gewebsstück. In: *Deutsches Medicinisches Wochenblatt* 14, 8, S. 159.

Vogel, Martin (1926a), Das Experiment von Framingham. In: *Hygienischer Wegweiser* 1, 2, S. 21–25.

— (1926b), Wie veranstaltet man hygienische Ausstellungen? In: *Hygienischer Wegweiser* 1, 1, S. 1–36.

Voswinckel, Peter (1987), *50 Jahre Deutsche Gesellschaft für Hämatologie und Onkologie*, Würzburg.

— (2014), *Erinnerungsort Krebsbaracke. Klarstellungen um das erste interdisziplinäre Krebsforschungsinstitut in Deutschland (Berlin, Charité)*, Berlin.

Wagner, Gerhard (1938), Gesundes Leben. Frohes Schaffen. In: *Ziel und Weg* 8, S. 549–555.

Wagner, Gustav und Andrea Mauerberger (1989), *Krebsforschung in Deutschland. Vorgeschichte und Geschichte des Deutschen Krebsforschungszentrums*, Berlin u.a.

Wagner-Braun, Margarete (2002), *Zur Bedeutung berufsständischer Krankenkassen innerhalb der privaten Krankenversicherung in Deutschland bis zum Zweiten Weltkrieg*, Stuttgart.

Wailoo, Keith (2011), *How Cancer Crossed the Color Line*, New York.

Wander, Maxie (1994), *Leben wär‹ eine prima Alternative. Tagebücher und Briefe*, hg. von Fred Wander, München.

Wasem, Jürgen, Gerhard Igl, Aurelio Vincenti, Angelika Behringer, Udo Schagen und Sabine Schleiermacher (2001), Gesundheitswesen und Sicherung bei Krankheit und im Pflegefall. In: Udo Wengst (Hg.), *1945–1949. Die Zeit der Besatzungszonen. Sozialpolitik zwischen Kriegsende und der Gründung zweier deutscher Staaten* (= Geschichte der Sozialpolitik in Deutschland seit 1945, 2/1), Baden-Baden, S. 464–528.

—, Doris Mill und Jürgen Wilhelm (2006), Gesundheitswesen und Sicherung bei Krankheit und Pflegefall. In: Christoph Kleßmann (Hg.), *1961–1971 Deutsche Demokratische Republik. Politische Stabilisierung und wirtschaftliche Mobilisierung* (= Geschichte der Sozialpolitik in Deutschland seit 1945, 9), Baden-Baden, S. 377–428.

Wassmann, Claudia (2005), *The Science of Emotion. Studying Emotions in Germany, France, and the United States, 1860–1920*, Ph.D. Diss., Chicago.

Watson, T. A. (Juni 1957), Co[60] Telecurietherapy – After Five Years. In: *Journal of the Canadian Association of Radiologists* 8, S. 22–26.

Weber, Hermann (1939), Behandlung inoperabler bösartiger Geschwülste durch den Hausarzt. In: *Zeitschrift für ärztliche Fortbildung* 36, 10, S. 289–294.

Wegwarth, Odette (2015), Medizinische Risikokommunikation. Nutzen und Schaden transparent kommunizieren. In: *Forum: Das Offizielle Magazin der Deutschen Krebsgesellschaft e. V.* 30, 3, S. 208–213, doi:10.1007/s12312–015–1303-7.

Weidmann, Andreas Michael (2007), *Prof. Dr. med. Max Mikorey (1899–1977). Leben und Werk eines Psychiaters an der Psychiatrischen und Nervenklinik der Ludwig-Maximilians-Universität München*, Ph.D. Diss., Technische Universität München (online zugänglich: http://docplayer.org/9464042-Institut-fuer-geschichte-und-ethik-der-me dizin-technische-universitaet-muenchen-direktorin-univ-prof-dr-j-c-wilmanns.html, letzter Zugriff: 27. 03. 2017).

Weiske, Katja (2010), Hans Holfelder. Radiologe in Frankfurt, Nationalsozialist, Gründer des SS-Röntgensturmbanns. In: Udo Benzenhöfer (Hg.), *Mengele, Hirt, Holfelder, Berner, von Verschuer, Kranz: Frankfurter Universitätsmediziner der NS-Zeit*, Münster, S. 43–60.

Weiss, Burghard (2000), Von der Hochvolt- zur Megavolttherapie. Strahlentherapie und Großtechnologie in Deutschland und den USA, 1925–1955. In: Wolfgang U. Eckart (Hg.), *100 Years of Organized Cancer Research. 100 Jahre organisierte Krebsforschung*, Stuttgart u.a., S. 137–141.

Weizsäcker, Viktor von (1947), Klinische Vorstellungen I-VI. In: *Psyche* 1, 2, S. 258–293.

— (1986), Körpergeschehen und Neurose. Analytische Studie über somatische Symptombildungen. In: *Gesammelte Schriften, Bd. 6: Körpergeschehen und Neurose, Psychosomatische Medizin*, bearb. von Peter Achilles, Frankfurt, S. 119–238.

Wellershoff, Dieter (1991), *Blick auf einen fernen Berg*, Gütersloh.

Wendt, Claus (2013), *Krankenversicherung oder Gesundheitsversorgung? Gesundheitssysteme im Vergleich*, 3. Auflage, Wiesbaden.

Werner, Anton von (1913), *Erlebnisse und Eindrücke 1870–1890*, Berlin.

Werner, Petra (1988), *Otto Warburg. Von der Zellphysiologie zur Krebsforschung. Biographie*, Berlin.

Wertenbaker, Lael Tucker (1957), *Tod eines Mannes*, übers. von Karin von Schab, Hamburg.

Wewetzer, Hartmut (24. 2. 2016), Schilddrüsenkrebs. Die Ultraschall-Epidemie. In: *Der Tagesspiegel*, http://www.tagesspiegel.de/wissen/schilddruesenkrebs-die-ultraschall-epidemie/13006716.html (letzter Zugriff: 27. 03. 2017).

Wheeler, John I. und Bettye McDonald Caldwell (1955), Psychological Evaluation of Women with Cancer of the Breast and of the Cervix. In: *Psychosomatic Medicine* 17, 4, S. 256–268.

Whitmore Jr., Willet F. (1963), The Rationale and Results of Ablative Surgery for Prostatic Cancer. In: *Cancer* 16, 9, S. 1119–1132, doi: 10.1002/1097-0142(196309)16:9<1119::AID-CN-CR2820160906>3.0.CO;2-2.

Wierling, Dorothee (2015), Über Asymmetrien. Ein Kommentar zu Frank Bösch. In: *Zeithistorische Forschungen/Studies in Contemporary History* 12, 1, S. 115–123.

Wilber, Ken (1992), *Mut und Gnade. In einer Krankheit zum Tode bewährt sich eine große Liebe. Das Leben und Sterben der Treya Wilber*, München.

Will, Herbert (1984), *Die Geburt der Psychosomatik. Georg Groddeck, der Mensch und Wissenschaftler*, München u.a.

Willing, Matthias (2008), *»Sozialistische Wohlfahrt«. Die staatliche Sozialfürsorge in der Sowjetischen Besatzungszone und der DDR (1945–1990)*, Tübingen, S. 52–71.

Windmöller, Eva (1975), »Ich will mich nicht bedauern«. Eva Windmöller interviewt Hildegard Knef. In: *Der Stern* 19, S. 67–72.

Windstosser, K. (1976), *Die nachsorgende Behandlung des Krebskranken. Begründung, Wesen und Wirksamkeit derselben. Gutachten in Sachen Bauer/Dr. Pauli*, Bad Salzuflen (online zugänglich: http://windstosser-museum.info/museum/veroeffentlichungen/1976.pdf, letzter Zugriff: 27. 03. 2017).

Winnicott, Donald Woods (1960), The Theory of Parent-Infant Relationship. In: *International Journal of Psychoanalysis* 41, 6, S. 585–95.

Winter, Georg (1911), Die Bekämpfung des Krebses im Königreich Preussen. In: *Zeitschrift für Krebsforschung* 10, 3, S. 343–364, doi: 10.1007/BF02365516.

Winternitz, H. (1912), Ueber morphinfreies Pantopon und die Wirkung der Nebenalkaloide des Opiums beim Menschen. In: *Münchener Medizinische Wochenschrift* 59, 16, S. 853 f.

Wirsching, Michael (1979), Zur Psychosomatik des Brustkrebses. Stand der Forschung und neuere Entwicklungen. In: *Zeitschrift für Psychosomatische Medizin und Psychoanalyse* 25, 3, S. 240–250.

Witte, Wilfried (2014), *Schmerz in Deutschland. Die Geschichte der Schmerztherapie in Deutschland im 20. Jahrhundert unter besonderer Berücksichtigung der Zeit von 1945 bis 1990*, Habilitationsmanuskript, Charité Berlin.

— (2017), *Unerhörte Leiden. Die Geschichte der Schmerztherapie in Deutschland im 20. Jahrhundert*, Frankfurt u.a.

Woelk, Wolfgang (2002), Zur Geschichte der Gesundheitspolitik in Nordrhein-Westfalen und in der Bundesrepublik Deutschland. In: ders. und Jörg Vögele (Hg.), *Geschichte der Gesundheitspolitik in Deutschland. Von der Weimarer Republik bis in die Frühgeschichte der »doppelten Staatsgründung«*, Berlin, S. 285–312.

— und Jörg Vögele (2002), Einleitung. In: dies. (Hg.), *Geschichte der Gesundheitspolitik in Deutschland. Von der Weimarer Republik bis in die Frühgeschichte der »doppelten Staatsgründung«*, Berlin, S. 11–48.

Wolf, Christa (1994), Krebs und Gesellschaft. In: *Auf dem Weg nach Tabou. Texte 1990–1994*, München, S. 115–139.

Wolf, Hans-Joachim (1958), *Die Krankheit Friedrichs III. und ihre Wirkung auf die deutsche und englische Öffentlichkeit*, Berlin.

Wolff, Georg (1932), Das Verhalten der Krebssterblichkeit in Berlin. In: *Deutsche Medizinische Wochenschrift* 58, 30, S. 1173–1175, doi: 10.1055/s-0028-1123557.

— und Alfred Jahn (1932), Die Sterblichkeit an Tuberkulose und an Krebs in Beziehung zur sozialen Struktur der Berliner Bevölkerung. In: *Archiv für soziale Hygiene und Demographie* 7, 6, S. 461–477.

Wolff, Horst-Peter und Arno Kalinich (2006), *Zur Geschichte der Krankenhausstadt Berlin-Buch*, 2. überarbeitete und erweiterte Auflage, Frankfurt.

Wolff, Jacob (1913), *Die Lehre von der Krebskrankheit. Von den ältesten Zeiten bis zur Gegenwart*, Bd. 3, Jena.

Wolgast, Eike (1996), Karl Heinrich Bauer. Der erste Heidelberger Nachkriegsrektor. Weltbild und Handeln 1945–1946. In: Jürgen C. Heß, Hartmut Lehmann und Volker Sellin (Hg.), *Heidelberg 1945*, Stuttgart, S. 107–129.

Wood, James M., M. Teresa Nezworski, Scott O. Lilienfeld und Howard N. Garb (2003), *What's Wrong with the Rorschach? Science Confronts the Controversial Inkblot Test*, San Francisco.

Woolf, Virginia (2005), Über das Kranksein. In: dies., *Das große Lesebuch*, Frankfurt, S. 161–176.

Wunderlich, Volker (2008), »Mit Papier, Bleistift und Rechenschieber.« Der Krebsforscher Hermann Druckrey im Internierungslager Hammelburg (1946–1947). In: *Medizinhistorisches Journal* 43, 3/4, S. 327–343.

Yglesias, Rafael (2010), *Glückliche Ehe*, Stuttgart.

Zaitlin, Milton (1998), The Discovery of the Causal Agent of the Tobacco Mosaic Disease. In: Shain-Dow Kung und Shang-fa Yang (Hg.), *Discoveries in Plant Biology*, Singapur, S. 105–110.

Zentrale für private Fürsorge (Hg.) (1910), *Die Wohlfahrtseinrichtungen von Groß-Berlin nebst einem Wegweiser für die praktische Ausübung der Armenpflege in Berlin. Ein Auskunfts- und Handbuch*, 4. neu bearbeitete und vermehrte Auflage, Berlin u.a.

Ziemann, Benjamin (2006), The Gospel of Psychology. Therapeutic Concepts and the Scientification of Pastoral Care in the West German Catholic Church, 1950–1980. In: *Central European History* 39, 1, S. 79–106, doi: 10.1017/S0008938906000070.

— (2007), *Katholische Kirche und Sozialwissenschaften 1945–1975*, Göttingen.

Zimmermann, Susanne und Sebastian Tomesch (2007), Der Vortrag von Walter Brednow »Der Kranke und seine Krankheit« und seine Folgen. In: Uwe Hoßfeld, Tobias Kaiser und

Heinz Mestrup (Hg.), *Hochschule im Sozialismus. Studien zur Geschichte der Friedrich-Schiller-Universität Jena*, Bd. 2, Köln u.a., S. 1336–1345.

Zorn, Fritz (1977), *Mars. »Ich bin jung und reich und gebildet; und ich bin unglücklich, neurotisch und allein…«*, München.

Personenregister

G

Galen, Clemens August Graf von, Bischof, Kardinal (1878–1946) 143

Galenos von Pergamon, Arzt, Anatom (um 129–216) 34

Galewsky, Eugen, Dermatologe (1864–1935) 124

Galison, Peter, Wissenschaftshistoriker (*1955) 29

Ganse, Robert, Gynäkologe (1909–1972) 146, 150, 453

Gauß, Carl Joseph, Gynäkologe (1875–1957) 300 f.

Gebhard, Bruno, Mediziner, Kurator (1901–1985) 125

Gerhardt, Carl, Internist (1833–1902) 184 f., 187 f., 190

Gietzelt, Fritz, Radiologe (1903–1968) 263 f.

Gilman, Alfred, Pharmakologe (1941–2015) 370

Glaser, Barney, Soziologe (*1930) 247–249, 406

Godé-Darel, Valentine, Tänzerin (1873–1915) 8–11, 393

Goebbels, Joseph (1897–1945) 140 f.

Goldscheid, Rudolf, Soziologe (1870–1931) 113

Goleman, Daniel, Psychologe, Wissenschaftsjournalist (*1946) 99

Goodman, Louis, Pharmakologe (1906–2000) 370

Göring, Hermann (1893–1946) 57

Göring, Matthias H., Arzt, Psychotherapeut (1879–1945) 57, 229

Graffi, Arnold, Onkologe (1910–2006) 40

Groddeck, Georg, Arzt, Psychoanalytiker (1866–1934) 43–49, 53, 55, 70, 395 f.

Grossarth-Maticek, Ronald, Medizinsoziologe (*1940) 94–100, 447

Grünwald, Gerald, Jurist (1929–2009) 236

H

Hackethal, Julius, Chirurg, Autor (1921–1997) 171–176, 455

Haeberlin, Carl, Arzt (1870–1954) 200

Hagen, Wilhelm, Ministerialrat für Gesundheitsfürsorge (1893–1982) 157

Hahn, Eugen von, Chirurg (1841–1902) 204, 206

Hahn, Otto, Radiochemiker, Nobelpreisträger (1879–1968) 304

Halsted, William Stewart, Chirurg (1852–1922) 286

Hansen, Gerhard, Jurist 241, 257, 461

Harrington, Anne, Wissenschaftshistorikerin (*1960) 442

Hauri, Dora, Sozialarbeiterin (1950–1980) 384

Heilmeyer, Ludwig, Internist (1899–1969) 372

Hemingway, Ernest, Schriftsteller, Nobelpreisträger (1899–1961) 255

Herrndorf, Wolfgang, Schriftsteller (1965–2013) 10, 438

Heß, Rudolf, NS-Reichsminister (1894–1987) 140

Hession, Brian, Pfarrer (1909–1961) 260

Heuss, Theodor, Bundespräsident (1884–1963) 351

Heuss-Knapp, Elly, Sozialreformerin, Gründerin des Müttergenesungswerks (1881–1952) 351

Heyst, Ilse van, Schriftstellerin (*1913) 367–369

Higgins, Marguerite, Journalistin (1920–1966) 256 f.

Hinselmann, Hans, Gynäkologe, Entwickler der Kolposkopie (1884–1959) 151

Hintze, Arthur, Radiologe (1896–1945) 287, 303, 334, 465 f.

Hirschfeld, Hans, Hämatologe (1873–1944) 369

Hitler, Adolf (1889–1945) 334, 444, 451

Hodler, Ferdinand, Maler (1853–1918) 8 f., 393

Hoffmann, Gerhard (Pseudonym Ernst Mann), Schriftsteller 139, 142, 402, 459

Holfelder, Hans, Radiologe, SS-Führer (1891–1944) 139, 142, 303

Wolters, Hans-Georg, Arzt, Staatssekretär
    im Bundesministerium für Jugend,
    Familie und Gesundheit (1934–2017) 175
Woolf, Virginia, Schriftstellerin (1882–1941)
    280
Wundt, Wilhelm (1832–1920) 49, 116

Sachregister